Zahn-Mund-Kiefer-Heilkunde
Band 1

Zahn-Mund-Kiefer-Heilkunde

Lehrbuch zur Aus- und Weiterbildung

Band 1: Allgemeine Chirurgie
Band 2: Spezielle Chirurgie
Band 3: Zahnärztliche Chirurgie

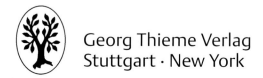

Georg Thieme Verlag
Stuttgart · New York

Band 1

Allgemeine Chirurgie

Herausgegeben von
Norbert Schwenzer
Michael Ehrenfeld

Mit Beiträgen von

Arzu Agildere
Roland Bares
Michael Ehrenfeld
Karsten Gundlach
Peter Heeg
Lorenz Jäger
Bernd Kottler
Uwe Kreimeier
Johann Kummermehr

Jürgen Lentrodt
Burghard Norer
Hinnak Northoff
Klaus Peter
Maximilian Reiser
Martin Rücker
Rainer Schmelzle
Johannes Schubert
Andreas Schwartz

Katja Schwenzer
Norbert Schwenzer
Wolfgang Spitzer
Klaus Unertl
Dieter Weingart
Christof Weinstock
Wolfgang Winter

3., aktualisierte und erweiterte Auflage

284 meist farbige Abbildungen in
440 Einzeldarstellungen
  59 Tabellen

2000
Georg Thieme Verlag
Stuttgart · New York

Die Bände 1 und 2 der 1. und 2. Auflage von Zahn-Mund-Kiefer-Heilkunde wurden von Norbert Schwenzer und Gerhard Grimm herausgegeben.

1. Auflage (Band 1): 1981
2. Auflage (Band 1): 1988
1. italienische Ausgabe (Band 1): 1991

Die Deutsche Bibliothek – CIP-Einheitsaufnahme

Zahn-Mund-Kiefer-Heilkunde : Lehrbuch zur Aus- und Weiterbildung. – Stuttgart ; New York : Thieme

Bd. 1, Allgemeine Chirurgie : 59 Tabellen / hrsg. von Norbert Schwenzer und Michael Ehrenfeld. Mit Beitr. von Arzu Agildere ... – 3., aktualisierte und erw. Aufl., – 2000

Wichtiger Hinweis: Wie jede Wissenschaft ist die Medizin ständigen Entwicklungen unterworfen. Forschung und klinische Erfahrung erweitern unsere Erkenntnisse, insbesondere was Behandlung und medikamentöse Therapie anbelangt. Soweit in diesem Werk eine Dosierung oder eine Applikation erwähnt wird, darf der Leser zwar darauf vertrauen, dass Autoren, Herausgeber und Verlag große Sorgfalt darauf verwandt haben, dass diese Angaben **dem Wissensstand bei Fertigstellung des Werkes** entspricht.

Für Angaben über Dosierungsanweisungen und Applikationsformen kann vom Verlag jedoch keine Gewähr übernommen werden. **Jeder Benutzer ist angehalten,** durch sorgfältige Prüfung der Beipackzettel der verwendeten Präparate und gegebenenfalls nach Konsultation eines Spezialisten festzustellen, ob die dort gegebene Empfehlung für Dosierungen oder die Beachtung von Kontraindikationen gegenüber der Angabe in diesem Buch abweicht. Eine solche Prüfung ist besonders wichtig bei selten verwendeten Präparaten oder solchen, die neu auf den Markt gebracht worden sind. **Jede Dosierung oder Applikation erfolgt auf eigene Gefahr des Benutzers.** Autoren und Verlag appellieren an jeden Benutzer, ihm etwa auffallende Ungenauigkeiten dem Verlag mitzuteilen.

© 1981, 2000 Georg Thieme Verlag
Rüdigerstraße 14, D-70469 Stuttgart
Unsere Homepage: http://www.thieme.de

Printed in Germany

Zeichnungen: Christiane und Dr. Michael
          von Solodkoff, Neckargemünd
          Rolf Köder, Stuttgart
Umschlaggestaltung: Martina Berge, Erbach-Ernsbach
Satz: Gulde-Druck, 72072 Tübingen
(CCS Textline)
Druck: Staudigl-Druck, 86604 Donauwörth

ISBN 3-13-593403-9   1 2 3 4 5 6

Vorwort

Die 3. Auflage der Zahn-Mund-Kiefer-Heilkunde ist unter Beibehaltung des bewährten Konzeptes völlig neu bearbeitet worden. Dazu konnten wir Hochschullehrer aus Deutschland, Österreich und der Schweiz als Autoren gewinnen. Das Werk vermittelt einen umfassenden Überblick über den derzeitigen Stand der zahnärztlichen Chirurgie und der Mund-Kiefer-Gesichts-Chirurgie: In nunmehr drei Bänden (Band 1: *Allgemeine Chirurgie*, Band 2: *Spezielle Chirurgie*, Band 3: *Zahnärztliche Chirurgie*) ist der gesamte Stoff dargestellt und gegenüber der 2. Auflage erheblich erweitert worden: So finden sich neue Kapitel wie Anamnese, Befunderhebung und Dokumentation, Strahlenbiologische Grundlagen, Nuklearmedizin, Sonographie, CT und MRT, Parodontologie und Notfallmedizin. Das Kapitel Zahnärztliche Implantate wurde, seiner Bedeutung entsprechend, neu gefasst. Alle anderen Kapitel wurden gründlich überarbeitet und z.T. neu konzipiert, sodass jetzt das gesamte moderne Spektrum der Chirurgie in der Zahn-Mund-Kiefer-Heilkunde abgedeckt ist.

Auch die Ausstattung des Werkes ist erheblich aufgewertet und das Layout modernisiert worden: Das For-mat ist größer, die zahlreichen Fotos und Grafiken sind sämtlich farbig. Die Hervorhebung spezieller Informationen wurde beibehalten. Über die bewährten *Merksätze* hinaus haben wir Hinweise auf *Fehler und Gefahren*, nützliche *Praxistipps* und eine Rubrik *Hintergrundwissen* eingeführt. Eine prägnante Zusammenfassung sowie weiterführende Literatur runden jedes Kapitel ab.

Das Werk ist in erster Linie für Studierende im klinischen Studienabschnitt gedacht. Jedoch wird auch der in Weiterbildung befindliche Assistenzarzt wertvolle aktuelle Basisinformationen finden.

Dem Georg Thieme Verlag sei für die hervorragende Ausstattung herzlich gedankt. Danken möchten wir auch den Studierenden für ihre kritischen Anmerkungen und Verbesserungsvorschläge. Schließlich gilt unser Dank allen Mitautoren für die zuverlässige Zusammenarbeit. Wir hoffen, dass auch die 3. Auflage die gleiche gute Aufnahme erfährt wie die beiden ersten Auflagen.

Tübingen/München,
im September 1999

Norbert Schwenzer
Michael Ehrenfeld

Herausgeber

Schwenzer, Norbert, em. Prof. Dr. Dr. Dr. h.c. mult.
Zentrum für ZMK-Heilkunde der Universität
Klinik für MKG-Chirurgie
Osianderstr. 2–8, 72076 Tübingen

Ehrenfeld, Michael, Prof. Dr. Dr.
Klinikum der Univ. München – Innenstadt
Klinik für MKG-Chirurgie
Lindwurmstr. 2a, 80337 München

Mitarbeiter

Agildere, Arzu, Dr.
Sr. Theobald-Schrems-Str. 4
93055 Regensburg

Bares, Roland, Prof. Dr.
Radiologische Universitätsklinik
Klinik für Nuklearmedizin
Röntgenweg 13, 72076 Tübingen

Gundlach, Karsten, Prof. Dr. Dr.
Klinik für Mund-, Kiefer- u. Plast. Gesichtschirurgie
Medizinische Fakultät der Universität
Strempelstr. 13, 18057 Rostock

Heeg, Peter, Prof. Dr.
Krankenhaushygieniker
Universitätsklinikum
Calwer Str. 7, 72076 Tübingen

Jäger, Lorenz, Dr.
Klinikum der Univ. München – Großhadern
Institut für Radiologische Diagnostik
Marchioninistr. 15, 81377 München

Kottler, Bernd, Dr.
Universitätsklinik für Anaesthesiologie
Hoppe-Seyler-Str. 3, 72076 Tübingen

Kreimeier, Uwe, PD Dr.
Klinikum der Univ. München – Großhadern
Klinik für Anaesthesiologie
Marchioninistr. 15, 81377 München

Kummermehr, Johann, PD Dr.
GSF-Forschungszentrum für Umwelt u. Gesundheit
Institut für Strahlenbiologie
Ingolstädter Landstr. 1, 85764 Neuherberg

Lentrodt, Jürgen, Prof. Dr. Dr.
Klinik für Kiefer- und Plastische Gesichtschirurgie
der Heinrich-Heine-Universität
Moorenstr. 5, 40225 Düsseldorf

Norer, Burghard, Prof. Dr.
Landeskrankenhaus
Klinische Abteilung für MKG-Chirurgie
Maximilianstr. 10, A – 6020 Innsbruck

Northoff, Hinnak, Prof. Dr.
Universitätsklinik für Anästhesiologie
Abteilung für Transfusionsmedizin / Blutbank
Otfried-Müller-Str. 4/1, 72076 Tübingen

Peter, Klaus, Prof. Dr. Dr. h.c.
Klinikum der Univ. München – Großhadern
Klinik für Anaesthesiologie
Marchioninistr. 15, 81377 München

Reiser, Maximilian, Prof. Dr.
Klinikum der Univ. München – Großhadern
Institut für Radiologische Diagnostik
Marchioninistr. 15, 81377 München

Rücker, Martin, Dr. Dr.
Abteilung für MKG-Chirurgie
Universitätskliniken des Saarlandes
Gebäude 71, 66421 Homburg/Saar

Schmelzle, Rainer, Prof. Dr. Dr.
Universitätskrankenhaus Eppendorf
Klinik für ZMK-Krankheiten, Abt. für ZMKG-Chirurgie
Martinistr. 52, 20246 Hamburg

Schubert, Johannes, Prof. Dr. Dr.
Klinik für MKG-Chirurgie
Martin-Luther-Universität
Große Steinstr. 19, 06108 Halle

Schwartz, Andreas, Dr.
Klinikum der Univ. München – Innenstadt
Klinik für Anaesthesiologie
Nußbaumstr. 20, 80336 München

Schwenzer, Katja, Dr. Dr.
Klinikum der Univ. München – Innenstadt
Klinik für MKG-Chirurgie
Lindwurmstr. 2a, 80337 München

Spitzer, Wolfgang, Prof. Dr. Dr.
Abteilung für MKG-Chirurgie
Universitätskliniken des Saarlandes
Gebäude 71, 66421 Homburg/Saar

Unertl, Klaus, Prof. Dr.
Universitätsklinik für Anaesthesiologie
Hoppe-Seyler-Str. 3, 72070 Tübingen

Weingart, Dieter, Prof. Dr. Dr.
Katharinenhospital
Klinik für Kiefer- u. Gesichtschirurgie, Plast. Operationen
Kriegsbergstr. 40, 70174 Stuttgart

Weinstock, Christof, Dr.
Universitätsklinik für Anästhesiologie
Abteilung für Transfusionsmedizin / Blutbank
Otfried-Müller-Str. 4/1, 72076 Tübingen

Winter, Wolfgang, Dr. Dr.
Klinikum der Univ. München – Innenstadt
Klinik für MKG-Chirurgie
Lindwurmstr. 2a, 80337 München

Inhaltsverzeichnis

1 Wundlehre
Johannes Schubert

2 Blutung und Blutstillung
Karsten Gundlach

3 Transfusionsmedizin
Hinnak Northoff, Arzu Agildere, Christof Weinstock

4 Hygiene und Infektionsprävention

Peter Heeg, Dieter Weingart

5 Anamnese, Befunderhebung und Dokumentation

Katja Schwenzer, Norbert Schwenzer, Michael Ehrenfeld

6 Allgemeinanästhesie

Klaus Unertl, Bernd Kottler

7 Weichteilinfektionen

Rainer Schmelzle, Norbert Schwenzer

8 Spezifische Infektionen, Pilzerkrankungen, Allergie

9 Entzündungen des Knochens

Michael Ehrenfeld, Wolfgang Winter

10 Bildgebende Verfahren

11 Notfallmedizin

Inhaltsübersicht

1 Wundlehre

Johannes Schubert

Ein chirurgisches Fachgebiet wie die zahnärztliche Chirurgie und die Mund-Kiefer-Gesichts-Chirurgie setzt mit seinen Behandlungsmaßnahmen die Störung der Integrität des Organismus durch Gewebetrennung voraus und wäre ohne das Phänomen der Wundheilung undenkbar. Kenntnisse über Formen und Art von Wunden, über die grundlegenden physiologischen und pathophysiologischen Vorgänge der reparativen Mechanismen und ihre prophylaktischen und therapeutischen Beeinflussungsmöglichkeiten sind demnach für jeden Arzt von grundsätzlicher Bedeutung, der im Rahmen seines Tätigkeitsbereichs operative Maßnahmen durchführt. Dazu gehört in erster Linie auch der Zahnarzt, der mit der Zahnextraktion den häufigsten chirurgischen Eingriff am Menschen überhaupt vornimmt.

▼ Wundsetzung und -heilung in der Mundhöhle unterliegen einigen Besonderheiten, die einen störungsfreien Ablauf und schnelle Wiederherstellung begünstigen. Dennoch sind die Kenntnis und Beachtung allgemeiner Prinzipien der Wundheilung und der operativen Medizin unumstößliche Voraussetzung für die chirurgische Tätigkeit des Zahnarztes.

Entstehung und Formen von Wunden

Definition. Unter einer *Wunde* (lat. vulnus) verstehen wir
- eine Unterbrechung des Zusammenhangs von Körpergeweben mit oder ohne Substanzverlust infolge unterschiedlicher physikalischer und chemischer, aber auch entzündlicher oder ischämischer Wirkungen. Dabei kommt es zur Eröffnung von Blut- und Lymphgefäßen sowie zu Zellschädigungen.

Einschränkend definieren manche Autoren eine Wunde
- als mehr oder minder klaffende Durchtrennung der äußeren Haut, der Schleimhäute und der Oberfläche von Organen bzw.
- als Defekt des schützenden Deckgewebes wie Haut oder Schleimhaut.

Diesen dann als *einfache Wunden* bezeichneten Verletzungen der Körperoberfläche stehen die *zusammengesetzten* gegenüber, die auch darunter liegende Gewebe wie Muskeln, Nerven, Knochen usw. betreffen (Abb. 1.1).
Wundtiefe. Die oberflächlichste Form einer Wunde ist die Hautabschürfung oder *Exkoriation* (Abb. 1.2). Tiefe Wunden werden, wenn sie Organhöhlen erreichen, als *penetrierend* bezeichnet. Beispiele für penetrierende Wunden sind transkutane Eröffnungen der Kieferhöhle, transpalatinale Pfählungsverletzungen zur Nasenhöhle (Abb. 1.3) und besonders die nicht seltene iatrogene Kieferhöhlenperforation nach Zahnextraktion. Die Unterscheidung von oberflächlichen und penetrierenden Wunden ist wichtig im Hinblick auf die einzuschlagenden diagnostischen und therapeutischen Bemühungen (im Zweifelsfall eines vermuteten Fremdkörpers offene Wundbehandlung, s.u.).
Chronische Wunden sind Wunden, die trotz entsprechender Therapie wenig Heilungstendenz zeigen, z.B. Geschwüre (Ulkus). Sie sind bedingt durch mangelhafte Versorgung mit Sauerstoff und Substraten infolge von Durchblutungsstörungen, Stoffwechselkrankheiten, aber auch durch chronisches Einwirken von mechanischen Reizen u.ä. Klassische Beispiele in der Mundhöhle sind Prothesendruckstellen, Verletzungen der Schleimhaut durch Wangenbeißen (Morsicatio buccarum) oder durch scharfe Zahnkanten (Abb. 1.4). Ihre Bedeutung liegt u.a. in einer möglichen malignen Transformation von Zellen im Wundbereich bei jahrelangem Bestehen (Abb. 1.16).
Schließlich können nach ihrer Herkunft *Zufallswunden* von *Operationswunden* unterschieden werden, wobei letztere gewollte und geplante (meist) Schnittwunden sind.
Die auf den Körper einwirkenden Kräfte rufen je nach Art, Intensität und Zeitdauer unterschiedliche Wundfor-

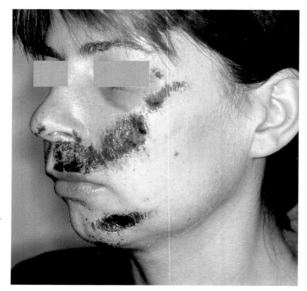

Abb. 1.1 Kombinierte intra-/extraorale Verletzung durch Trennscheibe. (Den Zustand nach Wundversorgung zeigt Abb. 1.**38a** auf S. 23).

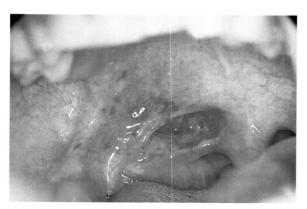

Abb. 1.2 Exkoriationen der Haut (Schürfwunden) nach Fahrradsturz.

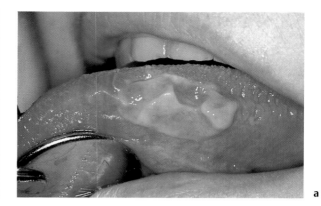

a

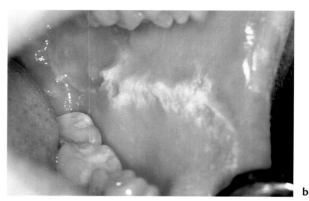

b

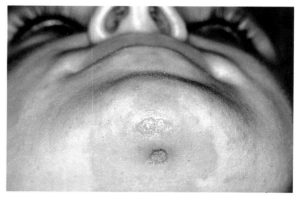

c

Abb. 1.4 Chronisches Ulkus durch Bissverletzung bei Anfallsleiden (**a**), Mazeration der Schleimhaut (Wangenbeißen, Morsicatio buccarum) durch Zahnreihenschluss (**b**) und Druckulkus nach Behandlung mit Kopf-Kinn-Kappe aus Kunststoff (**c**).

Abb. 1.3 Perforierende Wunde am weichen Gaumen (Pfählungsverletzung nach Sturz mit Bleistift im Mund).

men hervor, die durch den Zustand der Gewebe, auf welche sie treffen, modifiziert werden. Fett- und Muskelgewebe üben eine gute Polster- und Pufferwirkung aus und können dadurch unter Umständen einer durch stumpfe mechanische Gewalt drohenden Gewebezerreißung vorbeugen. Hämatome in diesen Bereichen sind dann in aller Regel die Folge (Abb. 1.**5**).

Die Antwort der die Körperoberfläche bildenden Haut auf ein äußeres (mechanisches) Trauma selbst ist abhängig von ihrem inneren Aufbau. Wunden parallel zu den sog. *„relaxed skin tension lines"* (RSTL; Abb. 1.**6**) heilen

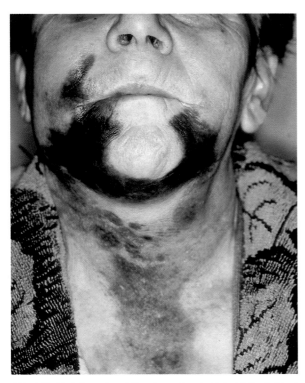

Abb. 1.**5** Absteigendes Hämatom (und Unterkieferfraktur) nach stumpfem Trauma.

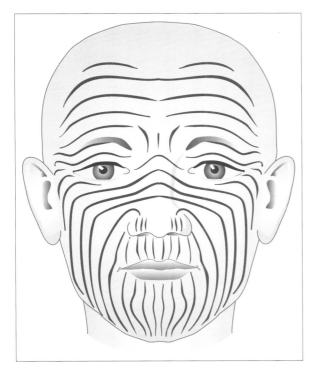

Abb. 1.**6** Spannungslinien der Haut im Gesicht – sog. „relaxed skin tension lines" (RSTL).

mit der günstigsten Narbenbildung. Diese Linien, bedingt durch den Verlauf intradermaler elastischer Fasern und dem Einfluss der unter der Haut liegenden Muskeln, sollten bei der Planung chirurgischer Hautdurchtrennungen unbedingt berücksichtigt werden. Sie stimmen jedoch nicht mit den postmortalen Langer-Spaltlinien der Haut überein!

Wundformen

In Abhängigkeit von den unterschiedlichen äußeren Kräften und den Besonderheiten der Region, auf die sie einwirken, unterscheiden wir verschiedene Wundarten.

Wunden durch mechanische Kräfte

Mechanische Wunden entstehen durch äußere Gewalteinwirkungen und unterscheiden sich in Abhängigkeit von der Art und Richtung der einwirkenden Kräfte (Tabelle 1.**1**).

Schnittwunden besitzen glatte Ränder und Wundflächen und entstehen nach scharfer Durchtrennung der Oberfläche. Das umgebende Gewebe weist nur geringe Schädigungen auf. Klassisches Beispiel sind mit dem Skalpell gesetzte Operationswunden zur Haut- oder Schleimhautdurchtrennung. Einen Sonderfall stellt die *Stichwunde* dar, die weit in die Tiefe reicht. Hier ist trotz häufig oberflächlich harmlosem Aussehen eine genaue Diagnostik erforderlich.

Trifft eine mechanische Kraft schräg zur Hautoberfläche auf, entstehen unter Einwirkung abscherender Kräfte *lappenförmige Wunden*, in ungünstigen Fällen bis hin zum *Décollement* oder zur Gewebe*avulsion* (Abb. 1.**7**) als besondere Formen einer *Defektwunde*. Bei sehr schräg auftreffender, geringerer Gewalteinwirkung kommt es zu *Schürfwunden* (Abb. 1.**2**), die einen oberflächlichen Gewebedefekt mit sehr guter Heilungstendenz darstellen. Eine Sonderform bilden die *Kratzwunden* (Abb. 1.**9b**).

Tabelle 1.**1** Wundformen durch mechanischen Einwirkungen (nach Eufinger 1978)

Art der Kraftein-wirkung	Richtung der Krafteinwirkung	Entstehende Wundform
Scharf-schneidend	senkrecht	Schnittwunde
	schräg	Lappenwunde
	schräg-flach	Gewebedefekt
Scharf-spitz	senkrecht oder schräg	Stichwunde
Stumpf-quet-schend	senkrecht oder schräg	Quetschwunde, Platzwunde
Stumpf-zerrei-ßend	flach oder schräg gegeneinander wirkend	Risswunde
Kombiniert	senkrecht oder schräg, tangential	Riss-Quetsch-Platz-Wunde, Kratzwun-de, Bisswunde, Schusswunde

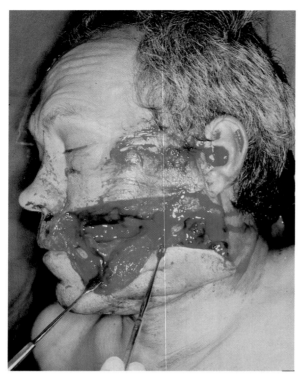

Abb. 1.**7** Gewebeavulsion durch herabfallende Glasscheiben.

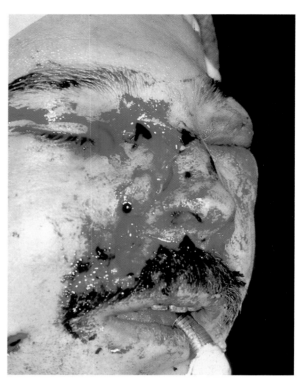

Abb. 1.**8** Ausgedehnte Riss-Quetsch-Wunden nach Verkehrsunfall.

Stumpfe mechanische Einwirkungen höherer Intensität verursachen *Quetschwunden*, die durch unregelmäßige, gezackte Ränder und ein Trauma der Umgebung (Bluterguss) charakterisiert sind. Sie entstehen gern über Knochenkanten (z.B. Kinnspitze) und stellen dann die Sonderform einer *Platzwunde* dar. Kommt zur Krafteinwirkung noch eine zerrende, dehnende oder drehende Komponente hinzu, resultiert eine *Risswunde*. Sie ist gekennzeichnet durch unregelmäßig zerfetzte Wundränder.

Die häufigste Form einer mechanisch bedingten Wunde stellt die *Riss-Quetsch-Wunde* (Abb. 1.**8**) dar. Auf der Haut ähnelt sie am ehesten der Quetschwunde.

⚠ In der Mundhöhle ist die Wunde nach Zahnextraktion klassisches Beispiel für eine Riss-Quetsch-Wunde. Sie ist gleichzeitig typischer Vertreter einer kombinierten Wunde mit Beteiligung unterschiedlicher Gewebe.

Zwei Formen mechanischer Wunden bedürfen der besonderen Beachtung:
- *Bisswunden* entstehen durch die vorwiegend quetschend-reißende Wirkung tierischer oder auch menschlicher Zähne (Abb. 1.**9**). Ihre Besonderheit besteht in der möglichen Kontamination der Wunde mit Problemkeimen (Tollwut, Wundstarrkrampf) oder gar Giftstoffen (Schlangenbiss). Sie erfordern ein spezielles chirurgisches Vorgehen (s. Bd. 2: Spezielle Chirurgie, Kapitel 10 und 11).

- *Schusswunden* (und ähnliche Kriegsverletzungen) zeichnen sich neben der extremen Gewebezerstörung und -zerfetzung ebenfalls durch die Kontaminationsgefahr und eine mögliche Fremdkörpereinsprengung aus. Bei Durchschüssen findet man zwei Wunden, eine relativ glatte Einschuss- und eine größere Ausschussöffnung. Beim Auftreffen des Geschosses auf knöchernen Widerstand können Verletzungen durch Sekundärgeschosse (abgesprengte Knochenteile, Zahnfragmente) entstehen. Schusswunden sind deshalb oft *Trümmerwunden* (Abb. 1.**10**). In Friedenszeiten werden häufiger Verletzungen durch Luftgewehrgeschosse (Diabolo; Abb. 1.**11**) beobachtet, deren kleine Wunden gelegentlich sogar übersehen werden können. In bestimmten Berufsgruppen ist mit spezifischen Schussverletzungen durch Bolzenschussgeräte (Schlachthofbetrieb, Baugewerbe) zu rechnen, die meist zu Steckschüssen führen und gelegentlich in suizidaler Absicht verwendet werden. Einsprengungen von festen Partikeln (Schmauch) werden bei Abfeuern von Waffen in unmittelbarer Hautnähe gefunden (Abb. 1.**12**).

Wunden durch Einwirkung chemischer Substanzen

Chemische Wunden entstehen durch die Einwirkungen von meist flüssigen, manchmal auch gasförmigen Substanzen auf die Haut oder Schleimhäute. Ihr Charakteristikum ist eine flächige Schädigung der Oberfläche, die

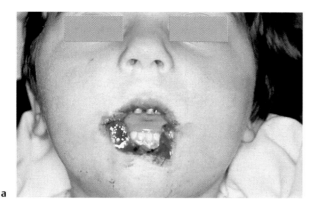

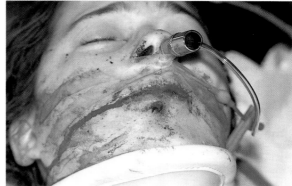

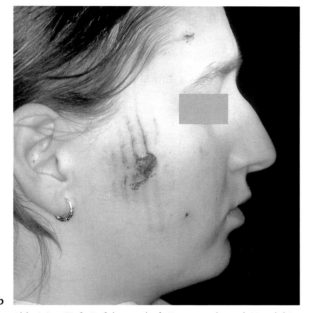

Abb. 1.**10** Schussverletzung der Unterlippe und des Unterkiefers mit einer Handfeuerwaffe (Pistole Kaliber 7.65). Das Geschoss blieb in der Halsmuskulatur stecken. **a** Der Pulverschmauch an der Einschussstelle ist typisch für einen Nahschuss. **b** Intraoral besteht eine Trümmerfraktur mit multiplen Zahnverlusten.

Abb. 1.**9 a** Tiefe Defektwunde. **b** Kratzwunde nach Hundebiss mit oberflächlichem Hautdefekt.

sich je nach Art der Substanz (Säure, Lauge), Konzentration und Einwirkungszeit unterschiedlich in die Tiefe ausbreitet. Diese *Verätzung* kann ähnlich den Verbrennungen (s.u.) verschiedene Schweregrade umfassen.

Säuren. Wunden nach Einwirkung von starken Säuren (Salpeter-, Schwefel-, Salzsäure) sind durch eine eher oberflächliche Schädigung gekennzeichnet, die sich aus dem Pathomechanismus der Säurewirkung erklärt. Dieser besteht in einer *Koagulationsnekrose*, welche als Schicht die weitere Ausbreitung der Säure hemmt. Äußerlich bilden sich flächige, trockene, verschorfte Areale, in der Mundhöhle fibrinbelegte, weiße Schichten auf der Schleimhaut.

Laugen. Verätzungen durch Laugen breiten sich in die Tiefe aus, da der Pathomechanismus der Schädigung in einer *Kolliquationsnekrose* (Gewebeverflüssigung) besteht und dem Vordringen des schädigenden Agens keine wirksame Barriere entgegensetzt. Demzufolge sind die Wunden durch eine weißliche, schmierige Oberfläche auch auf der äußeren Haut gekennzeichnet.

Die chemischen Verletzungen kommen gelegentlich auch in der Mundhöhle vor, wenn Säuren oder Laugen versehentlich (z.B. Ansaugen von Säure aus Bleiakkumulatoren) oder in suizidaler Absicht aufgenommen werden (Abb. 1.**13**). Als *Sofortmaßnahme* ist reichliches Spülen mit Wasser oder die entsprechende Neutralisation mit schwach alkalischen (Milch) oder sauren (Zitronen-, Essigsäure) Lösungen angezeigt. Feste Partikel müssen mechanisch entfernt werden, etwa durch Herausbürsten. Immer ist auch auf systemische Wirkungen der aufgenommenen Stoffe zu achten.

In der Mundhöhle ist das klinische Bild von Verätzungen durch Säuren oder Laugen infolge des feuchten Milieus ähnlich. Auffallend sind flächige, weißlich-gelb belegte Schleimhautdefekte. Durch chronische Säureeinwirkung können Substanzdefekte der Zahnhartgewebe an den Glattflächen entstehen.

Thermische Wunden

Die Einwirkung von Hitze und Kälte über das physiologische Maß hinaus verursacht Veränderungen im Gewebe. Die Gewebeverletzung ist im Gegensatz zu den bisher

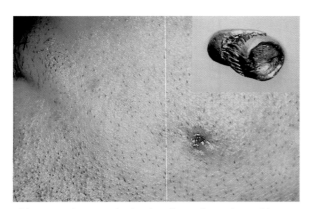

Abb. 1.**11** Schusswunde durch Luftgewehr in der Jochbeinregion. Durch den Aufprall auf den Knochen wurde das Geschoss (Diabolo) deformiert. Die Einschussöffnung ist unscheinbar.

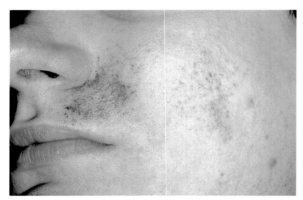

Abb. 1.**12** Schmaucheinsprengung bei Schussverletzung aus unmittelbarer Nähe (Schreckschusspistole).

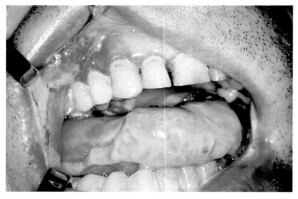

Abb. 1.**13** Kolliquationsnekrose der Schleimhaut durch Laugenverätzung.

beschriebenen Wunden jedoch nicht zwangsläufig mit einem Defekt der Körperoberfläche verbunden. Man unterscheidet deshalb in Abhängigkeit von der Intensität verschiedene Schweregrade der Schädigung. **Hitzeschädigungen** der Körperoberfläche können durch direkte Flammeneinwirkung infolge brennender fester, flüssiger oder gasförmiger Stoffe entstehen und werden als *Verbrennung* bezeichnet. Die Einwirkung er-

hitzter Flüssigkeiten und heißer Massen (kochendes Wasser, Fett, Teer) oder Dämpfe verursacht spezielle Verletzungen, die als *Verbrühungen* bekannt sind.

Das Ausmaß der Schädigung wird in drei Schweregrade eingeteilt. In Abhängigkeit von der erfassten Körperoberfläche kann Lebensgefahr bestehen. Nach dem Zustand der Wundoberfläche unterscheiden wir:

- *Verbrennung 1. Grades* – Verletzung der Epidermis mit Rötung und Schwellung
- *Verbrennung 2. Grades* – Verletzung der Epidermis und des Koriums mit Schwellung und Blasenbildung
- *Verbrennung 3. Grades* – Zerstörung der Haut und tieferer Schichten mit lederartiger Nekrose ohne Schmerz (Abb. 1.**14**).

Im Unterschied zu den Verbrennungswunden sind verbrühte Körperoberflächen durch eine starke Volumenzunahme der Haut charakterisiert.

> Verbrennungs- und Verbrühungswunden sind in der Heilungsphase durch eine starke Neigung zu überschüssiger Narbenbildung (Keloide; Abb. 1.**25**) gekennzeichnet, besonders bei Kindern.

Eine Sonderform der Hitzeschädigung ist die *elektrische Verbrennung*. Sie entsteht durch Joule-Wärme an Stellen größten Gewebewiderstandes (Grenzzonen unterschiedlich leitfähiger Gewebe) beim Stromdurchfluss. Koagulationszonen mit Nekrosen bilden sich demnach

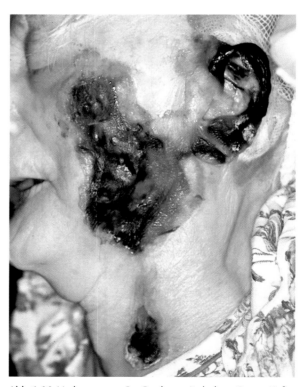

Abb. 1.**14** Verbrennung 3. Grades mit lederartigen, tiefen Gewebenekrosen.

besonders an Ein- und Austrittsstelle der Stromschleife. Sie zeichnen sich durch eine erstaunlich geringe Infektionsneigung aus, und man kann die spontane Demarkierung abwarten. Neben der Wundsetzung ist die u.U. vital gefährdende Wirkung von Wechselstrom zu beachten (Herzflimmern, Hirnödem, Muskelkrämpfe). Näheres zu Verbrennungen s. Bd. 2: Spezielle Chirurgie, Kapitel 11.

Kälteschädigungen. Wie die Verbrennungen werden *Erfrierungen* je nach Schädigungstiefe in drei Schweregrade eingeteilt. Dem jeweils vorherrschenden klinischen Bild entsprechend werden sie als Congelatio erythematosa, bullosa oder gangraenosa bezeichnet.

Wunden durch Strahleneinwirkung

UV-Strahlen. Auch die Energiezufuhr auf die Körperoberfläche in Form verschiedener Strahlungsarten ist in der Lage, Wunden und wundähnliche Zustände (Erytheme) hervorzurufen. Dies ist unter natürlichen Umständen als Sonnenbrand weit verbreitet und medizinisch durch geschwulstinduzierendes Potential relevant. Verantwortlich sind ultraviolette Strahlen. Besonders die Fraktion UV-B (280–315 nm) ist imstande, deutliche biologische Wirkungen hervorzurufen.

Ionisierende Strahlen unterschiedlicher Art rufen ähnliche und wesentlich differenziertere protrahierte und medizinisch vielfältig genutzte Effekte hervor. Nur ihre Akutwirkungen sind hier relevant, die in der Haut Erythem und Ödem, gelegentlich auch Epitheldefekte, auslösen (Abb. 1.15).

⚑ Als Langzeitwirkung ist die Gefahr der Krebsentstehung in radiogenen Narben und Geschwüren (Abb. 1.16) zu beachten, die Jahrzehnte nach dem Strahleninsult zur Entstehung von Hautkarzinomen führen kann.

Bei hoher Ganzkörperbelastung infolge von Strahlenunfällen (z.B. Tschernobyl) kommt es zur *Strahlenkrankheit* mit u.U. letalem Ausgang.

Laserstrahlen. Ganz neue Möglichkeiten der medizinischen Nutzung hat die Technik des Lasers („light amplification by stimulated emission of radiation") eröffnet. Verschiedene Lasertypen stehen für unterschiedliche Anwendungen zur Verfügung: Je nach Strahlungsquelle werden vorwiegend gute Schneideeigenschaften (CO_2-Laser), Schneide- und Koagulationseffekte (Neodym-YAG-Laser) oder intradermale Wirkungen an Chromophoren ausgenutzt. Man erzeugt entweder glatte Schnittwunden mit nur geringer Blutungsneigung oder flächige Gewebedefekte durch Verdampfung (Vaporisation, Abb. 1.17). Laserwunden zeichnen sich durch besonders gute Wundheilungstendenzen aus.

Folgen der Wundsetzung

Jede Wunde zieht eine Kaskade von Veränderung nach sich, die alle nur ein Ziel haben: die Wiederherstellung der Integrität des verletzten Körperteils. Die als Wund-

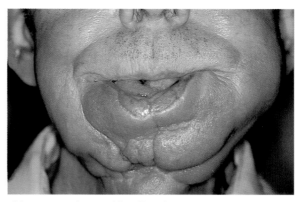

Abb. 1.**15** Frisches Strahlenulkus des Lippenrotes und typische Primärreaktion der Haut unmittelbar nach Abschluss einer postoperativen Strahlentherapie (64 Gy).

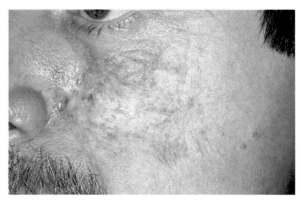

Abb. 1.**16** Chronisches Ulkus auf atrophischer Strahlenhaut nach Therapie eines Angioms in der Kindheit mit ionisierenden Strahlen.

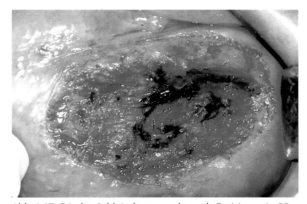

Abb. 1.**17** Frische Schleimhautwunde nach Exzision mit CO_2-Laser. Partielle Verkohlung (Karbonisation) und Verschorfung der Oberfläche.

heilung (s.u.) zusammengefassten Vorgänge sind abhängig von der Reaktion des Gesamtorganismus, der sich vorerst mit den unmittelbaren Folgen der Wundsetzung auseinandersetzen muss. Je nach dem Ausmaß der Wunde können verschiedene Körperfunktionen erheblich beeinträchtigt sein bis hin zur vitalen Bedrohung durch einen Schock als komplexe Störung lebenswichtiger Regulationsmechanismen.

▼ Wundblutung, Wundschmerz und Wundentzündung sind allen Wunden, auch den kleinsten, gemeinsame Vorgänge, die sich allerdings quantitativ erheblich unterscheiden können.

Wundblutung

Die Durchtrennung vitaler Gewebe zieht eine Blutung unterschiedlichen Ausmaßes nach sich. Schnitt- und Stichwunden bluten infolge der gleichermaßen glatt durchtrennten Gefäße ungleich stärker als durch stumpfe Gewalt verursachte Verletzungen mit mehr diffusen Blutungen. *Arterielle* Blutungen mit pulssynchronem Spritzen hellroten Blutes aus dem Gefäß unterscheiden sich deutlich von *venösen*, bei denen dunkles Blut kontinuierlich austritt. Die *kapilläre* Komponente einer Blutung, gekennzeichnet durch flächiges Sickern, ist bei scharfen Verletzungen am wenigsten ausgeprägt.
Falls die Blutung nicht an der Oberfläche austreten kann, kommt es zu Einblutungen in das Gewebe, ggf. bis zur Selbsttamponade durch den entstehenden Druck. Es resultiert ein Bluterguss oder *Hämatom* unterschiedlichen Ausmaßes.

⚡ Die Menge des ausgetretenen Blutes wird bei Hämatomen und großflächigen, länger andauernden Sickerblutungen leicht unterschätzt. Der Blutverlust kann u.U. sogar kreislaufwirksam werden.

In dieser Hinsicht besonders gefährlich sind Blutungen aus den venösen Plexus im Gesicht.

⚡ Bedrohlich sind auch Hämatome des Mundbodens und der Zunge (Abb. 1.**18**), die zur Atemwegverlegung Anlass geben.

Außer durch die Art der Verletzung wird die Dauer der Blutung auch durch die physiologischen Mechanismen der Blutstillung und -gerinnung beeinflusst (Kapitel 3).

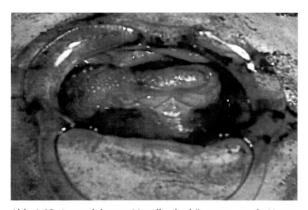

Abb. 1.**18** Ausgedehntes Mundbodenhämatom nach Unterkieferfraktur.

Wundschmerz

Die Reizung afferenter Nervenfasern bzw. der Nozizeptoren verursacht eine komplexe Sinneswahrnehmung, die als Schmerz auf eine Störung des Wohlbefindens hinweist.

▼ Der Schmerz hat als Warnsymptom für eine unter Umständen vital gefährdende Störung normaler Lebensvorgänge erhebliche Bedeutung.

Bei einer Verletzung wird der Schmerz durch direkte mechanische Reizung der lokalen Rezeptoren und Nervenendigungen oder durch die infolge Wundsetzung und Entzündung (s.u.) frei werdenden Botenstoffe (Bradykinin, Histamin, Prostaglandine) hervorgerufen. Die Weiterleitung erfolgt aus der Peripherie entlang gemischter Nerven, aus dem Mund- und Gesichtsbereich also vorwiegend über die Äste des N. trigeminus.
Schmerzdauer und *-intensität* sowie sein *Charakter* sind unterschiedlich und von der Verletzungsform, der verletzten Körperregion und dem Wundzustand abhängig. Als Warnsymptom geben sie Hinweise auf eventuelle Wundheilungsstörungen mit Entzündung, insbesondere dann, wenn der Schmerz nach einem schmerzfreien Intervall einige Tage nach Wundsetzung eintritt.
In Gebieten mit dichter Nervenversorgung ist der Schmerz verständlicherweise besonders stark. Hierzu gehört die Region der Mundhöhle, Lippen und Wangen. Je rascher und glatter eine Wundsetzung erfolgt, desto geringer ist in aller Regel der Schmerz (Schusswunden, Schnitt- und Stichverletzungen). Dieser Schmerz ist meist stechend.
Ausgedehnte Gewebequetschungen nach stumpfer Gewalt sind ggf. infolge des *Wundstupors* (Betäubtseins) und der damit einhergehenden Erregungs- und Leitungsunfähigkeit der Nerven im Wundgebiet sogar über einen längeren Zeitraum schmerzfrei. Andererseits führen die Abbauprodukte von irreversibel geschädigten und dann avitalen Gewebeanteilen zu Schmerzsensationen durch chemische Reizung in Wunden mit ausgedehnter Gewebeschädigung.

→ **Praxistipp** Eine lokale Ruhigstellung mildert verletzungsbedingte Schmerzen deutlich.

Der nach Operationen (auch Zahnextraktionen) einsetzende „physiologische" Wundschmerz klingt in aller Regel innerhalb des Wirkungszeitraums der Lokalanästhesie völlig ab und beeinträchtigt den Patienten normalerweise nicht über Gebühr.

▼ Dumpfe, pulssynchrone Schmerzen, die in einem verletzten Gebiet nach einem freien Intervall von einigen Tagen auftreten, sind Hinweis auf eine eingetretene (bakterielle) Wundinfektion. Sie erfordern diagnostische und therapeutische Maßnahmen (Entfernung alter Verbände, Nahtlüftung und Entlastung mit Wunddrainage, medikamentöse Therapie).

Eine Sonderform des Schmerzes sind *Neuralgien* und *neuralgiforme Beschwerden*, die nach Verletzung oder Wundsetzung im Gefolge meist narbiger Veränderungen an betroffenen sensiblen Nervenstämmen im längeren zeitlichen Abstand vom Ereignis eintreten können. Im Mund-Kiefer-Gesichts-Bereich sind solche Zustände auch gelegentlich einer (iatrogenen) Durchtrennung sensibler Nerven, z.B. des N. alveolaris inferior, zuzuschreiben (s. Kapitel 4 in Bd. 2: Spezielle Chirurgie).

Wundentzündung

Wie bereits beschrieben, sind entzündliche Vorgänge obligate Begleiterscheinung bei Wundsetzung und -heilung als Reaktion des Organismus auf einen (entzündlichen) Reiz. Sie werden vom aktiven Bindegewebe und den Gefäßen getragen und dienen letzlich dazu, diesen Reiz zu beseitigen oder zu inaktivieren und zur Reparation der dadurch ausgelösten Gewebeschädigung beizutragen.

▼ Die (aseptische) Entzündung ist notwendiger Bestandteil der Wundheilung.

Andererseits können sich entzündliche Veränderungen durch die Wunde besiedelnde Mikroorganismen aufpfropfen und mit zeitlicher Latenz Schmerzen, Funktionsbeeinträchtigung und Heilungsstörungen verursachen (s.u.). Je nach Überwiegen einzelner Komponenten der ablaufenden Vorgänge unterscheidet man eitrige, exsudative, granulomatöse, hämorrhagische, proliferative u.a. Entzündungen (Kapitel 7, S. 121, sowie Lehrbücher der Pathologie).

▼ Alle Formen der Entzündung sind in Abhängigkeit von der Intensität des entzündlichen Reizes klinisch durch die *klassischen örtlichen Kardinalsymptome* Rubor (Rötung), Calor (Wärme), Tumor (Schwellung), Dolor (Schmerz) und Functio laesa (Funktionsstörung) gekennzeichnet (nach Galen und Celsus). Sie werden begleitet durch eine Reihe weiterer humoraler, zytologischer und sonstiger Reaktionen.

Wundheilung

Der Begriff der Wundheilung fasst alle Vorgänge zusammen, die die Wiederherstellung der Unversehrtheit des Körpers (seiner Oberfläche) zum Ziel haben und zum Verschluss einer Wunde führen. Es handelt sich um eine Kaskade von Reaktionen, die prinzipiell in allen Körperteilen und Organen nach gleichem Muster ablaufen und sich lediglich qualitativ unterscheiden. Nur die wenigsten Körperzellen sind zur eigenen *Regeneration* fähig (Blut, Knochen, Bindegewebe, Epithel). Ansonsten erfolgen Wundschluss, Ersatz und Auffüllen von Defekten durch Ersatzgewebe im Sinne der Narbenbildung als *Reparation*. Mit diesem Ziel ergänzen sich die Vorgänge der Bindegewebeneubildung, der Epithelisierung und der Wundkontraktion.

Formen der Wundheilung

Unter klinischen Aspekten werden von alters her zwei *klassische Formen der Wundheilung* unterschieden, die sich zwar nicht prinzipiell, wohl aber im Ausmaß unterscheiden und von der Wundart abhängen.

Die **primäre Wundheilung** (sanatio per primam intentionem) verläuft in glattrandigen Wunden mit lückenlos aneinander liegenden Wundlefzen ohne Defekt störungsfrei innerhalb von 6–8 Tagen ab. Die Wunde ist dann epithelial geschlossen, und infolge des fehlenden Defekts ist die Bindegewebebildung, also die Narbe, nur gering ausgebildet (Abb. 1.**19**).

▼ Die primäre Wundheilung ist die angestrebte Heilungsform nach operativer Wundsetzung mit dem Ergebnis der Wiederherstellung des ursprünglichen Zustands (*restitutio ad integrum*).

Sekundäre Wundheilung (sanatio per secundam intentionem). Die Heilung von Defektwunden mit klaffenden Wundrändern verläuft klinisch völlig anders und ist erst nach Auffüllung des Defektes mit bindegewebigem Flickgewebe (Narbe) und seiner Epithelisierung abgeschlossen (Abb. 1.**20**). Biologisch erfolgt sie nach den gleichen Prinzipien wie die primäre Wundheilung.

Bei der **Wundheilung unter dem Schorf** vollziehen sich die Vorgänge der primären oder sekundären Wundheilung unter einer schützenden, an der Luft eingetrockneten Kruste aus Blut- und Gewebeflüssigkeit. Diese Form der Wundheilung ist besonders nach Schürfwunden, aber auch nach thermischen Verletzungen zu beobachten. In erstem Falle bleibt die Narbenbildung praktisch aus, im zweiten kommt es sehr häufig zu flächigen Narben mit Tendenz zur Hypertrophie oder Keloidbildung (s.u.). Im feuchten Milieu gibt es diese Form der Wundheilung nicht, sie ist deshalb nur außerhalb der Mundhöhle anzutreffen.

✎ Phasen und molekularbiologische Grundlagen der Wundheilung

Die Kenntnisse der biochemischen und molekularen Grundlagen der Wundheilung haben sich in den letzten Jahren erheblich erweitert. Nach morphologischen Kriterien unterscheidet man vier Phasen:

– **Exsudative Phase.** Als unmittelbare Folge der Wundsetzung tritt aus den geschädigten Gefäßen Blut und Plasma aus. Gewebehormone führen zur Vasokonstriktion. Die Blutgerinnung (Kap. 2) wird durch Thrombozytenadhärenz und chemotaktische Faktoren in Gang gesetzt und führt zur Bildung des sich vernetzenden Fibrins. Dieses legt sich schützend in und auf die Wunde. Unter dem Einfluss des Faktors XIII bilden sich dabei Leitschienen für die Migration kollagenbildender Fibroblasten. Seine Abbauprodukte führen in den nächsten 3 Tagen (je nach Wundgröße) über humorale Regulationsmechanismen in die resorptive Phase über.

– **Resorptive Phase.** Granulozyten und Makrophagen beginnen mit dem Abbau nekrotischer Wundprodukte. Bei sterilen (Operations-)Wunden können die neutrophilen Granulozyten fehlen. Monozyten aus dem

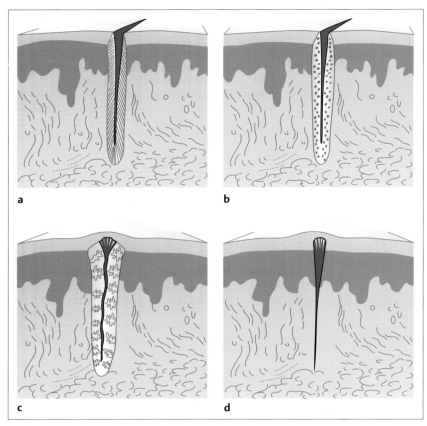

Abb. 1.**19** Primäre Wundheilung am Beispiel einer operativen Schnittwunde der Haut.
a Durch Fibrin verklebte Wundränder.
b Einsprießen von Gefäßen.
c Bildung von Granulationsgewebe mit paralleler Epithelisierung.
d Umwandlung (Organisation) in eine schmale Bindegewebsnarbe.

Blut übernehmen nach ihrer Umwandlung in Makrophagen die Phagozytose. Sie werden durch Prostaglandine, Endotoxine und Zytokine aktiviert. Ihre Wirkung erlangen sie durch Freisetzung verschiedener Proteasen und Faktoren, die ihrerseits die Neoangiogenese ankurbeln. Der ebenfalls ausgeschiedene Fibroblastenwachstumsfaktor (FGF, fibroblast growth factor) stimuliert die Zellteilung und die Kollagensynthese.

– **Proliferationsphase.** Sie dauert ca. 7 Tage und ist gekennzeichnet durch den *Differenzierungsschub* von Histiozyten in Fibroblasten sowie die Kapillarproliferation, die gemeinsam mit neu gebildeten Kollagenfasern zum Wundzentrum streben. Die Wunde füllt sich mit *Granulationsgewebe,* dessen Menge und Farbe bei offenen Wunden klinische Rückschlüsse über den Ablauf der Heilung ermöglicht.

Die Makrophagen wirken weiterhin regulierend durch Ausstoß einer Vielzahl von Signalpeptiden, die chemotaktisch, zellaktivierend und mitogen wirken. Dazu gehören die transformierenden Wachstumsfaktoren TGF-α und TGF-β, Interleukine, der Blutplättchenwachstumsfaktor PDGF (platelet-derived growth factor) und zahlreiche andere, die durch ihre jeweiligen Wirkungen die Heilungsabläufe initiieren, koordinieren und beenden. Sie binden an spezifische Zellrezeptoren und lösen die Transkription charakteristischer Gene aus. Die TGF-β-Familie spielt dabei die Rolle des zentralen Regulators der Zellproliferation und -differenzierung und der Synthese von Matrixproteinen.

Eine gleichermaßen bedeutende Rolle bei der Kontrolle der zellulären Aktivitäten spielt die *extrazelluläre Matrix.* Sie ermöglicht das Anheften der Zellen, orientiert sie und bestimmt die Richtung der Zellmigration. Sie wird u.a. gebildet aus unterschiedlichen Kollagenen, Glykosaminoglykanen, Fibronektin und Integrinen.

Die in dieser Phase ablaufenden Vorgänge werden unterstützt durch das Wundödem und die sich aus Fibroblasten bildenden Myofibroblasten, welche die Wundkontraktion hervorrufen und die Wunde täglich um 1–2 mm verkleinern.

– In der abschließenden **Regenerationsphase** kommt es bei unkomplizierten Wunden mit aneinander liegenden Rändern zur Wiederherstellung der Gewebekontinuität. Bindegewebe füllt die Wunde aus, und Epithel überhäutet die Oberfläche. Bei Defektwunden benötigt die Auffüllung mit Narbengewebe entsprechend länger. Die Ausreifung und Differenzierung der Gewebe ist unterschiedlich, z.B. kommt es nicht zur Regeneration von Hautanhangsgebilden.

Eine Besonderheit stellen Versuche dar, die Vorteile der *fetalen Wundheilung* (Fehlen von Entzündung, Fibroblastenproliferation und Kontraktion) ohne Narbenbildung klinisch nutzbar zu machen. Experimentelle Ergebnisse mit der Anwendung von TGF-β3 sind ermutigend. Auch andere Faktoren sind erfolgreich im Tierexperiment zur Modulation der Wundheilung eingesetzt worden.

Abb. 1.20 Sekundäre Wundheilung.
a Abdeckung der Defektwunde mit schützender Fibrinschicht und Isolation von Fremdkörpern oder Nekrosen, teilweise Schorfbildung.
b Beginnende Vaskularisierung von den seitlichen Wundanteilen.
c Allmähliches Ausfüllen des Defektes durch Granulationsgewebe.
d Epithelisierung von den Wundrändern her sowie Organisation in narbiges Ersatzgewebe.

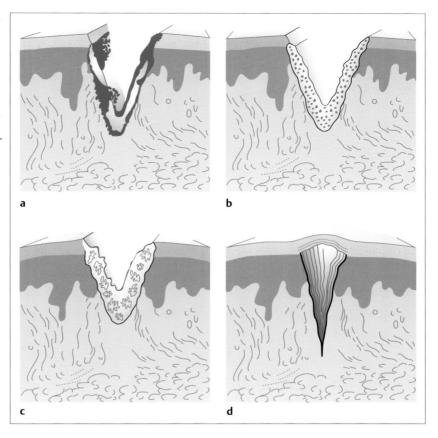

Mit der Epithelisierung gelangt die Wundheilung äußerlich zu einem Abschluss. Dies wird auch erkennbar an dem Erreichen einer gewissen Reißfestigkeit der Haut, die mit der Kollagensynthese zunimmt und sich nach dem 16. Tag nur noch wenig erhöht. In der Mundhöhle sind ähnliche Verhältnisse anzutreffen. Anfängliche Unterschiede der *Wundfestigkeit* nach dem Einsatz verschiedener Nahttechniken und -materialien relativieren sich jenseits des 8. Tages. Wie aus tierexperimentellen Untersuchungen hervorgeht, haben Wunden bei Versorgung mit resorbierbaren Nahtmaterialien geringere Festigkeit als jene, die mit nichtresorbierbaren Fäden genäht worden sind.

In der Folge laufen noch über Wochen und Monate Differenzierungs- und Reifungsvorgänge ab, sodass über den endgültigen Zustand und damit auch über eine eventuelle Korrekturbedürftigkeit von Narben erst nach ca. einem halben Jahr entschieden werden sollte.

Kollagene und Narbenbildung

Eine wesentliche Bedeutung sowohl für die mechanischen als auch die klinischen Eigenschaften der Narbe haben die *Kollagene*, eine große Gruppe fibrillärer, extrazellulärer Proteine. Mehr als 16 Kollagentypen sind bekannt. 95% des Kollagens von Narben gehören zu den Typen I und III. Narbige Haut unterscheidet sich dadurch ebenso von normaler Haut wie durch die unterschiedliche Vernetzung der Kollagenfasern. Während die Fasern

in der Haut geflechtartig miteinander verwoben sind, ist ihre Anordnung im Granulationsgewebe chaotisch, um sich dann im Narbengewebe parallel zur Oberfläche auszurichten. Besonderheiten des Zustands der Fasern bestimmen auch das spätere Verhalten der Narbe („hypertrophe Narben" und „Keloide"), das sich mit zunehmender *Reifung* (kontinuierliche Verdichtung, abnehmende Anzahl von Gefäßen) ändert.

Der Ablauf der Wundheilung wird durch eine Vielzahl von Faktoren modifiziert, die u.U. therapeutisch beeinflussbar sind. Zu den *lokalen Einflussgrößen* wie Art der Wunde, Größe des Defektes, Umfang der Gewebeschädigung, Verschmutzungsgrad, Entzündungszustand, Durchblutungsverhältnisse und vor allem betroffene Körperregion kommen *allgemeine Faktoren* wie Gesundheits- und Ernährungszustand, Lebensalter, hormonelle Einflüsse und Dauerbehandlung mit bestimmten Medikamenten (Kortikoide, Zytostatika, Immunsuppressiva). Die Mund-Kiefer-Gesichts-Region zählt im Übrigen dank ihrer guten Durchblutung zu den Körperregionen mit überdurchschnittlich guter Heilungstendenz. Dies schlägt sich in einigen z.T. von der allgemeinen Chirurgie abweichenden Regeln bei der Wundversorgung nieder (s.u.).

Die hier am Beispiel von Weichteilwunden beschriebenen Vorgänge gelten prinzipiell auch für die Heilung von Wunden anderer Gewebe. Sie sollen deshalb lediglich durch die Beschreibung einiger Besonderheiten der Heilungsvorgänge in anderen Geweben und Strukturen, die für den Zahnarzt vorrangige Bedeutung haben, ergänzt werden.

Wundheilung im Knochen

Knochen gehört zu den Geweben, die zu einer Restitutio ad integrum in der Lage sind. Auch hier kommt es in Abhängigkeit von der Defektgröße entweder zur primären (eng aneinander liegende Knochenteile bei einer Fraktur) oder sekundären Heilung (Auffüllung von Defekten).

Die **primäre Knochenheilung** ist nur in wenigen Fällen erreichbar, wenn ein lückenloser Kontakt der Fragmentenden besteht (Abb. 1.**21**). Dies kann bei Frakturen erzielt werden durch:

- operative Darstellung und exakte *Adaptation der Knochenkanten* sowie
- *Fixierung* unter Kompression durch die sog. Druckplattenosteosynthese.

Damit sind zwei wichtige Voraussetzungen für die Heilung von Knochenbrüchen erfüllt. Die dritte ist der *Erhalt einer ausreichenden Blutversorgung.*

Eine **sekundäre Heilung** – unter Auffüllung von Knochendefekten – ist der Regelfall. Die Bildung des neuen Knochengewebes erfolgt über den Umweg eines *Kallus* (Abb. 1.**22**). Hierbei handelt es sich um ein Produkt aus innerer und äußerer Knochenhaut, Havers-Kanälen und Mark. Der mehrphasige Heilungsprozess lässt sich beispielhaft an der sekundären Frakturheilung nachvollziehen. Das sich zunächst im Überschuss bildende, die Fraktur ummantelnde Bindegewebe wird allmählich über die Bildung von unverkalktem Osteoid (s. u.) in mineralisiertes, reifes Knochengewebe umgewandelt. Parallel dazu nimmt die Stabilität des Knochens zu. Anschließend finden Remodeling-Vorgänge im Sinne einer Anpassung des neugebildeten Knochens in Form und Funktion an den ortsständigen statt.

Die Knochenheilung unterliegt den bereits beschriebenen Einflüssen der allgemeinen Wundheilung. Die *Ruhigstellung* hat bei Frakturen jedoch einen ungleich höheren Stellenwert als bei der Heilung von Weichteilwunden.

 Bei unzureichender Immobilisation kann im ungünstigsten Fall die Mineralisation ausbleiben, und es resultiert trotz übermäßiger proliferativer Aktivitäten eine nur bindegewebige Überbrückung (Pseudarthrose, Abb. 1.**23**).

Andererseits spielen *funktionelle Reize* während der Heilung eine wichtige Rolle für das Remodeling. Im Allgemeinen kann bei suffizienter Behandlung 3–4 Wochen nach Fraktur mit einer ausreichenden Stabilität z.B. des Unterkieferknochens gerechnet werden, bei Kindern sogar noch eher. Im Mittelgesichtsbereich müssen 5–6 Wochen einkalkuliert werden.

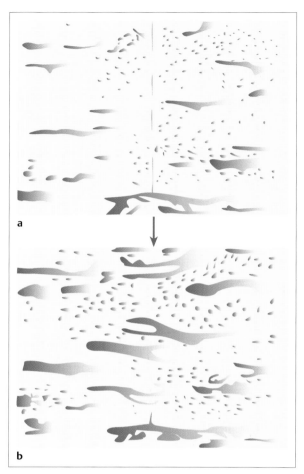

Abb. 1.**21** Primäre, „spaltlose" Knochenheilung mit direkter Revaskularisierung entlang der Havers-Kanäle und Ausbildung einer normalen Knochenstruktur. **a** Exakt reponierte Fragmente. **b** Knochenstruktur nach spaltloser Heilung.

Phasen der Knochenheilung

Prinzipiell spielen sich die gleichen Vorgänge wie in den Weichgeweben ab: Nach der Hämatombildung und einer entzündlichen Reaktion, die zur Aktivierung des Komplementsystems führt, beginnt die Heilung mit dem Abräumen von nekrotischen Gewebeanteilen. Danach werden die proliferativen und Differenzierungsvorgänge durch die bereits erwähnten Wachstumsfaktoren gesteuert, wobei den zur TGF-β-Gruppe gehörenden morphogenetischen Knochenproteinen (*bone morphogenetic proteins,* BMPs) eine Schlüsselrolle zukommt. Neben der Stimulation der Bildung von Knochen- und Knorpelzellen aus pluripotenten Vorstufen sind sie auch für die Ankurbelung der Angiogenese zuständig. Der sich bildende Kallus besteht zunächst aus Granulations- und dann aus Bindegewebe; hierbei spielt die Kollagensynthese durch Osteoblasten eine große Rolle.

Etwa ab dem 10. Tag nach der Fraktur beginnt mit der Einlagerung von Hydroxylapatitkristallen die *Mineralisation.* Als Zwischenstufe kann (analog den embryonalen Vorgängen bei der Bildung von Ersatzknochen) auch Knorpel auftauchen. Als *Osteoid* wird die organische

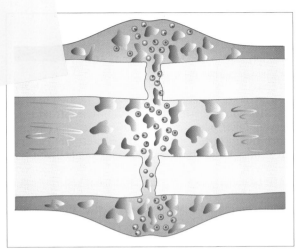

Abb. 1.22 Sekundäre Knochenheilung über inneren und äußeren Kallus im Stadium der Verknöcherung und Umbau in Faserknochen. Präsenz hypertropher Zellen.

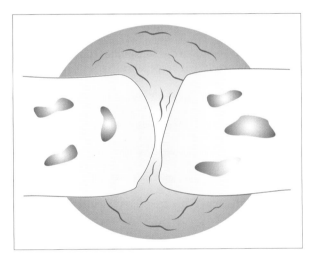

Abb. 1.23 Misslungene Knochenheilung mit Pseudarthrosebildung bei fehlender Verknöcherung des Kallus und abgedeckelten Fragmentenden infolge Mobilität und/oder Infektion im Frakturbereich.

Substanz der Knochenmatrix bezeichnet, welche durch die Osteoblasten vor der Mineralisierung gebildet wird und Ort der Einlagerung von Calcium- und Magnesiumsalzen ist. Danach wird durch wechselnde Aktivitäten der Osteoblasten und Osteoklasten der normale Bau des Knochens induziert und mit dem Remodeling das Gleichgewicht zwischen Form und Funktion hergestellt und erhalten.

▼ Bei *Extraktionswunden nach Zahnentfernung* (s. Kapitel 2 in Bd. 3: Zahnärztliche Chirurgie) kommt es parallel zu den Vorgängen in den Weichteilen subperiostal, außerhalb der eigentlichen Alveole, als Reaktion des Organismus zur Sicherung der Knochenstabilität zu ersten Reaktionen der Knochenbildung.

Röntgenologisch ist erst nach ca. einem halben Jahr mit der völligen Angleichung an das benachbarte Knochengewebe zu rechnen.

Knochentransplantation

Die bei der Knochenheilung nach Frakturen gewonnenen Kenntnisse sind besonders für die Heilungsvorgänge des Knochens nach Verpflanzung zum Ersatz z.B. fehlender Kieferanteile nach Trauma oder Tumoroperation wichtig. Vor allem bei freier Knochentransplantation werden infolge der anfänglich fehlenden Blutversorgung besondere Ansprüche an die Überlebensfähigkeit des Knochens gestellt, bevor die eigentlichen Heilungsvorgänge ablaufen. Der *osteogenen Potenz* des Transplantats kommt dabei besondere Bedeutung zu. Sie ist vor allem an die transplantierten Osteoblasten gebunden, die sich im spongiösen Knochen befinden.

Daneben sind die Prozesse der *Osteokonduktion* und *-induktion* von Bedeutung. Der kortikale Anteil des Transplantats übernimmt dabei neben der Vermittlung anfänglicher Stabilität die Funktion eines Gerüstes für die Knochenneubildung; demineralisierte Anteile bewirken die Transformation von benachbarten mesenchymalen Zellen in knochenbildende. Die (positive) Beeinflussung dieser Vorgänge durch BMPs und andere Wachstumsfaktoren scheint eine große Perspektive zu haben.

Knorpelheilung

Knorpel besteht aus Chondrozyten, Matrix und Wasser. Er hat keine eigene Blutversorgung und gilt allgemein als bradytrophes (spärlich versorgtes) Gewebe. Seine Ernährung erfolgt durch Diffusion. Obgleich nur selten primär an Wunden beteiligt, ist die Heilung unter dem Gesichtspunkt der Verwendung von Knorpelgewebe in der plastischen Chirurgie von Interesse. Dabei ist bemerkenswert, dass Chondrozyten kaum regenerations- und reparationsfähig sind und Knorpeldefekte durch undifferenziertes Bindegewebe ersetzt werden.

Heilung am Zahn

Zähne sind sehr häufig Traumen ausgesetzt und werden dabei unterschiedlich stark verletzt. Unter den Gesichtspunkten der Therapie und der Heilungschancen ist es außerordentlich wichtig, welche Gewebe des Zahnes in welchem Ausmaß geschädigt werden:

- Bei Untergang der *Pulpa* und/oder der *Wurzelhaut* kommt es zu erheblichen Beeinträchtigungen der Heilung.
- *Zahnschmelz* ist gänzlich reparations- und regenerationsunfähig.
- Bei *Wurzelfrakturen* ähnelt die Heilung der des Knochens. Exakte Ruhigstellung vorausgesetzt, ist eine Verkittung und spätere Überbrückung der Fraktur möglich. Odontoblasten aus der Pulpa verrichten einen wesentlichen Teil der Reparaturarbeit. Allerdings sind die Vorgänge durch das Fehlen der Blutversorgung in den Zahnhartgeweben eingeschränkt. Je nach

Ausbildung unterschiedlicher Gewebe im Frakturspalt (kalzifiziertes Gewebe, Bindegewebe, Knochen und Granulationsgewebe) lassen sich vier Heilungstypen unterscheiden.

- Bei gleichzeitiger *Luxation des Zahnes und Untergang der Wurzelhaut* ist die Heilung entscheidend behindert. Bestenfalls kommt es zu einer Verfestigung des Zahnes in der Alveole durch ankylotische Vorgänge zwischen Zement und Knochen. Nach unterschiedlichen Zeiträumen werden solche Zähne später entzündlich resorbiert.

▼ Beste Voraussetzung für eine dauerhafte Heilung
● nach Zahnverletzungen bestehen bei Zähnen von Kindern sowie jungen Patienten und wenn es gelingt, die Vitalität der Pulpa durch geeignete therapeutische Maßnahmen zu erhalten und einen luxierten und/oder frakturierten Zahn in exakt reponierter Stellung suffizient zu immobilisieren (Kapitel 3 in Bd. 2: Spezielle Chirurgie).

Muskelheilung

Für die Heilung der Muskeln gelten die bei der Weichteilheilung geschilderten Vorgänge. Entscheidend ist, ob die bei Wundsetzung durchtrennten Fasern, die infolge Kontraktion eine Lücke hinterlassen, wieder zusammengeführt werden oder nicht. Kommt es im ersten Fall dann zu einer im wesentlichen regulären Verheilung der Muskelfasern, so wird bei Defekten die Muskellücke mit Narbengewebe ausgefüllt. Dieses ist weit weniger dehnbar als die Muskelfasern, sodass Funktionseinschränkungen die Folge sind, etwa in Form einer *Mundöffnungsbehinderung*.
Ähnliche, narbenbedingte Einschränkungen gelten auch für den Fall ausgedehnter Einblutungen in die Muskulatur nach Traumen, wenn es nur zu einer begrenzten Resorption der Hämatome kommt und diese sich im Übrigen bindegewebig organisieren. Beide Mechanismen können, neben einer Infektion, für *Kieferklemmen* nach Leitungsanästhesien verantwortlich sein.

▼ Eitrige, phlegmonöse Einschmelzungen im Bereich
▼ der Kaumuskulatur und deren Behandlung durch ausgedehnte Inzisionen können ausgeprägte Funktionsstörungen hervorrufen.
Die Schädigung von Muskulatur im Rahmen von Strahlenbehandlungen bei bösartigen Tumoren mit nachfolgender Vernarbung und Fibrose ist eine besonders hartnäckige Ursache für eine Kieferklemme, welche die sonstigen funktionellen Beeinträchtigungen ausgedehnter Kieferresektionen erheblich verstärkt.

Heilung an Nerven

Periphere Nerven sind nicht selten Verletzungen im Rahmen kombinierter Traumen oder gelegentlich iatrogenen Schädigungen ausgesetzt. Dabei ist es von entscheidender Bedeutung, ob es sich um eine Kontusion ohne Kontinuitätsverlust oder um partielle bzw. vollständige Durchtrennungen handelt. Im ersten Fall ist dies nur mit kurzfristigem Funktionsverlust (Neurapraxie) verbunden, ansonsten mit länger andauerndem partiellem (Axonotmesis) oder vollständigem Ausfall (Neurotmesis).
Im Gegensatz zum Nervenzellkörper sind die Fortsätze, welche die peripheren Nerven bilden, regenerationsfähig. Dies wird bei erhaltener anatomischer Struktur der Nervenhüllen oder bei Kontinuitätswiederherstellung durch mikrochirurgische Naht erleichtert. Vom zentralen Stumpf her kommt es zu Aussprossungen von Nervenfasern, die im günstigen Fall entlang der erhaltenen, als Leitschiene dienenden Strukturen nach peripher zum ursprünglichen Innervationsort wachsen. Im Durchschnitt beträgt die Wachstumsgeschwindigkeit etwa 1 cm pro Monat.

▼ *Motorische* Nerven regenerieren spontan im allge-
● meinen unbefriedigend, während diese Fähigkeit z. B. der *sensiblen* Teile des N. trigeminus besonders ausgeprägt ist. Dies haben die wenig erfolgreichen Ergebnisse der gezielten Entfernung größerer Trigeminusabschnitte im Rahmen der früher geübten Neuroexhärese bei genuinen Trigeminusneuralgien augenscheinlich bewiesen: Wenige Wochen später war in vielen Fällen die Sensibilität (und somit auch die Schmerzen) wiedergekehrt.

Ohne intakte Leitbahnen entlang dem ursprünglichen Nervenverlauf setzt ungezieltes Wachstum ein, das zu *Stumpfneuromen* führen kann. Diese Konvolute aus Bindegewebsnarbe und Nervenknäuel sind Anlass für unangenehme (Schmerz-)Sensationen.
Andererseits können auch *falsche Nervenverbindungen* zustande kommen wie beim Einwachsen sekretorischer Nervenfasern in die Haut nach Parotidektomie, was zum sog. gustatorischen Schwitzen (Frey-Syndrom) führt.

Gestörte Wundheilung

Die komplexe Natur der Wundheilungsvorgänge und ihre innige Verschachtelung mit den unterschiedlichen, durch die Wundsetzung initiierten Vorgängen im gesamten Organismus eröffnen vielfältige Möglichkeiten für Störungen. Ein Großteil davon ist durch eine adäquate Wundbehandlung (s. u.) beeinflussbar oder gänzlich zu vermeiden.

▼ Eine Heilungsstörung liegt vor, wenn der physiologi-
● sche Ablauf der Wundheilung behindert ist. Diese Störungen führen zum Wiederaufbrechen der Wunde, verzögern oder verhindern die definitive Heilung oder machen eine Wundrevision erforderlich. Verantwortlich sind *allgemeine* (Alter, Anämie, Stoffwechselstörungen, Substratmangel, Medikamenteneinfluss) und *lokale Ursachen* (Fremdkörper, Nahtspannung, Infektion, radiogen belastetes Gebiet).

Die Häufigkeit von (postoperativen) Heilungsstörungen wird mit 2–40% angegeben.

▼ Heilungsstörungen im Mund-Kiefer-Gesichts-Bereich sind dank der ausgezeichneten Durchblutungsverhältnisse erfreulicherweise selten. Bei adäquaten Techniken der Wundversorgung und -nachbehandlung (s. u.) kann deshalb in einem hohen Prozentsatz mit ungestörter Wundheilung gerechnet werden.

Die nachstehend angeführten Komplikationen bedingen sich häufig gegenseitig und können in Folge auftreten.

Infektion

Die Pathogenese einer Wundinfektion ist ein multifaktorieller Vorgang, bei dem die Menge und Virulenz vorhandener Erreger eine herausragende Bedeutung besitzen. Aber auch lokale und allgemeine Ursachen für eine Abwehrschwäche spielen eine entsprechende Rolle. Dazu zählen Gewebeschädigungen mit Zirkulationsstörung und Nekrose, Fremdkörper in der Wunde, Blutergüsse, fehlende Immobilisation u. ä.

▼ Obgleich intraorale Wunden immer bakteriell besiedelt sind, bleiben Infektionen ein relativ seltenes Ereignis. Im Gegensatz zu operativ gesetzten Wunden sind Gelegenheitswunden stets als infiziert anzusehen.

Die die Wunde besiedelnden Mikroorganismen sind zunächst klinisch stumm, die Inkubationszeit beträgt 6–8 Stunden. Klinisch äußert sich eine Wundinfektion durch Auftreten der klassischen fünf Entzündungszeichen mit den für die jeweils betroffene Region spezifischen Auswirkungen, insbesondere der Funktionsstörungen.

Früher war die Wundinfektion die gefürchtetste Komplikation der Chirurgie. Seit den grundlegenden Erkenntnissen der Pioniere der Asepsis und Antisepsis (Semmelweis, Lister, Koch), der Entwicklung vorbeugender chirurgischer Wundbehandlungsmaßnahmen (s. u.) und der Entwicklung der antimikrobiellen Chemo- und Antibiotikatherapie haben Infektionen einen Teil ihrer Gefährlichkeit verloren.

Ätiologisch spielen vor allem Staphylo- und Streptokokken eine bedeutende Rolle. Beim Auftreten sog. Problemkeime, insbesondere durch ihr resistentes Verhalten gegenüber herkömmlichen Antibiotika, ist mit erheblichen Schwierigkeiten zu rechnen (vgl. S. 71).

▣ Nicht indizierter, ungezielter, zu kurzer oder lokaler Einsatz von Antibiotika in der Medizin kann das Auftreten resistenter Keime fördern. Deshalb ist ein Teil der Resistenzproblematik im weiteren Sinne iatrogener Natur.

Besonders schwer wiegend in ihren Auswirkungen auf den Gesamtorganismus ist der Eintritt von Tetanus-, Gasbrand- oder Tollwuterregern über die Wunde. Zur Diagnostik der Wundinfektion s. S. 71 f.

Hämatome

Als Einblutung in Gewebe oder Ansammlung in Hohlräumen stellt Blut einerseits einen guten Nährboden für Bakterien dar und erfordert andererseits, je nach Menge, z. T. erhebliche resorptive Leistungen des Organismus. Durch das Auftreten von Hämatomen werden nicht nur Wundinfektionen gefördert, sondern auch Funktionsstörungen durch Beinträchtigung der Muskulatur, durch Verdrängungserscheinungen infolge Raumforderung (z. B. bei retrobulbären Hämatomen) und durch Narbenbildung infolge unvollständiger Resorption mit nachfolgender Organisation.

Serome

Serome sind in Hohlräumen angestaute Wundexsudate und Lymphflüssigkeit, die sich bilden können, wenn es zum Auseinanderklaffen von Gewebeschichten in der Tiefe kommt oder die Wunde primär nicht schichtweise vernäht wurde bzw. Kompressionsverbände und Saugdrainagen nicht ausreichend wirksam waren. Die ausgetretene Gewebeflüssigkeit kann durch ihr Volumen und den dadurch ausgeübten Druck Ernährungsstörungen im Wundbereich hervorrufen und begünstigt, wie auch die Hämatome, als idealer Nährboden für Bakterien entzündliche Heilungsstörungen.

Wundrandnekrosen und -rupturen

Diese Komplikationen werden durch eingeschränkte Ernährung der Gewebe im Wundrandbereich begünstigt. Sie entstehen durch Zirkulationsstörungen besonders infolge erhöhter Gewebespannung (einschnürende Nähte, Nichtbeachtung plastisch-chirurgischer Prinzipien beim Wundschluss, Serome, Hämatome, Abszesse) (Abb. 1.**24**). Weitere Ursachen sind Allgemeinfaktoren wie Mangelernährung, hohes Alter, reduzierter Allgemeinzustand.

Störende Narbenbildung

Obgleich sie zeitlich zur Wundsetzung erheblich versetzt auftreten, lassen sich ungünstige Narbenbildungen im weiteren Sinne noch zu den Problemen der Wundheilung zählen.

Bei **funktionelle Störungen** werden durch Narbenzüge Verziehungen von Weichteilen, insbesondere um Mund und Augen, hervorgerufen. Solche *Ektropionierungen* können mit Speichelinkontinenz, Tränenfluss usw. einhergehen und bedürfen der Korrektur mit plastisch-chirurgischen Maßnahmen. Hierzu lassen sich auch narbenbedingte Mundöffnungsbehinderungen zählen. Besonders häufig ist mit solchen Problemen nach großflächigen Verbrennungen zu rechnen (Abb. 1.**25**).

Zu den **ästhetischen Beeinträchtigungen** durch ungünstige Narbenbildungen zählen nicht nur breite Narben aufgrund intrakutaner Dehiszenzen oder Niveauunterschiede (Abb. 1.**26**), sondern vor allem überschüssige Gewebebildungen im Sinne *hypertropher* und *keloidaler* Narben (Abb. 1.**25** und 1.**27**), die häufig nach Verbren-

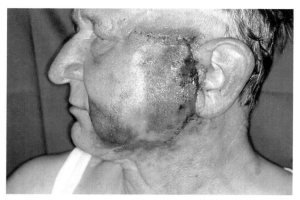

Abb. 1.**24** Wunddehiszenz präaurikulär durch ausgedehntes Hämatom nach plastischer Operation.

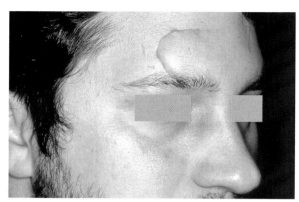

Abb. 1.**26** Niveauunterschied der Haut als ungünstiges Ergebnis einer primären Wundversorgung nach Unfall.

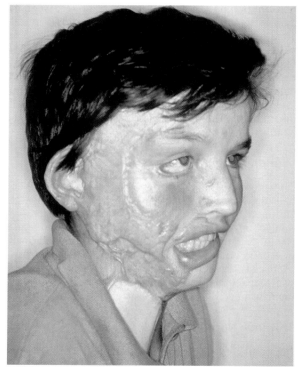

Abb. 1.**25** Hypertroph-keloidale Narben nach Verbrennung 3. Grades mit erheblichen Funktionsbehinderungen und Ektropion an Unterlid und Unterlippe.

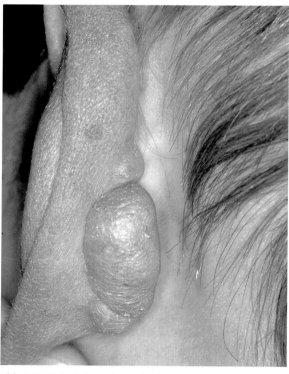

Abb. 1.**27** Keloidale Narbe nach Ohranlegeplastik.

nungen entstehen. Obgleich die Ätiologie noch nicht vollständig geklärt ist, spielen neben lokalen und rassischen Einflüssen Störungen des Kollagenstoffwechsels eine kausale Rolle.

Keloidale Narben zeichnen sich neben dem Überschuss dadurch aus, das sie tumorartig das Gebiet der ursprünglichen Narbe verlassen und wulstartig auf die gesunde Nachbarschaft übergreifen. Bevorzugte Lokalisationen sind der Hals, die prästernale Region, aber auch Ohrläppchen und retroaurikuläre Bezirke. Die Therapie ist häufig unbefriedigend. Lokale chirurgische und medikamentöse sowie physikalische Verfahren (Druck) werden kombiniert. Eine exakte chirurgische Wundversorgung ist die beste, wenn auch nicht sichere Präventionsmaßnahme.

Wundbehandlung

❗ Alle Maßnahmen, die eine möglichst komplikationsfreie Wundheilung ermöglichen oder fördern und Heilungsstörungen vorbeugen, sind unter dem Begriff der Wundversorgung zusammengefasst. Die Wundversorgung beinhaltet:

– Wundreinigung und -desinfektion
– Anästhesie
– Wundexzision
– Wundverschluss und
– Wundverband.

Die Entscheidung über den einzuschlagenden Ablauf und die Art der Behandlung ist abhängig von Alter, Lokalisation und Beschaffenheit der Wunde und ihrer Umgebung, aber auch vom Allgemeinzustand des Patienten (Begleitverletzungen) und vom Ort der Versorgung.

Vorläufige Wundversorgung

Diese provisorische Form der Wundbehandlung geschieht im Rahmen der *ersten Hilfe* und findet immer dann Anwendung, wenn die örtlichen Gegebenheiten eine definitive Versorgung nicht erlauben. Die endgültige Versorgung erfolgt später, wenn aseptische Voraussetzungen die Bedingungen einer korrekten chirurgischen Behandlung ermöglichen.

❗ Die vorläufige Wundbehandlung zielt darauf ab, eine Infektion der Wunde zu verhindern, gute Voraussetzungen für die definitive Versorgung zu erhalten und den Patienten transportfähig zu machen.

Eine geeignete Verbandstechnik und günstige Lagerung des Verletzten sollen neben dem Schutz der Wunde vor (sekundären) Verunreinigungen mittels aseptischer Verbände gleichzeitig eine *provisorische Ruhigstellung* gewährleisten. Die Immobilisation wirkt durch Minderung und Beseitigung des Wundschmerzes verbessernd auf den Allgemeinzustand und begünstigt durch Aufhebung posttraumatischer Gefäßspasmen die Stabilisierung der örtlichen Blutversorgung. Diese Wirkung wird unterstützt durch ausreichende Gabe von Analgetika. Bei zentral wirksamen Schmerzmitteln ist allerdings eine mögliche Beeinträchtigung des Atemzentrums zu berücksichtigen.

Die provisorische Wundversorgung schließt vor allem aber die Beseitigung eventueller akut lebensbedrohlicher Situationen ein. Dies betrifft das *Freihalten der Atemwege* eines Verletzten durch Entfernung von Fremdkörpern wie Erbrochenem, Prothesen(teilen) u.ä. und die Stabilisierung der Kreislaufsituation. Vornehmlich geht es hierbei um die *Stillung akuter Wundblutungen*, die im Falle einer Blutung aus Ästen der A. carotis externa, z.B. bei Abriss des Mittelgesichts aus der A. maxillaris, lebensgefährlich sind. Als Notmaßnahme kommt die manuelle Kompression des zentralen Gefäßes am Ort der Wahl in Frage (Abb. 1.**28**). Spritzende Blutungen im Wundgebiet selbst werden abgeklemmt, venöse Blutungen durch den unter Kompression angelegten Verband gestillt. Im Falle eines drohenden Volumenmangelschocks müssen gemäß den Richtlinien der Notfallmedizin Infusionen und sonstige Maßnahmen eingeleitet werden (Kapitel 11).

❗ Im Mundhöhlenbereich erfordern dislozierte Frakturen weitere Maßnahmen, da sie ebenfalls zu Atemwegsverlegungen führen können (Zurücksinken der Zunge bei Mittelstückfraktur des Unterkiefers). Der provisorischen Ruhigstellung muss eine möglichst exakte Reposition vorausgehen.

Die Ruhigstellung erfolgt durch geeignete Mittel wie den Spatelverband für Oberkieferfrakturen oder den Heftpflasterzügelverband am Unterkiefer (Abb. 1.**29**). Eine provisorische Immobilisation kann auch durch hierfür geeignete Drahtligaturenverbände an den Zähnen erreicht werden, die für den Zahnarzt ein bekanntes Behandlungsmittel sind (Kapitel 10 in Bd. 2: Spezielle Chirurgie). Im allergrößten Notfall kann eine zurückgesunkene Zunge durch eine kräftige Naht gefaßt und gehalten werden. Herkömmliche Zungenzangen sind wegen ihrer stark quetschenden Branchen nicht empfehlenswert.

Ist am Unfallort ärztliche Hilfe verfügbar, sollten schon dort Maßnahmen zur *Tetanusprophylaxe* eingeleitet werden. Daran ist bei jeder Gelegenheitswunde zu denken (Kapitel 8). Sie ist in den Begleitpapieren des Verletzten sorgfältig zu dokumentieren.

❗ Bei der primären Versorgung von Verletzten stehen die Maßnahmen zur Beseitigung lebensbedrohlicher Zustände im Vordergrund. Erst danach wird die provisorische Versorgung von Wunden vorgenommen, für die im allgemeinen ein steriler Verband ausreichend ist.

Endgültige Wundbehandlung

❗ Die definitive Wundversorgung muss unter aseptischen Bedingungen durchgeführt werden.

Voraussetzung ist eine geeignete *Schmerzausschaltung*. Im Mundhöhlenbereich und im Gesicht ist oft die Lokalanästhesie ausreichend. Bei Gelegenheitswunden erfolgt zunächst die *Säuberung* der Wundumgebung durch Waschen mit sterilen Flüssigkeiten, danach die *Desinfektion* nach den Prinzipien der chirurgischen Hautdesinfektion (Kapitel 4, S. 64). Gegebenenfalls sind vorher Haare in der Wundumgebung durch Rasur zu beseitigen (gilt nicht für Brauen und Lider!).

Nunmehr kann die eigentliche Wundversorgung unter den sterilen Kautelen eines operativen Eingriffs einschließlich entsprechender Abdeckung erfolgen.

Aus der Wunde werden sichtbare Fremdkörper entfernt. Bei Glas- und Lacksplittern ist das gelegentlich sehr schwierig und gelingt manchmal nur im Rahmen der *Wundausschneidung nach Friedrich*. Die Wundexzision hat das Débridement zum Inhalt, also ein Abtragen oberflächlicher Gewebeschichten (Abb. 1.**30**) mit dem Ziel der Entfernung von Nekrosen, der Keimreduktion der Wunde und eben der Entfernung von Fremdkörpern, um so eine störungsfreie Heilung der Wunde zu gewährleisten.

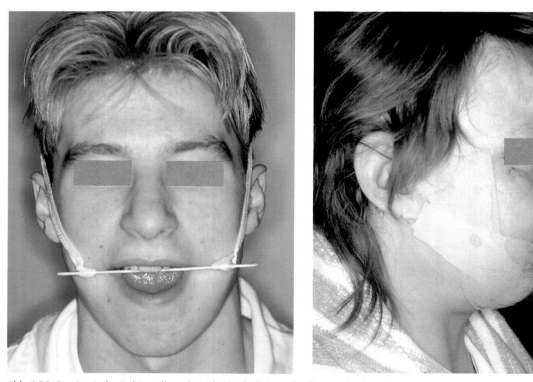

Abb. 1.**28** Notfallmäßige Stillung einer akuten arteriellen Blutung durch digitale Kompression. **a** Kompression der A. facialis am Unterkieferrand vor dem Masseteransatz; **b** Kompression der A. temporalis durch Druck gegen das Schläfenbein; **c** Kompression der A. carotis communis durch Druck in Halsmitte gegen die Wirbelsäule.

Abb. 1.**29** Provisorische Ruhigstellung bei Oberkieferfraktur durch Spatelverband (**a**) und bei Unterkieferbrüchen mittels Heftpflasterzügelverband (**b**).

Wie Friedrich Ende des 19. Jahrhunderts an artifiziell infizierten Wunden zeigte, heilten Wunden nach Ausschneidung nur dann primär, wenn er sie innerhalb von 6 Stunden vernähte. Verstrich mehr Zeit, führte die Invasion der Erreger ins benachbarte Gewebe zu Wundeiterungen.

Seither gilt die 6- (bzw. 8- oder 12-)Stunden-Marke in der allgemeinen Chirurgie als Grenze für die primäre Naht einer Gelegenheitswunde nach operativer Wundversorgung. Sie gilt jedoch nicht für die Mund-Kiefer-Gesichts-Region, in der dank ausgezeichneter Durchblutung eine erhöhte Abwehrlage gegenüber bakteriellen Infektionen und eine gute Heilungstendenz bestehen.

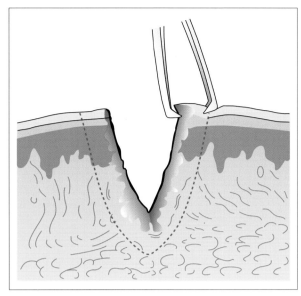

Abb. 1.**30** Schematische Darstellung der Wundausschneidung nach Friedrich.

▼ Gelegenheitswunden im Mund-Kiefer-Gesichts-Bereich können auch noch nach 24–48 Stunden primär versorgt werden. Hier ist die klassische Wundausschneidung sehr häufig verzichtbar, bzw. sie wird auf die Abtragung von eindeutigen Nekrosen, stark verschmutzten Wundanteilen und die Revision von Wundtaschen beschränkt. Sogar die als stark infektionsgefährdet anzusehenden Schuss- und Bisswunden dürfen nach entsprechender Vorbehandlung primär versorgt werden.

Nach diesen Maßnahmen kann die primäre Wundnaht erfolgen, und die Versorgung von Zufallswunden entspricht nun im Weiteren der einer operativ gesetzten Wunde.

Wundverschluss

Neben fadenförmigen Materialien (Naht) werden zum Wundverschluss allein oder ergänzend metallische Wundklammern (Wundstapler), resorbierbare und nichtresorbierbare Gewebekleber sowie sterile Pflasterstrips verwendet.

Nahttechniken

Der Wundverschluss erfolgt größtenteils durch verschiedene Nahttechniken, die im Falle einer Versorgung nach Wundausschneidung als *Primärnaht* angewendet werden.

▼ Die Einzelknopfnaht wird am häufigsten an der Hautoberfläche und generell in der Mundhöhle angewandt (Abb. 1.**31a**).

Ohne größere Gewebespannung und bei leichter Auskrempelung der Wundränder erfüllt die *Einzelknopfnaht* die Funktionen der Wundrandadaptation und der primären Festigkeit der Haut mit den Chancen einer wenig auffälligen Narbenbildung. Andere Nahtformen bleiben besonderen Situationen vorbehalten, adaptieren unter Spannung stehende Hautlefzen besser und widerstehen höherer Zugbeanspruchung (Abb. 1.**31b** und **c**). Eine besonders empfehlenswerte Nahttechnik in spitzwinkligen Wundbereichen ist die sog. *Dreiecksnaht*, welche gute Adaptation mit minimaler Störung der Durchblutung in den Wundrändern gewährleistet (Abb. 1.**31d**).

▼ Grundsätzlich ist der schichtweise Wundverschluss anzustreben.

Schichtweiser Wundverschluss bedeutet, dass zunächst die tieferen Schichten der Wunde, also Muskel mit Muskel, Faszie mit Faszie usw. vereinigt werden. Dies geschieht mit Einzelknopfnähten. Dadurch wird die Wundspannung von der Haut ferngehalten. Gewebespalten und Hohlräume können verschlossen werden. In der subkutanen Schicht empfiehlt sich die Adaptation mit Hilfe *versenkter Knopfnähte*, die die Interposition der Knoten des Nahtmaterials zwischen die Haut vermeiden. Die Haut kann auf verschiedene Weise genäht werden (Abb. 1.**31**). Gut geeignet zur Anlagerung der Wundränder ist die *Intrakutannaht nach Halstedt*, die innerhalb der Haut verläuft und somit oberflächliche Einzelknopfnähte nahezu überflüssig macht (Abb. 1.**32**).

▼ Hautnähte werden im Gesicht nach 5–7 Tagen entfernt, in der Schleimhaut gelegene Nähte allgemein nach 7–10 Tagen. Dies ist der Kompromiss zwischen ausreichender Zugfestigkeit einerseits und der bei längerer Liegedauer stärkeren Narbenbildung.

Nahtmaterial

Neben den Nahttechniken sind das verwandte Nahtmaterial und die Nadeln (Abb. 1.**33**) von erheblichem Einfluss auf die Wundheilung und die nachfolgende Narbenbildung.

- *In der Wundtiefe* kommen sich auflösende (resorbierbare) Fäden zur Anwendung, deren Stärke den auftretenden Spannungen anzupassen ist. Catgut als natürliches, aus Schafsdärmen gewonnenes Nahtmaterial ist von solchem auf der Basis von Polyglykolsäure abgelöst worden. Letzteres hat u.a. den Vorteil einer wesentlich geringeren Gewebereaktion bei der Auflösung des Fadens. Durch die Wahl unterschiedlichen Materials kann die Auflösungszeit des Fadens den gewünschten Anforderungen angepasst werden.
- *Oberflächlich* sollten monofile, nichtresorbierbare Fäden mit angefügter Nadel zum Einsatz kommen, so dass das Gewebetrauma beim Durchführen durch die Haut minimiert wird. Dieses sog. *atraumatische Nahtmaterial* (Abb. 1. **33**) ist für die hohen ästhetischen Ansprüche an die Gesichtschirurgie unentbehrlich. Bei Anwendung der instrumentellen Knüpftechnik kann darüber hinaus sehr materialsparend und ökono-

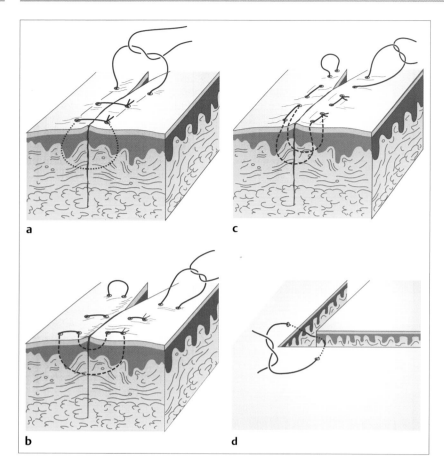

Abb. 1.**31** Schema der gebräuchlichsten Nahtformen.
a Einzelknopfnaht,
b vertikale Matratzennaht (Rückstichnaht nach Donati),
c horizontale Matratzennaht,
d Dreiecksnaht.

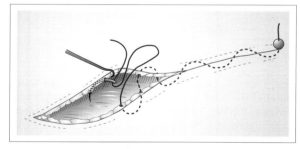

Abb. 1.**32** Intrakutane, fortlaufende Naht nach Halsted.

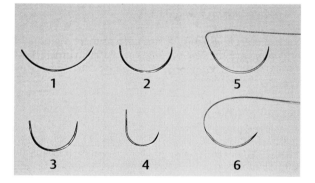

Abb. 1.**33** Geeignete Nadelformen und Nahtmaterial für Mundschleimhaut und Gesichtshaut: 3/8-Nadel mit Federöhr für Hautnähte (1), 1/2-Kreisnadel für subkutane und intraorale Schleimhautnähte (2), 5/8- und Angelhakennadeln für schwer zugängliche Regionen wie das Gaumendach (3 und 4). Atraumatisches Nahtmaterial geflochten und resorbierbar für subkutane Nähte (5), monofil für kutane Nähte (6).

misch gearbeitet werden (Abb. 1.**34**). Die Stärke der im Gesicht benutzten Fäden schwankt zwischen 0,005 mm (12–0) und 0,899 mm (5.0).

Es gibt eine Vielzahl unterschiedlicher Materialien zur Herstellung chirurgischer Fäden. Rosshaar, Zwirn, Seide und Catgut sind vorrangig nur noch historisch von Interesse. Moderne Nahtmaterialien bestehen aus Polyamid, Polyester, Polyglykolsäuren u.a. Ihre Struktur kann monofil sein oder polyfil, im letzteren Fall als geflochtene oder gezwirnte Fäden (Abb. 1.**35**). Ummantelte polyfile Fäden nähern sich den gewebeschonenden Eigenschaften monofiler Materialien an.

Die Fäden unterscheiden sich in ihren Eigenschaften erheblich: Von Bedeutung sind neben der Tatsache, ob ein Faden auflösbar ist oder nicht, bei resorbierbaren Fäden die Dauer der Resorption, ausreichende Reißfestigkeit, Elastizität bzw. Steifigkeit, Oberflächenglätte, Knoten-

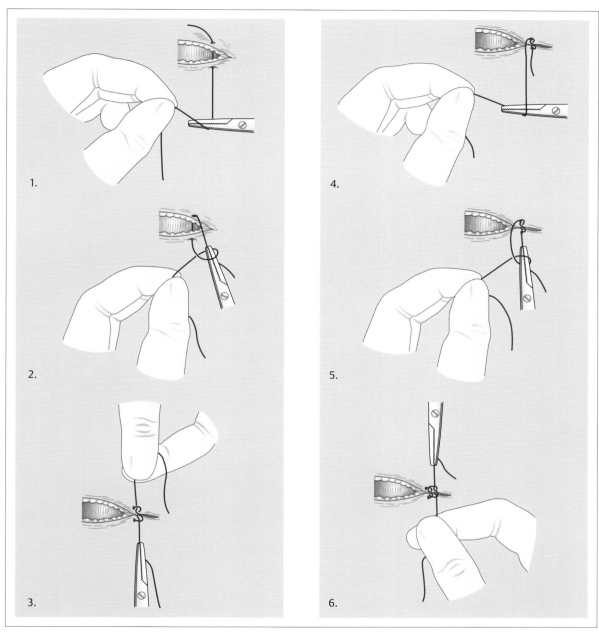

Abb. 1.**34** Arbeitsschritte beim instrumentellen Knoten.

Abb. 1.**35** Schema des Fadenauf-
baus. **a** Monofiles, **b** geflochtenes
oder gezwirntes (gedrehtes) und
c pseudomonofiles (ummanteltes)
Nahtmaterial.

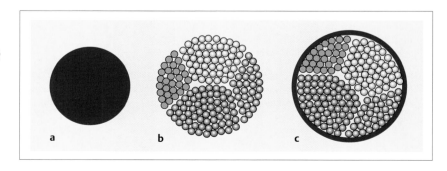

festigkeit, Gewebeverträglichkeit und schließlich Sterilisierbarkeit des Materials. Als wichtigste Nahtmaterialien für die Mundhöhle seien genannt:

- *Vicryl* (beschichtetes Polyglactin 910) ist ein Kopolymer von Lactid und Glykolid und ist mit Polyglactin 370 und Calciumstearat überzogen. Das Material hat den Vorteil, dass es langsam hydrolysiert wird. Es sollte in 56–70 Tagen aufgelöst sein. Vicryl ist relativ reissfest, gut knotbar, einfach zu handhaben und provoziert kaum eine Gewebereaktion. Es eignet sich zur subkutanen Adaptation eines Lappens ebenso wie zur Gefäßunterbindung und als Schleimhautnaht. In zugänglichen Bereichen sollte die Naht nach 8 Tagen entfernt werden.
- *Dexon.* Für tiefe Nähte, die belassen werden sollen, kann Dexon, ein mit Polaxamer 188 beschichtetes Polyglykolidhomopolymer, verwendet werden. Es wird innerhalb von 60–90 Tagen langsam hydrolysiert, ist relativ reißfest und provoziert nur eine geringe Gewebereaktion. Das Material ist einfach zu handhaben und gut zu knüpfen. Es ist schmiegsamer als Vicryl und daher auch in der Tiefe leicht zu platzieren. Beide Fäden sind geflochten.
- *PDS.* Weit verbreitet ist PDS (Polydioxanon). Es wird in 3–4 Monaten langsam hydrolysiert und ist ein sehr reißfestes Material. Es ist monofil, daher glatt und sehr gewebeverträglich. Leider ist es durch diese Eigenschaft schwer zu knoten. Das Material erlaubt eine solide Adaptation der Wundlefzen, stachelt aber und sollte daher nicht zu kurz abgeschnitten werden.
- *Nylon* als Polyamidpolymer ist monofil und geflochten erhältlich. Es ist für Hautnähte in ästhetisch anspruchsvollen Regionen verwendbar und wird nur sehr langsam degradiert. Es provoziert kaum eine Hautreaktion, ist reißfest und gut zu knoten. Das monofile Material rutscht allerdings leicht durch das Gewebe, seine Verwendung bedarf einer gewissen Übung.
- *Monocryl.* Das geschmeidigste der resorbierbaren Nahtmaterialien ist Monocryl, ein Polyglecapron 25. Das Kopolymer von Glykolid und Caprolactam ist enorm reißfest, provoziert als monofiles Material praktisch keine Gewebereaktion, lässt sich gut knoten und gibt so Sicherheit im Gebrauch. Nach 3–4 Monaten wird es hydrolysiert. Aufgrund all dieser Materialeigenschaften ist es, gerade für ästhetisch anspruchsvolle Maßnahmen, sehr zu empfehlen.
- *Gore-Tex.* Als *nichtresorbierbares* Nahtmaterial wird heute gerne Gore-Tex – expandiertes Polytetrafluorethylen, ePTFE – verwendet. Es empfiehlt sich für jede Art von chirurgischer Weichgewebefixierung. Sein Vorteil liegt darin, dass es reißfest und monofil ist und praktisch keine Gewebereaktion provoziert. Es kann als feine und haarfeine Naht Verwendung finden, ist sehr einfach zu handhaben und für ästhetisch anspruchsvolle Nähte aller Art hervorragend geeignet. Wegen fehlender Resorbierbarkeit muss es wieder entfernt werden.

Für die Anwendbarkeit der Fäden sind auch die Größe, Krümmung und Form der Nadelspitze von Bedeutung. Zum Knüpfen sollte im Allgemeinen der chirurgische Knoten (Abb. 1.**36c**) verwendet werden.

❗ Für die Naht der Gesichtshaut und der Schleimhaut sind monofile Fäden aus nichtresorbierbaren Materialien (Polyester u. ä.) zu empfehlen, mit Stärken um 0,15 mm (5–0 Fäden) für die Gesichtshaut und um 0,2–0,3 mm (3–0 bis 4–0) für Schleimhäute. Im Allgemeinen sind halbrunde Nadeln mit schneidender Spitze ausreichend, für die hohen Anforderungen auf der äußeren Haut sind nicht zu kleine, atraumatische Nadeln mit runder Spitze besser geeignet.

Abweichungen vom primären Wundverschluss

Bei klinisch manifester Wundinfektion oder im Fall, dass Verletzungsart oder Wundform die primäre Versorgung einer Wunde nicht gestatten – z.B. bei stark zerfetzten, fremdkörperbelasteten (Sand, Glassplitter) oder höhlenförmigen, in hohem Maße infektionsgefährdeten Wunden –, muss auf die Formen der *partiellen*, der *verzögerten primären* oder *der sekundären Naht* ausgewichen werden. Wenngleich im Mund-Kiefer-Gesichts-Bereich eher die Ausnahme, kann hierdurch das vorübergehende Offenhalten der Wunde bis zum sicheren Ausschluss bzw. Beherrschung einer Infektion mit dem Ziel eines akzeptablen Heilungsergebnisses kombiniert werden.

Antiseptische, lockere Gazetamponaden in Wundhöhlen, Drainageschläuche und -laschen aus Silikon oder Gummi dienen dabei zur Ableitung von Wundflüssigkeit. Nach dem Sistieren kann dann der Wundverschluss erfolgen. Zwischenzeitliche Spülungen mit schwach antiseptischen, antibiotischen oder hypertonen Lösungen können den Heilungsprozess wesentlich fördern.

Der Forderung nachzukommen, im Gesichtsbereich aus funktionellen und ästhetischen Gründen einen primären Wundverschluss anzustreben (Abb. 1.**37**), gelingt nicht in jedem Fall ohne weiteres. Ein Wundverschluss unter Anwendung von Techniken der plastischen Defektchirurgie ist in solchen Fällen angezeigt und im Regelfall einer sekundären Versorgung mit Abwarten der Wundkontraktion vorzuziehen.

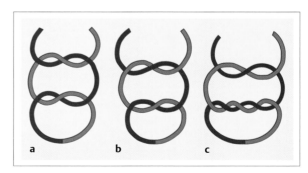

Abb. 1.**36** Knotenformen für die chirurgische Hautnaht. **a** Schifferknoten, **b** Weiberknoten, **c** chirurgischer Knoten.

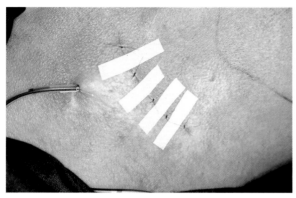

Abb. 1.**37** Korrekte Wundversorgung nach operativem Eingriff am Kieferwinkel. Saugdrainage zur Ableitung von Wundexsudaten und Verhinderung eines Hämatoms. Steristrips zur Entlastung der Hautnähte.

Impfschutz

⚠ Soweit nicht schon im Rahmen einer provisorischen Primärversorgung erfolgt, sind bei Gelegenheitswunden bei der definitiven Wundversorgung der Status des *Tetanusschutzes* zu prüfen und ggf. die Prophylaxemaßnahmen einzuleiten. Bei Bissverletzungen durch Tiere gilt Entsprechendes zusätzlich für die *Tollwutimpfung*, wenn es sich um ein unbekanntes Tier handelte oder nicht tierärztlich nachgewiesen werden kann, dass das verletzende Tier unverdächtig ist.

Besonderheiten des Wundverschlusses in der Mundhöhle

In den allermeisten Fällen wird eine einschichtige Naht der Schleimhaut mit Einzelknopfnähten genügen.

⚠ *Tiefere Wunden der Zunge* sind mehrschichtig zu verschließen. Auf Grund der hohen Ödembereitschaft dürfen die oberflächlichen Nähte nicht zu fest geknüpft werden, um ein Durchschneiden zu verhindern. Atembehinderung durch starkes Anschwellen ist möglich!

Besondere Aufmerksamkeit verdient auch die Versorgung von *Lippenwunden*. Auf sorgsame, korrekte Vereinigung der Schichten ist zu achten, um späteren Funktionsstörungen durch narbige Einziehungen oder einem Ektropion vorzubeugen.

Bei *Zertrümmerungen des Knochens* sollten alle noch am Weichgewebe gestielten Fragmente erhalten werden. Die exakte Wundversorgung am Alveolarfortsatz beugt dann späteren Problemen bei der prothetischen Versorgung vor, z.B. durch narbig eingeengte Bereiche im Mundvorhof.

⚠ Trotz erheblicher, primärer Keimbeladung ist in der Mundhöhle nach adäquater Versorgung die primäre Wundheilung die Regel. Die Versorgung kombinierter Verletzungen erfolgt zumeist von innen (Mundhöhle) nach außen (Haut) (Abb. 1.**38**).

Wundverbände

Den Abschluss der Wundversorgung bilden die Verbände. Sie dienen
- dem Schutz der Wunde vor Infektionen
- der Ruhigstellung, Kompression, weiterer Adaptation und Entlastung sowie der Aufnahme von eventuellem Wundexsudat.

Entsprechend dem vorrangigen Ziel werden unterschiedliche Materialien und Techniken angewandt, wobei vor dem Anlegen die abschließende Desinfektion der Wunde mit Alkohol oder jodhaltigen Mitteln zu empfehlen ist.

Kleinere Haut- und Weichteilwunden schützt man am besten mit einem *Gazepflaster*. Ist mit Exsudation nicht zu rechnen, sind *Steristrip*verbände zur Nahtentlastung und Fixation gut geeignet (Abb. 1.**37**). Zum Wundschutz mit gleichzeitiger Kompression und gewisser Ruhigstellung dienen großflächigere Verbände von *Gazekompressen*, die durch elastische Binden dem Wundgebiet angedrückt werden. Hierzu ist der klassische Kopfverband (*Kapistrum*, Abb. 1.**39**) genauso gut geeignet wie moderne, konfektionierte haubenförmige Verbände aus elasti-

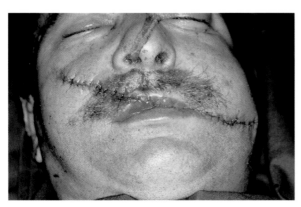

a

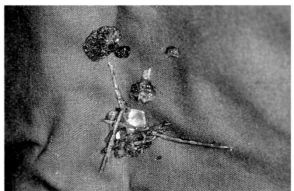

b

Abb. 1.**38a** Zustand nach primärer, schichtweiser Versorgung des Patienten von Abb. 1.**1** von innen nach außen; **b** dabei entfernte Fremdkörper.

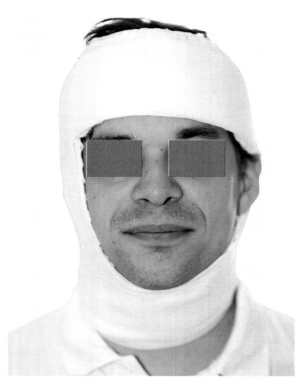

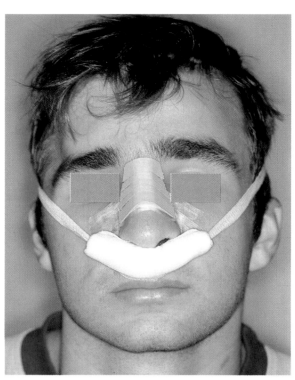

Abb. 1.**39** Typischer Kopfverband (Kapistrum) mit submandibulärer Kompresse zum Auffangen von Exsudat nach extraoraler Abszessinzision.

Abb. 1.**40** Funda nasi (Nasenschleuderverband) zur Aufnahme von Blut und Nasensekret.

schem, textilem Schlauchmaterial. Ähnliche Funktionen haben die Schleuderverbände für Nase und Kinn (*Funda*), die sehr gut zur Exsudataufnahme geeignet sind (Abb. 1.**40**). Vor allem zur Abdeckung von offenen Wunden (Resektionshöhlen) sind *Pelottenverbände* brauchbar: Ein konfektioniertes oder individuell hergestelltes Kunststoffschild, befestigt an um den Kopf zu schlingenden Bändern, gibt Halt für Kompressen oder Jodoformtamponade und erleichtert den Verbandswechsel sehr. In ähnlicher Weise wie Funda und Pelotten dienen konfektionierte Augen- oder Ohrverbände zum Halt von Kompressen in diesen Regionen.

In der Mundhöhle ist das Anbringen von Verbänden schwieriger und meist auch entbehrlich. Geeignet für die Adaption und Wundabdeckung im zahnnahen Bereich sind selbsthaftende *Parodontalverbände*, die mit unterschiedlichen Medikamenten beschickt sein können. Sie werden im plastischen Zustand eingebracht und durch Druck in die Zahnzwischenräume gepresst, wo sie nach Aushärtung gut haften. Besonders nach Operationen am harten Gaumen mit Ablösung der Schleimhaut vermögen *Gazetamponaden* als reponierend-komprimierender Verband sehr gut Hämatomen vorzubeugen. Das Verbandmaterial wird unter transpalatinal geführte Drahtligaturen oder, bei Zahnlosigkeit, Matratzennähte gestopft und mit einem flüssigkeitsabweisendem Schutz aus Silikonabformmaterial o.ä. abgedeckt (Abb. 1.**41**). Ist die Tamponade mit Jodoformpulver beschickt, können wegen der antiseptischen Wirkung die Verbände durch-

aus mehrere Tage in der Mundhöhle verbleiben. Ähnliches gilt für primär nicht versorgte Resektionsdefekte, die bis zum Erreichen ausreichender Abdeckung durch Granulationsgewebe mit *Jodoformtamponade* zunächst sehr fest, später zunehmend lockerer ausgefüllt werden. Bei geplanten Eingriffen sind *Abdeckplatten* als Verband oder als Tamponadehalter angezeigt. Es sind dies zahntechnisch nach Abdruck hergestellte, abnehmbaren Prothesen ähnliche Kunststoffhilfen, die sich am Zahnsystem mittels Klammern fixieren lassen. Sie dienen zum Schutz empfindlicher Wundgebiete vor Kaudruck (z.B. früher als „Bluterplatten" zur Versorgung von Zahnextraktionswunden bei Hämophilen), adaptieren Wundlefzen (z.B. abgelöste palatinale Schleimhaut nach operativer Entfernung oberer Eckzähne; Abb. 1.**41**) oder decken Knochenhöhlen ab (Obturatoren nach Zystenfensterungen; s. Kapitel 5 in Bd. 3: Zahnärztliche Chirurgie). Schließlich sind vorhandene Prothesen selbst gut geeignet, ähnliche Funktionen zu erfüllen. Ist ihr Halt infolge Gewebeschwellung oder bei Zahnlosigkeit ungenügend, werden sie temporär durch Osteosyntheseschrauben (z.B. in der Gaumenmittellinie) oder Drahtumschlingung am Jochbogen oder perimandibulär am Unterkiefer (*circumferential wiring*) befestigt. Letztere Methode ist sogar zur Ruhigstellung nicht oder gering verlagerter Unterkieferfrakturen im Korpusbereich geeignet (Kapitel 10 in Bd. 2: Spezielle Chirurgie).

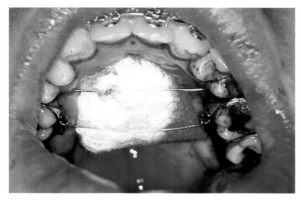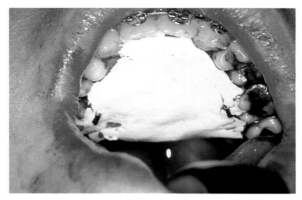

a

b

Abb. 1.41 Intraoraler adaptierender Wundverband aus Gaze unter transpalatinalen Drahtligaturen (**a**), nach Abdeckung mit selbsthärtendem Kunststoff oder Silikonmasse (**b**).

Zusammenfassung

Im Lauf seiner Existenz ist ein biologischer Organismus einer Vielzahl von Einflüssen ausgesetzt, die die körperliche Integrität stören können. Das Ergebnis sind Wunden unterschiedlichster Art. Im engerem Sinne ist unter einer Wunde eine Verletzung der Körperoberfläche nach mechanischen, chemischen, thermischen und anderen Einwirkungen zu verstehen. Folgen der Wundsetzung wie Blutung und Infektion können lebensbedrohliche Ausmaße annehmen.

Als eine unabdingbare Voraussetzung zur Fortsetzung des Lebens ist es deshalb erforderlich, die Folgen dieser Störung zu beseitigen. Die Natur hat dazu das physiologische Phänomen der Wundheilung entwickelt, ohne die auch die moderne Chirurgie am Menschen undenkbar wäre. Es handelt sich um einen komplexen Prozess biochemischer, zellulärer und weiterer Prozesse, die prinzipiell nach gleichem Muster ablaufen. In den vier wesentlichen Phasen – Exsudation, Resorption, Proliferation und Regeneration – kommt es letztendlich zum Auffüllen von Defekten und zum definitiven Verschluss der Wunde durch eine Narbe.

Grundsätzlich lassen sich zwei unterschiedliche Heilungsformen unterscheiden: Die primäre Wundheilung ist die schnellste und günstigste Form und regelhaft nur bei Wunden mit eng aneinander liegenden Lefzen möglich. Als Resultat entsteht eine strichförmige Narbe. Defektwunden werden im Rahmen der sekundären Heilung mit narbigem Ersatzgewebe aufgefüllt. Zur eigentlichen Regeneration, also zur Wiederherstellung von Defekten mit ursprünglichem Gewebe, sind nur wenige Gewebe fähig, z.B. Epithel und Knochen.

Durch geeignete Behandlungsmaßnahmen ist es möglich, ungünstige Folgen der Wundsetzung zu minimieren und die ästhetischen und funktionellen Endergebnisse der Heilung zu optimieren. Neben der Art der chirurgischen Wundbehandlung, dem Abhalten oder Beseitigen von Wundinfektionen spielt die Wundnaht dabei eine entscheidende Rolle.

Eine der häufigsten Wunden beim Menschen ist die Wunde nach Zahnextraktion. Es handelt sich hierbei um eine typische kombinierte Riss-Quetsch- bzw. Weichteil-Knochen-Wunde. Obgleich es sich dem Charakter nach um eine Defektwunde handelt, ist aufgrund der Fähigkeit des Knochens zur Regeneration prinzipiell die primäre Wundheilung die Regel. Grundsätzlich sind die Bedingungen für die Wundheilung in der Mundhöhle sehr gut.

Weiterführende Literatur

Andreasen JO. Traumatologie der Zähne. Hannover: Schlütersche Verlagsanstalt; 1988:124–33.

Bauknecht K-J, Boese-Landgraf J. Wunde, Wundheilung, Wundheilungsstörung, Wundbehandlung, Tetanusprophylaxe. In: Häring R, Zilch H, Hrsg. Chirurgie mit Repetitorium. 3. Aufl. Berlin: Walter de Gruyter; 1992:37–47.

Borges AF. Elective incisions and scar revision. Boston: Little Brown; 1973.

Eckes B, Mauch C, Oono T, Krieg T. Das bindegewebige Stroma und seine Regulation. In: Mahrle G, Schulze H-J, Krieg T, Hrsg. Wundheilung – Wundverschluß. Berlin: Springer; 1996:3–9.

Eufinger H. Kleine Chirurgie. 6. Aufl. München: Urban & Schwarzenberg; 1978.

Hanselmann RG, Oberringer M, Mutschler WE. Molekularbiologische Veränderungen bei der Narbenbildung. In: Hübner H, Press UP, Hrsg. Plastisch-rekonstruktive Chirurgie. Narben, endoskopische Techniken, Innovationen. Einhorn 1998: 74–81.

Hofstädter F. Pathologie der Wundheilung. Chirurg. 1995; 66:174–81.

Hollinger J, Wong ME. The integrated processes of hard tissue regeneration with special emphasis on fracture healing. Oral Surg Med Pathol. 1996;82:594–605.

Knapp U, Hansis M. Die Wunde. 2. Aufl. Stuttgart: Thieme 1999.

Lexer E. Lehrbuch der allgemeinen Chirurgie zum Gebrauche für Ärzte und Studierende. 10. u. 11. Aufl. Bd 1. Stuttgart: Enke; 1920:1.

Motoki D, Mulliken, J. The healing of bone and cartilage. Clinics Plast Surg. 1990;17:527–44.

Nockemann PF. Die chirurgische Naht. 4. Aufl. Stuttgart: Thieme; 1992:40.

Reichenbach E. Traumatologie im Kiefer-Gesichtsbereich. Leipzig: Barth; 1969:170.

Remberger K. Zelluläre Vorgänge bei der Narbenbildung. In: Hübner H, Press UP, Hrsg. Plastisch-rekonstruktive Chirurgie. Narben, endoskopische Techniken, Innovationen. Einhorn 1998:66–73.

Schäfer, R. Experimentelle Untersuchungen über den Einfluß von Nahtmaterial und Nahttechnik auf die Reißfestigkeit von intraoralen Wunden. [Dissertation]. Halle: Universität Halle-Wittenberg; 1984.

Sedlarik KM, Hrsg. Wundheilung. 2. Aufl. Jena: G. Fischer; 1993.

Wong ME, Hollinger JO, Pinero GJ. Integrated processes responsible for soft tissue healing. Oral Surg Med Pathol. 1996; 82:475–92.

2 Blutung und Blutstillung

Karsten Gundlach

Grundlagen

Verlässt das flüssige Blut mit all seinen Bestandteilen das Gefäßsystem, so tritt eine Blutung auf. Ursache können ein Trauma wie eine Schnittverletzung, ein vorgeschädigtes Gefäß und bei gestörter Blutgerinnung auch eine Bagatellverletzung sein.

Verschiedene physiologische Mechanismen bringen die Blutung in den meisten Fällen spontan zum Stillstand. Hierzu gehört einerseits die Reaktion der Gefäßwand, andererseits gerinnt das Blut und „verstopft" so das Leck. Falls diese Mechanismen nicht ausreichen, müssen gezielt Maßnahmen ergriffen werden, um die Blutung zu stillen.

Aus Gründen der differenzierten Therapieplanung teilt man ein in:
- arterielle
- venöse und
- kapilläre Blutungen.

▼ Ist eine *Arterie* verletzt worden, so spritzt hellrotes Blut pulssynchron aus dem Gefäß bzw. dem Gewebe.

Gelegentlich ist dieses Spritzen aber nicht zu erkennen, da der Blutstrahl in der Tiefe der Wunde auf andere Gewebeteile trifft und so nur zu sehen ist, wie sich der „Blutsee füllt". Manchmal gelingt es dennoch, mit einem starken Sauger den „See abzupumpen", die Gewebeanteile auseinander zu halten und die Blutungsquelle zu identifizieren.

▼ Nach Verletzung einer *Vene* tritt dunkelrotes Blut aus, dessen Quelle trotz Einsatz eines Saugers und Spreizung des Wundgebietes oft nur schwer auszumachen ist.

Eine *kapilläre Blutung* ist häufig ebenfalls hellrot, ohne dass eine einzige Blutungsquelle, d.h. ein offenes Gefäß zu identifizieren ist.

Das kapilläre Blut tritt diffus aus und lässt sich für kurze Zeit leicht mit einem Tupfer abdrücken. Besonders typisch ist die kapilläre Blutung in entzündetem Gebiet (wegen der Hyperämie) oder in vernarbtem Areal, das selten größere Gefäße enthält.

Kommt es zu umfangreichen Blutverlusten, so vermindert sich das Gesamtvolumen des verfügbaren zirkulierenden Blutes. Das führt über die sog. Zentralisation des Kreislaufs, in der die Herz- und Hirnversorgung noch gewährleistet ist, letztendlich zum dekompensierten hämorrhagischen Schock (vgl. S. 308ff).

Physiologische Blutstillung (Hämostase)

Ist ein Gefäß verletzt, so tritt eine *reaktive Vasokonstriktion der Gefäßmuskulatur* ein: Die Intima rollt sich auf und innerhalb von 3 min stoppt die Blutung. Das lässt sich leicht noch durch Kompression des Gefäßes oder der Wunde unterstützen. Bei größerem Kaliber der Blutgefäße (z.B. bei der A. palatina) erreicht die physiologische Blutstillung jedoch nur selten einen Verschluss des Lecks. Deshalb muss die beschriebene Reaktion der Gefäßwand durch *Bildung eines Thrombus* unterstützt werden, der durch die physiologische Blutgerinnung entsteht.

Zur Verhinderung einer überschießenden Gerinnung dient die physiologische Auflösung von Gerinnseln durch die *Fibrinolyse*.

Physiologische Gerinnung

Die Gerinnung des Blutes ist ein komplizierter Vorgang, bei dem das flüssige Blut über einen gelartigen Zustand in einen festen *Thrombus* übergeführt wird: Ein Dutzend verschiedener Faktoren sind daran beteiligt, um auf den zwei möglichen Reaktionswegen die Gerinnung zu bewerkstelligen (Abb. 2.**1**):
- Prinzipiell wird schnell die im verletzten Gewebe entstehende sog. Gewebethrombokinase (Syn.: Gewebethromboplastin) gebildet (*extrinsisches System*) und/oder
- innerhalb von Minuten wird durch den Kontakt des Blutes mit einer Fremdoberfläche aus Blutbestandteilen die Bildung der sog. Blutthrombokinase (Syn.: Blutthromboplastin) initiiert (*intrinsisches System*).

Das fertige Thromboplastin (Faktor III) startet (gemeinsam mit Ca^{2+}, dem Faktor IV) die Umwandlung des Prothrombins (Faktor II) des fließenden Blutes in Thrombin. Letzteres lässt das Fibrinogen im Blut (Faktor I) zum an-

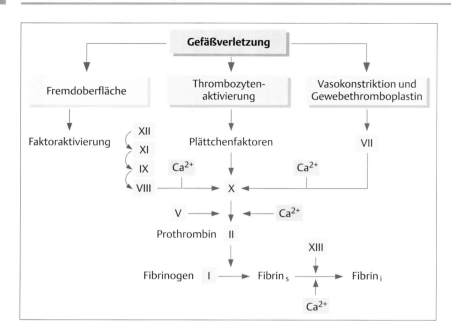

Abb. 2.**1** Vereinfachtes Schema der Blutgerinnung. Fibrin $_s$, lösliches Fibrin; Fibrin $_i$, unlösliches Fibrin.

fangs instabilen Fibrinpolymer aus löslichen Fibrinmonomeren, später dann (durch Einwirkung von Faktor XIII) zum stabilen Fibrin werden. Das unlösliche Fibrin bildet ein gitterähnliches Gerüst, in das Blutplättchen, rote und weiße Blutkörperchen eingelagert sind. Die Gefäßverletzung bzw. Gewebewunde wird somit verklebt und die Blutung im Verein mit der Agglutination der Thrombozyten gestillt.

Während der in der Leber gebildete Faktor VII (Prokonvertin) ausschließlich für die Bildung des Gewebethromboplastins benötigt wird, sind die Faktoren VIII, IX, XI und XII nur zur Bildung des Blutthromboplastins notwendig.

Fibrinolyse

Um eine Begrenzung der Thrombusausdehnung sowie später eine allmähliche Thrombusauflösung (Thrombolyse) und Gefäßrekanalisierung zu gewährleisten, wird ein ebenfalls sehr komplexer Mechanismus, die physiologische Fibrinolyse, initiiert. Das Fibrin aktiviert den gewebespezifischen Plasminogenaktivator (t-PA, „tissue-type PA"), der Plasminogen in Plasmin umwandelt. Letzteres trennt dann das Fibrin in seine Spaltprodukte auf. Eine krankhaft erhöhte fibrinolytische Aktivität kann somit zu einer Hämorrhagie führen.

Klinische Untersuchungen

Bei größeren Blutverlusten sind Blutdruck und Puls zu kontrollieren, um rechtzeitig auf einen sich anbahnenden, noch kompensierten Schock aufmerksam zu werden.

❗ Steigt der Puls auf eine Frequenz von 100 Schlägen pro Minute und sinkt der Blutdruck auf 100 mmHg systolisch, spricht man vom Schock.

Um die Ursache einer nicht verletzungsbedingten Blutung aufzuklären, müssen neben den Thrombozyten und Plasmafaktoren auch die Gefäßwände überprüft werden: Einerseits kann man die sog. *Blutungszeit* bestimmen, andererseits lässt sich die Qualität der Gefäßwände mit einer Saugglocke oder unter Benutzung einer Blutdruckmanschette testen (*Rumpel-Leede*); bei brüchigen Wänden treten in der Haut am Ort der gestauten Gefäße kleine punktförmige Blutungen auf.

Labortests

❗ Liegt eine angeborene oder erworbene Gerinnungsstörung vor, sind sog. „Globaltests" angezeigt: die Bestimmung der Prothrombinzeit, der partiellen Thromboplastinzeit der Thrombinzeit und der Thrombozytenzahl.

Die Bestimmung der **Thrombozytenzahl** informiert darüber, ob eine Verminderung der Blutplättchen die Gerinnungsstörung verursacht hat. Normalerweise sind 150.000–300.000 Thrombozyten pro Mikroliter Blut enthalten. Daneben können aber auch qualitative Thrombopathien vorliegen, deren Analyse dem Internisten vorbehalten ist.

Die **Prothrombinzeit** (PT), der sog. *Quick-Wert*, erfasst Gerinnungsstörungen im extrinsischen System und ist speziell zur Steuerung einer Cumarintherapie wichtig. Dabei werden speziell die Vitamin-K-abhängig in der Leber produzierten Plasmafaktoren überprüft: Gewebethromboplastin und Calcium werden dem Citratplasma in ausreichender Menge zugefügt, sodass „nur noch" die in der Blutprobe befindlichen Faktoren die Geschwindigkeit der Gerinnung beeinflussen können (Abb. 2.**1**): I (Fibrinogen), II (Prothrombin) sowie V (Proakzelerin), VII (Prokonvertin) und X (Stuart-Prower-Faktor).

Wurde der Quick-Wert früher in Prozent des Normalwertes angegeben, so ist heute die von der WHO vorgeschlagene *Internationale Normale Ratio* (INR) zu ermitteln, der Quotient aus der Gerinnungszeit des Patientenplasmas und eines Normalplasmas (unter Verwendung eines Normreagenz aus menschlichem Hirnthromboplastin). Der therapeutische Bereich liegt bei INR-Werten zwischen 2,0 und 4,5.

> → **Praxistipp** Der für die zahnärztliche Extraktion interessante INR-Wert liegt etwa bei 3,0. In Prozent angegeben, sollte der Quick-Wert > 25 % sein.

Die **partielle Thromboplastinzeit** (PTT) kontrolliert speziell die nicht-Vitamin-K-abhängigen Plasmafaktoren im intrinsischen System (Abb. 2.1): Sog. partielle Thromboplastine und Ca^{2+} starten durch das intrinsische System im Patientenplasma die Synthese des Blutthromboplastins. Dabei lassen sich Qualität und Quantität folgender Gerinnungsfaktoren prüfen:
- I (Fibrinogen)
- II (Prothrombin)
- V (Proakzelerin)
- VIII (antihämophiles Globulin)
- IX (Christmas Factor)
- X (Stuart-Prower-Faktor)
- XI (Rosenthal-Faktor oder Plasmathromboplastin-Antezedent [PTA]) und
- XII (Hageman-Faktor).

Der Test ist geeignet, sowohl den mit Heparin Behandelten zu überprüfen als auch Bluter zu identifizieren. Bei beiden Gruppen von Patienten ist der Quick-Test unauffällig!
Fällt der PT-Test oder der PTT-Test durch pathologische Werte auf, so ist jeder einzelne Faktor quantitativ nachweisbar. Das ist besonders wichtig für die Behandlung von Blutern (Hämophilie A, Hämophilie B und Willebrandt-Jürgens-Syndrom).
Thrombinzeit. Als dritter Globaltest sei die Ermittlung der Thrombinzeit genannt. Diese gibt die Menge verfügbaren Fibrinogens (Faktor I) an und reagiert besonders empfindlich auf die Anwesenheit von Heparin und Fibrinspaltprodukten. Nach Zugabe von Thrombin wird die Umwandlung von Fibrinogen in Fibrin initiiert und gemessen.

Krankheitsbilder

Intraoperative bzw. posttraumatische Blutung

Bei der Durchtrennung von Gewebe kann es zu diffusen, eventuell massiven Blutungen kommen. Hier soll nur in Form eines Überblickes die Variabilität der möglichen Blutungsformen aufgezeigt werden. Im späteren Abschnitt „Therapeutische Maßnahmen" werden die einzelnen Formen genauer beschrieben.
Neben der diffusen Blutung aus den Kapillaren des Weichgewebes und der spritzenden Blutung aus einer Arterie muss auch auf die massive Blutung aus einer großen Vene oder aus einem Hämangiom hingewiesen werden.
Aus der Spongiosa einer *Knochenwunde* blutet es ebenfalls meist diffus. Wurde eine Arterie verletzt, kann es auch aus einer Knochenwunde spritzend bluten – hier ist speziell an die A. alveolaris inferior zu denken.
Nach *Extraktion eines Zahnes* kann eine diffuse Blutung entweder aus der eingerissenen Gingiva, aus der geöffneten Spongiosa oder aus der verletzten Kieferhöhlenschleimhaut auftreten. Daneben sind manchmal aber auch spritzende Blutungen vom Zahnfleischrand oder aus der Tiefe des Kiefers zu beobachten. Letztlich ist an die seltene, unter Umständen sogar tödlich endende Massenblutung aus einem Hämangiom zu denken.

Unstillbare Blutungen und Blutungsübel

Neben der bereits erwähnten massiven Blutung aus einem Angiom des Kieferknochens sind die hauptsächlichen Ursachen einer unstillbaren Blutung die angeborenen oder erworbenen Blutungsübel. Ursachen sind:
- Gefäßveränderungen
- eingeschränkte Thrombozytenfunktionen
- oder Mangel an (funktionsfähigen) Plasmafaktoren.

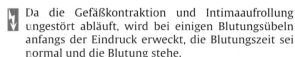 Da die Gefäßkontraktion und Intimaaufrollung ungestört abläuft, wird bei einigen Blutungsübeln anfangs der Eindruck erweckt, die Blutungszeit sei normal und die Blutung stehe.

Bei wenigen Faktormangelkrankheiten, z.B. bei der seltenen Afibrinogenämie und der Willebrand-Jürgens-Krankheit, den Thrombozytopenien und Thrombozytopathien, kommt es aber noch nicht einmal zu diesem kurzfristigen Stillstand der Blutung.

Angeborene Plasmafaktormangelkrankheiten

- **Hämophilien.** Bei der Hämophilie A besteht ein Mangel an Faktor VIII, bei der selteneren Hämophilie B ein Mangel an Faktor IX. Beide Formen werden X-chromosomal rezessiv vererbt. Die Betroffenen sind meist männlichen Geschlechts, Konduktorinnen erkranken in der Regel nicht!
- Bei der **Willebrand-Jürgens-Krankheit** liegt eine Kombination von Störungen vor: Die Patienten leiden einerseits unter einer verminderten Wirksamkeit des Faktors VIII. (Der Willebrand-Faktor ist das Trägerprotein der Vorstufe des Faktors VIII.) Daneben besteht eine Thrombozytenfunktionsstörung, d.h. eine gestörte Haftfähigkeit der Blutplättchen untereinander und auch an der (zerstörten) Gefäßwand. Das Krankheitsbild wird autosomal dominant vererbt und trifft dementsprechend beide Geschlechter.

Erworbene Plasmafaktormangelkrankheiten

Chronische Lebererkrankungen. Bei vielen betroffenen Patienten beobachtet man, dass die Vitamin-K-abhängige Synthese von Gerinnungsfaktoren darniederliegt. Quick-Wert und partielle Thromboplastinzeit sind vermindert.

Cumarintherapie. Ähnliches findet man bei jenen Patienten, bei denen gezielt durch *Cumarinderivate* – das sind Vitamin-K-Antagonisten – die Produktion von Vitamin-K-abhängigen Gerinnungsfaktoren gedrosselt wird (Faktor II, VII, IX und X [Merke: „1972"]). Sind die Faktorkonzentrationen zu niedrig, können nahezu unstillbare Blutungen eintreten.

Immunkoagulopathien. Bei anderen Patienten treten spontan Antikörper gegen einzelne Gerinnungsfaktoren auf, sodass die Blutgerinnung bleibend gestört ist.

Thrombozytär bedingte Blutungsübel

Thrombozytopenien. Ein Mangel an Blutplättchen liegt z.B. essentiell beim *Morbus Werlhof* vor, der als Autoimmunkrankheit verstanden wird. Daneben sind aber auch andere symptomatische Thrombopenien bekannt wie die idiopathische zyklische Thrombopenie und neoplastisch-myelogene oder allergische Formen. In diese Gruppe gehört auch die bei der HIV-Infektion im Rahmen einer gestörten zellulären Abwehr zu beobachtende *idiopathische thrombozytopenische Purpura*.

Unter die **Thrombozytopathien** sind beispielsweise die autosomal rezessiv vererbte *Thrombasthenie Glanzmann* oder die Thrombozytenaggregationshemmung nach *Einnahme von Acetylsalicylsäure* zu zählen. Letztere führt zu einer Verlängerung der Blutungszeit, die für die gesamte Lebensdauer des einzelnen Thrombozyten anhält.

Vaskulär bedingte Blutungsübel

Angeborene Vasopathien. Beispielsweise geht die autosomal dominant vererbte *hämorrhagische Teleangiektasie Osler-Rendu-Weber* einher mit vielen kleinen kapillären und venösen Gefäßektasien in Haut und Schleimhaut und imponiert durch häufige spontane Blutungen z.B. aus Nase oder Mund.

Beim gleichfalls autosomal dominant vererbten *Ehlers-Danlos-Syndrom*, von dem acht Untertypen bekannt sind, ist die Kapillarfragilität deutlich erhöht. Ursache ist ein abnormes Kollagen. Vor chirurgischen Eingriffen kann nur gewarnt werden.

Zu den **erworbenen Vasopathien** zählt z.B. der Skorbut, im Kindesalter als Moeller-Barlow-Krankheit bezeichnet, der über eine defekte Kollagenbildung zu Zahnfleischbluten und Zahnlockerung führt. Auch die als infektallergische Krankheit gedeutete *Purpura anaphyactoidea Schoenlein-Henoch* zählt zu dieser Gruppe. Neben der hämorrhagischen Diathese gehören rheumatische Symptome zu dem letztgenannten Krankheitsbild; das Rumpel-Leede-Zeichen ist meist positiv.

Nachblutung nach etwa 3 Stunden

Steht nach einer Extraktion oder einem (anderen) chirurgischen Eingriff die Blutung, kann der Patient aus Praxis oder Klinik entlassen werden. Eventuell mit einem Aufbisstupfer versehen, verlässt er das Haus mit einem Termin in ca. 2 Tagen zur ersten Nachkontrolle.

▼ Findet sich der Patient nach ca. 3 Stunden wieder ein oder ruft in der Praxis an und klagt über eine Nachblutung, so müssen *alle Blutungsübel ausgeschlossen* werden.

Reaktive Hyperämie. Möglicherweise ist es dieses Phänomen, das die angeschnittenen Gefäße wieder eröffnet: Die meisten in einer zahnärztlichen, mund-kiefergesichts- oder allgemeinchirurgischen Praxis verwandten Lokalanästhetika haben einen Gefäß kontrahierenden Zusatz in Form von Adrenalin oder Vasopressin. Durch den allmählichen Abtransport und Abbau dieser Substanzen lässt die Vasokonstriktion nach; aus pharmakologischen Gründen und als Antwort auf den mechanischen Reiz (operativen Eingriff) tritt nach ca. 3 Stunden eine reaktive Hyperämie auf.

Alkohol, Kaffee. Postoperativer Alkoholkonsum kann diese Gefäßdilatation noch verstärken. Man sollte die Häufigkeit dieses „Patientenverhaltens" nach zahnärztlichen oder chirurgischen Eingriffen nicht unterschätzen und deswegen in dem den Patienten mitzugebenden Aufklärungsbogen warnen: Durch die alkoholbedingte Gefäßweitstellung wird der vorläufige Verschluss in Form des noch nicht verfestigten Thrombus herausgespült, und eine Nachblutung ist die Folge. Blutdruckerhöhungen beim *Hypertoniker* oder postoperativer Koffeinkonsum vermögen diese Reaktion ebenfalls zu verstärken. Deshalb sollte der Patient auch Kaffee für einige Stunden vermeiden.

Nachblutung nach etwa 3 Tagen

Etwa 2–3 Tage nach einem operativen Eingriff lässt sich absehen, ob die Wundheilung komplikationslos verlaufen wird oder ob sich eine Komplikation im Sinne der Wundinfektion auszubilden beginnt. Zu diesem Zeitpunkt können ebenfalls Nachblutungen auftreten.

Wundheilungsstörungen. Mangelnder Speichelfluss, erhöhte Mengen von *gewebespezifischem Plasminogenaktivator* (t-PA) und/oder Peroxidasen sowie eine Verminderung von sezerniertem Immunglobulin A (IgA) im Speichel sind wesentliche Faktoren, die eine Wundheilungsstörung im Munde fördern. t-PA spielt hierbei eine Hauptrolle. Er gehört zu den internen Plasminogenaktivatoren, die Plasminogen in Plasmin umwandeln (s.o.). Letzteres sorgt in diesem Fall für eine zu schnelle Auflösung des Thrombus.

Eine **lokale Wundinfektion** allein vermag über Toxine und proteolytische Enzyme den Thrombus aufzulösen. Hier ist beispielsweise auf die *Streptokinase* hinzuweisen, ein proteolytisches Enzym der β-hämolysierenden Streptokokken, das ebenfalls die Umwandlung von Plasminogen in Plasmin induziert.

▼ Eine Nachblutung 2–3 Tage nach dem zahnärztlichen oder ärztlichen Eingriff ist Folge einer Wundheilungsstörung.

Therapeutische Maßnahmen

Präoperative Vorsichtsmaßnahmen

Vor jedem operativen Eingriff sind viele Details zu berücksichtigen, wie z.B. die Indikation, die Einwilligung des Patienten und die Wahl der besten Behandlungstechnik.

Um vor Überraschungen im Sinne einer intra- oder postoperativen Blutung einigermaßen sicher zu sein, sollten im Rahmen der Anamnese und Befunderhebung besonders folgende Punkte beachtet werden:

Anamnestisch sollten gezielt erfragt werden:
- Erbkrankheiten, speziell jene, die mit Blutungsübeln einhergehen
- Systemerkrankungen und chronische Leberleiden
- regelmäßige Einnahme von Medikamenten wie Acetylsalicylsäurepräparate und Cumarine (konkrete Frage nach dem Ausweis, den unter Cumarintherapie stehende Patienten stets bei sich tragen sollten)
- Vorliegen einer abnormen Neigung zu spontanen oder verlängerten Blutungen oder Hämatombildungen
- Erfahrungen bei und nach anderen, bereits durchgemachten Operationen oder Extraktionen.

Labormedizinisch ist bei bekanntem oder vermutetem Vorliegen eines Blutungsübels durch den betreuenden Internisten mit den o.g. globalen und eventuell spezifischen Labortests eine genaue Analyse der aktuellen Blutungsneigung oder Gerinnungsstörung erforderlich. So erhält man z.B. bei chronischer Einnahme von Acetylsalicylsäure mit der Blutungzeit, bei Cumarinpatienten über den Quick-Wert und bei Hämophilen mit der Restaktivität des relevanten Plasmafaktors genaue Informationen. Vorher darf nicht ein einziger Zahn gezogen oder eine einzige Inzision vorgenommen werden!

⚠ Bei blutungsgefährdeten, langfristig mit Acetylsalicylsäure oder Cumarinen Behandelten, chronisch Leberkranken oder gar Blutern sind prinzipiell zuerst Informationen über den aktuellen Zustand der Gerinnung einzuholen.

Das heißt, dass z.B. der leberkranke Patient am Morgen vom betreuenden Hausarzt oder Internisten untersucht werden muss. Der Patient bringt dann den tagesaktuellen (!) *Quick-Wert* nachmittags zu seinem Zahnarzt, der somit entscheiden kann, ob an diesem Tag überhaupt ein Zahn extrahiert werden kann. Im Verein mit dem Hausarzt oder Hämatologen ist für die Korrektur bzw. *optimale Einstellung der Gerinnungsparameter* zu sorgen, bevor die Behandlung begonnen wird.

⚠ Das Absetzen einer Cumarindauermedikation vor der Extraktion von Zähnen durch den Zahnarzt ohne Rücksprache mit dem behandelnden Arzt ist kontraindiziert. Ist wegen einer anderen Krankheit das Cumarinderivat therapeutisch notwendig, würde das Absetzen dieser Medikation den Patienten in nicht zu verantwortendem Maße gefährden!

In den meisten Fällen ist bei Patienten mit bekanntem Blutungsübel die *Überweisung zum Mund-Kiefer-Gesichtschirurgen bzw. in eine Fachklinik* unumgänglich.

Röntgenologisch ist vor dem Eingriff stets abzuklären, wo der Canalis mandibularis mit der A. alveolaris inferior liegt, damit letztere nicht verletzt wird.

Außerdem kann nur so die Aufmerksamkeit auf eine Osteolyse gerichtet werden, hinter der sich auch einmal ein intraossäres Angiom verbergen kann (Abb. 2.**2**)!

Intraoperative Maßnahmen

Neben einem vorsichtigen und gewebeschonenden Vorgehen beim zahnärztlichen oder chirurgischen Eingriff sind im Einzelfall besondere Maßnahmen zu treffen.

Spritzende Blutung aus dem Weichgewebe. Die Arterie lässt sich am einfachsten mit dem *elektrischen Koagulator* („Kauter") verschließen. Auch das *kreuzweise Umstechen* des Gefäßes mit umgebendem Weichgewebe zur Blutstillung ist eine bewährte Methode.

Eine **spritzende Blutung aus dem Knochen** ist häufig gut durch das Einbringen eines *Koagulumstabilisators* (s.u.) zu stillen. Eventuell kann auch sparsam (!) *Knochenwachs* eingebracht werden. Die in vielen Büchern immer wieder empfohlene „Verbolzung" der Spongiosa hat sich in unseren Händen nicht bewährt.

Bei einer **diffusen Blutung aus dem Knochen** ist zumeist die Einlage oder Tamponade mit einem sog. *Koagulumstabilisator* das Mittel der Wahl. Zur Verfügung stehen resorbierbare Gelatinepräparate und Kollagenvliese oder resorbierbare Kunststoffgeflechte aus Polydioxanon plus Polyglactin und gerinnungsfördernde Oxyzellulosetamponaden.

Eine **vermehrte Blutung aus der Alveole** lässt sich ebenfalls mit resorbierbaren Materialien versorgen wie oben angegeben.

⇨ **Praxistipp** Bei den drei letztgenannten Fällen sollte sich eine dichte Naht der darüber gelegenen – oder im Sinne einer plastischen Deckung darüber gelegten – Weichteile anschließen und ein Aufbisstupfer eingelegt werden.

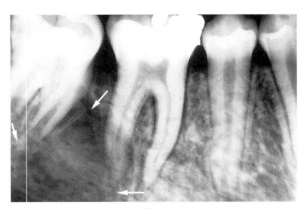

Abb. 2.**2** Röntgenbild (Zahnfilm) eines intraossären Angioms in Regio 46/47.

Eine überraschend eintretende **massive Blutung aus dem Knochen** lässt sofort an ein Hämangiom denken. Die einzelnen Maßnahmen sind umgehend nach einem festen Schema zu ergreifen.

▼ Sofortmaßnahmen bei Massenblutungen aus dem Knochen nach Zahnextraktion

- Zuerst ist zu versuchen, den *Zahn* sofort in seine Alveole *zurückzustecken*, damit er wie ein Korken auf der Flasche passgenau das Leck verschließt. Gelingt dies, muss der Patient durch Zusammenbeißen der Zähne oder der Zahnarzt durch manuellen Druck auf den Zahn die Blutung so lange kontrollieren, bis der Patient im Krankenhaus dem weiterbehandelnden Kollegen übergeben worden ist!
- Lässt sich die Blutung mit dem wieder eingesetzten Zahn nicht stoppen, muss als erstes *die Hand des Behandlers* eine *Kompression* auf die blutende Region ausüben – bei kleineren Öffnungen zielgenau mit einem Tupfer, bei größeren Defekten mit einer mehrfachen Lage von Gazeplatten. **Dieser Druck des Arztes/Zahnarztes darf nie unterbrochen werden.** Die Hand des Behandlers darf den Kiefer des Patienten also nicht loslassen, bis der Patient im Krankenhaus übergeben wurde!
- Falls vorhanden, kann eventuell die Prothese des Patienten über den Tupfer bzw. die Gazeplattenlage eingesetzt werden. Dann lässt sich der Druck manchmal besser applizieren.
- Parallel zu diesen ärztlichen Sofortmaßnahmen muss die Helferin *sofort* telefonisch einen Krankenwagen, bei stärkerem Blutverlust einen *Notarztwagen* bestellen. Letzterer bietet die Möglichkeit, mit Infusionen den Flüssigkeitsverlust vorerst zu kompensieren.
- Im Notfall sind die Regeln der *Schockbehandlung* zu berücksichtigen.

Die zahnärztlichen Maßnahmen bei einer Massenblutung sind im Sinne eines Katastrophenplanes prinzipiell schon vorher generalstabsmäßig zu planen.

Liegt eine **diffus blutende Weichteilwunde** vor oder ist eine blutende Knochenwunde mit einem Koagulumstabilisator gestillt worden, so ist die nächste notwendige Maßnahme der *chirurgische Nahtverschluss*: Durch zwei Nähte, die über jede Alveole gelegt werden und viel Weichgewebe fassen, ist in den meisten Fällen nach Extraktion ein guter Verschluss durch Annäherung der Wundlefzen möglich. Ist bekannt, dass kein Blutungsübel vorliegt, so ist auch ohne weiteres eine Mobilisierung der Wundränder zu empfehlen, um dadurch einen sicheren und dichten Abschluss zu erzielen. Eventuell lässt sich auch mit einem Neodym-YAG-*Laser* die Oberfläche koagulierend „verschorfen".

Spezielle Wundversorgung bei Blutungsgefährdeten: Fibrinklebung

Entschließt man sich bei blutungsgefährdeten, langfristig mit Acetylsalicylsäure oder Cumarinen Behandelten, chronisch Leberkranken oder gar Blutern, eine Extraktion durchzuführen, kann zusätzlich zu den weiter oben genannten gerinnungsfördernden Therapiemaßnahmen die Fibrinklebung vorgenommen werden. Somit folgen drei Behandlungsschritte aufeinander:
1. Einbringen eines Koagulumstabilisators in die knöcherne Wunde
2. Legen von chirurgischen Nähten zum Wundverschluss
3. Auftragen des Fibrinklebers.

Zur Zeit bieten in Deutschland zwei Firmen Fibrinkleber an. Das eine Produkt ist gefriergetrocknet (lyophilisiert), das andere wird tiefgefroren geliefert und erfordert eine Tiefkühlvorrichtung in der Praxis. Beide Kleber sind in Form von zwei Komponenten verpackt, die in einer mitgelieferten Mischspritze appliziert erst kurz vor der Wunde aufeinander treffen und dort miteinander reagieren: Durch eine thrombinhaltige Lösung wird das in der anderen Komponente enthaltene Fibrinogen schnell zu Fibrin umgewandelt (Abb. 2.**3**).

In einigen Fällen empfiehlt es sich, den Fibrinkleber über den eingebrachten Koagulumstabilisator aufzutragen. In anderen Fällen wird der Fibrinkleber unter die bereits verknoteten Fäden der vorher gelegten Naht gespritzt. In wieder anderen Situationen ist es besser, nach dem Legen der Fäden den Fibrinkleber aufzutragen und dann erst die Fäden zu verknoten.

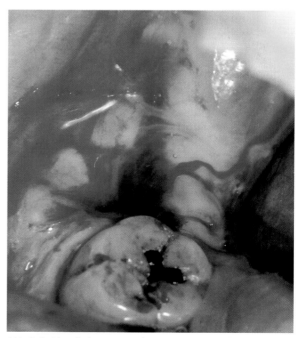

Abb. 2.**3** Alveolarkammwunde in Regio 48 nach Applikation des Fibrinklebers.

Verbandplatte

Dem Zahnarzt steht noch ein weiteres probates Mittel zur intraoperativen Blutstillung zur Verfügung – die Verbandplatte. Ein solcher *Druckverband auf den Alveolarfortsatz* ermöglicht ihm, über längere Zeit Druck zu applizieren.

Präoperativ hergestellte Verbandplatte. Ist der Eingriff planbar und steht ausreichend Zeit zur Verfügung, so kann im Vorfeld ein Abdruck genommen werden und das Gipsmodell im Vorgriff auf die zahnärztliche/mund-kiefer-gesichts-chirurgische Leistung radiert werden. *Im zahntechnischen Labor* kann dann aus Acrylatkunststoff oder Tiefziehfolie eine Aufbiss- bzw. Verbandplatte angefertigt werden, die den Alveolarfortsatz im Operationsgebiet umfasst. Die Kauflächen und Schneidekanten der Zähne sollten dabei freigelassen werden (Abb. 2.**4**).

Nach der chirurgischen Wund- bzw. Nahtversorgung wird dem Patienten die bereits im Vorhinein hergestellte Verbandplatte eingegliedert, und so kann eine dauernde, leichte Kompression auf das Wundgebiet ausgeübt werden. Einem sich allmählich durch das sich entwickelnde Hämatom aufbauenden Druck wird dadurch Gegendruck geboten (Abb. 2.**5**).

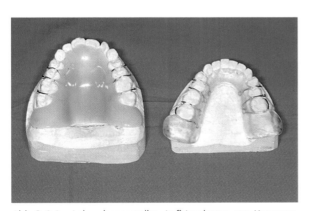

Abb. 2.**4** Im Labor hergestellte Aufbissplatten zur Kompression der retromolaren Wunden nach Entfernung der vier Weisheitszähne.

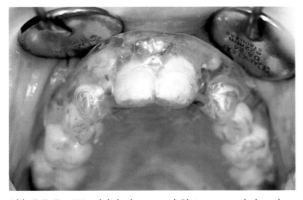

Abb. 2.**5** Zur Wundabdeckung und Blutungsprophylaxe hergestellte Tiefziehplatte bei einem geplanten Eingriff.

Scharfe Plattenränder können im Vestibulum zu Druckstellen führen.

Ähnlich gute Dienste vermag eine erweiterte Teilprothese oder *Immediatprothese* zu leisten. Sie darf nachts nur nicht herausgenommen werden. Positiver Nebeneffekt

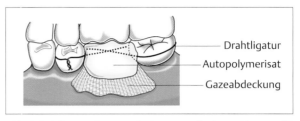

Drahtligatur
Autopolymerisat
Gazeabdeckung

Abb. 2.**6** Schema eines am Patienten gefertigten Kunststoffaufbisses für den Alveolarkamm.

einer solchen Verbandplatte ist die Tatsache, dass Zunge, Getränke und Speisen nicht direkt mit der Wunde in Kontakt kommen und die normale Heilung gefördert wird.

Vom Operateur hergestellte Verbandplatte. Hier wird als erstes eine Drahtverspannung zwischen zwei Zähnen vorgenommen. Für das Gaumendach bieten sich die beiden links und rechts einander gegenüberliegenden Prämolaren oder Molaren an. Für einen Abschnitt im Alveolarfortsatz sind der mesial und der distal stehende Zahn zu wählen. Über die Wunde wird als nächstes unter die sog. „Achterligatur" eine abdeckende Gaze gelegt. Abschließend lässt sich mit einer geringen Menge Autopolymerisat ein plattenähnlicher Verband herstellen. Dieser sollte den Alveolarkamm umfassen, darf nicht über die Okklusionsebene hinausragen, und doch muss beim Zusammenbeißen der Zähne ein gelinder Druck auf das darunter liegende Wundgebiet ausgeübt werden (Abb. 2.**6**).

Postoperative Maßnahmen im Falle einer Nachblutung

Kommt ein Patient ca. *3 Stunden* nach dem Eingriff mit einer Nachblutung in die Praxis, so ist aus all den vorgenannten Maßnahmen das geeignete Vorgehen auszuwählen: Nach Absaugen allen Blutes und Ausräumen des Hämatoms aus der Wunde erfolgt mit guter Lichtquelle die Inspektion. Bei spritzenden Gefäßen, Blutungen aus dem Knochen oder diffus blutendem Weichgewebe ist so zu verfahren wie oben dargestellt.

Im Fall einer solchen *frühen Nachblutung* empfiehlt sich, stets folgende Maßnahmen zu kombinieren:
1. Lokalanästhesie (ohne Gefäßzusatz)
2. Ausräumen des Koagulumrestes
3. Einbringen eines Koagulumstabilisators
4. chirurgischer Nahtverschluss
5. Aufbissstupfer
6. prüfen, ob ein Blutungsübel vorliegt
7. eventuell Anfertigen einer Verbandplatte

Kommt der Patient *ca. 3 Tage* nach der Operation wegen einer Nachblutung, so liegt eine Wundheilungsstörung vor.

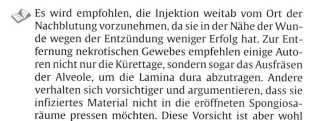 Nach Absaugen des Wundgebietes und Inspektion hat sich im Falle einer *späten Nachblutung* folgendes Vorgehen bewährt:

1. Röntgenuntersuchung zum Ausschluss eines die Wundheilung störenden Wurzelrestes, Knochenfragmentes oder Fremdkörpers
2. Lokalanästhesie ohne Gefäßzusatz, weit entfernt vom Ort der Nachblutung
3. kräftige Kürettage und Spülung der Wunde mit physiologischer Kochsalzlösung
4. Nach Provokation einer frischen Blutung Einlage eines Koagulumstabilisators und
5. Nahtverschluss.

Es wird empfohlen, die Injektion weitab vom Ort der Nachblutung vorzunehmen, da sie in der Nähe der Wunde wegen der Entzündung weniger Erfolg hat. Zur Entfernung nekrotischen Gewebes empfehlen einige Autoren nicht nur die Kürettage, sondern sogar das Ausfräsen der Alveole, um die Lamina dura abzutragen. Andere verhalten sich vorsichtiger und argumentieren, dass sie infiziertes Material nicht in die eröffneten Spongiosaräume pressen möchten. Diese Vorsicht ist aber wohl nicht notwendig.

Zusammenfassung

Eine Blutung wird prinzipiell anfangs innerhalb von Minuten durch die Reaktion der Gefäßwand und die Adhäsion der Thrombozyten gestillt. Im Laufe der nächsten Minuten verfestigt sich das Fibrinnetz und es bildet sich ein Thrombus. Tritt keine Blutstillung auf, so liegt entweder eine gestörte Reaktion der Gefäßwand, eine Thrombopenie bzw. Thrombopathie oder die Willebrand-Jürgens-Krankheit vor.

Tritt innerhalb nur weniger Stunden eine Nachblutung auf, so ist dieses zwar in den meisten Fällen mit dem Nachlassen der Wirkung der Lokalanästhesie zu erklären. Es muss aber auf jeden Fall auch an das Vorliegen eines angeborenen oder erworbenen Blutungsübels gedacht werden. Eventuell nimmt der Patient auch gerinnungshemmende Cumarine oder Acetylsalicylsäure ein. Deshalb ist präoperativ stets nach dem Vorliegen von vererbten Blutungsübeln, Systemerkrankungen und chronischen Leberleiden sowie nach der regelmäßigen Einnahme von Medikamenten zu fragen.

Tritt die Nachblutung innerhalb weniger Tage auf, so hat eine Entzündung zur Auflösung des Thrombus geführt. Hier muss ein Röntgenbild erstellt werden, um Fremdkörper oder Fragmente in einer Alveole auszuschließen. Neben dem demonstrativen Bewahren der Ruhe sollte sich der Behandler vergewissern, dass er einen starken Sauger, eine gute Lichtquelle und eine erfahrene Assistenz zur Seite hat. Conditio sine qua non für jeden Eingriff ist ein Vorrat an Koagulumstabilisatoren (in Form von Gelatine-, Kollagen- oder Oxyzellulosepräparaten) sowie die Fertigkeit, mit Nadelhalter und Nahtmaterial umzugehen. Fibrinkleber, Knochenwachs und die Möglichkeit, aus Draht und Kunststoff eine Verbandsplatte anzufertigen, sowie ein Gerät zur Elektrokoagulation sind weitere wichtige Hilfsmittel, auf die zurückgegriffen werden kann.

Weiterführende Literatur

Barthels M, Poliwoda H. Gerinnungsanalysen. 6. Aufl. Stuttgart: Thieme; 1998.

Begemann M. Praktische Hämatologie. Klinik, Therapie, Methodik. 11. Aufl. Stuttgart: Thieme; 1999.

Lechler E. Hämorrhagische Diathesen. In: Classen M, Diehl V, Kochsiek K, Hrsg. Innere Medizin. 3. Aufl. München: Urban & Schwarzenberg; 1994:251.

Ostendorf PC. Hämatologie. In: Gerok W, Hartmann F, Schuster H-P, Hrsg. Innere Medizin der Gegenwart. Bd. 8. München: Urban & Schwarzenberg; 1991.

Silbernagl S, Lang F. Taschenatlas der Pathophysiologie. Stuttgart: Thieme; 1998.

Ware J, Ruggeri ZM. The molecular bases of von Willebrand disease. In: High KA, Roberts HR, eds. Molecular basis of thrombosis and hemostasis. New York: Dekker; 1995:197.

3 Transfusionsmedizin

Hinnak Northoff, Arzu Agildere, Christof Weinstock

Der Weg zur rationellen Transfusionsmedizin

Die Anfänge der Transfusionsmedizin

Seit den Anfängen der Menschheit dürfte es zu den Grunderfahrungen gehören, dass Blutverluste über eine bestimmte Größenordnung hinaus zum Tod führen. Dementsprechend gibt es bereits aus ägyptischen, griechischen und römischen Quellen Hinweise auf (erfolglose) *Transfusionsversuche*. Wesentliche Fortschritte waren:

- 1628: Entdeckung des Blutkreislaufs durch Harvey.
- 1665: Erste dokumentierte und gelungene direkte Blutübertragung von Hund zu Hund durch R. Lower, 3 Jahre nach Gründung der Royal Society (eine Kommission, mit der Aufgabe, die Übertragung von Flüssigkeiten auf Tiere und Menschen zu erforschen).
- 1667: Erste Transfusion von Tierblut auf Menschen durch Jean Baptiste Denis. Sie wurde angeblich gut vertragen. Dies ist möglich, da heterophile Antikörper bei nichtimmunisierten Personen nur unregelmäßig vorkommen. Spätere Empfänger verstarben dann allerdings, was zu einem Verbot von Transfusionen in England und Frankreich und zu einer 150-jährigen Pause führte.
- 1818: Erste Blutübertragung von Mensch zu Mensch durch den englischen Arzt James Blundell, wobei vermutlich das Leben einer Wöchnerin gerettet wurde. Da die Wahrscheinlichkeit für eine kompatible Blindtransfusion von Mensch zu Mensch ca. 50% beträgt, gab es in der Folgezeit eine Menge von Erfolgsberichten und eine ähnliche Zahl von Berichten über verheerende Konsequenzen.

Die Entdeckung des *ABO-Blutgruppensystems*, 1901 durch Landsteiner veröffentlicht und 1930 mit dem Nobelpreis gewürdigt, führte zu einem Durchbruch in der Transfusionsmedizin, der aber nur zögernd zur Kenntnis genommen und erst 1907 von Ottenberg praktisch genutzt wurde. Bereits zu Beginn des 1. Weltkrieges wurde das Prinzip der Citratantikoagulation durch den Belgier Hustin erkannt. Das darauf basierende Prinzip einer Blutbank wurde erstmalig ca. 1936 am Cook County Hospital in Chicago praktiziert. Weitere wichtige Stationen auf dem Weg zur modernen Transfusionsmedizin waren die Entdeckung des MN-Systems 1927, die Entdeckung des Rhesussystems durch Wiener 1947 und die Beschreibung des Antihumanglobulintests durch Coombs und Sanger 1945. Seit Beginn des 2. Weltkrieges gibt es sog. ACD-Stabilisatorlösungen, die eine mehrwöchige Lagerung des Blutes erlauben.

Seit den 80er Jahren des 20. Jahrhunderts hat sich die sog. *Komponententherapie* als allgemeingültiges Prinzip in den technisch entwickelten Ländern durchgesetzt: Das gespendete Vollblut wird routinemäßig in seine wichtigsten Bestandteile wie Erythrozytenkonzentrat, Thrombozytenkonzentrat und Plasma aufgetrennt. Die einzelnen Komponenten können getrennt in jeweils optimierten Lösungen bei jeweils optimalen Bedingungen gelagert und gezielt bei den entsprechenden Indikationen eingesetzt werden. Oft werden die einzelnen Komponenten speziellen Manipulationen unterworfen, bevor sie zum Einsatz kommen.

Durch einen umfangreichen Katalog an *Qualitätssicherungsmaßnahmen* und durch entscheidende Durchbrüche in der Diagnostik übertragbarer Viruserkrankungen – letzter großer Wendepunkt war die Einführung des Anti-Hepatitis-C-Virus-(HCV-)Screening 1990 – ist ein früher nicht geahnter Sicherheitsstandard erreicht worden.

Aufgaben der Transfusionsmedizin

Das Aufgabenspektrum der Transfusionsmedizin hat sich heute so sehr verbreitert, dass die Transfusionsmedizin 1992 offiziell zu einem eigenen Fachgebiet wurde.

Neben der Blutentnahme gehören zum Aufgabengebiet der Transfusionsmedizin heute:

- Spenderwerbung, -selektion und -betreuung
- Herstellung, Weiterverarbeitung, Handling und Lagerung von Blutkomponenten entsprechend Arzneimittelgesetz und Stand der Technik, logistische Organisation
- Einsatz von Blutzellseparatoren zur Gewinnung von Thrombo- oder Granulozytenhochkonzentraten, Eigenblutspende und therapeutische Zellapheresen
- Zurverfügungstellung von umfangreichem Spezialwissen über Blutgruppensysteme, Entdeckung und Identifizierung von Allo- und Autoantikörpern, HLA-Diagnostik und Infektionsdiagnostik
- Blutgerinnung und gerinnungsphysiologische Beratung und Herstellung von Stammzellpräparationen aus Knochenmark, peripherem Blut oder Nabelschnurblut gehören ebenfalls zum Kerngebiet der Transfusionsmedizin. Entsprechend historisch gewachsenen Gepflogenheiten werden diese Aufgaben aber an einigen Zentren von anderen Disziplinen durchgeführt.

Die Gesamtverantwortung der Transfusionsmedizin auch für die blutbankfernen transfusionsmedizinischen Abläufe wird heute wahrgenommen durch 24-Stunden-Konsiliardienste, durch Transfusionskommissionen, Transfusionsanweisungen und durch Transfusionsbeauftragte.

Grundlagen

Antigene, Antikörper, Effektorsysteme

Antigene sind chemische Strukturen, die bei Kontakt mit dem Säugerorganismus eine Immunantwort – zellulär, humoral oder kombiniert – erzeugen können. In der Transfusionsmedizin steht fast ausschließlich die Antikörperantwort zur Debatte. Die verschiedensten biochemischen Substanzklassen enthalten Antigene, darunter insbesondere Proteine, Glycoproteine, Glycolipide und Polysaccharide.

Antikörper. Bei der Immunisierung mit geeigneten antigenen Molekülen entsteht ein konventionelles, *polyklonales Antiserum*. Es enthält einen ganzen Strauß von Antikörpern (Ak) gegen die verschiedenen molekularen Erkennungsstrukturen oder *Epitope* des Antigens. Durch Fusion und Selektion einzelner Antikörper bildender Plasmazellen mit Myelomzellen erhält man perpetuierte Zellhybridklone, die großtechnisch zur Herstellung von *monoklonalen Antikörpern* genutzt werden. Durch ihre extrem fokussierte Feinspezifität können sie – sorgfältig ausgewählt und ggf. mit weiteren kombiniert – extreme Sensitivität und diagnostische Schärfe bieten. Monoklonale Antikörper sind heute bei Testseren weitgehend Standard.

Bindungsspezifität. Antikörper werden generell über ihre Spezifität – also das Antigen, gegen das sie gerichtet sind – definiert. Sie sind Glycoproteine und gehören verschiedenen Immunglobulin-Klassen an. In der Transfusionsmedizin sind vor allem IgG und IgM, gelegentlich noch IgA relevant. IgG stellt das monomere, bivalente Grundmolekül dar (Abb. 3.1). Am Ende der beiden „Greifarme" befindet sich die *variable Region* mit einigen hypervariablen Positionen. Die variable Region bildet die Stelle für die Bindung des Epitops, bestimmt somit die Feinspezifität und ist innerhalb eines Klons identisch. Das IgG-Molekül ist in seiner Scharnierregion beweglich.

Antikörperklassen und biologische Wirksamkeit. Die biologische Wirksamkeit des *IgG* wird ganz überwiegend durch das Fc-Stück vermittelt. Bindung des Antikörpers führt zur Aktivierung des Fc-Stückes (Abb. 3.1), das dadurch seinerseits *Effektorsysteme* aktivieren kann. Die wichtigsten Effektorsysteme sind das Komplementsystem und die Fc-Rezeptor tragenden Phagozyten. Komplementaktivierung erfordert mindestens zwei gegenüberliegende IgG-Moleküle der geeigneten Subklasse und führt zur Opsonisierung der mit Antikörper beladenen Zellen mit C3b. Bei „optimalen" Bedingungen kann die Komplementkaskade bis zum C5b-9-Komplex und damit zur intravasalen Hämolyse durchlaufen.

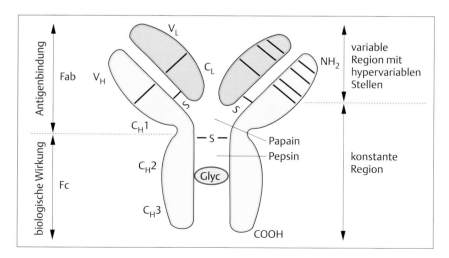

Abb. 3.1 Aufbau des IgG-Moleküls. Das Molekulargewicht (MG) beträgt ca. 150kDa. Papainspaltung ergibt zwei monovalente Fab-Fragmente, Pepsinspaltung ein F(ab')$_2$-Fragment. L, Leichtkette; H, Schwerkette; C, konstante Region; V, variable Region; S, Disulfidbrücke; Glyc, Glycosilierung.

Transfusionsmedizinisch/immunologisch bedeutet dies den schlimmsten Fall. Massiv freigesetzte Bruchstücke C3a und C5a (Anaphylatoxine) und das Hämolysat selbst führen schnell zu Schock, disseminierter intravasaler Gerinnung (DIC) und Nierenversagen. Aber auch der massive extravaskuläre Abbau von mit Antikörper beladenen Erythrozyten durch Phagozyten insbesondere in Milz und Leber via Fc-Bindung, ggf. verstärkt durch C3b-Bindung, kann mit geringer Verzögerung die gleichen Konsequenzen haben.

Andere Antikörperklassen. Das *IgA* ist ein Dimer, das *IgM* ein Pentamer der Antikörpergrundeinheit. Das IgM ist an seinem Fc-Teil ringförmig vernetzt und kann deshalb keine zellulären Reaktionen vermitteln. Dafür kann es sehr effizient Komplement aktivieren. Bekanntlich ist IgM bei der Primärimmunisierung der erste Antikörper, während IgG danach die Führung übernimmt und oft lebenslang als „Serumnarbe" sichtbar bleibt. IgM-Persistenz muss diagnostisch als Zeichen von Antigenpersistenz, also Chronizität gewertet werden. Da die Isoagglutinine Anti-A und Anti-B durch Kreuzantigene auf Coli-Bakterien stimuliert werden, wird erklärlich, warum sie regulär IgM-Anteile aufweisen.

Prinzipien der Diagnostik

In der Serologie werden Antikörper – abgesehen von exotischen Ausnahmen – nicht über ihre biologische Wirksamkeit, sondern über ihre Fähigkeit zur *Agglutination von Erythrozyten* nachgewiesen. Der technische Trick von Landsteiner, der letztlich zur Entdeckung der AB0-Blutgruppen führte, bestand darin, dass er eine dünne (2%ige) Suspension von Zellen mit konzentriertem Serum in Kontakt brachte und zentrifugierte. Unter diesen Bedingungen führen IgM-Antikörper zuverlässig zu sichtbarer Agglutination.

Verstärkertechniken. Sog. „inkomplette" Antikörper (Tabelle 3.**1**) und somit die meisten IgG-Antikörper lassen sich so jedoch nicht nachweisen. Bei ihnen müssen Verstärkertechniken zum Einsatz kommen. Unter diesen ist die Coombs-Technik die wichtigste. Sie benutzt Antihumanglobulinseren (gegen Human-Fc), um inkomplette erythrozytengebundene humane Antikörper zu agglutinieren. Letztere wurden durch vorherige Inkubation des Antikörperserums mit Testzellen erzeugt (*indirekter Coombs-Test*, angewendet bei Antikörpersuchen und Verträglichkeitstest), oder liegen bereits im Körper des Patienten vor (*direkter Coombs-Test*, positiv bei autoimmunhämolytischer Anämie, Morbus haemolyticus neonatorum oder nach Transfusionsreaktion). Auch die extrem sensitive moderne Gelzentrifugationstechnik benutzt Antihumanglobulin.

❗ Die serologische Diagnostik benutzt heute zur Antikörpersuche speziell ausgesuchte, antigenreiche, kommerziell verfügbare Testzellpaare oder Triplets und zur Differenzierung entsprechende Panels von 8–12 Zellen. Antikörpersuche gehört obligat zur Blutgruppenbestimmung, und gefundene Antikörper müssen differenziert werden. Dadurch lassen sich „böse Überraschungen" bei unerwartetem Blut-

Tabelle 3.**1** Einige serologische Begriffe und ihre Definitionen

Begriff	Definition
Alloantikörper	gegen fremdes Individuum der eigenen Spezies gerichtet
Heterophile Antikörper	gegen fremde Spezies gerichtet
Autoantikörper	reagieren mit eigenen *und* fast allen fremden Erythrozyten
Wärmeautoantikörper	Reaktionsoptimum bei 37°C; immer pathologisch, oft klinisch relevant
Kälteautoantikörper	Reaktionsoptimum bei 0–10°C; nur pathologisch bei Titer > 16 oder erhöhter Wärmeamplitude
Isoagglutinine	Anti-A, Anti-B = reguläre Antikörper
Isohämolysine	Anti-A, Anti-B mit besonders effektiver Komplementaktivierung (meist hochtitrig)
Irreguläre Antikörper	alle Antikörper außer Anti-A und Anti-B
Natürliche Antikörper	ohne erkennbare Immunisierung durch Fremderythrozyten (Anti-A, Anti-B und einige irreguläre Antikörper); induziert durch Kreuzantigene
Immunantikörper	induziert durch Immunisierung mit Erythrozyten
AKS / AKST	Antikörpersuchtest mit 2 bis 3 antigenreichen Testzellen (Screeningtest)
Antikörperdifferenzierung	Bestimmung der Spezifität mit Testzell-Panels
Elution	Auflösung der Antikörperbindung und Separation von Antikörper und Antigen zwecks Analyse
Absorption	Entfernung eines Antikörpers aus einem Serum zur Analyse
Titer	reziproker Wert der letzten positiven Verdünnungsstufe
Komplette Antikörper	agglutinieren im Kochsalzmilieu (ohne Verstärkertechnik)
Inkomplette Antikörper	agglutinieren nicht im Kochsalzmilieu, brauchen Verstärkertechniken für serologischen Nachweis; normale, intakte IgG reagieren normalerweise inkomplett

bedarf vermeiden. Der *Antikörpersuchtest* (AKST) erfasst 99% aller relevanten Antikörper. Einige gebräuchliche serologische Begriffe und ihre Definitionen sind in Tabelle 3.**1** aufgelistet.

Blutgruppensysteme der Erythrozyten

AB0-System

Auf der Erythrozytenoberfläche befinden sich mehr als 600 verschiedene molekulare Strukturen, die zur Zeit in 21 verschiedene Blutgruppensysteme eingeteilt werden. Darunter ist aus transfusionsmedizinischer Sicht das AB0-System das wichtigste.

Die AB0-Antigene sind Kohlenhydratmoleküle, deren Synthese über Enzyme, die Glycosyltransferasen, erfolgt. Die immundominanten Zucker werden auf bereits vorhandene Kohlenhydratketten, die Grundsubstanz übertragen. Die immundominante Struktur der Blutgruppe 0 ist die L-Fucose, das transportierende Enzym die Fucosyltransferase. Die fucosylierte Grundsubstanz wird H-Substanz genannt.

Für die Ausbildung der Blutgruppeneigenschaften A wird im Weiteren N-Acetyl-D-Galactosamin, für B D-Galactose auf die H-Substanz übertragen. Individuen, die aufgrund von Mutationen am *H*-Genort keine Fucosyltransferase kodieren können, synthetisieren keine H-Substanz. Phänotypisch haben diese Individuen die seltene Blutgruppe 0_h (Bombay-Phänotyp 0_h), auch wenn genotypisch die Allele *A* oder *B* nachweisbar sind. Der Genort für die Fucosyltransferase befindet sich auf dem Chromosom 19, die A- und B-Transferasen sind als Allele *A* und *B* auf dem Chromosom 9 lokalisiert.

Entsprechend der Blutgruppe finden sich im Serum regelhaft komplementäre IgM- und IgG-Antikörper, die A- und B-Erythrozyten agglutinieren bzw. hämolysieren können, die sog. *Isoagglutinine*. Bei der Blutgruppenbestimmung werden die Isoagglutinine als Serumeigenschaften bezeichnet. Sie entstehen natürlicherweise während des 1. Lebensjahres als Reaktion auf kreuzantigene Strukturen von Darmbakterien.

Aufgrund unterschiedlicher Effizienz der A-Transferasen entstehen *Untergruppen der Blutgruppe A*. A_1 (ca. 1.000.000 A-Antigene pro Erythrozyt) ist mit 80% die häufigste Subpopulation, während der verbleibende Anteil vorwiegend von A_2 (ca. 250.000 Antigene pro Erythrozyt) und seltenen weiteren, meist schwächeren Untergruppen (A_3, A_m, A_x, A_{el}) gebildet wird. Die Untergruppen können gelegentlich ein irreguläres Anti-A_1 aufweisen. Dies ist meistens nicht bei 37°C aktiv (nicht bindungsfähig) und damit klinisch irrelevant, kann aber die Diagnostik stören.

Bei der Blutgruppe B konnten ebenfalls Varianten nachgewiesen werden, allerdings spielen sie im transfusionsmedizinischen Alltag eine untergeordnete Rolle.

Blutgruppeneigenschaften treten geographisch mit unterschiedlicher Frequenz auf. Entwicklungsgeschichtlich scheinen die jeweiligen Antigene bei bestimmten Erkrankungen oder Epidemien Vorteile gegenüber anderen Antigenen gebracht zu haben. In Mitteleuropa lässt sich bei 40% der Bevölkerung die Blutgruppe A nachweisen, die Blutgruppe 0 bei 40%, B bei 15% und AB bei 5%.

Rhesussystem

Das Rhesussystem umfasst inzwischen über 50 Antigene, von denen neben Rhesus-D die Antigene c, C und e, E (die sog. Rhesusformel) im transfusionsmedizinischen Alltag die wichtigste Rolle spielen.

Die Bedeutung des Rhesussystems liegt in der besonderen Immunisierungsfähigkeit seiner Antigene. So führt bereits die Gabe von wenigen Millilitern D-positiver Erythrozyten mit einer Wahrscheinlichkeit von 80% bei Rhesus-negativen Individuen zu einer Anti-D-Bildung. Werden diese Antikörper bei Transfusionen übersehen, können sie schwere hämolytische Reaktionen verursachen. Nach wie vor sind sie die Hauptursache für den *Morbus hämolyticus neonatorum*. Mit Einführung der Rhesusprophylaxe ist die Erkrankungshäufigkeit entscheidend gesenkt worden. Heute wird die Prophylaxe bereits während der Schwangerschaft bei Rhesus-negativen Frauen durchgeführt.

Die Rhesusantigene D, C/c und E/e werden von den beiden Genen *RHD* und *RHCE* kodiert, die sich auf dem kurzen Arm des Chromosoms 1 befinden. D-negative Individuen besitzen nur ein *RHCE* und synthetisieren deshalb kein D. Das Produkt beider Genorte sind Polypeptidketten mit je 417 Aminosäurebausteinen, die sich in insgesamt 36 Aminosäuren unterscheiden und mäanderförmig in die Membran eingebaut werden. Die sechs herausragenden Schleifen tragen die Epitope.

Selten vorkommende Aminosäureaustausche bzw. Deletionen führen zu *D-Varianten*, die bestimmte Epitope auf der Oberfläche nicht mehr exprimieren:

- Träger der Variante D-Kategorie VI (D^{VI}) können gegen die ihnen fehlenden Epitope ein partielles Anti-D bilden. Mit Hilfe geeigneter monoklonaler Antikörper werden sie heute in der Empfängerserologie als negativ, in der Spenderserologie jedoch als positiv eingestuft.
- Varianten mit fehlenden Epitopen werden unter dem Namen $D^{partial}$ zusammengefasst.
- Varianten mit reduzierter Antigenmenge, aber normaler Epitopausstattung werden als D^{weak} bezeichnet. Seit kurzer Zeit weiß man, dass sie durch Punktmutation im intramembranös gelegenen Teil des D-Polypeptids zustande kommen.

Weitere Blutgruppensysteme

Kell-System. Von den 21 Antigenen des Kell-Systems sind das Kell- (K-) und das Cellano-(k-)Antigen die wichtigsten. Kell ist nach Rhesus-D das stärkste Immunogen. Bei einer K-Antigen-Frequenz von 8% ist ein Anti-K versorgungstechnisch kein großes Problem. Ein Patient mit Anti-k ist dagegen extrem schwierig zu versorgen (> 99,9% der Bevölkerung sind k-positiv).

Kidd- und Duffy-System. Weitere relativ häufige Immunantikörper gibt es im Kidd-System mit den Allelen *Jk^a* und *Jk^b* und im Duffy-System mit den Allelen *Fy^a* und *Fy^b*. Sie sind von mittlerer Immunogenität. Kidd-Antikörper sind oft klinisch sehr aggressiv, sinken jedoch leicht unter die Nachweisgrenze. Dadurch führen sie gelegentlich zu gefürchteten verzögerten Hämolysen.

Im **MN-System** gibt es sowohl Immunantikörper als auch natürliche Antikörper.

Im Lewis- und im P-System überwiegen die natürlichen Antikörper. Letztere sind nur dann klinisch relevant, wenn sie – was selten vorkommt – bei 37°C wirksam sind.

Autoantikörper

Das Immunsystem bildet normalerweise nur Antikörper gegen körperfremde Strukturen (*Alloantikörper*). Gelegentlich kommen aber auch Antikörper vor, die mit den eigenen Erythrozytenantigenen reagieren (*Autoantikörper*).

▼ Solche Autoantikörper sind praktisch immer gegen
● ubiquitäre Antigene gerichtet und reagieren deshalb auch mit praktisch allen verfügbaren fremden Erythrozyten.

Nach ihrer optimalen Reaktionstemperatur in vitro werden sie in Autoantikörper vom Kältetyp bzw. vom Wärmetyp eingeteilt. Etwa 20% der *autoimmunhämolytischen Anämien* werden durch Kälteautoantikörper verursacht, die Hauptursache der autoimmunhämolytischen Anämien sind Wärmeautoantikörper.

Kälteautoantikörper

Die meisten humanen Seren agglutinieren Erythrozyten bei Temperaturen zwischen 0 und 4°C. Erst wenn diese normalen Kälteautoantikörper einen erhöhten Titer (> 16) oder eine erhöhte Wärmeamplitude besitzen, gelten sie als pathologisch. Mit steigendem Titer/steigender Wärmeamplitude verursachen sie Probleme bei der Blutgruppenbestimmung oder klinische Probleme bis zu Hämolyseschüben nach Kälteexposition (Bindung in abgekühlter Haut und Akren, Komplementfixation bei Wiedereintauchen in 37°C, Abbau nur über C3b-Rezeptoren der ortsständigen Phagozyten in der Leber).
Kälteautoantikörper können chronisch oder transient auftreten. Bei der *chronischen Kälteagglutininkrankheit* liegen meist monoklonale IgM-Antikörper als Folge von chronisch lymphatischer Leukämie, Morbus Waldenström oder Lymphomen vor. In der Regel haben diese Patienten einen erhöhten IgM-Spiegel mit monoklonalem Peak in der Serumelektrophorese.
Infektionen mit Mykoplasmen oder auch Viren können transiente Formen der Erkrankung verursachen. Die früher bei Metalues häufige paroxysmale Kältehämoglobinurie infolge von sog. Donath-Landsteiner-Antikörpern ist heute extrem selten.

▼ Therapeutisch steht bei allen Patienten die *Vermei-*
● *dung der Kälteexposition* an erster Stelle. Sind Transfusionen erforderlich, sollten sie immer in warmer Umgebung mit ausreichend angewärmten Produkten (37°C) durchgeführt werden. Steroide sind bei Kälteautoantikörpern unwirksam, ebenfalls Milzexstirpation. In Extremfällen werden Zytostatika eingesetzt.

Wärmeautoantikörper

Wärmeautoantikörper sind in der Regel Antikörper, die im Kochsalzmilieu nicht agglutinieren (inkomplett) und deren Temperaturoptimum bei 37°C liegt. Die IgG-beladenen Erythrozyten werden über Fc-Rezeptoren an Makrophagen gebunden und extravasal in der Milz bzw. der Leber abgebaut. Die Bestimmung der Blutgruppe, insbesondere der Rhesusformel, ist erschwert.
Besteht Transfusionsbedarf, ist die Verträglichkeit durch die Kompatibilitätstestung nicht sichergestellt, da freie Autoantikörper im indirekten Coombs-Test in der Regel alle Erythrozyten mehr oder weniger stark agglutinieren und Alloantikörper verdecken können. Mittels Autoabsorption wird versucht, die Autoantikörper aus der Serumprobe des Patienten zu entfernen, um dann mit diesem Serum die Verträglichkeitsproben durchzuführen.
Wärmeautoantikörper sind oft gegen das beim Menschen ubiquitäre LW-System gerichtet, können aber unterschiedlich stark ausgeprägte Bindungpräferenzen für bestimmte Rhesusantigene besitzen.

▼ Die Therapie der autoimmunhämolytischen An-
● ämien vom Wärmetyp besteht in der Kortikoidgabe, als Ultima ratio Zytostatikatherapie und Splenektomie. Transfusionen sollten nur mit Zurückhaltung gegeben werden, müssen jedoch trotz positiver Verträglichkeitsprobe aus vitalen Gründen oft erfolgen.

Medikamenteninduzierte (Auto-)Antikörper

10–15% der erworbenen hämolytischen Anämien werden durch Medikamenteneinnahme verursacht. Dabei unterscheidet man drei Formen:
● extravasale Immunhämolyse vom Penicillintyp
● akute intravasale Hämolyse vom Immunkomplextyp und
● medikamenteninduzierte autoimmunhämolytische Anämie (α-Methyldopa-Typ).

Bei der *extravasalen Immunhämolyse vom Penicillintyp* geht das Medikament oder ein Metabolit eine relativ feste Bindung mit der Erythrozytenmembran ein. Der Antikörper ist direkt gegen die Liganden gerichtet. Ein Eluat reagiert nicht mit nativen Testerythrozyten, wohl aber mit solchen, die den Liganden adsorbiert haben.
Bei der *hämolytischen Anämie vom Immunkomplextyp* sind die Medikamente an Serumproteine gebunden. Es entstehen stark Komplement aktivierende Antigen-Antikörper-Komplexe, die sich an die Membran anlagern und eine intravasale Hämolyse bewirken.
Bei der *medikamenteninduzierten Autoimmunhämolyse* kommt es über eine Alterierung des Immunsystems zur Bildung von Autoantikörpern vom IgG-Typ. Die Laborparameter sind identisch mit denen der autoimmunhämolytischen Anämie vom Wärmetyp. Die Diagnose kann nur anamnestisch gestellt werden. Die bekanntesten Substanzen, die eine Autoimmunhämolyse auslösen, sind α-Methyldopa und Levodopa.

▼ Die Therapie bei allen drei Formen der medikamen-
● teninduzierten Anämie besteht im Absetzen der verursachenden Substanz.

Antigensysteme der Thrombozyten und Leukozyten

HLA-System

Mit HLA-System (*humanes Leukozytenantigen*) bezeichnet man einen Genkomplex, der auf dem kurzen Arm des Chromosoms 6 liegt und die HLA-Klasse-I- und HLA-Klasse-II-Antigene kodiert. Klasse-I-Antigene befinden sich auf fast allen kernhaltigen Zelloberflächen und einige auch auf Erythrozyten wie das auch als Bg^a (Bennett-Goodspeed) bezeichnete B7, während Klasse-II-Antigene nur auf B-Lymphozyten, aktivierten T-Zellen, Monozyten, dendritischen Zellen und einigen Endothel- und Epithelzellen zu finden sind. Das HLA-System besitzt eine große Vielfalt an Allelen, die Kombination der Allele ergibt mehrere Millionen Phänotypen.

 Klasse-I-Gene kodieren die HLA-A-, HLA-B- und HLA-C-Antigene – Polypeptidketten, die ihre immunogene Struktur erst durch die Anlagerung von β_2-Mikroglobulin erhalten. *Klasse-II-Gene* (HLA-D-Region) kodieren die Antigene DR, DQ und DP. HLA-Moleküle sind Transmembranproteine, die in ihrem extrazellulären Anteil Peptidbindungsstellen besitzen, mit denen sie T-Helferzellen und zytotoxischen T-Zellen Antigene präsentieren. HLA-A-, -B- und -C-Antigene präsentieren endogene Peptide (Virus, Tumor, zelleigen), während Klasse-II-Moleküle Bruchstücke von phagozytiertem Material (z.B. Bakterien) präsentieren.

HLA-Antikörper sind die Hauptursache für die therapierefraktäre Thrombozytensubstitution und die febrile Transfusionsreaktion. HLA-Klasse-I-Antigene sind äußerst immunogen; Patienten werden häufig durch Transfusionen immunisiert, viele Frauen durch Schwangerschaften.
Die *HLA-Typisierung* wird serologisch durchgeführt, zum Teil mit Antiseren von Schwangeren und zunehmend mittels PCR-Technik. Bei der HLA-Klasse-II-Typisierung ist die Anwendung von Genamplifikationstechniken Standard und de facto Voraussetzung für eine Akkreditierung.

Thrombozytenantigene

Die Versorgung mit Thrombozyten gewinnt im transfusionsmedizinischen Alltag zunehmend an Bedeutung. Die aggressive Behandlung der Leukosen und anderer maligner Erkrankungen führt iatrogen bedingt zu substitutionspflichtigen Thrombozytopenien. Polytransfundierte Patienten entwickeln häufig thrombozytenreaktive Antikörper, die die Substitution mit passenden Präparaten erschweren.
A- und B-Moleküle der HLA-Klasse I lassen sich auf Thrombozyten in relativ hoher Dichte nachweisen. Bei HLA-sensibilisierten Patienten führt die Transfusion inkompatibler Produkte zu fehlenden Anstiegen der Plättchenzahlen. Für diese Patienten müssen Zellseparationen von kompatiblen Spendern bereitgestellt werden. Schwierig gestaltet sich die Versorgung bei Patienten

mit breiter *HLA-Sensibilisierung* und seltenen HLA-Merkmalen.
Neben den Antigenen des HLA-Systems sind auf den Glycoproteinkomplexen (GP) IIb/IIIa, Ib/IX und Ia/IIa immunogene Strukturen exprimiert, die sich fast ausschließlich auf Thrombozyten nachweisen lassen und spezifische Antikörper induzieren können. Vor einigen Jahren wurde eine neue systematische Nomenklatur zur Bezeichnung dieser Antigene eingeführt, um die Ära der Mehrfachbenennungen zu beenden: Die „human platelet antigens" (HPA) werden mit arabischen Ziffern bezeichnet, die Allele mit den Buchstaben a und b. Die größte Bedeutung innerhalb der weißen Bevölkerung hat HPA 1a, da Antikörper gegen dieses Antigen schwere transfusionsbedingte Erkrankungen verursachen können, wie die neonatale Alloimmunthrombozytopenie (NAIT) oder die posttransfusionelle Purpura (PTP).
Außer den bereits aufgeführten Antigenen lassen sich auch geringe Mengen von AB0-Eigenschaften auf Thrombozyten nachweisen. Die Isoagglutinine des Empfängers reduzieren deshalb die Überlebenszeit von AB0-inkompatiblen Thrombozyten. Dies führt jedoch nicht zu massiven Reaktionen, sodass Thrombozyten bei schlechter Versorgungslage und akuter Notsituation – trotz eingeschränkter Effizienz – auch AB0-inkompatibel gegeben werden können.

Leukozytenantigene

Granulozyten exprimieren HLA-Klasse-I-Antigene, HLA-Klasse-II-Antigene lassen sich bei ihnen nicht nachweisen. Ebenso wenig finden sich AB0-Eigenschaften auf der Membranoberfläche. Granulozytenspezifische Antigene werden mit dem Buchstaben N für neutrophilenspezifisches Antigen bezeichnet. Die Großbuchstaben A bis E geben den Genlocus an. Arabische Ziffern bezeichnen die Allele. Bisher wurden fünf Loci mit den entsprechenden Allelen beschrieben.
Antikörper gegen granulozytenspezifische Antigene können die neonatale Immunneutropenie (NIN), die Autoimmunneutropenie (AIN) und die transfusionsassoziierte akute Lungeninsuffizienz (TRALI) verursachen, zu verlängerten Neutropeniephasen nach Knochenmarktransplantationen und zu therapierefraktären Granulozytensubstitutionen führen. Die Diagnostik von granulozytenspezifischen Alloantikörpern wird in den nächsten Jahren aufgrund der zunehmenden Granulozytensubstitutionen bei der Therapie knochenmarktransplantierter Patienten sicherlich an Bedeutung gewinnen.

Komponentenherstellung und Konservierung

Bei einer Vollblutspende werden 450 bzw. 500 ml Blut entnommen und mit 63 bzw. 70 ml eines Stabilisators gemischt. Konventionelle *Stabilisatoren* wie ACD oder CPDA enthalten neben Citrat (*Acidum citricum*) Zusätze wie *Dextrose*, Adenin und Phosphatpuffer. Sie ermöglichen Lagerzeiten bis ca. 35 Tage. Mannit- oder sorbithaltige Additivlösungen, die nach Fraktionierung der Vollblutkonserve den Erythrozyten hinzugefügt werden, bewirken eine noch längere Haltbarkeit.

Die Blutentnahme erfolgt in flexible PVC-Beutel, an die mehrere Satellitenbeutel – je nach Bedarf in Serie oder auch parallel – sowie die Entnahmenadel angeschweißt sind. Dieses geschlossene System sichert ein kontaminationsfreies Herstellungsverfahren in Einzelbestandteile.

Komponentenseparation. Das Vollblut wird durch harte Zentrifugation in Plasma und zelluläre Bestandteile getrennt. Mehr als 80% der Leukozyten und Thrombozyten liegen als „buffy coat" auf dem Erythrozytensediment. Das Plasma wird in einen Satellitenbeutel abgepresst, der „buffy coat" in den anderen. Das *Erythrozytenkonzentrat* wird mit Additivlösung bis zum Hämatokrit von 60% aufgefüllt und ist dann bis zu 49 Tage bei 2–8°C haltbar. Die Aufbewahrung muss in erschütterungsfreien Kühlschränken erfolgen, um einer mechanischen Hämolyse vorzubeugen.

> Während der Lagerzeit darf die Kühlkette nicht unterbrochen werden, da bei höheren Temperaturen der Stoffwechsel der Erythrozyten aktiviert wird und auch die Verkeimungsgefahr steigt.

Frischplasma wird möglichst innerhalb von 6 Stunden nach Entnahme eingefroren, um die Gerinnungsfaktoren, insbesondere die labile Faktor-VIII-Aktivität, zu erhalten. Es darf erst nach einer Quarantäne von 6 Monaten und erneuter Testung oder nach erfolgter Virusabreicherung (Methylenblau oder Detergensbehandlung) angewandt werden. Die Lagerzeit beträgt bei –30°C 1 Jahr, bei – 40°C 2 Jahre.

Thrombozytenpräparate lassen sich bei Bedarf aus dem „buffy coat" gewinnen. Sie werden heute meist zu Einheiten aus vier bis sechs Präparaten gepoolt und zwecks Leukozytenreduktion gefiltert. Die Blutplättchen werden in gasdurchlässigen Beuteln unter ständiger Bewegung bei Raumtemperatur gelagert. Ihre Haltbarkeitsdauer beträgt 5 Tage.

Neben der konventionellen Vollblutentnahme gibt es *maschinelle Methoden der Blutfraktionierung*. Mit ihnen können gewünschte Fraktionen wie Plasma, Thrombozyten, Granulozyten oder Stammzellen gezielt entnommen und unerwünschte wie Erythrozyten *retransfundiert* werden. Dadurch werden hohe Spendefrequenzen einzelner Spender möglich, ohne die z.B. eine HLA-kompatible Thrombozytenversorgung oft nicht möglich wäre.

Langzeitkonservierung von Erythrozyten in flüssigem Stickstoff ist mit Hilfe von Gefrierschutzmedien wie Glycerin oder Hydroxyethylstärke (HAES) möglich. Die Methode ist extrem aufwendig und kostenintensiv und nur bei äußerst seltenen Präparaten sinnvoll.

Eisenstoffwechsel

Der Mensch hat je nach Geschlecht und Körpergewicht zwischen 1,75 g und 5 g Eisen im Körper. Das Eisen liegt zu 70% an Hämoglobin und zu 10% an Myoglobin gebunden vor, die restlichen 20% verteilen sich auf die Eisenspeicherproteine Ferritin und Hämosiderin, die in der Leberzelle und im retikuloendothelialen System (RES) gespeichert werden.

Der tägliche Umbau im Hämoglobinstoffwechsel beträgt 25 mg, tägliche Verluste betragen nicht mehr als 1 mg (Männer) bis 2 mg (Frauen). Verluste durch große Blutungen sind per os selbst bei medikamentöser Gabe nur langfristig kompensierbar.

Aus Spenderschutzgründen empfiehlt die Bundesärztekammer eine Begrenzung der Vollblutspende auf jährlich maximal 3000 ml für Männer und auf 2000 ml für Frauen, während bei den Plasmaspenden ein Volumen von 25 Litern pro Jahr erlaubt sind. Weiterhin fordern die Richtlinien einen Mindesthämoglobinwert von 12,5 mg% (Hämatokrit 38%).

Eine Vollblutspende entzieht dem Körper ca. 230 mg Eisen. Bei regelmäßiger Blutspende fallen insbesondere bei Frauen die Ferritinwerte und damit die Eisenspeicher gelegentlich unter die Norm. Die prophylaktische Gabe von Eisenpräparaten an Blutspender wird kontrovers diskutiert. Es gibt Studien, die bei männlichen Blutspendern aufgrund des reduzierten Eisenspiegels eine Senkung des Herzinfarktrisikos aufzeigen.

Die Eisenaufnahme wird über die gleichzeitige Aufnahme von Ascorbinsäure wesentlich erhöht, durch Tee und Kaffee gehemmt.

Praxis der Transfusion

Organisation des Transfusionswesens

> An jedem Krankenhaus, an dem potenziell transfusionspflichtige Behandlungen stattfinden, gibt es einen Transfusionsverantwortlichen, der vom Träger bestellt wird und erweiterte Erfahrung auf dem Gebiet der Transfusionsmedizin vorweisen muss.

Bei Einrichtungen der Akut- und Maximalversorgung etabliert und leitet der Transfusionsverantwortliche eine Transfusionskommission. Er sorgt mit den Transfusionsbeauftragten der einzelnen Abteilungen für die Einhaltung der Dienstanweisung Transfusionsmedizin sowie der gesetzlichen Vorschriften, wie sie in Arzneimittelgesetz, Richtlinien und Empfehlungen und im Transfusionsgesetz niedergelegt sind.

Handling von Blutpräparaten

> Blutpräparate sind prinzipiell verderbliche Medikamente mit exakt definierten Maximallaufzeiten und Lagerungsbedingungen. Jeder Schritt von Abnahme/Einkauf bis zur Beobachtung nach erfolgter Transfusion muss nachvollziehbar dokumentiert sein.

Erythrozytenkonzentrate. Die Lagerung (je nach Stabilisator max. 35–49 Tage) erfolgt prinzipiell und ausschließlich in zugelassenen Schränken mit Temperaturaufzeichnung bei +2 bis +8°C. Der Transport sollte ebenfalls in temperaturisolierten Behältern, ggf. mit Kühlakkus stattfinden. Anwärmen vor Transfusion darf nur in zugelassenen Geräten oder durch Lagerung bei Raumtemperatur (ohne Sonneneinwirkung), auf keinen Fall unter heißem Leitungswasser erfolgen. Konserven, die länger als 20 min bei Raumtemperatur gelagert waren, sollten nicht wieder in die Kühlkette eingegliedert werden; Konserven, die länger als 6 Stunden bei Raumtemperatur gelagert waren (z.B. Verschiebung der OP), sollten nicht mehr transfundiert, sondern als verfallen angesehen werden.

Frischgefrorenes Plasma wird bei –30°C (max. 1 Jahr) oder bei –40°C (max. 2 Jahre) gelagert. Aufgetaut wird es nur in zugelassenen Geräten bzw. kontrollierten Wasserbädern. Der Auftauvorgang sollte so schnell wie möglich erfolgen, wobei jedoch Kontakt mit Flüssigkeiten oder Flächen, die wärmer als 37°C sind, vermieden werden muss. Einmal aufgetautes frischgefrorenes Plasma darf nicht wieder gefroren werden und ist zum sofortigen Verbrauch bestimmt.

Thrombozyten werden heute normalerweise bei Raumtemperatur und kontinuierlicher leichter Rotation gelagert. Bis zu 5 Tage Lagerzeit sind bei optimierten, gasdurchlässigen Beutelfolien möglich. Die Transfusion hat jedoch prinzipiell so früh wie möglich zu erfolgen. *Spezialpräparate* wie gewaschene Erythrozyten oder Granulozytenkonzentrate haben verkürzte Laufzeiten, normalerweise von 24 Stunden.

Transfusionsvorbereitung

Nach erfolgter Indikationsstellung durch den Arzt wird eine Blutprobe für Blutgruppenbestimmung und Verträglichkeitsprobe entnommen.

❗ Der blutabnehmende Arzt zeichnet verantwortlich für die Identität und korrekte Beschriftung (s. Checkliste Transfusion, Abb. 3.**2**).

Die *Blutgruppenbestimmung* hat so früh wie technisch möglich zu erfolgen, um bei unerwartetem Vorliegen von irregulären Antikörpern Zeit für Diagnose und Management zu haben.

Jedes Präparat mit mehr als 3 ml gepackter Erythrozyten muss vor Transfusion einer *Verträglichkeitsprobe* unterzogen werden (Majoranteil der ehemaligen Kreuzprobe). Die Verträglichkeitsprobe hat eine Laufzeit von 3, maximal 4 Tagen. Muss aus vitaler Indikation in unerwarteten Notfällen vor Vorliegen des Ergebnisses transfundiert werden, so wird die Untersuchung normal weitergeführt und das Ergebnis nachträglich mitgeteilt. Thrombozyten- und Plasmapräparate benötigen keine Verträglichkeitsprobe.

Therapie mit Blutkomponenten

Erythrozytenkonzentrate

Indikation

Erythrozytenkonzentrate sind indiziert, wenn das Ausmaß einer akuten oder chronischen Anämie eine Gefahr für den Patienten darstellt und andere Maßnahmen nicht oder nicht in der erforderlichen Zeit die Gefähr-

dung beseitigen. Feste Grenzwerte für Hämoglobin oder Hämatokrit, bei deren Unterschreiten die Indikation zur Transfusion gestellt wird, lassen sich nicht festlegen. Bei älteren Patienten oder bei Patienten mit Herzerkrankungen kann bereits bei Hämoglobinwerten von 11–12 g/dl die Indikation zur Transfusion gegeben sein. Jüngere Patienten mit normaler Herz-Kreislauf-Funktion dagegen tolerieren oft einen akuten (isovolämischen) Hb-Abfall auf Werte um 6 g/dl.

Patienten mit chronischer Anämie können an niedrige Hb-Werte (7–8 g/dl) adaptiert sein. Fehlen anämiebedingte Symptome und ist nicht mit einem raschen weiteren Hb-Abfall zu rechnen, sind Transfusionen zunächst nicht indiziert. Es muss statt dessen nach der Ursache der Anämie gesucht und eine kausale Therapie angestrebt werden (z.B. die Gabe von Eisen bei einer Bildungsstörung aufgrund von Eisenmangel).

Praktische Durchführung

Siehe dazu auch die Checkliste Transfusion (Abb. 3.**2**). Die „Richtlinien zur Blutgruppenbestimmung und Bluttransfusion" verlangen, dass der transfundierende Arzt vor Beginn der Transfusion persönlich überprüft, ob

- das Behältnis unversehrt ist
- das Verfallsdatum der Konserve nicht überschritten ist
- die Konserve für den betreffenden Empfänger bestimmt ist
- die ABO-Blutgruppe der Konserve der Blutgruppe des Empfängers entspricht (oder kompatibel ist)
- die Konservennummer mit den Angaben des Begleitscheins übereinstimmt
- die Verträglichkeitsprobe noch gültig ist.

❗ Unmittelbar vor der Transfusion von Erythrozytenkonzentraten wird vom transfundierenden Arzt persönlich oder „unter seiner unmittelbaren Aufsicht" der *ABO-Identitätstest* (*Bedside-Test*) durchgeführt.

Mit diesem Test wird die ABO-Blutgruppe des Empfängers bestimmt, das Ergebnis wird schriftlich dokumentiert. An dieser Stelle muss der Arzt überprüfen, ob

- das Ergebnis des Bedside-Tests und der Blutgruppenbefund der Blutbank übereinstimmen und
- die Konserven kompatibel zur Blutgruppe des Empfängers sind.

❗ Eine Probenvertauschung und die daraus resultierende fehlerhafte Blutgruppenbestimmung und Zuordnung von Konserven ist mit Abstand die häufigste Ursache einer schweren Transfusionsreaktion. Damit ist der Bedside-Test das wichtigste Instrument zur Verhinderung einer Transfusionsreaktion.

Die zusätzliche Überprüfung der Konservenblutgruppe ist lediglich bei Eigenblutkonserven zwingend vorgeschrieben, bei homologen Konserven ist sie optional.

Die Einleitung der Transfusion erfolgt durch den transfundierenden Arzt. Während und nach der Transfusion ist für eine geeignete Überwachung des Empfängers zu sorgen. Falls erforderlich, können Erythrozytenkonzentrate vor der Transfusion mittels dafür zugelassener Anwärmgeräte auf maximal 37°C angewärmt werden. Sie werden über ein Transfusionsgerät mit Filter (Porengröße 170–230 μm, DIN 58360) möglichst über einen separaten venösen Zugang transfundiert.

▼ Niemals dürfen Medikamente oder Infusionslösun-
● gen dem Konservenblut beigemischt werden!

Da die Erythrozytenkonzentrate heute bereits 100 ml Additivlösung enthalten, ist die früher übliche Aufschwemmung von Erythrozytenkonzentraten mit physiologischer Kochsalzlösung zur Verbesserung der Fließeigenschaften überflüssig geworden. Die *Transfusionsgeschwindigkeit* hängt vom Kreislaufvolumen des Patienten ab und von seinen Möglichkeiten, die Volumenzufuhr zu kompensieren. Bei kreislaufstabilen, nichtblutenden Patienten wird empfohlen, ein Erythrozytenkonzentrat pro Stunde zu transfundieren. Bei Herz- und/oder Niereninsuffizienz muss die Volumenzufuhr verlangsamt werden (70–120 ml/h).
Über das Transfusionsgerät lassen sich mehrere Konserven transfundieren, aus hygienischen Gründen (Keimwachstum) darf das Gerät jedoch maximal 6 Stunden gebraucht werden. Aus demselben Grund müssen erwärmte oder „angestochene" Konserven spätestens nach 6 Stunden transfundiert sein. Nach der Transfusion ist das Behältnis mit dem Restblut 24 Stunden bei 2–8°C aufzubewahren.

Thrombozytenkonzentrate

Indikation

Die Gabe von Thrombozytenpräparaten ist indiziert bei Blutungsneigungen, die auf eine verminderte Zahl (Thrombopenie) oder auf eine erworbene oder angeborene Funktionsstörung (Thrombopathie) von Thrombozyten zurückzuführen sind (Tabelle 3.**2**). Auch hier soll zunächst die Ursache der Blutungsneigung diagnostiziert und eine kausale Therapie angestrebt werden. Die häufigste erworbene Thrombopathie ist auf die Einnahme von Thrombozytenaggregationshemmern (vor allem Acetylsalicylsäure) zurückzuführen.

▼ Bei elektiven Eingriffen müssen Thrombozytenag-
● gregationshemmer und ähnliche Medikamente mindestens 3 Tage vor der Operation abgesetzt werden.

Patienten mit Knochenmarkinsuffizienz stellen einen Sonderfall dar. Sie leben mit Thrombozytenzahlen weit unterhalb des Normalbereiches. Thrombozyten werden normalerweise nur bei Blutungszeichen transfundiert. Bei Werten < $10–20 \times 10^9$/l kann es jedoch angezeigt sein, Thrombozyten *prophylaktisch* zu geben. Sind bei diesen Patienten Risikofaktoren wie Fieber, Infektion oder Sepsis vorhanden, wird die prophylaktische Gabe früher erforderlich sein ($20–50 \times 10^9$/l). Für Operationen, Lumbalpunktionen, Organbiopsien und ähnliche Eingriffe sollten die Thrombozyten perioperativ bei Werten

Tabelle 3.**2** Ursachen thrombozytär bedingter Blutungsneigungen

Erkrankung (Typ)	Ursache
Thrombozytopenie	
Bildungsstörung	
– primär	aplastische Anämie, Myelodysplasie
– sekundär	Chemotherapie (myeloablative Therapie)
Umsatzstörung	Splenomegalie, Fieber, Sepsis, disseminierte intravasale Koagulation (DIC), massive Blutungen, Autoimmunthrombozytopenie, fetale bzw. neonatale Alloimmunthrombozytopenie
Thrombozytopathie	
Angeboren	Thrombasthenie Glanzmann, Bernard-Soulier-Syndrom
Erworben	Einnahme von Thrombozytenaggregationshemmern (z.B. Acetylsalicylsäure) u.a. Medikamente

$> 50 \times 10^9$/l gehalten werden, bei besonders risikoreichen Eingriffen bei Werten $> 80 \times 10^9$/l.

Praktische Durchführung

Die Dosierung bzw. die Zahl der zu transfundierenden Thrombozytenkonzentrate wird sich sowohl nach dem Sistieren der Blutung richten als auch nach dem Anstieg der Thrombozytenzahl. Die therapeutische Einheit beim Erwachsenen sind ca. 3×10^{11} Thrombozyten, entsprechend vier (bis sechs) Einzelkonzentraten. Bei Engpässen in der Versorgung können Thrombozyten ohne Rücksicht auf die AB0-Blutgruppe verabreicht werden. Sie werden über ein Transfusionsgerät mit Standardfilter (170–230 μm, DIN 58360) transfundiert.

▼ Sog. Mikroaggregatfilter, wie sie für die Transfusion
● von Erythrozytenkonzentraten angeboten werden, sind für Thrombozyten nicht zulässig.

Gefrorenes Frischplasma

Indikation

Die Gabe von gefrorenem Frischplasma (GFP) führt dem Patienten vor allem nichtaktivierte Gerinnungsfaktoren zu. Indikationen für die Transfusion von GFP sind die Verbrauchs- und/oder Verdünnungskoagulopathie bei größeren Blutungen, die disseminierte intravasale Gerinnung (DIC), Blutungen während der Therapie mit oralen Antikoagulanzien (z.B. Marcumar) und die Austauschtransfusion. Ein Mangel der Gerinnungsfaktoren V und XI wird ebenfalls mit GFP substituiert. Volumenmangel dagegen ist keine Indikation für GFP, hierfür stehen kolloidale Volumenersatzmittel zur Verfügung.

Praktische Durchführung

GFP soll schnell bei 37°C in dafür entwickelten Geräten aufgetaut und ohne Verzögerung über ein Transfusionsgerät mit Standardfilter (170–230 μm, DIN 58360) transfundiert werden.

> ▼ Bei Plasma muss strikt auf AB0-Kompatibilität geachtet werden. Cave: Anders als bei Erythrozyten gilt: AB-Plasma passend für alle Blutgruppen, 0-Plasma nur für Blutgruppe 0!

Therapie in speziellen Situationen

Notfälle und Massivtransfusionen

Unfälle und unerwartete Blutungen können den serologischen Ablauf erheblich stören und sind dadurch mit einem verstärkten Vertauschungsrisiko verbunden. Bei unbekannter Blutgruppe und akutem vitalen Blutbedarf kann man 0-Rh-negatives Erythrozytenkonzentrat geben (OP-Vorrat). Möglichst *vorher* muss Blut abgenommen werden für die serologische Diagnostik. Da 0-Rh-negative Konserven knapp sind, muss so bald als möglich auf die korrekte Blutgruppe übergegangen werden. Bei mehr als acht Konserven beim Erwachsenen wird auch Gabe von GFP erforderlich. Thrombozyten kommen erst bei einem Abfall auf Werte unter 50×10^9/l zum Einsatz. Die Verträglichkeitsprobe dauert heute normalerweise ca. 30 min (+ Transport). Manche Labors machen in Notfällen abgekürzte Verfahren. In jedem Fall muss eine korrekte Verträglichkeitsprobe nachgeholt werden.

> ▼ Während in vitaler Situation vor Erhalt des Resultats der Verträglichkeitsprobe transfundiert werden darf, ist die Erstellung des Bedside-Tests vor jeder Transfusion unerlässlich (s.o.). Auslassen wird ggf. vor Gericht als Kunstfehler angesehen.

Spezialpräparate

Blutbanken stellen heutzutage eine Anzahl von Spezialkonserven her, für die eingeschränkte Indikationen gelten. Bei gegebener Indikation sind sie lebenswichtig. Konserven für Patienten in onkologischer Maximaltherapie werden normalerweise als auf Zytomegalievirus (CMV) getestete (s. Abschnitt „Viren", S. 47), bestrahlte (30 Gy), leukozytenarme *Erythrozytenkonzentrate* verabreicht. Die Leukozytenabreicherung geschieht durch Filtration in der Blutbank und reduziert das CMV-Übertragungsrisiko drastisch, aber nicht vollständig. Einige Blutbanken verzichten deshalb auf die CMV-Tests. Wegen des unreifen Immunsystems und der Möglichkeit einer Immundefizienz („severe combined immunodeficiency", SCID) gibt man Neugeborenen ebenfalls bestrahlte, CMV-getestete Konserven. Ein Überblick über Indikationen von Spezialkonserven gibt Tabelle 3.**3**. *Thrombozyten* werden heute bereits von vielen Blutbanken als gepooltes und leukozytendepletiertes (gefiltertes) Präparat hergestellt.

Tabelle 3.**3** Spezialpräparate und ihre Indikationen

Präparat	Indikation
Leukozytendepletierte Präparate	– Patienten, bei denen längerfristig mit einer Substitutionsbedürftigkeit zu rechnen ist (z.B. bei hämatologisch-onkologischen Systemerkrankungen) – Patienten vor, während und nach Nieren-, Pankreas- oder Knochenmarktransplantation – HLA-immunisierte Patienten nach febrilen Transfusionsreaktionen
Bestrahlte Präparate (30 Gy)	– Patienten mit primären oder sekundären Immundefekten – Patienten, bei denen ein primärer Immundefekt nicht ausgeschlossen werden kann (Kinder bis zum Ende des 1. Lebensjahres)
CMV-negative Präparate	– alle Kinder bis zum Ende des 1. Lebensjahres einschließlich intrauteriner Transfusionen – Schwangere – CMV-negative Patienten mit hämatologisch-onkologischen Systemerkrankungen ab Indikationsstellung zur Knochenmarktransplantation (bei CMV-negativem Spender auch nach Transplantation) – CMV-negative Patienten vor und während Nieren- oder Pankreastransplantation (bei CMV-negativem Spender auch nach Transplantation)
Gewaschene Erythrozytenpräparate	kongenitaler IgA-Defekt (sehr selten)
Kryokonservierte Erythrozytenpräparate	Patienten mit sehr seltenen Antigenmustern (Eigen- oder Fremdblut)

Mit Hilfe von Zellseparatoren können auch entsprechende *Hochkonzentrate von Einzelspendern* gewonnen werden. Sie können im Bedarfsfall auch HLA-kompatibel verabreicht werden. Mit Hilfe der gleichen Maschinen werden auch *Stammzell-* und seit kurzem wieder *Granulozytenhochkonzentrate* hergestellt. Letztere stellen eine Ultima-ratio-Therapie bei drohender Sepsis nach myeloablativer Therapie in der Onkologie/Hämatologie dar.

Fremdblutsparende Maßnahmen

Fremdblut wird zu allererst und am effektivsten gespart durch disziplinierte und kompetente Indikationsstellung und Bestellpraxis, dann durch optimiertes und sorgfältiges operatives Vorgehen mit konsequenter Blutstillung. Erst danach greifen Methoden wie intraoperative Retransfusion von Wundblut („cell saving"), präoperative Hämodilution und Eigenblutspende.
Retransfusion von Wundblut geschieht natürlich nur bei sterilem Operationsgebiet und grundsätzlich nach maschineller Aufarbeitung (Waschen) zwecks Entfernung gerinnungsaktiver Substanzen. Die Methode kann bei Operationen mit unvermeidbar großem Blutverlust

effizient sein, erfordert jedoch ein speziell geschultes und motiviertes Team. Vor gelegentlichem amateurhaftem Einsatz sei gewarnt.

Die **prä-/perioperative Hämodilution** basiert auf der Überlegung, dass die unmittelbar präoperativ stattfindende Blutentnahme zu geringeren intraoperativen Verlusten von Erythrozyten führt, da diese aus bereits vorverdünntem Blut erfolgen. Ihre Wirksamkeit in puncto Fremdbluteinsparung ist sicher begrenzt auf ein bis zwei Konserven und wird von einigen Zentren heftig bestritten, von anderen ebenso heftig verteidigt. Von entscheidender Wichtigkeit und Strittigkeit ist die Frage, auf welchen Hämatokrit man den Patienten maximal absinken lässt. Früher von einigen Zentren vehement propagierte Grenzwerte von 18 % Hämatokrit werden inzwischen auf 25 % korrigiert, was die potenzielle Fremdbluteinsparung drastisch reduziert.

Eigenblutspende. Gegenüber der perioperativen Hämodilution hat die Eigenblutspende den Vorteil, dass sie in ausreichendem Abstand vor einer geplanten Operation (meist orthopädisch, aber auch mund-kiefergesichts-chirurgisch, HNO, kardiovaskulär) geschehen kann. Bei ausreichenden Eisenspeichern sind normalerweise zwei bis drei Abnahmen möglich. Sog. Bocksprungmethoden erlauben theoretisch bis zu fünf Konserven, werden aber wegen des großen Aufwands praktisch nicht mehr angewandt. Erythropoetingabe, kombiniert mit intravenösen Eisengaben, kann bei Patienten mit grenzwertigem Hb (12 g/dl) die Eigenblutspendefähigkeit verbessern, wird aber im Sinne einer Risikoabwägung kontrovers diskutiert.

HIV-positive Patienten und bei den meisten Zentren auch HBV- und HCV-positive Patienten werden wegen der Gefahr der Konservenvertauschung mit Rücksicht auf andere Patienten abgelehnt. Weiterhin strittig ist die Frage, ob Eigenblutspende bei *onkologischen Patienten* sinnvoll ist. Die Befürworter verweisen auf Studien, die einen immunsuppressiven Effekt von allogenen Transfusionen finden. Im Zweifelsfall empfehlen wir eine Bestrahlung mit erhöhter Dosis (50 Gy) zur Verhinderung einer potenziellen autologen Verschleppung von Tumorzellen.

Insgesamt ist festzustellen, dass die Eigenblutspende dort, wo sie technisch unkompliziert möglich ist, medizinisch sinnvoll ist. Dies ist in einem Haus mit breitflächigem Versorgungsspektrum bei ca. 5 %, maximal 15 % der Patienten der Fall. Immer muss das Risiko der Eigenblutentnahme und -transfusion gegen das heute sehr geringe Infektionsrisiko der Fremdblutspende abgewogen werden. *Ökonomisch* gesehen ist die Eigenblutspende im Vergleich zur allogenen Transfusion bestenfalls neutral, normalerweise negativ einzustufen.

Noch ein Wort zur Terminologie: Die Begriffe Eigenblutspende und autologe Retransfusion werden in letzter Zeit oft von Therapeuten angewandt, die kleine Mengen Blut abnehmen, dieses Ozon, UV oder anderen physikalischen Stressoren aussetzen und dann, meist zu immensen Kosten, reinjizieren. Solche Verfahren sind nicht als Teil der Transfusionsmedizin anzusehen. Ihre erhoffte immunstimulierende Wirkung ist nicht belegt.

Risiken und Risikovermeidung in der Transfusionsmedizin

Unerwünschte Transfusionsreaktionen

Transfusionsreaktionen werden unterteilt in akute (während oder innerhalb weniger Stunden nach der Transfusion auftretend) und in verzögerte Transfusionsreaktionen (wenige Tage bis Jahre). Die Ursache einer Transfusionsreaktion kann immunologischer und nichtimmunologischer Natur sein. Eine Übersicht gibt Tabelle 3.**4**.

Akute Transfusionsreaktionen. Am gefährlichsten sind die *Hämolyse* (aufgrund von AB0-Vertauschung oder nichterkannter irregulärer Alloantikörper) und die *Sepsis* infolge bakterieller Kontamination.

! Damit im Falle einer Reaktion die Transfusion schnell unterbrochen und die nötigen therapeutischen Maßnahmen (s. Checkliste Transfusionsreaktion, Abb. 3.**3**) ergriffen werden können, ist eine engmaschige Überwachung des Patienten vor allem zu Beginn, aber auch im Verlauf der Transfusion, unbedingt erforderlich.

Alle während und kurz nach einer Transfusion auftretenden Veränderungen des Befindens müssen prinzipiell zunächst auf die Transfusion zurückgeführt werden. Symptome einer akuten Transfusionsreaktion können sein:

- allgemeines Unwohlsein
- Übelkeit
- Erbrechen
- Rückenschmerzen
- Hämoglobinurie
- Schüttelfrost
- Temperaturanstieg (>1 °C)
- Tachykardie
- Hautrötung
- Urtikaria
- Blutdruckabfall und
- Atemnot.

In schweren Fällen kann es zu Nierenversagen, Schock und Verbrauchskoagulopathie kommen. Glücklicherweise nehmen Transfusionsreaktionen nur selten einen derart bedrohlichen Verlauf. Die meisten akuten Transfusionsreaktionen zeigen *Symptome einer allergischen Reaktion* wie Urtikaria, leichter Temperaturanstieg, eventuell mit Schüttelfrost, oder geringgradige Blutdruckabfälle. Sie sind in der Regel bedingt durch Antikörper des Patienten, die gegen Plasmaproteine oder HLA-Merkmale des Spenders gerichtet sind. Bei Patienten, die gehäuft solche Reaktionen zeigen, kann die prätransfusionelle Gabe von Antihistaminika und eventuell Kortison hilfreich sein. Abhängig von der klinischen Situation kann bei diesen Reaktionen die Fortführung der Transfusion erfolgen.

Verzögerte Transfusionsreaktionen. Die verzögert auftretende *hämolytische Transfusionsreaktion* (2–10 Tage nach der Transfusion), die *posttransfusionelle Purpura* oder eine *Graft-versus-Host-Erkrankung* sind selten, können aber ebenfalls sehr bedrohlich verlaufen. Kommt es mehrere Tage nach Transfusion zur Hämolyse oder zu einem plötzlichen Thrombozytenabfall, muss immer auch an eine Transfusionsreaktion gedacht werden.

Tabelle 3.**4** Leitsymptome und häufige Ursachen akuter bzw. verzögerter Transfusionsreaktionen (ohne Infektionen)

Akutreaktionen		Verzögerte Reaktionen	
Leitsymptom	Häufige Ursache	Leitsymptom	Häufige Ursache
Immunologische Reaktionen			
Hämolyse	Inkompatibilität der Erythrozyten: AB0-Vertauschung oder nicht erkannte irreguläre Antikörper	Hämolyse	im Rahmen einer früheren Sensibilisierung gebildeter Antikörper gegen Erythrozytenantigene, der zum Zeitpunkt der Konservenzuordnung nicht nachweisbar war, und durch die Transfusion geboostert wurde
Temperaturanstieg (ohne Hämolyse)	Antikörper gegen Leukozyten oder Thrombozyten des Spenders	Alloimmunisierung	Transfusion fremder Blutgruppenantigene
Urtikaria	Antikörper gegen Plasmaproteine des Spenders	Graft-versus-Host-Reaktion	– Spenderlymphozyten in einem immunsupprimierten Empfänger – ungünstige HLA-Konstellation zwischen Spender und Empfänger (selten)
Anaphylaxie	Antikörper gegen IgA im Spenderplasma	posttransfusionelle Purpura (PTP)	im Rahmen einer früheren Sensibilisierung gebildeter, jetzt geboosterter Antikörper gegen Thrombozytenantigene (meist HPA-1a)
Lungenödem (transfusionsassoziierte Lungeninsuffizienz, TRALI)	Antikörper gegen Empfängerleukozyten im Spenderplasma		
Nichtimmunologische Reaktionen			
Herzinsuffizienz	Volumenüberladung	Eisenüberladung (Hämosiderose)	vielfache (> 100fache) Transfusion von chronisch anämischen Patienten ohne Blutverlust
Hypothermie	schnelle Transfusion größerer Mengen nicht angewärmter Blutpräparate		
Hyperkaliämie	schnelle Transfusion einer größeren Zahl von Erythrozytenkonzentraten		
Hypokalzämie	schnelle Transfusion einer größeren Zahl von citratantikoagulierten Blutpräparaten		

Übertragung von Infektionskrankheiten

Außer den oben beschriebenen Risiken einer Bluttransfusion besteht auch die Gefahr, Infektionskrankheiten zu übertragen. Dabei ist prinzipiell jeder Erreger, der Anschluss an den Blutkreislauf gewinnt, mit einer Blutspende übertragbar. Jedoch stellt nicht jeder Erreger von vornherein eine Gefahr für einen *immunkompetenten Empfänger* dar, sei es, weil ein Großteil der Empfänger bereits immun ist oder weil die Infektion häufig blande oder ohne klinische Symptome verläuft (Zytomegalievirus, Epstein-Barr-Virus).

Anders sieht dies aus, wenn es sich bei dem Empfänger um *Neugeborene oder immunsupprimierte Erwachsene* handelt. In diesem Fall können auch Erreger, die für den „normalen" Patienten als harmlos gelten, zu schwer verlaufenden, auch letalen Infektionen führen (z.B. CMV).

Eine Gefahr für jeden Empfänger stellen dagegen Erreger schwerer Erkrankungen wie Hepatitis-B- und Hepatitis-C-Virus sowie HIV dar.

Viren

Hepatitis-A-Virus

Das Hepatitis-A-Virus (HAV) ist ein nichtumhülltes RNA-Virus, das typischerweise fäkal-oral übertragen wird. Aufgrund der verbesserten hygienischen Bedingungen hat die Durchseuchung eines Jahrgangs der Bevölkerung von etwa 90% kurz nach dem 2.Weltkrieg auf heute etwa 5% abgenommen. Mehr als die Hälfte dieser Infektionen werden aus Urlaubsländern importiert. Während die Hepatitis A im Kindesalter fast immer asysmptomatisch verläuft, kann sie bei alten Menschen einen schwereren Verlauf nehmen und in bis zu 2% der Fälle letal enden. Die Infektion verläuft jedoch nie chronisch, weshalb die Blutspendedienste kein generelles Screening durchführen.

Hepatitis-B-Virus

HBV ist ein Doppelstrang-DNA-Virus mit einer lipidarmen, sehr stabilen Proteinhülle. Die Durchseuchungsrate in Deutschland liegt bei etwa 5%, bei Dauerblutspendern aufgrund der Selektion bei 0,002–0,005%. Der Hauptübertragungsweg sind sexuelle Kontakte. Daneben bestehen Übertragungsmöglichkeiten beim „needle-sharing" i.v.-Drogenabhängiger, beim Tätowieren, beim Body-Piercing und prinzipiell auch durch die bei medizinischen Eingriffen verwendeten Instrumente und Geräte. Das Risiko, durch zellhaltige Blutpräparate Hepatitis B zu übertragen, ist seit Einführung der Testung erheblich gesunken und wird derzeit auf 1:500 000 geschätzt.

Bei Erwachsenen nehmen etwa 60% der Infektionen einen asymptomatischen/oligosymptomatischen Verlauf, rund 10% gehen in eine chronische oder fulminante Verlaufsform über. Bei Neugeborenen dagegen verlaufen 90% der Infektionen chronisch/fulminant, bei Kleinkindern immerhin noch 30%. Die Koinfektion mit dem Hepatitis-Delta-Virus („Huckepackvirus") aggraviert den Verlauf. In Deutschland werden alle Blutspenden auf das Vorhandensein von Hepatitis-B-Surface-Antigen (HBsAg; früher: Australia-Antigen) getestet.

Hepatitis-C-Virus

Etwa 90% der früher als „Non-A-non-B" bezeichneten Hepatitiden werden durch HCV verursacht, ein umhülltes Virus mit Einzelstrang-RNA. In den allermeisten Fällen persistiert das Virus lebenslang, 60% der Infektionen nehmen einen chronischen Verlauf, 20% gehen in eine Leberzirrhose über, ein Teil bleibt asymptomatisch. Die vertikale und die sexuelle Übertragung ist lange nicht so effektiv ist wie bei HBV. Das Restrisiko für eine Übertragung des HCV durch zellhaltige Blutkomponenten wird auf 1:270 000 geschätzt. In Deutschland werden alle Blutspenden auf das Vorhandensein von Anti-HCV-Antikörpern getestet.

Hepatitis-E-Virus und Hepatitis-G-Virus/ GB-Virus C

HEV ist überwiegend in der dritten Welt verbreitet und wird fäkal-oral übertragen. Die Infektion heilt normalerweise aus. Ein Screening erfolgt nicht.

Das 1995 identifizierte, eng mit dem sog. GB-Virus C verwandte Hepatitis-G-Virus (*HGV*) hat in Deutschland eine Prävalenz von 1–3%. Trotz seines Namens bestehen zunehmend Zweifel, ob dieses Virus tatsächlich Hepatitis verursacht oder ob es lediglich zusammen mit einem anderen, noch unbekannten Erreger übertragen wird. Bis jetzt spricht alles dafür, dass dieser Erreger selten klinische Relevanz besitzt.

Humanes Immundefizienzvirus

HIV ist ein umhülltes Retrovirus, also ein RNA-Virus, welches das Enzym reverse Transkriptase besitzt und somit an einem RNA-Einzelstrang DNA synthetisieren kann. Neben dem in Deutschland am häufigsten HIV-1 existiert das erstmals in Westafrika entdeckte, möglicherweise weniger pathogene HIV-2. Beide Viren sind genetisch äußerst variabel und können dadurch neutralisierenden Antikörpern immer wieder entrinnen.

Klinisch manifestiert sich die akute HIV-Infektion bei manchen Patienten nach einer 2- bis 6-wöchigen Inkubationszeit mit unspezifischen Symptomen ähnlich einer Grippe mit Fieber, Exanthem, Lymphknotenschwellung. Gleichzeitig werden erstmals Antikörper gegen HIV im Serum des Infizierten nachweisbar. In seltenen Fällen treten die Antikörper erst nach 6 Monaten auf. In der daran anschließenden, meist mehrere Jahre dauernden Latenzphase sind die Infizierten zwar asymptomatisch, jedoch in aller Regel infektiös. Schließlich folgen das Lymphadenopathiesyndrom und der „AIDS-related complex" (ARC), bevor die Krankheit nach 1–5 Jahren in das letzte Stadium eintritt, das erworbene Immundefizienzsyndrom (AIDS).

Am häufigsten wird HIV bei homosexuellen Kontakten zwischen Männern, Nadeltausch i.v.-Drogenabhängiger und heterosexuellen Kontakten übertragen. Bis zur Einführung der HIV-Antikörpertests bei den Blutspendediensten im Jahre 1985 wurde in Deutschland 215 Patienten (ohne Hämophile) das HIV mit Blut übertragen. Nach 1985 wurden fünf Fälle gemeldet. In der Bundesrepublik wurden – im Gegensatz zu allen anderen Ländern – Hämophile prophylaktisch mit Faktor-VIII- oder Faktor-IX-Präparaten substituiert. Diese Prophylaxe machte den Aufkauf von Gerinnungsfaktorvorräten in aller Welt, vor allem in den USA, erforderlich. Da solche Präparate in den Jahren vor Einführung der HIV-Testung häufig HIV-kontaminiert waren, wurden etwa 50% aller Hämophilen in Deutschland HIV-infiziert.

Andere Viren

Die **humanen T-Zell-Leukämieviren Typ I und II** (HTLV-I/II) können unter anderem die adulte T-Zell-Leukämie und die Haarzelleukämie hervorrufen. Sie sind im pazifischen Raum bzw. auf dem amerikanischen Kontinent endemisch, in Deutschland dagegen selten. Ein Screening der Blutspenden findet nicht statt.

Zytomegalievirus (CMV). Eine Ausnahmestellung hat das zur Familie der Herpesviren gehörende Zytomegalievirus (CMV). Bei immunkompetenten Individuen verläuft die CMV-Infektion meist inapparent oder mit mononukleoseähnlichen Symptomen. Der CMV-Status der Konserve ist deshalb nur für Patienten mit eingeschränkter Immunkompetenz relevant, da bei ihnen eine CMV-Infektion mit einer hohen Mortalität behaftet ist (CMV-Pneumonie). Für CMV-negative Schwangere, Kinder bis zum 1. Lebensjahr und CMV-negative Transplantatempfänger, die Organe (einschließlich Knochenmark) CMV-negativer Spender erhalten, sind deshalb Blutkonserven indiziert, die von Anti-CMV-Antikörpernegativen Spendern stammen. Alternativ können leukozytendepletierte Präparate transfundiert werden.

Bakterien

Alle Blutspenden werden routinemäßig mit dem Treponema-pallidum-Hämagglutinationsassay (TPHA) auf das Vorhandensein von Antikörpern gegen den Erreger der *Syphilis* getestet. Werden die Erythrozytenkonzentrate länger als 48 h bei 4°C gelagert, was in der Regel der Fall ist, ist ein Überleben der Treponemen unwahrscheinlich. Andere Bakterien können ebenfalls durch Blut übertragen werden. Aufgrund der verbesserten Technik stehen heute weniger die Kontaminationen bei Entnahme und Weiterverarbeitung der Blutspende im Vordergrund als die hämatogene Kontamination durch *infektiöse Blutspender mit inapparenter Bakteriämie*. Auch hier kann eine genaue Spenderbefragung und der Spendeausschluss großen, wenn auch nicht 100%igen Schutz bieten (Zeckenbiss: Borrelien; Gastroenteritis: Yersinien, E. coli u.a.).

Das medizinische Personal in der Blutbank und auf Station kann durch strenge Einhaltung der Kühlkette und der allgemeinen hygienischen Vorschriften ebenfalls einen großen Beitrag zur Verhinderung von Kontaminationen bzw. Verhinderung des Keimwachstums in Konserven leisten. In sehr seltenen Fällen können sich kryophile Keime wie Yersinien in gekühlten Konserven vermehren und bei der Transfusion schwere Zwischenfälle verursachen.

Protozoen

Die wichtigsten mit Blut übertragbaren Protozoen sind Plasmodien (Malaria), Trypanosomen (Schlafkrankheit, Chagas-Krankheit), und Leishmanien (Leishmaniase). Sie alle sind in Deutschland nicht endemisch, werden aber gelegentlich durch Reisende importiert. Hier müssen die genaue Spenderbefragung und der Spendeausschluss von Reisenden aus Endemiegebieten greifen.

Prionen

Die bisher bekannt gewordenen Übertragungen der Creutzfeld-Jakob-Erkrankung wurden durch somatotropes Hormon oder Duratransplantationen verursacht. Bisher ist kein Fall einer Übertragung der Erreger spongiformer Enzephalopathien durch Blutpräparate bekannt geworden. Prionen finden sich in erster Linie im Nervengewebe. Dennoch kann ein Übertragungsrisiko durch Blut derzeit nicht prinzipiell ausgeschlossen werden. Wegen der niedrigen Prävalenz und der wahrscheinlich langen Latenz ist es zur Zeit nicht messbar. Ob durch den Erreger der bovinen spongiformen Enzephalopathie (BSE, „Rinderwahnsinn") Gefahr für den Menschen und damit verbunden ein Transfusionsrisiko droht, lässt sich zum gegenwärtigen Zeitpunkt nicht abschätzen.

Maßnahmen zur Minimierung des Infektionsrisikos

Dank einer *ausführlichen Anamneseerhebung* vor jeder Spende gelingt es den Blutspendediensten, den größten Teil potenzieller Überträger von Infektionskrankheiten von einer Spende auszuschließen. Zu diesen strengen und sehr effizienten Selektionsmaßnahmen kommt hinzu die *infektionsserologische Testung* einer jeden Spende

auf das Vorhandensein von Antikörpern gegen HIV, HCV, Treponema pallidum (Syphiliserreger) und auf das Vorhandensein des Oberflächenantigens HBsAg des HBV. Seit Anfang 1999 wird in Deutschland generell auch ein Test auf HCV-Genom (z.B. Polymerasekettenreaktion, PCR) durchgeführt. Mit diesen Tests, komplettiert durch die Bestimmung der Serum-GPT (Alanin-Aminotransferase), gelingt es, das Infektionsrisiko noch einmal deutlich zu senken.

Nicht erfasst werden Spender, die sich vor kurzem infiziert haben und jetzt selbst infektiös sind, deren Immunsystem aber zum Zeitpunkt der Spende noch keine oder nicht genügend Antikörper gebildet hat. Ein derartiger Zustand wird als *diagnostisches Fenster* bezeichnet, d.h. der Spender ist infektiös, wird aber von den Tests (noch) nicht entdeckt. Das diagnostische Fenster beträgt bei HIV in der Regel 6 Wochen, bei Hepatitis B und C bis zu 4 bzw. 6 Monate. Aus dieser Situation (sowie den noch selteneren Testversagern [falsch negative Tests]) entsteht das Restrisiko, durch eine Transfusion trotz sorgfältiger Spenderauswahl und Spendentestung eine HIV-, HBV- oder HCV-Infektion zu übertragen. Die Einführung der generellen Testung auf HCV-Genom hat das diagnostische Fenster für HCV verkleinert..

Bei *Plasma und Plasmaderivaten* sind zusätzliche, die Virussicherheit erhöhende Maßnahmen möglich. Bei gefrorenem Frischplasma besteht die Möglichkeit der *Quarantänelagerung*, d.h. das gespendete Plasma wird tiefgefroren eingelagert. Wird der Spender 6 Monate später immer noch negativ getestet, geht man davon aus, dass er zum Zeitpunkt der Spende mit großer Sicherheit nicht infektiös war und gibt sein Plasma für Patienten oder für die Weiterverarbeitung frei. Alternativ kann gefrorenes Frischplasma mit dem *Solvent/Detergent-(S/D-)* oder dem *Methylenblauverfahren* virusinaktiviert werden. Bei diesen Verfahren muss aber eine Beeinträchtigung verschiedener Gerinnungsfaktoren in Kauf genommen werden.

Im Rahmen industrieller Verarbeitung des Plasmas in die einzelnen Plasmaderivate kommen *virusabreichernde* (Alkoholfraktionierung, Filtration) und *virusinaktivierende* (Pasteurisierung, Trockenerhitzung, S/D-Verfahren) *Verfahrensschritte* zur Anwendung. Diese Verfahren sind jedoch nicht für alle Viren gleich geeignet: Lipidumhüllte Viren (HCV, HBV, HIV) werden erfolgreich durch das S/D-Verfahren inaktiviert, hüllenlose Viren (HAV, Poliovirus, Parvovirus B19) dagegen nicht oder nur unvollständig. Dennoch darf man heute annehmen, dass sich bei sinnvoller Kombination von virusabreichernden und virusinaktivierenden Verfahren zwar nicht absolute, aber große Virussicherheit bei Plasmapräparaten erreichen lässt.

Anhang

Serologische Tests, Nachweismethoden, Spezialdiagnostik

Verschiedenste Techniken eignen sich zur Bestimmung von erythrozytären Antigenen und Antikörpern. Eine Blutgruppenbestimmung ist mit Vollblut auf Keramik-

oder Mikrotiterplatten, im Röhrchen mit 5%iger Erythrozytensuspension oder auch in Gelzentrifugationstechnik durchführbar.

Die *Gelzentrifugationstechnik* ist ein säulenchromatographisches Verfahren, bei dem mit entsprechenden Testseren beschicktes Dextrangel (Sephadex G100) in Mikrosäulen aufgetragen wird. Nach Zugabe von Erythrozyten werden die Säulen innerhalb eines definierten Zeitraumes zentrifugiert. Agglutinate verbleiben je nach Größe am oberen Rand der Säule oder passieren sie nur unvollständig. Mit diesem sehr sensitiven Verfahren können die verschiedensten Untersuchungen wie direkter und indirekter Coombs-Test, Blutgruppen- und Antigenbestimmungen, Verträglichkeitsprobe etc. einfach und sicher durchgeführt werden.

Coombs-Test

Der indirekte Coombs-Test weist freie Antikörper im Serum nach, der direkte Coombs-Test eine Antikörperbeladung der Erythrozyten. Grundlage des Coombs-Tests ist Antihumanglobulin, das als Brückensubstanz beladene Erythrozyten agglutiniert. Antihumanglobulin enthält immer Anti-IgG und Anti-C3d.

Enzymtest

Manche niedrigtitrigen Antikörper lassen sich mit enzymatisch (Papain, Bromelin etc.) vorbehandelten Erythrozyten besonders sensitiv nachweisen. Dazu gehören vor allem alle Antikörper des Rhesussystems. Dies ist jedoch keine universell einsetzbare Verstärkermethode, da einige wichtige Antigene nicht erfasst werden.

Blutgruppenbestimmung

Jedes erythrozytäre Antigen muss durch eine Doppelbestimmung mit zwei verschiedenen Antiseren bestätigt werden. Eine Ausnahme bildet die AB0-Bestimmung mit monoklonalem Anti-A, Anti-B und eventuell Anti-AB, bei der zusätzlich zur einmaligen Typisierung der AB0-Eigenschaften die Isoagglutinine (Serumeigenschaften) als Gegenkontrolle bestimmt werden.

Zwei monoklonale Anti-D-Seren, welche die D^{VI}-Kategorie nicht erkennen, werden zur Rhesusbestimmung bei Patienten angewandt. Rhesus-negative Spender werden zusätzlich im indirekten Coombs-Test mit einem Anti-D-Antikörper (IgG) auf D-Varianten getestet.

Antikörpersuchtest und Antikörperdifferenzierung

Bei jeder Blutgruppenbestimmung und in definierten Zeiträumen bei transfusionspflichtigen Patienten werden *Antikörpersuchtests* durchgeführt, um freie erythrozytäre Antikörper im Serum nachzuweisen. Zwei bis drei Testerythrozyten, die eine Kombination der gängigen Antigene besitzen, werden dabei verwendet.

Die *Antikörperdifferenzierung* ist ein erweiterter Antikörpersuchtest, bei dem statt zwei oder drei Testzellen in der Regel 11 Testerythrozyten mit bekanntem Antigenmuster zur Anwendung kommen. Zur Verlaufskontrolle wird von jedem Antikörper der Titer bestimmt.

Verträglichkeitsprobe

Die Verträglichkeitsprobe – auch Kompatibilitätstestung bzw. Kreuzprobe genannt – wird in Major- und Minorkompatibilitätstestung unterschieden. Bei der *Majorprobe* wird die Verträglichkeit des Patientenserums mit den zu transfundierenden Erythrozyten überprüft. Da beim Patienten Antikörper gegenüber den transfundierten Erythrozyten im Überschuss vorliegen können, hat dieser Test die größere Bedeutung. Der reverse Test, die Minorprobe, ist heute obsolet, da nur noch Erythrozytenkonzentrate zur Anwendung kommen. Die Verträglichkeitsprobe muss in der konventionellen 3-Stufen-Technik (Kochsalz – Verstärker – Antihumanglobulin) oder in Techniken adäquater Sensitivität durchgeführt werden.

Spezialdiagnostik

 Gebundene Antikörper können durch verschiedene Methoden von Erythrozyten abgesprengt und anschließend mit Testerythrozyten auf ihre Spezifität untersucht werden. Elutionsverfahren benutzen entweder Lösungsmittel (Ether, Chloroform), Hitze (56°C) oder Säure. Letztere kann zur Schonung der Erythrozyten mit einer Gradientenzentrifugation gekoppelt werden. Dergestalt „gestripte" Erythrozyten eignen sich zur Autoabsorption. Elutions- und Absorptionsverfahren dienen der Diagnostik bei Autoantikörpern, Transfusionsreaktionen und dem Morbus haemolyticus neonatorum. Autoantikörper können durch Autoabsorption aus dem Serum entfernt und dadurch verdeckte Alloantikörper gefunden werden. Zur Diagnostik und zur Therapiekontrolle werden freie Autoantikörper titriert.

Einsenden von Material

Zur Vermeidung von Fehltransfusionen Probenröhrchen *vor Punktion* beschriften (s. Checkliste Transfusion, Abb. 3.**2**). Vertauschung von Probenröhrchen und Blutprodukten am Krankenbett ist die häufigste Ursache für Fehltransfusionen!

Entnahmematerial

Bei manueller serologischer Bestimmung im Labor wird normalerweise 10 ml Nativblut für Blutgruppe, Antikörpersuche und/oder Kreuzprobe abgenommen. Bei automatisierter Serologie kann die universelle Verwendung von EDTA-Blut notwendig sein. Serologische Spezialdiagnostik (z.B. Autoantikörperdiagnostik) erfordert normalerweise Nativblut und EDTA-Blut.

Checkliste Transfusion

Die Checkliste Transfusion (Abb. 3.**2**) fasst wichtige Maßnahmen zur Vermeidung von Fehltransfusionen zusammen.

Maßnahmen bei Transfusionsreaktionen

Eine schwere hämolytische Transfusionsreaktion wird vor allem durch eine Majorinkompatibilität verursacht. Statistisch ist die Verwechslung des Empfängers die häufigste Ursache für diesen Zwischenfall. Weitere schwere Transfusionsreaktionen entstehen bei bakteriell kontaminierten Produkten, selten aufgrund von anaphylaktischen Reaktionen auf Präparatbestandteile. Die wichtigsten Maßnahmen nach einer Transfusionsreaktion sind in der Checkliste Transfusionsreaktion (Abb. 3.**3**) beschrieben.

Zusammenfassung

Etwa hundert Jahre nach Entdeckung der AB0-Blutgruppen durch Landsteiner kennen wir heute ca. 600 verschiedene Antigene, die in verschiedene Blutgruppensysteme eingeteilt sind. Das AB0-System bleibt das wichtigste von ihnen, gefolgt von Rhesus- und Kell-System.

Erythrozytäre Alloantikörper treten als natürliche oder als Immunantikörper auf. Klinisch können sie je nach Klasse und Komplementaktivierung hämolytische Reaktionen aller Schweregrade bis hin zu Nierenversagen, Schock und DIC erzeugen. Autoantikörper kommen als Kälte-, Wärme- oder biphasische Antikörper vor und müssen bei Verdacht auf klinische Relevanz stets serologisch abgeklärt werden, da sie einer differenzierten Behandlung bedürfen. Leukozyten besitzen eigene gemeinsame (HLA) und spezifische Antigensysteme, die insbesondere bei Transplantationen eine Rolle spielen. Blut wird heute nur noch gezielt als Komponentenpräparat verabreicht. Die verschiedenen Komponenten erfordern strikte Einhaltung spezifischer Lagerbedingungen (Kühlkette bei Erythrozytenkonzentraten, Raumtemperatur bei Thrombozyten!). An jedem Krankenhaus gibt es einen vom Träger bestellten Transfusionsverantwortlichen, der – ggf. mit Hilfe von Transfusionsbeauftragten – das Handling von Blut und die Transfusionspraxis überwacht. Letztere ist durch eine „Dienstanweisung Transfusionsmedizin" geregelt. An Häusern der Maximalversorgung gibt es zudem eine Transfusionskommission.

Transfusionen von Blutkomponenten sind grundsätzlich restriktiv zu handhaben, dürfen aber bei gegebener vitaler Indikation nicht versagt oder verzögert werden. Verbindliche Richtwerte im Sinne eines „kritischen Hb" gibt es nicht. Ein sonst gesunder Mensch kann jedoch normalerweise einen Hb-Wert von 6–7 g/dl kompensieren. Eine sorgfältige Transfusionsvorbereitung ist mit entscheidend für den Sicherheitsstandard. Der abnehmende Arzt zeichnet verantwortlich für die Identität der Blutproben. Während die Verträglichkeitsprobe in extremen Notfällen nachträglich erfolgen kann, ist die Durchführung des Bedside-Tests eine Conditio sine qua non. Eine „Checkliste Transfusion" hilft, die Einhaltung

Abb. 3.**2** Checkliste Transfusion.

Checkliste Transfusion

Indikationsstellung
- Erfolgt durch den Arzt.
- Sowenig wie möglich.
- Soviel wie nötig.

Blutentnahme für Blutgruppenbestimmung und Verträglichkeitsprobe
- Anforderungsformular vollständig ausfüllen.
- Im Stationszimmer: Probenröhrchen mit Name, Vorname, Geburtsdatum und Datum der Blutentnahme beschriften.
- Am Krankenbett: Identität erneut überprüfen, Blutentnahme.
- Im Stationszimmer: Probenröhrchen zum Anforderungsformular zuordnen, Vollständigkeit der Dokumente überprüfen und zügig ins Labor einsenden.

Vorbereitung zur Transfusion
- Begleitpapiere mit den Angaben auf der Blutkonserve vergleichen (laut Richtlinien Arztsache): Übereinstimmung des Namens, Vornamens, Geburtsdatums, Blutgruppe, Produktnummer und Gültigkeitsdauer der Verträglichkeitsprobe vergleichen.
- Verfallsdatum und Unversehrtheit der Konserve überprüfen.
- Transfusionsbesteck und alle weiteren notwendigen Materialien einschließlich des Bedside-Tests *separat* für jeden Patienten richten.

Transfusion
- Namen, Vornamen, Geburtsdatum des Patienten erfragen oder aus ortsfesten Dokumenten entnehmen und erneut mit den Begleitpapieren vergleichen.
- Bedside-Test durch den Arzt oder unter seiner unmittelbaren Aufsicht durchführen (Arzt muss sich im Raum befinden).
- Beginn der Transfusion nur durch den Arzt.
- Patienten überwachen (Arzt muss schnell erreichbar sein).

Nach Transfusion
- Konservenbeutel abklemmen und 24 h im Kühlschrank aufbewahren.

Abb. 3.**3** Checkliste für den Fall
einer Transfusionsreaktion.

Checkliste Transfusionsreaktion

Sofortmaßnahmen

▪ Transfusion sofort unterbrechen.
▪ Venösen Zugang offenhalten.
▪ Kreislauffunktionen überwachen.
▪ Überführung in Intensivbehandlung veranlassen, je nach Situation Antihistaminika, Cortison,
  Adrenalin, Diuretika verabreichen.
▪ Dokumente, Präparate, Identität des Patienten auf Vertauschung kontrollieren.
▪ Bei allen Transfusionsreaktionen und bei allen Verwechslungen Blutbank informieren.

Für die weiteren Laboruntersuchungen

▪ Konservenbeutel abklemmen.
▪ Nativblut und EDTA-Blut abnehmen.
▪ Symptome dokumentieren.
▪ Probenröhrchen, Konservenbeutel und Reaktionsdokumentation in die Blutbank schicken.

aller relevanten peritransfusionellen Maßnahmen zu sichern und zu dokumentieren.

Aufgrund massiver Verbesserungen in der Diagnostik
sind die infektiologischen Risiken der Transfusion heute
wesentlich reduziert. Sie werden jedoch niemals vollständig aufgehoben werden. Deshalb sind fremdblut-
sparende Maßnahmen dort, wo sie sich mit vertretba-
rem Aufwand durchführen lassen, auch in Zukunft sinnvoll.

Weiterführende Literatur

Eckstein R. Immunhämatologie und Transfusionsmedizin.
3. Aufl. Stuttgart: G. Fischer; 1997.
Müller-Eckhardt C, Hrsg. Transfusionsmedizin. 2. Aufl. Berlin:
Springer; 1996.

Mollison PL, Engelfriet CP, Contreras M, eds. Blood transfusion in
clinical medicine. 9th ed. Oxford: Blackwell Scientific; 1993.
Issit PD. Applied blood group serology. 3rd ed. Miami: Montgo-
mery Scientific; 1985.
Vorstand und Wissenschaftlicher Beirat der Bundesärztekammer. Leitlinien zur Therapie mit Blutkomponenten und Plasmaderivaten. Köln: Deutscher Ärzte Verlag; 1995.
Wissenschaftlicher Beirat der Bundesärztekammer und Paul-
Ehrlich-Institut: Richtlinien zur Blutgruppenbestimmung
und Bluttransfusion (Hämotherapie). Köln: Deutscher Ärzte
Verlag; 1996.
Empfehlungen des Europarates und der Weltgesundheitsorga-
nisation zu Blut und Blutzubereitungen (Vom 1. Dezember
1995). Köln: Bundesanzeiger Verlag; 1996.
Gesetz zur Regelung des Transfusionswesens (Transfusionsgesetz) vom 1. 7. 1998, BGBl I, S. 1752.

4 Hygiene und Infektionsprävention

Peter Heeg, Dieter Weingart

Grundlagen

Zielsetzung der Hygiene

Die Tätigkeit des Zahnarztes, des Mund-Kiefer-Gesichts-chirurgen und des gesamten Behandlungsteams birgt viele Infektionsrisiken. Die Ursachen dafür sind mannigfaltig:

- häufig unvollständige, wenn nicht fehlende Infektionsanamnese des Patienten
- ständiger Schleimhaut- und Blutkontakt bei hoher Patientenfrequenz
- Freisetzung potenziell infektiöser Aerosole
- Verwendung komplex aufgebauter Instrumente
- infektiologisch relevante Eigenschaften zahnärztlicher Werkstoffe
- Problematik Wasser führender Systeme in den Behandlungseinheiten.

Der Kreislauf Patient → Behandlungsteam → zahntechnisches Labor → Patient stellt eine weitere fachspezifische Besonderheit dar.
In den 60er Jahren kursierte die Auffassung, es sei jetzt an der Zeit, „das Buch der Infektionskrankheiten zu schließen". Spätestens jedoch mit der Aufklärung der Epidemiologie der Hepatitis B wurde klar, dass in der Zahnmedizin nicht nur die hygienischen Grundsätze aller operativen Fächer gelten, sondern dass darüber hinaus fachspezifische Präventionsmaßnahmen zu ergreifen sind.

Wirksamkeitsnachweis. Für den niedergelassenen Zahnarzt und inzwischen auch für den Kliniker stellt sich die Frage nach dem Kosten-Nutzen-Verhältnis infektionsprophylaktischer Maßnahmen. Anders als zu Zeiten von Semmelweis und Lister ist es in der modernen Medizin, nicht zuletzt auch unter Beachtung ethischer Aspekte, außerordentlich schwierig, in klinischen Studien den Nutzen einzelner Maßnahmen zweifelsfrei nachzuweisen. Ein solcher Nachweis liegt nur für wenige Maßnahmen (z.B. die perioperative Antibiotikaprophylaxe) vor und fehlt dagegen für Maßnahmen wie etwa die chirurgische Händedesinfektion, die uns völlig selbstverständlich erscheinen. Dennoch soll in diesem Kapitel versucht werden, die Hygienemaßnahmen in den Vordergrund zu stellen, die im weitesten Sinne als evidenzbasiert („evidence based") bezeichnet werden können – auch wenn es nicht immer klinische, sondern auch mikrobiologische Daten sind, die zur Begründung angeführt werden, und manchmal Plausibilitätsschlüsse weiterhelfen müssen.
Andererseits muss von Maßnahmen, die nur finanziellen Aufwand verursachen, ohne dass ein klinischer Effekt zu erwarten wäre, abgeraten werden. Schließlich soll deutlich gemacht werden, dass mehr Hygiene nicht zwangsläufig mit Mehrkosten, sondern oft nur mit einer Änderung des Verhaltens oder eines organisatorischen Ablaufs verbunden ist.

Rechtslage. Neben medizinischen und finanziellen Gesichtspunkten gewinnen schließlich rechtliche Aspekte zunehmend an Bedeutung. Hier ist nicht nur an die gesetzliche Unfallverhütungsvorschrift zu denken, sondern vor allem auch an das seit Kurzem geltende Medizinproduktegesetz ebenso wie an neue Richtlinien, beispielsweise der Kommission für Krankenhaushygiene und Infektionsprävention am Robert-Koch-Institut (1998). Derartige Richtlinien sind zwar nicht unmittelbar rechtsverbindlich, besitzen aber normativen Charakter, sodass ihre Einhaltung die Übereinstimmung des zahnärztlichen Handelns mit dem Stand von hygienischer Wissenschaft und Technik belegt und dem Zahnarzt eine gewisse Rechtssicherheit vermittelt.

▼ Schwerpunkt der hygienischen Bemühungen in der
● Zahn-Mund-Kiefer-Heilkunde ist die Verhütung von Infektionen beim Patienten ebenso wie beim Arzt, Zahnarzt und bei seinen Mitarbeitern.

Endogene und exogene Infektionen. Trotz aller hygienischen Bemühungen sind Infektionen niemals völlig vermeidbar. Ein bedeutender Anteil ist endogen, d.h. der oder die Erreger stammen aus der patienteneigenen Flora (Autoinfektion), wenngleich das infektionsauslösende Moment die zahnärztliche oder eine andere Art von ärztlicher Behandlung sein kann. Dagegen sind exogene Infektionen häufig vermeidbar, insbesondere dann, wenn als Infektionsquelle der Zahnarzt, seine Mitarbeiter oder apparative Einrichtungen in Frage kommen.
Zur Beurteilung eines Infektionsrisikos, ebenso wie zur Auswahl effektiver und Kosten-Nutzen-günstiger Vorbeugungs- und Bekämpfungsmaßnahmen, ist es unabdingbar, sich über grundlegende infektiologische und epidemiologische Tatsachen im Klaren zu sein.

Epidemiologie von Infektionskrankheiten

Definitionen

- Die **Epidemiologie** beschreibt Vorkommen, Verlauf und Verteilung von Krankheiten in der Bevölkerung, wobei auch nichtinfektiöse Erkrankungen eingeschlossen sind. *Zahnärztliche Infektionsepidemiologie* konzentriert sich auf zahnärztliche Patienten und die Beschäftigten in ambulanten und stationären Einrichtungen der Zahnheilkunde einschließlich der zahntechnischen Laboratorien.
- Unter der **Inzidenz** versteht man die Neuerkrankungsrate, bezogen auf
  - eine bestimmte Diagnose
  - einen bestimmten Zeitraum und
  - auf die gesamte Bevölkerung oder auf den Anteil der Bevölkerung, der von einem Risiko betroffen ist.
- Die **Prävalenz** beschreibt die Anzahl der Erkrankten zu einem bestimmten Zeitpunkt (Stichtag), bezogen auf die vom Risiko betroffenen Lebenden. Prävalenz ist also der aktuelle Krankenstand.

Erkrankungen mit langer Dauer (z.B. chronische Virushepatitis) weisen bei niedriger Inzidenz eine relativ hohe Prävalenz auf. Andererseits sinkt mit kürzerer Krankheitsdauer und konstanter Inzidenz die Prävalenz. (Anstelle der Begriffe Inzidenz oder Prävalenz wird häufig noch der unpräzise Terminus Morbidität verwendet.)
- Unter **Mortalität** oder Sterblichkeit versteht man die Zahl der Toten (Todesrate) an einer bestimmten Erkrankung (oder auch insgesamt), bezogen auf die Bevölkerung und in der Regel auf den Zeitraum eines Jahres.
- Die **Letalität** (Tödlichkeit) bezieht sich dagegen immer auf die Anzahl Erkrankter und auf eine *bestimmte Krankheit* innerhalb eines definierten Zeitraumes.
- **Risiko** bezeichnet die Wahrscheinlichkeit des Eintretens eines bestimmten, meist unerwünschten Ereignisses. Unter *relativem Risiko* versteht man den Quotienten von Risiko mit Risikofaktor und Risiko ohne diesen. Das relative Risiko gibt also an, um wieviel höher ein Risiko der Exponierten im Verhältnis zu den Nichtexponierten ist.

▼ Als **Infektion** bezeichnet man die Vermehrung eines
● Krankheitserregers im Wirtsorganismus.

Die epidemiologische Charakterisierung erfordert eine Betrachtung unter dem Aspekt bisher aufgetretener gleicher Erkrankungen:
- Krankheitsfälle die einzeln, gelegentlich, unregelmäßig und ohne erkennbares Muster auftreten, bezeichnet man als *sporadisch*.
- Von *endemischen* Erkrankungen spricht man, wenn diese in einem (geographisch) umschriebenen Bereich in einer bestimmten Population und über eine bestimmte Zeit hinweg gehäuft auftreten.
- Kommt es zu einer Zunahme der Inzidenz über die endemisch zu erwartende Rate hinaus, so spricht man von einer *Epidemie*. Der epidemische Charakter von Infektionen kann verborgen sein, wenn es sich um Erkrankungen mit langer und variabler Inkubationszeit handelt, z.B. Hepatitis B oder AIDS.

Man tendiert heute dazu, die Begriffe Endemie und Epidemie nicht mehr ausschließlich in geographischen Dimensionen zu verwenden.

▼ Auch ein Krankenhaus, selbst eine Praxis, stellt ein
● unabhängiges System, eine sog. Biozönose, dar, in der sich spezifische epidemiologische Vorgänge abspielen können, sodass mit Berechtigung von *Kleinraumepidemien* gesprochen werden kann.

Vereinzelte postoperative Wundinfektionen, die durch unterschiedliche Erreger über einen längeren Zeitraum auftreten, sind ein Beispiel für sporadische Infektionen. Treten solche Infektionen in kürzeren Abständen immer wieder auf und wird stets der gleiche Erreger isoliert, so handelt es sich um endemische Infektionen. Eine plötzliche Häufung von Erkrankungen, z.B. in Form gleichzeitig oder unmittelbar aufeinander folgender Infektionen, verursacht durch den gleichen Erreger, stellt eine (Kleinraum-)Epidemie dar.
Die Infektion ist das Ergebnis einer vorangegangenen Auseinandersetzung zwischen Wirt und Erreger, die durch die Haftung des Erregers und sein Eindringen in den Wirtsorganismus mit nachfolgender Vermehrung gekennzeichnet ist.

Erreger-Wirt-Konstellationen

- Kommt es zu klinischen Erscheinungen, so spricht man von einer *manifesten Infektion* oder einer *Infektionskrankheit*.
- Verläuft die Infektion ohne klinische Symptomatik, so handelt es sich um eine *subklinische* oder *inapparente Infektion*. Bei diesen Verlaufsformen kommt es zu Interaktionen zwischen Erreger und Wirt, etwa zu einer immunologischen Reaktion, die sich durch serologische Untersuchung nachweisen lässt.
- Bei der *Kolonisation* (Besiedelung) kommt es dagegen zwar zur Vermehrung von Krankheitserregern auf oder im Wirtsorganismus, jedoch ohne erkennbare Wirtsreaktion. Bei der Kolonisation handelt es sich um

einen Gleichgewichtszustand zwischen Erreger und Wirt, der in eine Infektion übergehen oder auch durch Elimination des Erregers beendet werden kann.

- Das von der Kolonisation betroffene Individuum bezeichnet man als *Keimträger*, das Keimträgertum kann als transient (oder passager), intermittierend oder chronisch (persistierend) beschrieben werden.
- Etwa 60 % des Krankenhauspersonals sind intermittierende Träger, weitere 10–15 % chronische Träger von Staphylococcus aureus auf der Nasenschleimhaut!
- Handelt es sich bei einem Keimträger um einen *Ausscheider*, so besteht die Gefahr der Weiterverbreitung des Erregers und damit der Infektion Dritter. Ausscheidung von Krankheitserregern findet man
  - während der Inkubationszeit (Inkubationsausscheider) bei einer Reihe von viralen Infektionskrankheiten, z.B bei Hepatitis A und vielen respiratorischen Virusinfektionen
  - bei subklinischen Infektionen und
  - nach durchgemachten Infektionen (Rekonvaleszenz- oder Dauerausscheider), z.B. bei Salmonellen- und Shigelleninfektionen.
- Als *Kontamination* bezeichnet man die vorübergehende Anwesenheit von Erregern auf der Körperoberfläche ohne Gewebsinvasion und ohne Reaktion des Organismus. Dieser Begriff wird auch verwendet für die Anwesenheit von Mikroorganismen auf oder in unbelebten Objekten.

Nosokomiale Infektionen in der Zahn-Mund-Kiefer-Heilkunde

Infektionskategorien

Als nosokomial (im engeren Sinne) bezeichnet man Infektionen, die während eines Krankenhausaufenthaltes erworben wurden, unabhängig davon, ob es noch im Krankenhaus oder außerhalb zur manifesten Erkrankung kommt.

- Im weiteren Sinne versteht man unter nosokomialen Infektionen alle in Einrichtungen des Gesundheitswesens, also auch in der zahnärztlichen Praxis erworbenen Infektionen. Von nosokomialen Infektionen sind überwiegend, aber nicht ausschließlich Patienten betroffen. Auch Infektionen von Arzt oder Zahnarzt, Assistenzpersonal, Technikern oder Besuchern fallen unter den Begriff der nosokomialen Infektion, wenn sie mit der Tätigkeit oder dem Aufenthalt in einer Gesundheitseinrichtung in kausaler Beziehung stehen.
- Infektionen, die zur Zeit der Krankenhausaufnahme oder des Aufenthaltes in einer ambulanten Einrichtung bereits in der Inkubation waren, werden als *nichtnosokomial* oder *ambulant erworben* bezeichnet, sofern sie nicht auf einen vorausgegangenen Aufenthalt in einer Gesundheitseinrichtung zurückzuführen sind.
- Die *iatrogene* Infektion, unmittelbar durch den Arzt (oder seine Mitarbeiter) verursacht, stellt eine Untergruppierung der nosokomialen Infektion dar, darf aber nicht mit dieser gleichgesetzt werden.

 Eine völlig andere Frage ist die nach der vermeidbaren oder gar schuldhaft verursachten Infektion. Sie kann nur durch sorgfältige Untersuchung des Einzelfalls geklärt werden. Retrospektiv ist es oft außerordentlich schwierig, einen Infektionsweg zweifelsfrei zu rekonstruieren. Der Einsatz molekularbiologischer Untersuchungsverfahren ist hier unerlässlich.

Erregerspektrum

Als Krankheitserreger kommen im zahnmedizinischen Bereich sowohl Kommensalen der Mundhöhle als auch eine Vielzahl weiterer, als fakultativ oder obligat pathogen einzuordnender Erreger in Betracht, die ihren physiologischen Standort nicht in der Mundhöhle haben. Da jederzeit mit dem Auftreten neuer Krankheitserreger gerechnet werden muss, deren epidemiologische Bedeutung zunächst offen ist, muss es das Ziel aller Hygienemaßnahmen und Präventionsstrategien sein, auch die Infektionsrisiken durch neu erkannte oder zukünftig neu auftretende Krankheitserreger für Patient und Behandlungsteam von vornherein zu minimieren.

Aus Gründen der Übersichtlichkeit wird bei der exemplarischen Darstellung der Erregergruppen in Mikroorganismen und Viren unterteilt (vgl. Kapitel 7: Weichteilinfektionen). Jeder Familie bzw. Gattung oder Art sind ausgewählte Erregerbeispiele zugeordnet (Tabelle 4.**1** u. 4.**2**).

Tabelle 4.**1** Beispiele zahnmedizinisch und mund-kiefer-gesichts-chirurgisch bedeutsamer Mikroorganismen

Gruppe	Erreger
Gramnegative Kokken	Neisseria meningitidis
Gramnegative Stäbchen	Pseudomonas aeruginosa
Zellen mit Spiralform	Campylobacter sputorum
Grampositive Kokken	Staphylococcus aureus
Grampositive Stäbchen	Mycobacterium tuberculosis
Bakterien mit flexibler Zellwand	Treponema pallidum
Obligat intrazelluläre Mikroorganismen	Chlamydia trachomatis
Pleomorphe Mikroorganismen	Mycoplasma pneumoniae
Sprosspilze	Candida albicans
Schimmelpilze	Aspergillus fumigatus
Protozoen	Entamoeba gingivalis

Tabelle 4.**2** Beispiele zahnmedizinisch und mund-kiefer-gesichts-chirurgisch bedeutsamer Viren

Gruppe	Virustyp
DNS-Viren	Hepatitis-B-V., Herpes-simplex-V., Varizella-Zoster-V., Adeno-V.
RNS-Viren	HIV, Rhino-V., Rota-V., Corona-V., Influenza-V., Mumps-V., Masern-V., Rubella-V.
Viren ohne bzw. mit vorläufiger Klassifizierung	Hepatitis-C-V., Hepatitis-D-V.

Standortflora. Von besonderer Bedeutung für den Zahnmediziner und Mund-Kiefer-Gesichtschirurgen ist das Erregerspektrum orofazialer bakterieller Infektionen.

Physiologisch sind in 1ml Mischspeichel etwa 10^7 Bakterien enthalten. Die sog. Standortflora der Mundhöhle setzt sich aus einer Vielzahl verschiedener Keime zusammen. Diese leben untereinander in einem Gleichgewicht, das u.a. von gegenseitigem Substratangebot und Ausscheiden metabolischer Produkte aufrechterhalten wird. Störungen dieses Gleichgewichtes können Infektionen zur Folge haben.

Als Erreger odontogener Infektionen wurden über Jahrzehnte hinweg vor allem Streptokokken und Staphylokokken sowie einige andere aerobe und fakultativ anaerobe Keime angenommen. Die wichtige Rolle der Anaerobier wurde erst nach Einführung von geeigneten Untersuchungsbedingungen zur Kultivierung und Differenzierung anaerober Bakterienarten erkannt. Heute steht die pathogene Bedeutung aerob/anaerober Mischinfektionen außer Frage: Fusobakterien, Peptostreptokokken, Porphyromonas und Bacteroides-Arten sind regelmäßig bei lokalisierten und fortgeleiteten odontogenen Infektionen nachzuweisen. Diese Erreger finden sich nach Verletzungen des Parodonts im peripheren Blut. Die Isolierung der genannten Keime aus Abszessen parenchymatöser Organe deutet darauf hin, dass die Mundhöhle deren primäre Streuquelle ist. Denkbar wäre eine bakterielle Streuung aus Entzündungsprozessen im Kopf-Hals-Bereich zu den entsprechenden Organen. Das Keimspektrum bei adulter Parodontitis und bei odontogenen Abszessen ist in den Tabellen 4.3 bis 4.5 exemplarisch dargestellt.

Infektionsquellen und Übertragungswege

Jede Infektion ist das Ergebnis einer Interaktion von Erreger und Wirt. Die Beziehung Erreger–Übertragung–Wirt bezeichnet man als *Infektionskette*. Die Kenntnis der Infektionsketten und der sie beeinflussenden Faktoren ist eine wesentliche Voraussetzung für die erfolgreiche Bekämpfung bzw. Prophylaxe von Infektionskrank-

Tabelle 4.4 Aerobes und anaerobes Keimspektrum, isoliert aus 37 Abszessen (vereinfachte Darstellung ohne Speziesdifferenzierung; nach Otten et al. 1998)

Aerobier	Anzahl der Stämme	Anaerobier	Anzahl der Stämme
Streptococcus sp.	34	Prevotella sp.	46
Lactobacillus sp.	11	Peptostreptococcus sp.	31
Eikenella sp.	4	Fusobacterium sp.	30
Actinomyces sp.	2	Bacteroides sp.	28
Haemophilus sp.	1	Eubacterium sp.	22
Neisseria sp.	1	Clostridium sp.	15
Rhotia sp.	1	Actinomyces sp.	11
Capnocytophaga sp.	1	Porphyromonas sp.	10
Staphylococcus sp.	1	andere	26

Tabelle 4.5 Patientenbezogene Zuordnung des Keimspektrums aus Tabelle 4.4 (nach Otten et al. 1998)

Stamm	Anzahl der Patienten	Häufigkeit (Prozent)
Prevotella sp.	32	86
Fusobacterium sp.	30	81
Peptostreptococcus sp.	27	73
Eubacterium sp.	15	40
Streptococcus sp.	22	59

Tabelle 4.3 Keimspektrum bei adulter Parodontitis. Von 93 Zähnen wurden insgesamt 2371 Isolate gewonnen. Aufgelistet sind die am häufigsten vorgefundenen Bakterienarten sowie ihre Nachweishäufigkeit (nach Otten et al. 1998)

Bakterium	Anzahl	Häufigkeit (Prozent)
Fusobacterium nucleatum	74	80
Capnocytophaga sp.	74	80
Peptostreptococcus micros	72	77
Actinomyces sp. aerob	72	77
Bacteroides forsythus	67	72
Porphyromonas gingivalis	59	63
Eubacterium sp.	58	62
Eikenella corrodens	52	56
Streptococcus intermedius und anginosus	9	10

heiten, gleich ob es sich um Seuchen oder um nosokomiale Infektionen handelt.

Ein für die Entstehung von Infektionen wichtiger Faktor ist die *Infektionsdosis*. Sie ist keine erregerspezifische, konstante Größe, sondern abhängig von der systemischen und lokalen Abwehrlage des Wirtsorganismus.

Erreger, die in der Regel nur im Zusammenwirken mit Risikofaktoren Infektionen verursachen, bezeichnet man als *fakultativ-pathogene Erreger* oder *Opportunisten* (z.B. Staphylococcus epidermidis in Zusammenhang mit Kunststoffimplantaten). Die Mehrzahl der Erreger nosokomialer Infektionen ist zu dieser Gruppe zu rechnen.

Ausgangspunkt einer Infektion ist das Erregerreservoir oder die Infektionsquelle – beide können, müssen aber nicht identisch sein:

- Als *Erregerreservoir* bezeichnet man den Ort, an dem ein Erreger regelmäßig anzutreffen ist und wo er sich vermehrt.
- Die *Infektionsquelle* ist der Ort, von dem aus der Erreger auf den Wirt übertragen wurde. Infektionsquellen können belebter oder unbelebter Natur sein.

 Eine mit Pseudomonaden kontaminierte Spüllösung kann die Infektionsquelle darstellen, während Leitungswasser, mit dem die Spüllösung hergestellt wurde, das Erregerreservoir ist. Kommt es zu einer Hepatitis-B-

Übertragung durch unmittelbaren Kontakt mit dem Blut eines Virusträgers, so sind Infektionsquelle und Reservoir, nämlich der Mensch, identisch.

Infektiosität. Das Phänomen der Erregerübertragung von einer Infektionsquelle auf einen Wirt bezeichnet man als Infektiosität. Ein Patient kann in verschiedenen Stadien der Erkrankung infektiös sein:

* in der Phase der klinischen Manifestation (Tuberkulose)
* im Prodromalstadium (Varizellen = Windpocken)
* am Ende der Inkubationszeit (Hepatitis A) oder
* in der Rekonvaleszenz (Salmonellose).

Auch subklinisch infizierte Personen können infektiös sein (Hepatitis-B-Virusträger, HIV-Träger), ebenso wie kolonisierte Personen (Staphylokokken- oder Streptokokkenträger).

Die Infektiosität wird u.a. durch die Art der Erregerausscheidung bestimmt. Diese ist möglich durch den Respirations-, Gastrointestinal- oder Urogenitaltrakt, aber auch über Wundsekrete oder Blut.

▼ Die Übertragung einer Infektion kann auf eine oder
● mehrere Arten geschehen: durch direkten Kontakt, durch indirekten Kontakt über ein Vehikel, über die Luft (aerogen) oder über einen tierischen Überträger (Vektor).

Kontaktübertragung

▼ Der wichtigste Übertragungsweg bei den Kontaktin-
● fektionen sind die Hände: die 10 wichtigsten Punkte der Hygiene sind die 10 Finger!

Gerade bei der zahnärztlichen Behandlung kommt es häufig, oft auch unvermeidlich, zur Kontamination der Hände oder Handschuhe, sodass mit jedem neuen Handkontakt eine Weitergabe von Erregern möglich ist. An zweiter Stelle stehen indirekte Kontakte, bei denen die Erreger über kontaminierte Gegenstände, z.B. Instrumente oder Behandlungsgeräte, übertragen werden. Auch die sog. fäkal-orale Übertragung ist häufig eine handvermittelte Kontaktinfektion, bei der Erreger aus dem Stuhl (z.B. Hepatitis-A-Virus, pathogene Enterobacteriaceae) direkt oder indirekt in den Wirtsorganismus gelangen.

Aerogene Übertragung

Eine aerogene Übertragung ist möglich

* über relativ große Tröpfchen, etwa bei Scharlach oder bei der Meningokokkenmeningitis; die „Reichweite" ist wegen der raschen Sedimentation der Tröpfchen jedoch gering.
* über Schwebeteilchen, die aus größeren Partikeln mit einer rasch verdunstenden flüssigen Phase und einer zurückbleibenden festen Phase (sog. „droplet nuclei"), etwa in Form von Bakterienzellen oder erregerhaltigen Hautschuppen, entstehen; solche infektiösen Partikel sind meist kleiner als 5 μm und relativ lange

schwebefähig, sodass eine aerogene Übertragung auch über mittlere Distanzen möglich ist.

Das klassische Beispiel der aerogenen Infektion ist die Lungentuberkulose, aber auch andere Infektionen, etwa Windpocken, werden aerogen verbreitet.

▼ Durch die keimhaltigen Aerosole, die bei der Zahn-
● behandlung mit hochtourigen Geräten oder durch Ultraschall entstehen, spielt die aerogene Keimverbreitung in der Zahnheilkunde eine größere Rolle als in den anderen Bereichen der Medizin.

Übertragung durch unbelebte Faktoren

Als Vehikel für Krankheitserreger kommen nicht nur alle Arten kontaminierter Gegenstände in Betracht, sondern auch Medikamente, Spülflüssigkeiten, Nahrungsmittel und vor allem erregerhaltige Körperflüssigkeiten. Blut und Blutprodukte stehen dabei wegen der Übertragung von Hepatitis-B- und Hepatitis-C-Virus, aber auch von HIV im Vordergrund.

Besondere Bedeutung besitzen kontaminierte Gegenstände, die bleibend oder vorübergehend in den Organismus eingebracht werden (Implantate) oder die mit Blut und Gewebe in Berührung kommen, wie chirurgische und Wurzelkanalinstrumente (sog. kritisches Instrumentarium). Eine Gefährdung, wenn auch in geringerem Maß, geht von Instrumenten und anderen Gegenständen aus, die mit Schleimhaut, insbesondere wenn diese Verletzungen aufweist, und mit nichtintakter Haut in Berührung kommen (semikritisches Instrumentarium).

Patientenferne Gegenstände und Oberflächen (Mobiliar, Wände, Fußböden) besitzen eine deutlich geringere Bedeutung für die Übertragung von Infektionen, sofern nicht über Hand- oder Instrumentenkontakt eine Verbindung zum Patienten hergestellt wird.

Infektionsdisposition und Risikofaktoren

Für das Zustandekommen einer Infektion spielen nicht nur die Resistenz- und Immunitätslage des Wirtsorganismus (auf die hier nicht eingegangen werden soll) eine entscheidende Rolle, sondern auch eine individuelle Infektionsdisposition, die durch Risikofaktoren gekennzeichnet ist. So ist die Anfälligkeit für Infektionskrankheiten u.a. durch genetische Eigenschaften des Wirts bestimmt, wobei die genauen Mechanismen nur bei wenigen Phänomenen bekannt sind (z.B. geringere Malariaanfälligkeit bei Trägern des Sichelzellgens). Eine wichtige Rolle spielt das Alter, wobei sehr junge und sehr alte Individuen eine höhere Empfänglichkeit aufweisen. Durch die bei alten Patienten verminderte Entzündungsreaktion und Immunantwort entsteht eine generell erhöhte Disposition.

Für den zahnärztlichen Bereich spielt nicht nur das Risiko gegenüber generalisierten Infektionen (z.B. Influenza) eine Rolle, sondern ebenso die höhere Wahrscheinlichkeit lokaler Infekte (z.B. postoperative Wundinfektion).

Es gibt nur wenige Beispiele für eine *geschlechtsspezifische* Infektanfälligkeit. Die Unterschiede sind gering, und es ist wenig über die zugrunde liegenden Mechanismen bekannt. Frauen weisen in der Regel höhere IgG- und IgM-Spiegel auf und verfügen über eine stärkere T-Zell-vermittelte Immunität. Andererseits kommt es während der Schwangerschaft zu einem Anstieg der Kortikosteroide und damit zu einer Hemmung von Entzündungsreaktionen.

Einen weiteren Risikofaktor stellt *Mangelernährung,* insbesondere Proteinmangel dar, der vorwiegend die zelluläre Immunantwort negativ beeinflusst.

Ebenso häufig wie widersprüchlich wird der Einfluss von *Stress* auf das Auftreten und den Verlauf von Infektionskrankheiten diskutiert. Erhöhte Glukokortikoidspiegel als Folge einer außergewöhnlichen physischen oder psychischen Belastung hemmen die Entzündungsreaktion und unterdrücken die Immunantwort.

Den wichtigsten hormonell bedingten Dispositionsfaktor stellt *Diabetes mellitus* dar. Infolge eingeschränkter Phagozytoseaktivität, Monozytopenie und reduzierter Interleukin-2-Produktion besteht eine erhöhte Disposition u.a. gegenüber Weichteilinfektionen und respiratorischen Infektionen durch aerob/anaerobe Erregerkombinationen und Pilze.

Maligne Erkrankungen des hämatopoetischen oder lymphopoetischen Systems, aber auch epitheliale Tumoren gehen stets mit einer Beeinträchtigung der Immunabwehr einher. Abhängig von der Art der Erkrankung kann es sich um Störungen der humoralen oder der zellvermittelten Immunität handeln. Letztere führt zu einem erhöhten Infektionsrisiko, insbesondere durch Erreger, die zu ihrer Eliminierung einer T-Zell-Aktivierung bedürfen, wie Herpesviren oder Mykobakterien.

Schwere Verletzungen, aber auch große chirurgische Eingriffe begünstigen nicht nur das Eindringen von Erregern in das Gewebe, sondern hemmen auch Abwehrmechanismen, etwa durch Freisetzung von Prostaglandinen und Zytokinen.

Ein spezifisch zahnärztliches Problem stellt die Endokarditis dar, der bei disponierten Patienten durch eine antibiotische Prophylaxe (s. S.70) begegnet werden muss.

Besonders gefährdet sind des Weiteren Patienten mit kongenitalen Herzfehlern, Herzerkrankungen rheumatischer Genese (z.B. Mitralstenose oder -insuffizienz), Mitralklappenprolaps, Klappenprothesen, aber auch Dialysepatienten.

Allgemeine Präventionsmaßnahmen

Sterilisation

Aufgabe der Sterilisation ist die Abtötung von Mikroorganismen einschließlich der Bakteriensporen bzw. die irreversible Inaktivierung von Viren.

> **▼** Sterilisieren heißt, einen Gegenstand von vermehrungsfähigen Mikroorganismen freizumachen. Steril bedeutet keimfrei.

Im weiteren Sinne beschränkt sich Sterilisation nicht nur auf die Keimfreimachung selbst, sondern umfasst auch die vorher und nachher erforderlichen Verfahrensschritte, wie z.B. die Verpackung des zu sterilisierenden Guts (Sterilisiergut) und die Lagerung des sterilisierten Guts (Sterilgut).

Mikroorganismen weisen sowohl untereinander als auch gegenüber den verschiedenen Sterilisationsverfahren eine unterschiedliche *Widerstandsfähigkeit* auf. Abgesehen von Prionen (z.B. Erreger der Creutzfeldt-Jakob-Krankheit) besitzen bakterielle Sporen die höchste Resistenz. Unter den vegetativen Bakterien zeigen sich grampositive Kokken (Enterokokken, Staphylokokken) deutlich widerstandsfähiger, z.B. gegen Hitze, als gramnegative Stäbchen (E. coli) und Pilze (Candida albicans). Unterschiedliche Thermotoleranz findet sich auch unter Viren, von denen das Hepatitis-B-Virus als besonders thermostabil (bis 90°C) gilt.

Die Anwesenheit von organischem Material (z.B. Blut) bzw. die Einhüllung der Keime in organische „Schutzkolloide" oder anorganisches Material (Zementreste, Restverschmutzung an gereinigten Instrumenten) erhöht die Widerstandfähigkeit von Mikroorganismen gegenüber Umwelteinflüssen, so auch gegenüber sterilisierenden Agenzien.

Ein weiterer, den Sterilisationsvorgang beeinflussender Faktor ist die *Ausgangskeimzahl*. Vereinbarungsgemäß fordert man bei Sterilgut eine Kontaminationswahrscheinlichkeit von 10^{-6}, d.h. in 10^6 sterilisierten Einheiten eines Endprodukts darf sich maximal ein überlebender Keim finden.

Dezimale Reduktionszeit. Die zur Keimabtötung benötigte Zeit ist direkt proportional zur Ausgangskeimzahl. Der Abtötungsprozess verläuft annähernd logarithmisch, d.h. unter gleichbleibenden Bedingungen werden in der Zeiteinheit jeweils 90% der noch lebenden Mikroorganismen abgetötet.

Zur Charakterisierung dieses Vorgangs verwendet man den sog. D-Wert (dezimale Reduktionszeit). Er drückt aus, in welcher Zeit sich die vorhandene Zahl lebender Mikroorganismen um eine Zehnerpotenz reduziert (Abb. 4.1). Aus der Kenntnis dieser Gegebenheiten wird Folgendes deutlich:

> **▼** Eine möglichst weitgehende Keimreduktion vor der Sterilisation durch Reinigungs- und Desinfektionsmaßnahmen (Dekontamination) verbessert die Sicherheit der Sterilisation.

Sterilisationsverfahren

Man unterscheidet physikalische und chemisch-physikalische Sterilisationsverfahren:
- physikalische thermische Verfahren
  - Dampfsterilisation
  - Heißluftsterilisation (Sterilisation mit trockener Hitze)
- physikalische nichtthermische Verfahren
  - Sterilisation mit ionisierenden Strahlen
  - Sterilfiltration (mit Einschränkungen)

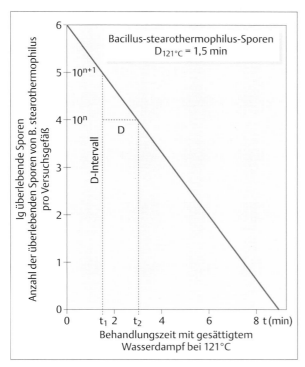

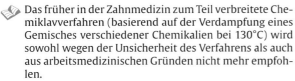

Abb. 4.1 Abtötungskinetik mit Darstellung des D-Wertes von Bacillus-stearothermophilus-Sporen in gesättigtem Wasserdampf (nach Wallhäußer 1995).

- chemisch-physikalische Verfahren (Niedertemperaturverfahren)
  - Ethylenoxidsterilisation
  - Formaldehydsterilisation
  - Plasmasterilisation.

 Das früher in der Zahnmedizin zum Teil verbreitete Chemiklavverfahren (basierend auf der Verdampfung eines Gemisches verschiedener Chemikalien bei 130°C) wird sowohl wegen der Unsicherheit des Verfahrens als auch aus arbeitsmedizinischen Gründen nicht mehr empfohlen.
Die Behandlung von Sterilisiergut mit flüssigen sporoziden Chemikalien (z.B. Peressigsäure) führt zwar bei entsprechend optimiertem Prozessablauf (z.B. Steris-System) zu sterilem Gut, ein Rekontaminationsschutz ist jedoch nicht gegeben, sodass die behandelten, sterilen Objekte sofort nach Beendigung des Prozesses am Patienten verwendet werden müssen.
Die Sterilisation mit ionisierenden Strahlen kommt aus technischen und wirtschaftlichen Gründen nur für den industriellen Bereich in Frage. Sie wird vor allem für Einwegmedizinprodukte, z.B. Spritzen, Kanülen, Verband- oder Nahtmaterial eingesetzt.

Neben den Kriterien Wirksamkeit und Reproduzierbarkeit (= Sterilisationssicherheit) müssen Sterilisationsverfahren weitere Anforderungen erfüllen, die im Wesentlichen den Arbeitsschutz, die Werterhaltung des Sterilisierguts (Materialverträglichkeit), die Umweltverträglichkeit und die Wirtschaftlichkeit betreffen.

Allgemeine technische und medizinische Regeln

Für die Durchführung der Sterilisation, die Überprüfung der Geräte und die Validierung der Sterilisationsprozesse sowie für die Sterilgutversorgung (s. weiter unten) existieren zahlreiche technische Regeln, die vom Deutschen Institut für Normung (DIN) festgelegt und veröffentlicht werden. Darüber hinaus werden zunehmend europäische Normen – herausgegeben vom Comité Européenne de Normisation (CEN) – als nationale Normen (DIN EN) veröffentlicht. Sie lassen sich in zusammengefasster Form nachlesen (Deutsches Institut für Normung 1998). Auskünfte zu Einzelfragen erteilen in der Regel die zuständigen Medizinaluntersuchungsämter bzw. Landesgesundheitsämter.

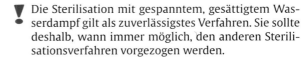 Ein Novum gegenüber den früheren Sterilisationsnormen ist die Einführung einer physikalischen Validierung, z.B. bei der Dampfsterilisation, mit der Möglichkeit einer „parametrischen" Kontrolle der Prozesse und Freigabe des Sterilguts. Bei physikalisch validierten und kontrollierten Prozessen ist eine Kontrolle mit biologischen Indikatoren dann in der Regel nicht mehr erforderlich.

Nicht durch Normen festgelegt sind die medizinischen Maßnahmen, bei deren Durchführung Sterilgut eingesetzt werden muss. Im Einzelfall muss der Zahnarzt diese Entscheidung nach folgenden Kriterien selbst treffen. Steril müssen sein:

- Gegenstände, mit denen Haut oder Schleimhaut durchtrennt werden
- Gegenstände, Stoffe und Zubereitungen, die dauernd oder vorübergehend in das Gewebe oder in infektionsempfängliche Hohlräume eingebracht werden
- Gegenstände, mit denen freiliegendes Gewebe berührt wird
- Zubereitungen, die injiziert oder infundiert werden, einschließlich der dafür benötigten Hilfsmittel
- Gegenstände, die zur Aufnahme bzw. Übertragung von Organen oder Organteilen bestimmt sind.

Dampfsterilisation

Die Sterilisation mit gespanntem, gesättigtem Wasserdampf gilt als zuverlässigstes Verfahren. Sie sollte deshalb, wann immer möglich, den anderen Sterilisationsverfahren vorgezogen werden.

Gespannter Dampf entsteht durch Erhitzen von Wasser in einem geschlossenen Behälter. Üblicherweise verwendet man Dampf von 120 oder 134°C. Der Dampf muss gesättigt sein, d.h. weitgehend frei von Luft und anderen nichtkondensierbaren Gasen, sowie frei von Öl, Rostpartikeln und anderen Verunreinigungen. Die Sterilisationswirkung beruht auf der durch Kondensation des Dampfes am Sterilisiergut freiwerdenden Energie, die durch Proteinkoagulation den Zelltod bzw. die Inaktivierung von Viren herbeiführt. Der unmittelbare Kontakt von Mikroorganismen und Wasserdampf ist damit Voraussetzung für den Sterilisationserfolg.

Die in den Normen festgelegten *Mindesthaltezeiten* (Einwirkzeiten) betragen für eine Dampftemperatur von 120°C (Überdruck 1 bar) 15 min, für eine Sterilisiertemperatur von 134°C (Überdruck 2 bar) 3 min.

Die sog. Blitzsterilisation (134°C, 1 min ohne Verpackung) ist aus Gründen der mangelhaften Sterilisationssicherheit und der Unfallverhütung (Verbrennungsgefahr) abzulehnen.

Im Sterilisiergut vorhandene Luft („Luftinseln") stellt ein wesentliches Hindernis für die Sterilisation dar. Die Luftaustreibung aus der Sterilisierkammer und aus dem Sterilisiergut ist entscheidend für die Sicherheit der Sterilisation. Von besonderer Bedeutung ist dies bei der Sterilisation poröser Materialien, z.B. Textilien. Unter diesem Aspekt lassen sich die verschiedenen Verfahren der Dampfsterilisation nach der Art der Luftentfernung in Strömungs- und Vakuumverfahren unterscheiden:

- Bei den **Strömungsverfahren** (z.B. Gravitationsverfahren) wird die im Sterilgut vorhandene Luft durch den einströmenden Dampf verdrängt. Nach diesem Prinzip arbeiten in der Regel die in zahnärztlichen Praxen eingesetzten *Kleinsterilisatoren*. Als solche bezeichnet man Geräte mit einem Fassungsvermögen von weniger als einer Sterilisiereinheit (StE). Darunter versteht man einen Körper mit den Nennmaßen H × B × T = 300 × 300 × 600 mm. Die Luft verlässt bei derartigen Geräten die Kammer über ein Austrittsventil, das bei Erreichen der Sterilisiertemperatur schließt. Eine verbesserte Luftaustreibung wird durch das sog. *fraktionierte Strömungsverfahren* erreicht, bei dem im Überdruckbereich wiederholt das Dampf-Luft-Gemisch abgesaugt und die Druckerhöhung durch Dampfstöße herbeigeführt wird. Diese Verfahren sind besonders zur Sterilisation zahnärztlicher Hand- und Winkelstücke geeignet.
- **Vakuumverfahren.** Bei größeren Geräten erfolgt die Luftaustreibung durch Erzeugen eines Vakuums, wobei verschiedene technische Versionen zur Verfügung stehen; die wichtigsten sind das Vorvakuumverfahren und das fraktionierte Vakuumverfahren:
  - Beim *Vorvakuumverfahren* wird die Sterilisierkammer vor dem Einströmen des Dampfes einmalig evakuiert. Dabei werden etwa 95 % der Luft im Sterilisiergut entfernt.
  - Beim *fraktionierten Vakuumverfahren* wird mehrfach evakuiert, wobei im Wechsel Dampf einströmt, sodass die Restluft schrittweise immer mehr vermindert wird.

Heißluftsterilisation

Bei der Heißluftsterilisation stellt trockene Hitze das sterilisierende Agens dar. Die Energieübertragung erfolgt durch Wärmeleitung und Wärmestrahlung, bei bewegter Heißluft auch durch Wärmekonvektion. Infolge der geringen Wärmekapazität und der schlechten Wärmeleitung der Luft sind wesentlich höhere Temperaturen und längere Sterilisierzeiten erforderlich als bei der Dampfsterilisation. Durch den Wasserentzug bei den

Mikroorganismen erfordert die Proteindenaturierung außerdem eine höhere Temperatur.

Innerhalb der Sterilisierkammer können, auch bei gerichteter mechanischer Luftumwälzung, erhebliche Temperaturdifferenzen auftreten; dies gilt vor allem für Geräte mit einem Nutzraum von mehr als ca. 40 dm³. Angaben in der Norm sind in dm³, nicht in l für Liter. Eine wesentliche Rolle hinsichtlich der Wärmeübertragung spielt die Beladung der Sterilisierkammer, die eine möglichst ungehinderte Luftzirkulation gewährleisten muss. Zur Verpackung des Sterilisierguts sind vor allem Materialien mit hoher Wärmeleitfähigkeit (z.B. Aluminium) einzusetzen.

Für die Heißluftsterilisation gelten folgende Richtwerte:
- 160°C bei mindestens 200 min Einwirkzeit oder
- 180°C bei mindestens 30 min Einwirkzeit.

Aus Gründen der Sterilisationssicherheit muss die Ausgleichszeit (Zeit vom Erreichen der Sterilisationstemperatur an der Messstelle des Geräts bis zum Temperaturausgleich an allen Stellen des Sterilisierguts) so gewählt werden, dass die Temperaturdifferenzen im Sterilisiergut zuverlässig kompensiert werden.

Materialeignung. Nur Gegenstände, die gegen Temperaturen bis 200°C unempfindlich sind, z.B. Metalle, Glas oder Porzellan, können mit trockener Hitze sterilisiert werden, nicht dagegen Textilien, Verbandmaterial, Papier bzw. Zellstoff, Kunststoffe oder Gummi. Lötverbindungen können bei der Heißluftsterilisation Schaden nehmen.

Bedienungsfehler. Gerade bei diesem kostengünstigen, scheinbar einfach durchzuführenden Sterilisationsverfahren werden häufig Bedienungsfehler gemacht, z.B.
- Verwendung ungeeigneter Behälter (Edelstahlkassetten mit aufliegendem Deckel, Petrischalen)
- Sterilisation in offenen Behältern
- Nachbeladen des Geräts bei laufendem Sterilisator
- Einstellung zu kurzer Betriebszeiten.

Diese Fehler sind der Grund für die Empfehlung, auf das Verfahren möglichst zu verzichten. Angesichts des technischen Standes der Dampfsterilisation gibt es heute kaum noch zwingende Gründe für die Anwendung der Heißluftsterilisation.

Chemisch-physikalische Verfahren

Die **Ethylenoxid-(EO-)Sterilisation** beruht auf der Alkylierung chemischer Strukturen in den Zellen der Mikroorganismen. Diese chemische Reaktion bewirkt die Abtötung bzw. irreversible Inaktivierung von Mikroorganismen und Viren.

Ethylenoxid (EO) ist bei Raumtemperatur gasförmig; es ist giftig, brennbar und bildet mit Luft in einem weiten Konzentrationsbereich explosible Gemische. EO gilt als Gefahrstoff, der sich im Tierexperiment als Krebs erzeugend erwiesen hat, und zwar unter Bedingungen, die der möglichen Exposition des Menschen am Arbeitsplatz vergleichbar sind. EO ist schwerer als Luft und besitzt einen schwachen, süßlich-etherartigen Eigengeruch. Die Geruchsschwelle liegt bei 700 ppm und ist damit so hoch, dass eine Warnwirkung nicht gegeben ist. Da für Krebs erzeugende Stoffe MAK-Werte (MAK = maximale Arbeitsplatzkonzentration) nicht angegeben werden können, wurde eine technische Richtkonzentration (TRK-Wert) festgelegt, die derzeit bei 1 ppm, entsprechend 1,8 mg/m^3, liegt. EO besitzt eine hohe akute Toxizität, sowohl systemisch (bei Aufnahme durch Inhalation) als auch lokal (bei Haut- oder Schleimhautkontakt).

Die verfügbaren Verfahren arbeiten im Überdruckbereich mit Gasgemischen (z.B. EO/CO$_2$) oder im Unterdruckbereich mit reinem EO. Aufstellung und Betrieb von EO-Sterilisatoren unterliegen strengen gesetzlichen Bestimmungen, die in den Technischen Richtlinien für Gefahrstoffe (TRGS 513) festgelegt sind. Ein besonderes Problem stellt die Ethylenoxiddesorption aus dem Sterilgut nach Beendigung der Sterilisation dar. Die Ausgasung des Sterilguts muss im Sterilisator selbst erfolgen. Als Mindestanforderung gilt eine 10-stündige Desorption in der temperierten Sterilisierkammer mit alternierender Vakuum-Druck-Spülung.

 Für den niedergelassenen Zahnarzt in Einzelpraxis ist die Anwendung der EO-Sterilisation mit unverhältnismäßigem baulich-technischem und organisatorischem Aufwand verbunden. Sofern in größerem Umfang thermolabiles Sterilisiergut (z.B. optische oder elektronische Instrumente) anfällt, sollte versucht werden, die Sterilisation in überregionalen Zentren (Krankenhäusern) durchführen zu lassen.

Die **Formaldehyd-(FA-)Sterilisation** beruht auf der Proteindenaturierung durch Einwirkung eines Formaldehyd-Wasserdampf-Gemisches auf das Sterilisiergut. Formaldehyd ist ein mikrobiozides Gas, das in Wasser leicht löslich ist; eine ca. 35%ige Formaldehydlösung wird als Formalin bezeichnet. Durch die niedrige Geruchsschwelle (unter 1 ppm) besteht eine sehr gute Warnwirkung.

 Formaldehyd besitzt sensibilisierende Eigenschaften und wird den Arbeitsstoffen zugerechnet, bei denen aufgrund tierexperimenteller Daten ein gewisses Krebsrisiko vermutet wird. Der MAK-Wert für Formaldehyd beträgt 0,5 ppm, entsprechend 0,6 mg/m^3. Der Sterilisationsprozess erfolgt in automatisch arbeitenden Geräten im Unterdruck bei 60–65°C. Für die FA-Sterilisation gelten ähnliche Sicherheitsbestimmungen wie für die EO-Sterilisation. Für die Anwendung in der Zahnmedizin gelten die dort gemachten Überlegungen.

Bei der **Plasmasterilisation** werden chemische Verbindungen (z.B. Wasserstoffperoxid) durch ein elektrisches Feld in den Zustand eines Plasmas versetzt, dessen freie Radikale das sterilisierende Agens darstellen. Die Sterilisation erfolgt im Unterdruck bei 37–42°C. Für eine Behandlung kommen nicht nur thermolabile, sondern auch leicht korrodierende, thermostabile Instrumente in Frage; zellulosehaltige Materialien dürfen jedoch nicht plasmasterilisiert werden.

Überprüfung der Sterilisation

Bei der Prüfung nach Aufstellung eines Sterilisators ist nachzuweisen, dass das Gerät unter den in der Bedienungsanleitung genannten Bedingungen ordnungsgemäß sterilisiert. Mit der periodischen Prüfung muss während des laufenden Betriebs die Funktionsfähigkeit des Sterilisators in bestimmten Abständen nachgewiesen werden. Bei Zweifeln an der Funktionsfähigkeit des Sterilisators und nach verfahrenseingreifenden Reparaturen („Reparaturen hinter Blech") ist eine außerordentliche Prüfung zu veranlassen.

Die Überprüfung der Sterilisation beginnt bereits mit der innerbetrieblichen Funktionskontrolle und der Dokumentation der Sterilisationsparameter. Darüber hinaus stehen verschiedene Arten von Indikatoren zur Verfügung:

- *Behandlungsindikatoren* (Farbindikatoren, Indikatorklebebänder) dienen der Unterscheidung des Sterilguts von nichtsterilisiertem Gut (Expositionskontrolle). Diese Indikatoren lassen keine Aussage über die Sterilität des behandelten Materials zu.
- *Chemoindikatoren* sind ebenfalls Farbindikatoren, deren Farbumschlag in definierter Weise vom Zusammenwirken mehrerer Sterilisationsparameter abhängt, z.B. Temperatur, Dampfsättigung und Einwirkzeit. Diese Indikatoren eignen sich z. B. für eine Chargenkontrolle.
- *Bioindikatoren* enthalten Sporen definierter Bakterienstämme. Ihre Resistenz gegenüber dem sterilisierenden Agens muss festgelegten Anforderungen genügen. Die Prüfung mit Bioindikatoren dient dem Nachweis einer unter Betriebsbedingungen erreichten wirksamen Sterilisation. Für Kleinsterilisatoren gelten derzeit maximal 400 Chargen bzw. 6 Monate als Intervall für eine periodische biologische Prüfung.

Sterilgutversorgung

Verpackung von Sterilisiergut

❗ Die Verpackung muss sicherstellen, dass bei der Entnahme aus dem Sterilisator keine Rekontamination erfolgt und die Sterilität während der Lagerzeit erhalten bleibt.

Bestimmte „traditionelle" Verpackungsarten, wie Spritzenkästen, Petri-Schalen oder Schimmelbusch-Trommeln erfüllen diese Voraussetzungen nicht. Aber auch bei neuzeitlichen Verpackungsarten müssen Sterilgutverpackung und Sterilisationsverfahren aufeinander abgestimmt sein.

Feste Sterilisierbehälter (sog. Container) sind in der Regel aus Metall (z.B. eloxiertes Aluminium, Edelstahl) und mit Filtern oder Ventilen ausgestattet. Sowohl Filter wie Ventile müssen einen keimdichten Verschluss des Behälters gewährleisten. Bei Verwendung von Filtern sollen grundsätzlich Einmalfilter eingesetzt werden, da nur diese über standardisierte Eigenschaften verfügen. Wegen der besseren Wärmeübertragung und des geringeren Gewichts sind Aluminiumcontainer solchen aus

Edelstahl vorzuziehen. Werden Instrumente, Wäsche oder Kunststoffartikel zusätzlich in Tuch oder Sterilisationspapier eingeschlagen, so gilt dies (zusammen mit dem Container) als Zweifachverpackung. Zu beachten ist jedoch, dass das Einschlagen in Tücher – auch in mehrfacher Lage – für sich allein keine Sterilgutverpackung darstellt.

Sterilisationspapier für **Einmalverpackungen** (Weichverpackungen) muss genormten Anforderungen genügen, z.B. hinsichtlich der Festigkeit, des Reiß- und Wasserwiderstandes, der Luftdurchlässigkeit und der Keimdichtigkeit. Folien für Klarsichtsterilisierverpackungen müssen u.a. frei von toxischen Bestandteilen sein, die beim Gebrauch freiwerden können, sie müssen frei von Mikroläsionen, temperaturstabil (30 min bei 140°C) und siegelbar sein.

Papier- und Klarsichtverpackungen dürfen nur etwa zu drei Vierteln gefüllt werden, um die Siegelnähte nicht zu stark zu belasten bzw. um überhaupt eine faltenfreie und damit dichte Versiegelung zu ermöglichen.

Kleinsetcontainer und einzeln verpackte Instrumente sollen waagrecht in die Einschübe bzw. Einschubschalen des Sterilisators gelegt werden. Bei Klarsichtsterilisierverpackungen soll die Papierseite in der Regel nach unten zeigen, bei Hochkantschichtung soll Papier auf Papier liegen. Es ist darauf zu achten, dass das Sterilisationspapier beim Beschicken des Sterilisators nicht beschädigt wird.

Sterilgutlagerung

Teilweise sehr kontrovers werden die Lagerzeiten für Sterilgut diskutiert. Dabei ist zu vermuten, dass bei unversehrter keimdichter Verpackung Sterilgut unbegrenzt lange steril bleibt. Eine Kontamination kann nur von außen erfolgen, es findet kein „Aufkeimen" statt.

▼ Sterilgut, dessen Verpackung geöffnet oder beschädigt wurde, verstaubt oder feucht ist, muss als unsteril betrachtet werden.

Die in der DIN aufgeführten Richtwerte für die Lagerdauer haben sich nach unserer Auffassung in der Praxis nicht bewährt.

▼ Zu empfehlen ist eine 6-monatige Lagerfrist sowohl für einfach als auch für doppelt verpacktes Sterilgut.

Eine Doppelverpackung ist grundsätzlich nur dort angebracht, wo sie aus Gründen der Handhabung erforderlich ist, etwa bei Operationsinstrumenten. In der Regel ist eine Einfachverpackung ausreichend. Durch die Festlegung von Lagerfristen soll auch ein kontrollierter Güterumschlag („first in – first out") erreicht werden. Ist eine Resterilisation, z.B. wegen Verstaubung, Beschädigung oder versehentlichem Öffnen einer Verpackung notwendig, so muss stets neu verpackt werden.

Organisation der Sterilgutversorgung

Überlegungen zur Verbesserung der Sterilisationssicherheit, des Infektionsschutzes der Mitarbeiter und nicht zuletzt wirtschaftliche Erwägungen führten zu der Erkenntnis, dass die Zentralisierung von Instrumentenaufbereitung und Sterilgutfertigung innerhalb von Kliniken in einer „Zentralen Sterilgutversorgungsabteilung" (ZSVA) eine Reihe von Vorteilen eröffnet, wie Einsatz und rationale Auslastung moderner Aufbereitungsgeräte, Standardisierung von Arbeitsabläufen und Entlastung der Pflegenden zugunsten der Tätigkeit am Patienten.

Die Zentrale Sterilgutversorgungsabteilung gliedert sich in drei Funktionsbereiche – Aufbereitungsbereich, Packbereich, Sterilgutlager –, die möglichst auch räumlich zu trennen sind.

Für die Sterilgutversorgung in der Praxis gelten grundsätzlich die gleichen Überlegungen wie in der Klinik. Die Instrumentenaufbereitung sollte keinesfalls im Behandlungsraum, sondern in einem separaten Raum erfolgen. Zwar dürfte die in einer Klinik übliche räumliche Aufteilung in der Praxis nicht zu verwirklichen sein, dennoch lässt sich eine Gliederung der Arbeitsabläufe in Sinne von Reinigung und Desinfektion → Verpackung → Sterilisation → Sterilgutlagerung realisieren, wenn dafür besondere Arbeitsbereiche innerhalb eines Raums geschaffen werden. Die räumliche Zuordnung der einzelnen Arbeitsschritte entspricht damit einer Trennung „unreiner" und „reiner" Arbeitsschritte.

 Neben der Aufbereitung von „kritischem" Instrumentarium, mit dem die körperliche Integrität widmungsgemäß durchbrochen wird und das sterilisiert werden muss, existiert als weiterer Prozessablauf die Aufbereitung von „semikritischem" Material. Hierher gehören Objekte, die nicht notwendigerweise sterilisiert werden müssen (z.B. kieferorthopädische Geräte, Abdrucklöffel etc.) und die mit Hilfe von Trays in einem Reinigungs- und Desinfektionsautomaten (mit Trocknungsstufe) bearbeitet werden.

Desinfektion

▼ Desinfizieren heißt, die Keimzahl auf oder in dem behandelten Objekt so weit zu reduzieren, dass von ihm keine Infektionsgefahr mehr ausgeht.

Die Desinfektion muss durch irreversible Inaktivierung erfolgen, unabhängig vom Funktionszustand der Mikroorganismen. Eine bakteriostatische Wirkung erfüllt diese Forderung nicht, es muss vielmehr eine quantitative Keimreduktion (z.B. Reduktionsfaktor $\leq$ lg 5 oder 99,999 %) nachweisbar sein (Abtötungskinetik).

Antiseptik. Dieser Terminus wird zunehmend wieder neben dem Begriff Desinfektion verwendet. Man versteht darunter die Anwendung antimikrobieller Substanzen am Ausgangsort bzw. an der Eintrittspforte einer möglichen Infektion oder am Infektionsherd auf der Körperoberfläche (Haut, Schleimhaut, Wunde) bzw. auf chirurgisch freigelegten oder eröffneten endosomatischen Arealen. Ziel der Antiseptik ist es, einer Kolonisation oder Infektion vorzubeugen bzw. diese zu behandeln.

Methoden und Wirksamkeit. Die Desinfektion kann mit physikalischen und chemischen Methoden erreicht werden. Tabelle 4.**6** gibt eine Übersicht über die verschiedenen Verfahren und ihre Anwendungsmöglichkeiten.

Desinfektionsmaßnahmen wirken unspezifisch und können in ihrer Wirksamkeit durch zahlreiche Faktoren beeinträchtigt werden (Tabelle 4.**7**).

Darüber hinaus spielen *weitere Einflussgrößen bei der Auswahl* von Desinfektionsmittel und -verfahren eine wichtige Rolle, vor allem toxikologische Nebenwirkungen (einschließlich Schadstoffbelastung am Arbeitsplatz), die Materialverträglichkeit, bei chemischen Desinfektionsmitteln die biologische Abbaubarkeit und nicht zuletzt die Wirtschaftlichkeit.

 Bei den *Alkoholen* gelten folgende optimale Einsatzkonzentrationen: Ethanol 70–80 %, Isopropanol (Propan-2-ol) 60–70 %, n-Propanol (Propan-1-ol) 50–60 % (Vol./Vol.). Gegenüber unbehüllten Viren ist Ethanol am besten wirksam. Wegen der Brand- und Explosionsgefahr dürfen bei der Flächendesinfektion mit alkoholischen Präparaten bestimmte Ausbringmengen nicht überschritten werden (Sicherheitsbestimmungen der Berufsgenossenschaft).

Wegen ihrer Haut und Schleimhaut reizenden und sensibilisierenden Eigenschaften werden *Aldehyde* zur Instrumenten- und Flächendesinfektion in der Regel als Kombinationsprodukte (z.B. mit Tensiden) eingesetzt.

Die *Halogene* Chlor, Brom und Iod reagieren mit einer Vielzahl organischer Verbindungen, was ihren raschen Wirksamkeitsverlust bei Anwesenheit von biologischem Material (sog. Eiweißfehler) erklärt. Iod wird nahezu ausschließlich als organische Komplexverbindung (Iodophore, z.B. Polyvinylpyrrolidon-[PVP-]Iod) zur Haut- und Schleimhautantiseptik eingesetzt. Infolge der Resorption von Iod dürfen Iodophore in der Schwangerschaft, der Stillperiode, bei Säuglingen oder bei Patienten mit Schilddrüsendysfunktion nicht verwendet werden.

Die *Materialverträglichkeit* von Perverbindungen (O_2-Abspalter) ist unterschiedlich: Während Peressigsäure sehr korrosiv ist (Zusatz von Korrosionsinhibitoren er-

Tabelle 4.**6** Verfahren und Anwendungsbereiche der Desinfektion (Auswahl)

Verfahren/ Wirkstoffgruppe	Wirksamkeit gegen Bakterien/ Pilze	Viren	Biologischer Abbau	Hautverträglichkeit	Materialverträglichkeit	Anwendungsbereiche [1]
Physikalisch						
Heißwasser 80–95 °C	+	+	[2]	[3]	gut–mäßig	Instrumente, Anästhesiezubehör, Wäsche
Dampf 100–110 °C	+	+	[2]	[3]	gut–mäßig	Instrumente, Anästhesiezubehör, infektiöse Abfälle
UV-C-Strahlen	+	+	[2]	unverträgl. [2]		in Klinik und Praxis entbehrlich
Chemisch						
Alkohole	+	(+)	gut	gut	mäßig [5]	Haut, Hände (Fläche)
Aldehyde	++	+	gut	gering	mäßig [4]	Instrumente, Abformungen, Prothesen, Fläche
– Glyoxal	+	(+)				
Phenolderivate	+	(+)	unterschiedl.	mäßig	gering [6]	Fläche (Haut, Hände)
Tenside						
– Quats	(+)	(+)	mäßig	gut	gut [4]	(Instrumente, Fläche, Hände)
– Chlorhexidin, Octenidin	(+)	(+)	mäßig	gut	gut [4]	Schleimhaut (Haut)
– Biguanide (Polihexanid)	(+)	(+)	mäßig	gut	gut [4]	Schleimhaut (Haut, Instrumente, Fläche)
Halogene						
– Chlor	++	+	mäßig	gering	schlecht	Trink-, Badewasser (Geräte, Fläche)
– Iodophore	+	(+)	mäßig	gut	mäßig	Haut, Schleimhaut, Hände
Perverbindungen	++	+	gut	gering	unterschiedl.	Prothesen, Fläche, Geräte
Metallverbindungen	(+)	–	mäßig	mäßig	gut	Anwendung nur in Sonderfällen

+ = wirksam
++ = unter bestimmten Bedingungen gegen Bakteriensporen wirksam
(+) = eingeschränkt wirksam (z.B. unwirksam gegen bestimmte Bakterien- und Virusspezies)
– = nicht wirksam
[1] = Anwendungsbereiche in Klammern, wenn als Nebenwirkstoff möglich
[2] = Kriterium nicht anwendbar
[3] = kein Hautkontakt, da Anwendung in geschlossenen Geräten
[4] = entsprechend Wasser (Metallkorrosion)
[5] = Versprödung von Kunststoffen
[6] = Verfärbung von Kunststoffen.

Tabelle **4.7** Beeinträchtigung der Desinfektion durch verschiedene Einflussfaktoren

Faktor bzw. Fehlerquelle	Praktische Bedeutung (Beispiele)
Unspezifische Reaktion mit Begleitstoffen (Blut, Ausscheidungen) – „Eiweißfehler"	unzureichende Durchdringung des Materials, z.B. bei Anwesenheit von Blut, durch proteinfällende Wirkstoffe (Aldehyde) oder oxidierende Verbindungen (Oxidanzien, Halogene)
Chemische Inaktivierung durch Tensidzugabe – „Seifenfehler"	Inaktivierung kationaktiver Wirkstoffe (Quats, Biguanide) durch anionische Substanzen (Seife)
Instabilität von Konzentrat oder Gebrauchslösung	begrenzte Haltbarkeit bei Persäurepräparaten
Adsorption an Oberflächen	Wirkstoffzehrung durch „Aufziehen" kationaktiver Substanzen auf textile Materialien (Wäsche)
Lücken im Wirkungsspektrum	fehlende bzw. unzureichende Wirkung von: – Quats gegen Mykobakterien und Pseudomonas aeruginosa – Phenolen und Alkoholen gegen unbehüllte Viren
Resistenzbildung	plasmidkodierte Hg-Resistenz bei Proteus spp.
Bildung von „Biofilmen" durch schleimbildende Bakterien	Verkeimung von Behältern und Leitungen für Flüssigkeiten, z.B. durch Pseudomonas aeruginosa
Mechanische Barrieren	mangelhafte Desinfektion von Hohlkörpern durch Lufteinschlüsse, unzureichende Benetzung durch „Spülschatten" in Reinigungsautomaten
Zu niedrige Dosierung (Schussmethode)	unzureichende Desinfektionswirkung, im Extremfall adaptive Resistenzbildung

forderlich), besitzen komplexe organische O_2-Abspalter eine gute Materialverträglichkeit.

Anwendungsbereiche der Desinfektion

Für die **Hautantiseptik** (früher gebräuchlicher Terminus: Hautdesinfektion) vor allen Haut durchtrennenden Maßnahmen stellen Alkohole bzw. alkoholbasierte Präparate die Mittel der Wahl dar. Die Einwirkzeiten betragen zwischen 15 s (vor Injektionen) und 1 min (präoperativ); auf talgdrüsenreicher Haut (Stirn) sind Einwirkzeiten von 10 min erforderlich (Tabelle **4.8**). Die Applikationsart (Tupfer- oder Sprühverfahren) beeinflusst die antimikrobielle Wirksamkeit nicht.

Zur **Schleimhautantiseptik**, z.B. vor zahnärztlichen oder mund-kiefer-gesichts-chirurgischen Eingriffen, eignen sich – mit den genannten Einschränkungen –

auch Tensidpräparate (z.B. auf der Basis von Chlorhexidin) und Iodophore; die Einwirkzeiten liegen in Bereichen zwischen 30 s und 2 min oder auch länger. Die Durchführung erfolgt mittels präparategetränkten Tupfern oder durch Spülung der Mundhöhle. Im Gegensatz zur Hautantiseptik gibt es für die Schleimhautantiseptik noch keine standardisierten Einsatzbereiche. Die Schleimhautantiseptik wird empfohlen
- vor Schleimhaut durchtrennenden Eingriffen
- vor der Behandlung von Risikopatienten (Endokarditis!) und bekannten Virusträgern (z.B. HBV, HIV).

Chirurgische Händedesinfektion. Eine vollständige Eliminierung der residenten Hautflora ist nicht möglich, erreichbar ist eine Keimzahlreduktion um etwa 2 lg-Stufen (= 99 %). Erwünscht ist eine unter dem Handschuh für die Dauer der Operation anhaltende Wirkung.

▼ Durch die chirurgische (präoperative) Händedesinfektion soll die transiente und residente Flora weitest gehend reduziert werden.

Es sind alkoholische Präparate zu bevorzugen, die (ebenso wie für die Hautantiseptik) sporenfrei sein müssen. Die Präparate werden in der Regel über einen Zeitraum von 3 min eingerieben. Das Vorwaschen der Hände zeigt, ebenso wie die Verwendung einer Handbürste, keinen verstärkenden Effekt auf die Desinfektion und sollte zur Schonung der Haut möglichst eingeschränkt oder unterlassen werden.

Hygienische Händedesinfektion. Sie soll – ohne Verwendung von Wasser – äußerlich aufgebrachte pathogene Keime (Transientflora) inaktivieren, z.B. nach Kontamination bei der Behandlung des Patienten, nach zahntechnischen Arbeiten oder vor Tätigkeiten, die unter aseptischen Kautelen zu verrichten sind. Bei starker Ver-

Tabelle **4.8** Durchführung der Hautantiseptik (Hautdesinfektion)

Indikation	Präparat	Anwendung	Einwirkzeit*
Vor Punktionen und Injektionen	Zubereitungen auf Alkoholbasis	steriler Tupfer, Spray	mind. 15 s
Dito: Gelenke, Hohlorgane, Körperhöhlen	wie oben	steriler Tupfer, Spray	mind. 1 min
Vor operativen Eingriffen	wie oben	steriler Tupfer, Spray	mind. 1 min

* Bei talgdrüsenreicher Haut (z.B. Stirn) stets 10 min Einwirkzeit erforderlich

schmutzung mit infektiösem Material müssen die Hände vor der Desinfektion vorsichtig gereinigt werden. Die transiente Flora ist durch Desinfektion leichter zu reduzieren als die hauteigene Flora. Durch Verreiben von etwa 3 ml eines alkoholischen Händedesinfektionsmittels während 30–60 s wird eine Keimzahlreduktion von bis zu 5 lg-Stufen erreicht.

Bei der **Desinfektion von Abformungen** ist zu berücksichtigen, dass verschiedene Abformmaterialien eingesetzt werden, die eine unterschiedliche Verträglichkeit gegenüber Desinfektionsmitteln aufweisen. Prinzipiell sind Präparate auf der Basis von Sauerstoff abspaltenden Verbindungen (z.B. Persäuren) oder von Aldehyden geeignet. Neben der antimikrobiellen Wirksamkeit spielt die Materialverträglichkeit gegenüber dem Abformmaterial selbst (Dimensionstreue) sowie gegenüber dem Modellgips die entscheidende Rolle. Insbesondere mit Aldehyden ist es möglich, im Tauchverfahren Alginate, Polyether und Silikon zu desinfizieren, ohne dass nachteilige Auswirkungen auf das Gipsmodell zu erwarten sind.

Für die **Desinfektion von Prothesen** einschließlich kieferorthopädischer Arbeiten eignen sich ebenfalls Präparate mit Sauerstoff abspaltenden Wirkstoffen, aber auch Präparate auf Aldehyd- oder Tensidbasis. Die Wirksamkeit der Desinfektion an schwer zugänglichen Stellen lässt sich durch Kombination mit Ultraschall verbessern, die Einwirkungszeit wird verkürzt. Nach der Desinfektion müssen Rückstände des Desinfektionsmittels durch gründliches Abspülen mit Leitungswasser entfernt werden.

▼ Für die **Instrumentendesinfektion** sind im Hinblick auf den Personalschutz und die sichere Wirksamkeit maschinelle Verfahren zu bevorzugen.

Dazu stehen sowohl Einkammergeräte (Reinigungs-Desinfektions-Automaten) als auch Taktbandanlagen mit mehreren Kammern – z.B. für zentrale Einrichtungen – zur Verfügung. Die Desinfektion kann für thermostabile Objekte thermisch bei 90–93 °C erfolgen, für thermolabile Güter sind chemisch-thermische Verfahren (ab 40 bis etwa 65 °C) geeignet. Die thermischen Verfahren gewährleisten eine sichere Inaktivierung von Viren einschließlich des Hepatitis-B-Virus.

Ein Vorteil der maschinellen Desinfektionsverfahren ist, dass gleichzeitig eine Reinigung der behandelten Objekte stattfindet, sodass anstelle der früher üblichen Nassentsorgung eine trockene Entsorgung stattfinden kann. Voraussetzung für den Desinfektions- und Reinigungserfolg ist eine ausreichende Wassermechanik, die an allen Stellen des Desinfektionsguts wirksam wird (Durchströmung von Hohlkörpern!).

Eintauchverfahren. Abgesehen von der direkten und indirekten Exposition (Raumluftbelastung) der Mitarbeiter ist das Eintauchverfahren aufgrund zahlreicher möglicher Anwenderfehler vergleichsweise unsicher. Als solche sind zu nennen: Dosierfehler, fehlende Benetzung des Behandlungsguts (eingeschlossene Luftblasen), Belastung der Desinfektionslösung mit Schmutzstoffen.

Für die Desinfektion chirurgischer Instrumente dürfen nur Präparate eingesetzt werden, die eine Inaktivierung von Hepatitis-B-Virus bewirken (z.B. Aldehyde). Nach der Tauchdesinfektion müssen Rückstände des Desinfektionsmittels durch Nachspülen entfernt werden. Zur Vermeidung einer Rekontamination, z.B. mit Pseudomonas spp., ist dazu unter Umständen Sterilwasser erforderlich.

▼ Die chemische Instrumentendesinfektion im Eintauchverfahren muss heute als Notbehelf angesehen werden.

Die **Flächendesinfektion** wird in der Regel mit einer Reinigung der Flächen verbunden. Die verwendeten Desinfektionspräparate müssen ausreichend reinigungsaktive Substanzen enthalten, die antimikrobielle Aktivität darf durch Schmutzbelastung nicht wesentlich beeinträchtigt werden. Häufig werden Tensidkombinationen mit oder ohne Aldehyde verwendet, in geringerem Umfang auch Sauerstoff abspaltende Präparate. Die Flächendesinfektion wird in der Regel als Wischdesinfektion durchgeführt. Auf die Sprühdesinfektion von Flächen sollte generell zugunsten einer Wischdesinfektion verzichtet werden, um die Belastung der Atemwege von Beschäftigten und Patienten durch wirkstoffhaltige Aerosole so gering wie möglich zu halten.

Gesetzliche Vorschriften, Richtlinien und Empfehlungen

Für behördlich angeordnete Desinfektionsmaßnahmen entsprechend § 10a des Bundesseuchengesetzes bei oder nach dem Auftreten von meldepflichtigen Krankheiten sind die nach der Liste der vom Robert-Koch-Institut (RKI), Berlin, geprüften und anerkannten Desinfektionsmittel und -verfahren anzuwenden. Nach den Richtlinien der Deutschen Gesellschaft für Hygiene und Mikrobiologie geprüfte Präparate erhalten das DGHM-Zertifikat. In jährlichen Abständen wird eine Liste mit den zertifizierten Präparaten veröffentlicht.

📖 Die Prüfung der Präparate erfolgt nach Richtlinien für die einzelnen Anwendungsgebiete (Haut, Hände, Instrumente, Fläche, Wäsche), die laufend dem jeweiligen Kenntnisstand angepasst werden. Die „DGHM-Konzentrationen und -Einwirkzeiten" liegen im Allgemeinen unter denen der RKI-Liste, die weniger für die Prophylaxe als für den Seuchenfall gedacht ist.

Desinfektionsmittel ohne DGHM-Zertifikat sollten grundsätzlich nicht verwendet werden. Die Nennung von Desinfektionspräparaten in der „Roten Liste" besagt lediglich, dass es sich um ein registriertes Arzneimittel (Haut-, Schleimhaut- und Wundantiseptika) handelt und bedeutet nicht, dass das Präparat auch ausreichend wirksam ist.

In dem gesetzlich vorgeschriebenen *Hygieneplan* müssen u.a. die Maßnahmen der Sterilisation und Desinfektion schriftlich festgelegt sein. Die Angaben umfassen den Anwendungsbereich, die jeweiligen Verfahrensparameter und die für die Maßnahme verantwortlichen Mitarbeiter. Die Mitarbeiter müssen durch den Leiter der Einrichtung bei Arbeitsaufnahme und in regelmäßigen Abständen mit dem Hygieneplan vertraut gemacht werden.

Nonkontamination

Handschuhe

Die **Hände** des Zahnarztes und der Helferin oder des Helfers sind in hygienischer Hinsicht unter zwei Aspekten von großer Bedeutung:
- Von den Händen geht die größte Gefahr einer Keimübertragung auf den Patienten wie auf Gegenstände aus.
- Die Hände haben den innigsten Kontakt mit Speichel und Blut und stellen die bedeutendste Eintrittspforte für Infektionen dar.

Während eine Keimübertragung von der kontaminierten Hand auf den Patienten durch Desinfektion verhindert werden kann, wird hierdurch das Risiko einer Infektion des Zahnarztes nicht verringert. Zwar bietet die intakte äußere Haut einen guten Schutz gegen das Eindringen von Krankheitserregern, gerade die Haut der Hände zeigt jedoch häufig mikroskopische Läsionen.

▼ Die Verwendung von Handschuhen ist bei allen Be-
● handlungsmaßnahmen erforderlich, bei denen die Hände Kontakt zu Blut oder Speichel haben.

Materialeigenschaften. Ein für die zahnärztliche Behandlung geeigneter Handschuh muss optimal passen, d.h. er muss einerseits eng anliegen, darf andererseits jedoch nicht zu eng sein, um die Durchblutung nicht zu behindern. Fabrikate, von denen nur wenige Größen lieferbar sind, bleiben auf Patientenkontakte beschränkt, bei denen die Hände keine Präzisionsarbeit verrichten müssen. Ferner sollten für die rechte und linke Hand verschiedene Handschuhe verfügbar sein. Die Sensibilität beim Greifen von Instrumenten wird durch eine aufgeraute Oberfläche verbessert. Ein weiteres wesentliches Auswahlkriterium ist die Dichtigkeit der Handschuhe. Es sollen nur Handschuhfabrikate verwendet werden, die nach DIN EN 455 geprüft sind und damit eine hohe Sicherheit aufweisen. Maximale Sicherheit bieten Fabrikate, die einzeln auf Dichtigkeit geprüft sind. Die Materialeigenschaften müssen darüber hinaus gewährleisten, dass der Handschuh auch während der Behandlung dicht bleibt. Von allen derzeit zur Verfügung stehenden Materialien stellt Latex immer noch das Optimum dar.

Während für die zahnärztliche Chirurgie sterile Handschuhe unumgänglich sind, sind für konservierende und prothetische Behandlungen unsterile Handschuhe ausreichend. Um sich nicht an verschiedene Handschuhformen, -materialien und -oberflächen gewöhnen zu müssen, ist es von Vorteil, wenn ein Fabrikat ausgewählt wird, das sowohl unsteril als auch steril angeboten wird. Eine Übersicht über die verschiedenen Handschuhmaterialien gibt Tabelle 4.**9**.

Tabelle 4.**9** Eignung von Handschuhen für den Einsatz in der Zahnmedizin (nach Zimmermann 1997)

Material	Eignung für operative Behandlung (steril)	Eignung für nichtoperative Behandlung (unsteril)	Labor, Desinfektion, Reinigung
Latex	optimal	optimal	bedingt geeignet
Nitril	nicht verfügbar	bedingt geeignet	bedingt geeignet
Neopren	optimal	unsteril nicht verfügbar	unsteril nicht verfügbar
Polyethylen	steril nicht verfügbar	nicht geeignet	bedingt geeignet
PVC	steril nicht verfügbar	nicht geeignet	geeignet

Die **Desinfektion** von Handschuhen z.B. mit alkoholischen Händedesinfektionsmitteln oder mit desinfizierenden Waschpräparaten ist wirksamer als die Desinfektion der Hände, sollte jedoch nur durchgeführt werden, wenn folgende Voraussetzungen gegeben sind:
- Durch entsprechende Tests muss sichergestellt sein, dass die Dichtigkeit nicht beeinträchtigt wird.
- Die Handschuhe dürfen nicht sichtbar kontaminiert oder perforiert sein.
- Die Handschuhe dürfen nicht bei einem infektiösen Patienten verwendet worden sein.

Unverträglichkeiten. Bei etwa 10% des medizinischen Personals treten Unverträglichkeiten gegenüber Latexhandschuhen auf, die sich als Kontakturtikaria, Rhinitis und Konjunktivitis oder als Asthma bis hin zum anaphylaktischen Schock äußern können. Es handelt sich bei dieser sog. Naturlatexallergie um eine Reaktion vom Soforttyp (Typ I; vgl. S. 189f), die durch lösliche Latexproteine hervorgerufen wird. Die Reaktion wird nicht nur durch direkten Haut- oder Schleimhautkontakt mit Latex ausgelöst, sondern auch durch Einatmung von Puderpartikeln, an denen Latexproteine anhaften. Besonders gefährdet sind Personen mit atopischen Erkrankungen und vorbestehenden Hautschäden; auch Kreuzallergien gegen Früchte wie Bananen, Mango oder Kiwi spielen eine Rolle.

Nach den Technischen Regeln zur Gefahrstoff-Verordnung (TRGS 540) müssen in medizinischen Einrichtungen ungepuderte, latexproteinarme Naturlatexhandschuhe oder aber latexfreie Schutzhandschuhe eingesetzt werden. Letzteres gilt in jedem Fall für Personen mit einer Latexallergie oder einer atopischen Erkrankung.

▼ Latexallergische Patienten müssen latexfrei behan-
● delt werden. Es ist zu beachten, dass Naturlatex außer in Handschuhen in vielen anderen Medizinprodukten enthalten sein kann.

Gesichtsschutz

⚠ Neben der Infektion über die Hände ist die Übertragung von Erregern über die Luft der wichtigste Infektionsmodus in der Zahnarztpraxis.

Zu den normalen Umweltkontakten kommt in der Zahnarztpraxis sowohl die Kontamination durch das Aerosol als auch die räumliche Nähe von Mund und Nase des Zahnarztes zum Gesicht des Patienten, was eine beträchtliche Erhöhung des Infektionsrisikos bedeutet.

⚠ Zu den von Mensch zu Mensch über die Luft übertragenen Infektionen gehören Tuberkulose, Influenza und Virusinfektionen der Atemwege.
Die Legionellenpneumonie (Legionärskrankheit) wird dagegen durch Tröpfchen von erregerhaltigem Wasser übertragen.

Während einer chirurgischen Behandlung müssen Behandler und Helfer Gesichtsmasken tragen. Gesichtsmasken, die lediglich den Mundbereich abdecken, die Nasenöffnungen jedoch frei lassen, sind unzureichend. **Keimdichtigkeit.** Es gibt unter den verschiedenen Arten von Masken erhebliche Unterschiede in der Keimdichtigkeit. Während mehrlagige Masken mit Vlies- und Polyestereinlagen nahezu keimundurchlässig sind, zeigen die in der Zahnarztpraxis häufiger verwendeten, einlagigen Papiermasken sowie Mullmasken keine ausreichende Filterwirkung. Mehrlagige Vliesmasken weisen auch nach längerer Tragezeit mit entsprechender Durchfeuchtung durch die Atemluft keine nennenswerte Zunahme der Keimpassage auf. Hieraus ist für die Praxis abzuleiten, dass höhere Kosten durch mehrlagige Gesichtsmasken durchaus gerechtfertigt sind.

Schutzbrille

Für das Auge besteht bei der zahnärztlichen Behandlung durch das Aerosol sowohl eine erhöhte mikrobielle Kontaminationsgefahr (Keratoconjunctivitis herpetica!), als auch ein erhöhtes Verletzungsrisiko durch Schleifstaub sowie Zahn- und Metallsplitter. Schon nach einer nur einstündigen Zahnpräparation sind Brillengläser dicht mit Partikeln bedeckt. Auch wenn Infektionen der Augen nicht auszuschließen sind, kommt einer Brille eher die Funktion eines Schutzes vor mechanischen Verletzungen zu.
Als Schutzmaßnahme für die Augen werden spezielle Schutzbrillen empfohlen, die oben und seitlich geschlossen sind; alternativ werden auch Gesichtsschilde angeboten, die an einem Stirnreif befestigt sind. Die Akzeptanz derartiger Geräte ist allerdings, wie die Erfahrung zeigt, gering. Eine normale Sehbrille bietet zwar keinen optimalen Schutz, ist jedoch besser als der Verzicht auf jede Schutzmaßnahme.

Schutz- und Operationskleidung

Obwohl das Tragen von Schutzkleidung bei der zahnärztlichen Behandlung selbstverständlich ist, treten bei der Auswahl immer wieder Probleme auf, da auch bei der Schutzkleidung – ähnlich wie bei der Brille – Gesichtspunkte der Mode nicht selten über Zweckmäßigkeitsaspekte gestellt werden.
Schutzkleidung. Bei der Patientenbehandlung muss die Bekleidung hochgeschlossen und kurzärmlig sein. Die Schutzkleidung soll ausschließlich innerhalb der Praxis getragen werden. Zur Aufbewahrung muss gemäß gesetzlicher Unfallverhütungsvorschrift ein von der privaten Kleidung getrennter Schrank oder ein abgetrenntes Schrankfach zur Verfügung stehen. Schutzkleidung sollte täglich gewechselt werden, bei starker Verschmutzung auch häufiger. Bei der Wäsche in haushaltsüblichen Waschmaschinen wird die Schutzkleidung bei 95°C gereinigt und zugleich desinfiziert. Bei Waschtemperaturen unter 60°C ist der Zusatz eines desinfizierenden Waschmittels erforderlich.
Operationskleidung und Abdeckmaterial sind Medizinprodukte und müssen ihre wichtigste Zweckbestimmung – Verhinderung der Übertragung von Krankheitserregern – nachweislich erfüllen. Herkömmliche Baumwolle und Mischgewebe sind für diese Zwecke ungeeignet, infrage kommen Einwegprodukte oder Mehrwegmaterialien wie z.B. Mikrofasergewebe oder Trilaminate.

Abfallentsorgung

Die Entsorgung von Abfällen bereitet in vielen medizinischen Einrichtungen erhebliche Probleme, in Kliniken ebenso wie in der Praxis. Es besteht Unsicherheit, wie die Abfälle zu trennen, welche hygienischen Maßstäbe für Lagerung, Transport und Entsorgung anzulegen sind und wie diese Aufgaben technisch und organisatorisch gelöst werden können. Hinzu kommt das Problem, die Menge des Abfalls zu bewältigen und Wege zu finden, diese zu reduzieren. Eine große Zahl von Verordnungen, Richtlinien und Auflagen bei Planung, Errichtung und Betrieb von Entsorgungsanlagen ist zu berücksichtigen. Das Umweltbewusstsein steigt, aber Fragen der Abfallentsorgung stoßen nicht immer auf das Interesse und Engagement von medizinisch ausgebildetem Personal, sodass die mit der Entsorgung Beauftragten häufig auf sich allein gestellt sind.

⚠ Grundsätzlich sind Abfälle, die nach Art, Beschaffenheit oder Menge in besonderem Maße gesundheits-, luft- oder wassergefährdend, explosibel oder brennbar sind oder Erreger übertragbarer Krankheiten enthalten, besonders überwachungsbedürftig und unterliegen damit besonderen Anforderungen zur schadlosen Beseitigung.

Abfallkategorien. Nach dem sog. LAGA-Merkblatt (Länderarbeitsgemeinschaft für Abfall, 1992) gehören Abfälle, die mit Blut, Sekreten oder Exkreten behaftet sind, wie z.B. benützte Kanülen, Watterollen, Verbandmaterialien oder Einmalschläuche, zur Kategorie der *B-Abfälle*. Diese können zwar als Restmüll entsorgt werden, sind jedoch innerhalb der Einrichtung so zu behandeln, dass von ihnen kein Infektions- oder Verletzungsrisiko ausgeht. *Infektiöse Abfälle (C-Abfälle)* sind solche, die mit Erregern meldepflichtiger Infektionskrankheiten kontaminiert sind und durch die eine Verbreitung der Krankheit zu befürchten ist.

Entsorgungswege

- **B-Abfälle**, die Verletzungen verursachen können, müssen in festen Behältern (z.B. leeren Kunststoffkanistern, „Kanülenschluckern") dem Restmüll zugeführt werden. Andere B-Abfälle wie Kunststoffe oder auch benützte Handschuhe und Einmalkleidung oder Abdeckmaterial müssen ebenfalls als Restmüll entsorgt werden.
- *Infektiöse Abfälle* müssen durch Verbrennung entsorgt oder durch thermische Desinfektion vorbehandelt und dann der Restmüllfraktion zugegeben werden. Im Gegensatz zu klinischen Einrichtungen spielen C-Abfälle in der zahnärztlichen Praxis kaum eine Rolle.
- *Laborabfälle* müssen stoffspezifisch erfasst werden, um eine Verwertung oder geeignete Behandlung zu ermöglichen. Für halogenierte Lösemittel besteht grundsätzlich ein Vermischungsverbot. Die Sammelstellen für Sonderabfälle in den Kommunen nehmen derartige Abfälle bis zu einer Jahresgesamtmenge von 500 kg in der Regel kostenlos an; die Übergabe der Sonderabfälle sollte man sich schriftlich bestätigen lassen.
- Für den Inhalt von *Amalgamabscheidern* gelten die gesetzlichen Bestimmungen für das Einleiten von Schadstoffen in Gewässer. Es dürfen nur bauartgeprüfte Amalgamabscheider eingesetzt werden. Die Wartung darf nur von Fachfirmen durchgeführt werden, die die im Abscheiderinhalt enthaltenen Metallrückstände einer Verwertung zuführen.

Technische Präventionsmaßnahmen

Die Entwicklung der Medizintechnik, aber auch der Haustechnik ist nicht ohne Auswirkungen auf die bauliche Gestaltung und funktionelle Ausstattung von Räumen für die zahnärztliche Behandlung. Aus hygienischer Sicht haben sich daraus sowohl Verbesserungen als auch neue Probleme ergeben. Stets muss man sich der Tatsache bewusst sein, dass technische Maßnahmen immer nur Hilfsmittel zur Verbesserung des Infektionsschutzes sind, die hygienisch korrektes Verhalten zwar erleichtern, aber nicht ersetzen können. Es wird empfohlen, bei der Planung von zahnärztlichen Funktionsbereichen oder von Zahnarztpraxen einen Hygieniker (Arzt für Hygiene und Umweltmedizin) hinzuzuziehen. Wichtige Hinweise sind auch den einschlägigen Leitlinien der Kommission für Krankenhaushygiene und Infektionsprävention am Robert-Koch-Institut (1998) zu entnehmen.

Ausstattung von Behandlungsräumen

Die Oberflächen von Praxismobiliar sollen so beschaffen sein, dass sie bei Bedarf, also bei Kontamination mit potenziell infektiösem Material, desinfizierend gereinigt werden können. Dies gilt auch für die Bezüge von Behandlungsstühlen, Hockern und anderen Sitzmöbeln. Fußböden müssen flüssigkeitsdicht sein und eine Nassreinigung, auch in Form einer Wischdesinfektion, zulassen. Wandanschlussprofile, die als Hohlkehle ausgebildet sind, erleichtern die Reinigung in Ecken und Winkeln erheblich. Gekachelte Wände sind weder in Behandlungsräumen von Kliniken noch von Praxen erforderlich. Überall, wo es zu einer Kontamination von Wandflächen kommen kann (Spritzer, Aerosole), muss der Wandbelag jedoch wischfest und desinfektionsmittelbeständig sein. In den Behandlungsräumen müssen Waschplätze mit warmem und kaltem Wasser in gut erreichbarer Nähe des Behandlungsplatzes vorhanden sein. Handwaschbecken sollten weder Stöpsel noch Überlauf besitzen. Armaturen sollen so beschaffen sein, dass sie ohne direkten Handkontakt – also z.B. mit dem Ellenbogen oder berührungsfrei – bedient werden können. Wandarmaturen sind einfacher zu reinigen als Tischarmaturen. Es müssen Direktspender für Händereinigungs- und Händedesinfektionsmittel vorhanden sein; für ihre Bedienung gilt das Gleiche wie für die Wasserarmaturen. Für die Händetrocknung müssen Einmalhandtücher (Textil- oder Papierhandtücher) zur Verfügung stehen. Im Röntgenraum soll mindestens ein Spender für Händedesinfektionsmittel angebracht sein.

Die Toiletten müssen mit Handwaschbecken, einem Spender für Flüssigseife und Einmalhandtüchern ausgestattet sein. Getrennte Toiletten für Mitarbeiter und Patienten werden empfohlen.

Gegen das Aufstellen von Topfpflanzen, Hydrokulturen oder Aquarien in Fluren und Wartebereichen bestehen keine hygienischen Bedenken.

Wasserversorgungssysteme

Kühlwasserflora. Wasser führende Systeme, z.B. zur Kühlung hochtouriger Instrumente, für Mehrfunktionsspritzen, Ultraschallzahnreinigungsgeräte oder Mundspüleinrichtungen, sind häufig durch Mikroorganismen besiedelt. In Wasser führenden Systemen wurden zahlreiche Mikroorganismen nachgewiesen, sodass man von einer Kühlwasserflora sprechen kann. Es handelt sich dabei um überwiegend gramnegative Bakterienarten, unter denen sich auch pathogene bzw. fakultativ pathogene Arten befinden, wie z.B. Legionellen, Pseudomonaden oder atypische Mykobakterien. Ebenfalls nachgewiesen wurden Schimmelpilze und Einzeller (Akanthamöben, Naeglerien).

Folgende Faktoren bestimmen die *Keimzahl*:
- die Qualität des zugeführten Leitungswassers
- die Verweildauer des Wassers im Leitungssystem (Aufkeimung durch Stagnation)
- die Wassertemperatur
- der Zustand von Leitungen und Filtern.

▼ Kaltwasserleitungen sind gegen Wärmequellen (Warmwasserleitungen, Heizugsanlagen) zu isolieren, damit eine Erwärmung des Wassers und damit eine Vermehrung von Mikroorganismen vermieden wird.

Die Bildung von Biofilmen an den Wänden von Leitungs-rohren und Schläuchen ist schwer zu verhindern und führt zu einer permanenten Sekundärkontamination des Wassers.

Allgemein gilt, dass bei der Installation von Wasserver-sorgungssystemen der Stand der Technik einzuhalten ist, festgelegt u.a. in den Regeln des Deutschen Instituts für Normung (DIN) und des Deutschen Vereins des Gas- und Wasserfaches (DVGW).

Da **Legionellen** sich unterhalb 50°C vermehren können, soll diese Temperatur bei der Warmwasserversorgung nicht unterschritten werden. Es empfiehlt sich daher, *Warmwasserbehälter* auf mindestens 60°C, besser auf *über 65°C* aufzuheizen, da erst bei dieser Temperatur Le-gionellen abgetötet werden. In großen Gebäuden kön-nen die erforderlichen Temperaturen nur mit Hilfe von Zirkulationsleitungen bzw. von Rohrbegleitheizungen eingehalten werden. Um Verbrühungen auszuschließen, muss das Warmwasser möglichst kurz vor der Entnah-me durch Kaltwasserzumischung abgekühlt werden.

Zur **Entkeimung des Wassers** in der Behandlungsein-heit selbst stehen verschiedene Verfahren, zum Teil auch in Kombination, zur Verfügung:

- Desinfektion mit UV-Strahlen
- automatische Zudosierung von Wasserstoffperoxid (300 ppm)
- Filtration
- anodische Oxidation.

Die Wirksamkeit der Desinfektionsanlage soll durch ei-ne hygienisch-mikrobiologische Begutachtung nachge-wiesen sein. Zusätzlich wird empfohlen, zu Beginn jedes Arbeitstages die Schläuche ohne aufgesetzte Übertra-gungsinstrumente etwa 2 min lang zu durchspülen.

Bei ausgedehnten chirurgischen Eingriffen und bei Ein-griffen an Patienten mit erhöhtem Infektionsrisiko soll *steriles Wasser* zur Kühlung verwendet werden.

Funktionelle Präventionsmaßnahmen

Gemäß der Richtlinie für Krankenhaushygiene und In-fektionsprävention (Robert-Koch-Institut 1998) darf das ambulante Operieren für den Patienten nicht mit einem höheren Infektionsrisiko verbunden sein, als eine Ope-ration im Rahmen einer stationären Behandlung. Beide erfordern den gleichen Hygienestandard.

Bei Eingriffen in der Mund-Kiefer-Gesichts-Region müs-sen die Maßnahmen zur Infektionsprävention dem je-weiligen Eingriff entsprechen. Kleinere Eingriffe wie Gingivektomien und unkomplizierte Einzelzahnextrak-tionen unterscheiden sich in ihrer Infektionsgefährdung und in ihren hygienischen Anforderungen von ausge-dehnten Kieferosteotomien oder Operationen an den Halsweichteilen. Aufgrund der sehr guten Durchblutung und des Regenerationsvermögens liegen bei den intra-oralen Eingriffen trotz der physiologischen Keimbesie-delung günstige Wundheilungsbedingungen vor. Unab-hängig von Behandler und Behandlungsort, sei es im zahnärztlichen Behandlungsstuhl, ambulant in einem speziellen Eingriffsraum oder im Operationsbereich ei-

ner Klinik, muss dem Patienten ein dem Eingriff ange-messener Hygienestandard geboten werden.

Präoperative Vorbereitung

Patientenvorbereitung

Mundhöhle. Vor intraoralen Operationen ist eine Be-handlung und Heilung von entzündlichen Erkrankungen der Mundhöhle anzustreben. Zahnstein und Konkre-mente sollten entfernt werden, parodontale Erkrankun-gen und ausgedehnte kariöse Läsionen sollten zur Re-duktion der Keimzahl saniert sein.

In Bezug auf die Restkeimzahl ist ein Mittel zur *Schleim-hautdesinfektion* niemals so wirksam wie eine Desinfek-tionsmaßnahme an unbelebten Objekten. Die auf der Mundschleimhaut verbleibenden Keimzahlen sind nach der Desinfektion wesentlich höher als z.B. nach einer Hautdesinfektion. Eine Reduktion der Mundhöhlenflora kann durch eine unmittelbar präoperative 1-minütige Mundspülung mit Chlorhexidindigluconat oder mit ei-ner unverdünnten PVP-Iod-Lösung ohne Alkoholzusatz erreicht werden.

In klinischen Studien konnten z.B. für 0,1%iges Chlor-hexidindigluconat Keimreduktionsraten von bis zu 1,9 Zehnerpotenzen nachgewiesen werden. Entsprechende Angaben für PVP-Iod (10%ig) schwanken zwischen 0,9 und über 2 Zehnerpotenzen. Langzeitanwendungen können Resistenzen der Mundhöhlenflora bewirken.

> ▼ Iodlösungen sind bei Schilddrüsenerkrankungen und Iodallergien kontraindiziert.

Haut. Bei stationär behandelten Patienten wird am Vor-abend der Operation mit der Vorbereitung begonnen. Zur *Körperwäsche* mittels Dusche oder Reinigungsbad wird eine hautschonende Seife verwendet. Antimikro-bielle Wirkstoffe sind nicht erforderlich. Bestimmte Kör-perstellen benötigen besondere Aufmerksamkeit (Fin-ger-, Fußnägel, Ohren, Bauchnabel). Fetthaltige Lotionen sind zu vermeiden. Nagellack wird entfernt. Ver-schmutzte Bettwäsche wird erneuert. Der Patient legt seine persönliche Wäsche ab. Etwaige vorhandene se-zernierende Wunden sollten von frischen Verbänden bedeckt sein. Diese Vorbereitungsmaßnahmen sind in der zahnärztlichen Praxis nicht erforderlich. In mund-kiefer-gesichts-chirurgischen Praxen müssen sie je nach Eingriffsart Berücksichtigung finden.

Haare. Aus hygienischer Sicht kann auf eine präoperati-ve Haarentfernung verzichtet werden. Haare sind nur transient besiedelt, stellen kein Erregerreservoir dar und sind gut zu desinfizieren. Die durch eine *Rasur* gesetzten Mikroverletzungen mit Eröffnung der Haarbälge fördern deren Besiedelung mit potenziell pathogenen Keimen und erhöhen die postoperative Infektionsrate. Aus ope-rationstechnischen Notwendigkeiten vorgenommene Rasuren sollten deshalb erst unmittelbar vor dem Ein-griff stattfinden. Dazu ist eine elektrische Haarschneide-maschine und die Kürzung auf wenige Millimeter aus-reichend. In kosmetisch auffälligen Bereichen kann auf eine Rasur verzichtet werden, ohne die Infektionsgefahr zu erhöhen, hier ist eine *Haarwäsche* mit desinfizieren-den Lösungen sinnvoll. Bei Schnittführungen in der be-haarten Kopfhaut wird das Haar präoperativ mit einer Hautdesinfektionslösung gewaschen und zu Zöpfen ge-flochten. Auch diese Gesichtspunkte spielen in der zahn-ärztlichen Praxis eine untergeordnete Rolle, können je-doch in der mund-kiefer-gesichts-chirurgischen Praxis Bedeutung haben.

Operationsgebiet. Die *Hautdesinfektion* erfolgt in der Regel durch das chirurgische ärztliche Personal nach vorheriger Händedesinfektion und vor dem Anlegen der sterilen Kittel und der sterilen Handschuhe, um die Ge-fahr einer unbemerkten Kontamination des OP-Mantels auszuschließen. Das OP-Gebiet wird mindestens 1 min lang großflächig mit einer alkoholischen Lösung oder mit PVP-Iod-Lösung desinfiziert. Die satt mit Desinfek-tionsmittel getränkten sterilen Tupfer werden dabei mehrmals gewechselt. Das Abdecken des Patienten un-ter Aussparung des OP-Gebietes erfolgt mit keimdich-tem Mehrweg- oder Einwegmaterial. Die verwendeten Tücher müssen ausreichend groß sein, sind einfach ge-legt und dürfen den Boden nicht berühren.

Maßnahmen bei Risikopatienten

⚠ Für bestimmte Patienten und ihre Behandler besteht eine erhöhte Infektionsgefahr. Diese Patienten kön-nen nur identifiziert werden, wenn eine gezielte Anamnese erhoben wurde. Präoperativ sind beson-dere Maßnahmen zur Minderung des Infektionsrisi-kos erforderlich.

Abwehrgeschwächte Patienten. Bei Diabetikern und bei Patienten, die unter einer Cortisonbehandlung ste-hen, Immunsuppressiva einnehmen, an Neoplasien des hämatopoetischen oder lymphatischen Systems leiden, ist eine *perioperative Antibiotikaprophylaxe* eher erfor-derlich als beim gesunden Patienten.

Vorbestrahlungen der Kiefer führen zur reduzierten Ab-wehrleistung des betreffenden Knochens. Alle operati-ven Maßnahmen im vorbestrahlten Gebiet bedürfen ei-nes besonders schonenden Vorgehens mit plastischer Deckung aller freiliegenden Knochenareale. Die Eingrif-fe sollten unter antibiotischem Schutz durchgeführt werden. Nichtbeachtung kann zur schwer wiegenden Komplikation der infizierten Osteoradionekrose führen.

Als **septische Patienten** gelten solche, die eine infizierte Wunde aufweisen. Da hier mit erhöhter Kontamina-tionsgefahr zu rechnen ist, ist eine Behandlung am Ende des OP-Programms sinnvoll. Äußere Wunden sollten mit einem frischen Verband bedeckt sein.

Träger von Hepatitis-B-Virus und HBs-Antigen. Eine Isolierung der Patienten ist nicht nötig. Schutzkittel wer-den dann empfohlen, wenn eine Kontamination wahr-scheinlich ist. Handschuhe sollten bei wahrscheinli-chem Kontakt mit Speichel oder Blut getragen werden. Eine sorgfältige Planung des Eingriffs und die Durchfüh-rung ohne Termindruck helfen, Verletzungen wie z.B. Nadelstiche zu vermeiden. Ansteckungsgefahr besteht, solange die Patienten HBs-Ag-positiv sind.

Die Vorgehensweise bei Verletzungen des Personals während der Behandlung eines an Hepatitis erkrankten Patienten ist im Abschnitt „Gesundheitsschutz des Per-sonals" (S. 73 ff) dargestellt.

HIV-positive Patienten und Patienten mit AIDS. Eine Isolierung der Patienten ist nicht erforderlich. Schutzkit-tel, Schutzbrille und Handschuhe müssen getragen wer-den, wenn eine Kontamination mit infektiösem Materi-al, also Blut oder anderen Körperflüssigkeiten, wahr-scheinlich ist. Vorsicht ist beim Umgang mit blutver-schmutzten Gegenständen geboten.

Maßnahmen nach Verletzungen eines Behandlers sind ebenfalls im Abschnitt „Gesundheitsschutz des Perso-nals" (S. 73) beschrieben.

Endokarditisgefährdete Patienten. Die Letalität einer Endokarditis ist hoch und wird mit ca. 20 % angegeben.

⚠ Eine *Endokarditisprophylaxe* muss bei allen Patien-ten mit künstlichen Herzklappen und bestimmten Herzfehlern erfolgen, wenn intraorale Eingriffe vor-genommen werden, die mit gingivalen Blutungen einhergehen.
Bei der Indikationsstellung ist eine Kooperation des Zahnarztes mit dem behandelnden Kardiologen sinnvoll, um die individuelle Endokarditisgefähr-dung zu klären, da es Hochrisiko- und Niederrisiko-gruppen gibt.

Bei der immer auftretenden *Bakteriämie* im Rahmen die-ser Maßnahmen muss die bakterielle Besiedlung des En-dokards sicher verhindert werden. Das gilt auch für die Entfernung von Konkrementen, für die Sondierung des Parodontalspaltes und professionelle Mundhygiene-maßnahmen.

Die Haupterreger einer Endokarditis nach einem Eingriff im Mund-Kiefer-Bereich sind die *Viridans-Streptokok-ken*. Eine schlechte Mundhygiene oder parodontale und periapikale Infektionen können ohne weitere Manipula-tionen eine Bakteriämie auslösen. Die Inzidenz und das Ausmaß der Bakteriämie ist direkt proportional zum Grad der oralen Entzündung. Die Patienten sollten dem bestmöglichen Mundhygieneregime unterzogen wer-den, um die möglichen Quellen für Bakteriämien zu mi-nimieren. *Antiseptische Lösungen* können das Ausmaß einer Bakteriämie verringern. Zum Einsatz kommen die oben genannten Antiseptika. Angegeben wird eine einmalige Dosis von 15 ml Chlorhexidin in Form einer Mundspülung von mindestens 30 s Dauer.

Die Endokarditisprophylaxe geschieht in Form einer **An-tibiotikagabe**. Es existieren mehrere Empfehlungen von internationalen Fachgesellschaften, die in den vergange-nen Jahrzehnten immer wieder aufgrund Kosten-Risiko-Nutzen-Analysen aktualisiert wurden. Die Auswahl und die Gabe geeigneter Antibiotika orientiert sich am Keim-spektrum, am Zeitpunkt des Eingriffs und am Risikopro-fil des Patienten.

Das Schema der American Heart Association (AHA) hat sich im klinischen Alltag bewährt. Tabelle 4.**10a** stellt die Erkrankungen dar, bei denen eine Endokarditisprophy-laxe indiziert ist. Tabelle 4.**10b** beschreibt Präparate, Do-sierung und Applikation.

Tabelle 4.**10a** Indikationen zur Endokarditisprophylaxe (nach der American Heart Association; Dajani et al. 1997)

Risiko	Indikationen
Hoch	künstliche Herzklappen bakterielle Endokarditis in der Anamnese komplexe zyanotische Herzfehler
Mäßiggradig	kongenitale Herzvitien (nicht Vorhofseptumdefekt vom Sekundumtyp) rheumatische und andere erworbene Herzvitien Mitralklappenprolaps mit Mitralinsuffizienz hypertrophe obstruktive Kardiomyopathie

Tabelle 4.**10b** Empfehlungen zur Endokarditisprophylaxe bei Erwachsenen und Kindern (nach American Heart Association; Dajani et al. 1997)

Erwachsene	Kinder
Amoxicillin 2 g p.o. 1 h vor dem Eingriff	Amoxicillin 50 mg/kg p.o. oder – 15 kg KG: 0,75 p.o. – 15–30 kg KG: 1,5 g p.o. – > 30 kg KG: 2 g p.o. jeweils 1 h vor dem Eingriff
oder Ampicillin 2 g i.m. oder i.v. ½ h vor dem Eingriff	oder Ampicillin 50 mg/kg i.m. oder i.v. ½ h vor dem Eingriff
Bei Penicillinallergie: – Clindamycin 600 mg oder – Azithromycin 500 mg oder – Clarithromycin 500 mg jeweils p.o.; jeweils 1 h vor dem Eingriff	– Clindamycin 20 mg/kg oder – Azithromycin 15 mg/kg oder – Clarithromycin 15 mg/kg jeweils p.o.; jeweils 1 h vor dem Eingriff
oder Clindamycin 600 mg i.v. ½ h vor dem Eingriff	oder Clindamycin 20 mg/kg i.v. ½ h vor dem Eingriff

Als Mittel der ersten Wahl gelten Penicilline. Aufgrund der guten Wirksamkeit, der ausreichend hohen Serumkonzentration und geringer gastrointestinaler Nebenwirkungen wird das Amoxicillin aktuell, im Gegensatz zu vorherigen Empfehlungen, nur noch einmal und in geringerer Dosis appliziert. Erythromycin wird nicht mehr als Alternative empfohlen.

Als Alternativen bei Penicillinallergien werden in der Originalfassung der AHA auch die Cephalosporine Cefalexin oder Cefadroxil angegeben. Nach einer durch IgE vermittelten allergischen Sofortreaktion auf Penicillin (Urtikaria, Angioödem, Anaphylaxie) sind diese Betalactamantibiotika jedoch kontraindiziert, sodass sie in Tabelle 4.**10** nicht aufgeführt wurden. Bei Penicillinallergien ist Clindamycin geeignet.

Multiresistente Problemkeime

Vor allem in den Krankenhäusern wurden weltweit *Staphylokokken* selektiert, die gegen nahezu alle gängigen Antibiotika resistent sind und in den stationären Anstalten derzeit eines der Kardinalprobleme in der Hygiene darstellen (oxacillinresistenter Staphylococcus aureus, in der angloamerikanischen Literatur als MRSA – methicillinresistenter Staphylococcus aureus – bezeichnet). Sie finden sich kolonisierend im Nasenraum der Patienten und des medizinischen Personals und können zu schwer wiegenden Wundinfektionen führen. Ihr Auftreten in den Praxen ist vermutlich selten und kommt nach einem stationären Aufenthalt vor. In der Regel wird das Krankenhaus die nachsorgenden Praxen informieren. In diesem Fall sind spezielle hygienische Vorkehrungen angebracht, die mit den Krankenhaushygienikern besprochen werden sollten, bevor der Patient in der Praxis behandelt wird. Ähnliche Probleme verursachen vancomycinresistente Enterokokken (VRE) und multiresistente gramnegative Stäbchen, z.B. Pseudomonas aeruginosa.

Perioperative Antibiotikaprophylaxe der Wundinfektion

Ursachen von Wundinfektionen

Wundinfektionen entstehen fast immer während der Operation und sind hauptsächlich durch die endogene Patientenflora verursacht.

Zusätzlich können bei Handschuhperforationen Keime in das Operationsgebiet gelangen. Eine Kontamination durch sterilisierte Instrumente ist hingegen bei Annahme einer Sterilisationsunsicherheit von 1:1 Million wenig wahrscheinlich. Auch primär aerogene Infektionen sind sehr selten. Sekundäre aerogene Infektionen wie Tröpfcheninfektionen durch den Behandler treten dagegen häufiger auf. Primär heilende Wunden sind postoperativ kaum noch infektgefährdet.

Die Dauer der Operation hat unmittelbaren Einfluss auf die Gefahr der Wundinfektion. Überdurchschnittlich lange OP-Zeiten bewirken eine deutliche Steigerung der Infektionsrate.

Der allgemeine Gesundheitszustand hat ebenfalls Auswirkungen auf die Infektionsraten. Als einfacher Parameter für seine Einschätzung hat sich der sog. ASA-Score der American Society of Anaesthesiologists bewährt. Er erstreckt sich von der Klasse 1 bei einem ansonsten gesunden Individuum bis zur Klasse 5 bei einem moribunden Patienten.

Diagnostik der Wundinfektion

Chirurgische Wundinfektionen stellen in der zahnärztlichen Praxis die häufigste Form der nosokomialen Infektion dar. Eine international verbindliche Definition der chirurgischen Wundinfektion wurde 1992 durch die Centers for Disease Control (CDC) in Atlanta/USA festgelegt. Für die Diagnose der Wundinfektion sind demnach primär *klinische Symptome* (Eiter, Schwellung, Schmerzhaftigkeit) entscheidend, während der Erregernachweis alleine nicht als Beweis für das Vorliegen einer Infektion gilt. Dennoch kommt der *Isolierung der Erreger* aus therapeutischer und epidemiologischer Sicht eine große Bedeutung zu.

Als *Untersuchungsmaterial* für die mikrobiologische Wunddiagnostik eignen sich vor allem Abstriche, aber auch Punktate oder Gewebeproben. Abstriche sollen aus der Tiefe der Wunde entnommen und unverzüglich in ein Transportmedium überführt werden, das auch für die spätere Anzucht von Anaerobiern geeignet ist. Punktate sollen ebenfalls in ein Transportmedium (Durchstichbehälter) übertragen werden. Gewebe kann, vor allem bei Verdacht auf eine Pilzinfektion, mit dem scharfen Löffel entnommen werden. Mikrobiologisches Untersuchungsmaterial soll so rasch wie möglich, mindestens innerhalb von 24 Stunden, in das Labor gebracht werden. Eine Zwischenlagerung ist sowohl bei Raumtemperatur als auch im Kühlschrank möglich, wobei zu berücksichtigen ist, dass manche Anaerobier kälteempfindlich sind.

Indikation zur antibiotischen Prophylaxe

Im weiteren Sinne als Hygienemaßnahme zu bezeichnen ist die perioperative Antibiotikaprophylaxe. Sie kann die Häufigkeit chirurgischer Wundinfektionen senken. Das Ziel der antibiotischen Prophylaxe ist es, in einer zum Zeitpunkt der Operation ausreichend hohen bakteriziden Konzentration am Operationsort die in das Operationsgebiet eindringenden Keime zu eliminieren und das Angehen einer Wundinfektion zu verhindern, bevor sich Koagele und Hämatome bilden. Dazu ist eine rechtzeitige Applikation des Antibiotikums vor Beginn des Eingriffs unerlässlich.

Die Indikation hierzu ist streng zu stellen. Sie ist abhängig von der Art der chirurgischen Wunde, der Dauer des Eingriffs und dem Allgemeinzustand des Patienten.

Für wenige Eingriffsarten ist die Wirkung der antibiotischen Infektionsprophylaxe in randomisierten Doppelblindstudien nachgewiesen. Unkomplizierte Extraktionen, kleine weichteilchirurgische Eingriffe und einzelne enossale Implantationen bedürfen in der Regel keiner Prophylaxe, wenn es sich um gesunde Patienten handelt. Intraorale Eingriffe – auch einzelne Extraktionen – in vorbestrahlten Kieferregionen müssen hingegen unter antibiotischem Schutz erfolgen, um einer infizierten Osteoradionekrose vorzubeugen.

Eingriffs- und Wundklassifikation

Chirurgische Eingriffe werden eingeteilt in
- saubere (aseptische)
- sauber-kontaminierte (bedingt aseptische)
- kontaminierte
- schmutzige oder infizierte (septische) Operationen.

Saubere Wunden benötigen nur selten eine Infektionsprophylaxe. Intraorale Wunden in der Zahnmedizin gehören in die Kategorie der sauber-kontaminierten Wunden. Es handelt sich dabei um Eingriffe, bei denen in einer bakteriell kontaminierten Umgebung unter kontrollierten Bedingungen und ohne ungewöhnliche Kontamination eine Wunde gesetzt wird. Für diese Eingriffskategorie wird eine Infektionsrate von 3,3 % angegeben.

Dauer der Anwendung

Der weltweite Trend geht zur sog. *Single-Shot-Applikation* eines prophylaktisch angewandten Antibiotikums. Es gibt genügend Daten in der Literatur, die eine über 24 Stunden hinausgehende Anwendung in Frage stellen. Eine Anwendung über 48 Stunden hinaus gilt als antibiotische Therapie. Die negativen ökologischen Auswirkungen des Antibiotikums auf die patienteneigene Flora und die Umgebungsflora überwiegen dann den Nutzen und selektieren unerwünschte Keime auch im oropharyngealen Bereich.

> ❗ Eine antibiotische Infektionsprophylaxe sollte hoch dosiert und kurz vor dem Eingriff erfolgen.

Präparate

Bei intraoralen Eingriffen sind oval applizierbare Breitspektrumpenicilline (z.B. Amoxillin), ggf. mit einem Penicillasehemmer (Augmentan), empfehlenswert. Es kann nicht erwartet werden, dass alle Keime der Mundhöhlenflora von einem prophylaktisch applizierten Antibiotikum erreicht werden. Dennoch ist das Spektrum erfahrungsgemäß ausreichend, um pathogene Aerobier und viele Anaerobier zu treffen, sodass das Zusammenspiel der Erreger bei der Entstehung einer Mischinfektion verhindert werden kann. Die Penicillinkonzentrationen sind im Knochen erwiesenermaßen ausreichend hoch. Aus ökonomischen Gründen ist die Anwendung des Penicillins ebenfalls von Vorteil. In besonderen Fällen kann das Penicillin mit Metronidazol kombiniert werden, um gezielt anaerobe Keime zu eliminieren. Bei einer Penicillinallergie ist Clindamycin ein geeignetes Präparat.

Am schnellsten lassen sich hohe Serumspiegel mit der intravenösen Anwendung erzielen. Orale Applikationen müssen zeitgerecht 1 Stunde vor dem Eingriff stattfinden. Bei länger andauernden Eingriffen ist eine 2. Applikation nach 3–4 Stunden zu erwägen, um während des Eingriffs kontinuierlich einen hohen Serum- und damit interstitiellen Spiegel zu gewährleisten.

Bei mund-kiefer-gesichts-chirurgischen Eingriffen mit extraoralem Zugang müssen Staphylokokken als mögliche Infektionserreger berücksichtigt werden. Hier haben sich Cephalosporine der ersten und zweiten Generation in prophylaktischer Anwendung bewährt.

Behandlerteam

Es werden keine Ringe, Uhren, Armbänder oder Nagellack getragen, da in ihrer Umgebung weniger gut desinfiziert werden kann.

Die Maßnahmen zur chirurgischen Händedesinfektion wurden im Abschnitt „Allgemeine Präventionsmaßnahmen" (S. 64) beschrieben.

Die Schutzkleidung besteht aus der Praxisbekleidung bzw. der OP-Bereichs-Kleidung, über die ein steriler OP-Kittel angelegt wird. Das Behandlerteam trägt eine komplette Kopfhaarbedeckung.

Sterile Handschuhe werden entweder aus puderfreiem Latex oder bei Latexallergie aus latexfreiem Material ausgewählt. Eine Gesichtsmaske sollte Mund, Nase und

Bärte bedecken und fest anliegen. Eine Schutzbrille ist wegen der Aerosolbildung und dem Verspritzen von Schleifpartikeln, Blut oder Speichel sinnvoll.

Instrumentarium

Steriles Instrumentarium ist erforderlich, wenn Haut oder Schleimhaut penetriert wird oder Wunden offen sind. Invasive Eingriffe erfordern sterile Hand- und Winkelstücke. Der sterile Instrumententisch wird erst unmittelbar vor dem Eingriff gerichtet.

Intraoperative Maßnahmen

Personaldisziplin. Während eines Eingriffs ist die Anzahl der anwesenden Personen auf ein Minimum zu beschränken, die Türen sind geschlossen zu halten. Es soll nur das Nötigste gesprochen werden, um die Freisetzung von Keimen aus den Atemwegen der Behandler gering zu halten. Die Luftkeimzahl in einem Operationssaal ist direkt abhängig von der Anzahl und Aktivität der dort befindlichen Personen, deren Haut und Atemwege Keime freisetzen, die über Hautschuppen und Tröpfchen transportiert werden.
Kittel- und Handschuhwechsel. Ein Kittelwechsel bei Kontamination muss ohne Verletzung der Sterilität erfolgen. Nach der Perforation eines Handschuhs muss dieser gewechselt werden. Eine starke manuelle Beanspruchung mit erhöhter Handschuhperforationsrate macht das Tragen von doppelten Handschuhen erforderlich.
Benutzte Tupfer und Kompressen sind sofort in Auffangbehälter zu entsorgen, um eine Kontamination der Umgebung zu verhindern. Spülflüssigkeiten sind kontinuierlich aufzufangen oder absaugen. Ein Durchfeuchten der OP-Abdecktücher oder der OP-Kittel führt zur Unsterilität.
Chirurgische Technik. Da die Häufigkeit von Wundinfektionen nachgewiesenermaßen von der Dauer des Eingriffs abhängt, ist eine zügige Operationstechnik erforderlich.
Gewebe sollten atraumatisch behandelt werden, um Nekrosezonen zu vermeiden. Bei Eingriffen am Knochen muss unbedingt auf eine ausreichende Kühlung geachtet werden, um thermisch induzierte Knochennekrosen zu vermeiden. Eine subtile Blutstillung verringert das Ausmaß der besonders infektionsgefährdeten Hämatome. Die Verwendung von sterilem Instrumentarium und keimfreier Spül- und Kühlflüssigkeit ist eine Selbstverständlichkeit. Das Einbringen von körperfremdem Material ist auf ein Minimum zu beschränken.

Postoperative Versorgung

Wundversorgung im OP. Zur Vermeidung einer postoperativen Hämatomentwicklung ist eine ausreichende Kompression der Wunde und Kühlung sinnvoll. Hautverbände werden sparsam unter sterilen Kautelen angelegt.
Wundbehandlung außerhalb des OP. Nach intraoralen Eingriffen ist eine sorgfältige Mundhygiene besonders wichtig. Die lokale Spülung der Mundhöhle mit Chlorhexidindigluconat oder PVP-Iod oder die lokale Anwendung von Chlorhexidindigluconat-Gel auf die Inzisionswunden ist zur lokalen Keimreduktion geeignet und sinnvoll. Bei regelmäßiger Wundkontrolle können beginnende Wundinfektionen zum frühestmöglichen Zeitpunkt festgestellt und geeignete Behandlungsmaßnahmen wie eine therapeutische Antibiose, eine Wundöffnung oder Drainage rechtzeitig eingeleitet werden.
Ein extraoraler Verbandswechsel wird in der sog. „No-Touch"-Technik durchgeführt, die Bildung einer feuchten Kammer über chirurgischen Wunden soll vermieden werden. Streifendrainagen und Wunddrainagesysteme sollten zum frühestmöglichen Zeitpunkt entfernt werden. Streifen mit antimikrobieller Bewehrung (Betaisodona, Iodoform) werden in der Regel am 2. oder 3. postoperativen Tag entfernt. Geschlossene Wunddrainagesysteme sind zuvor möglichst wenig zu wechseln und in steriler Vorgehensweise zu behandeln.
Saaldesinfektion, Entsorgung. Für die Desinfektion des Operationsraumes und die Entsorgung gelten die Ausführungen des Abschnitts „Allgemeine Präventionsmaßnahmen" (S. 65).
Infektionsstatistik. In Institutionen mit einer hohen Eingriffsfrequenz ist das Führen einer prospektiven Infektionsstatistik unter dem Aspekt der Qualitätskontrolle (sog. Surveillance) sinnvoll.

Gesundheitsschutz des Personals

Gesetzliche und normative Grundlagen

Die rechtlichen Rahmenbedingungen der Praxishygiene und des Gesundheitsschutzes der Beschäftigten werden durch europäische Rahmenrichtlinien, nationale Gesetze und Verordnungen, durch autonomes Recht der Träger der gesetzlichen Unfallversicherung, durch Berufsordnungen sowie Richtlinien, Normen und Empfehlungen abgesteckt.
Nach dem Bürgerlichen Gesetzbuch (BGB) hat der Praxisinhaber „Räume, Vorrichtungen oder Gerätschaften, die er zur Verrichtung der Dienste zu beschaffen hat, so einzurichten und zu unterhalten und Dienstleistungen, die unter seiner Anordnung oder seiner Leitung vorzunehmen sind, so zu regeln, dass der Verpflichtete gegen Gefahr für Leben und Gesundheit soweit geschützt ist, als die Natur der Dienstleistung es gestattet."
In der Musterberufsordnung (MBO) der Bundeszahnärztekammer wurde festgelegt, dass sich die zahnärztliche Praxis in einem Zustand befinden muss, der den Anforderungen der Hygiene entspricht. Von der Kommission für Krankenhaushygiene und Infektionsprävention am Robert-Koch-Institut (1998) wurde eine Richtlinie „Anforderungen an die Hygiene in der Zahnmedizin" erarbeitet. Diese Richtlinien sind zwar, da es sich um Empfehlungen handelt, im Unterschied zu Gesetzen nicht rechtsverbindlich, sie können aber sehr wohl im Rahmen gerichtlicher Auseinandersetzungen als Grundlage im Sinne eines „höheren Gutachtens" herangezogen werden.

Ähnliche Inhalte finden sich in den „Empfehlungen zur Hygiene in der zahnärzlichen Praxis" der Kommission Krankenhaus- und Praxishygiene der Sektion Hygiene und Gesundheitswesen der Deutschen Gesellschaft für Hygiene und Mikrobiologie, dem „Hygieneleitfaden" des Deutschen Arbeitskreises für Hygiene in der Zahnarztpraxis (1999) und der „Richtlinie der Bundeszahnärztekammer zur Qualitätssicherung für die Infektionsprävention in der Zahnarztpraxis".

Bei Einrichtung und Betrieb einer Praxis sind nach der Arbeitsstättenverordnung (ArbStättV) die allgemein anerkannten sicherheitstechnischen, arbeitsmedizinischen und hygienischen Regeln zu beachten.

Das Arbeitsschutzgesetz (ArbSchG) verpflichtet den Arbeitgeber, die für die Sicherheit und den Gesundheitsschutz der Beschäftigten erforderlichen Maßnahmen des Arbeitsschutzes zu treffen, für eine geeignete Organisation zur Planung und Durchführung dieser Maßnahmen zu sorgen und die dazu erforderlichen Mittel bereitzustellen.

Dies bedeutet für die zahnärztliche oder mund-kiefer-gesichts-chirurgische Praxis, dass bei einer ordnungsgemäßen Behandlung die erforderlichen Einrichtungen vorhanden sein müssen und sich in einem Zustand befinden, der den Stand der Technik, Arbeitsmedizin und Hygiene sowie sonstige gesicherte arbeitswissenschaftliche Erkenntnisse berücksichtigt.

Für besonders schutzbedürftige Personengruppen – z.B. für Jugendliche und werdende Mütter – gelten Beschäftigungsbeschränkungen bzw. -verbote gemäß dem Jugendarbeitsschutzgesetz (JArbSchG) und dem Mutterschutzgesetz (MuSchG).

Nach der Gefahrstoffverordnung (GefStoffV) sind die Arbeitsverfahren vorrangig so zu gestalten, dass keine gefährlichen Gase, Dämpfe oder Schwebstoffe freigesetzt werden und Hautkontakte mit gefährlichen Stoffen vermieden werden.

Arbeitsunfälle und Berufskrankheiten sowie arbeitsbedingte Gesundheitsverfahren sind laut Unfallversicherungs - Einordnungsgesetz (UVEG) mit allen geeigneten Mitteln zu verhüten. Aufgabe der Unfallversicherung ist es weiterhin, nach Eintritt von Arbeitsunfällen oder Berufskrankheiten die Gesundheit und die Leistungsfähigkeit der Versicherten wiederherzustellen bzw. sie zu entschädigen.

Die Unfallverhütungsvorschriften der zuständigen Unfallversicherungträger müssen den Beschäftigten in jeder Praxis für eine Einsichtnahme zugänglich sein, sie sind unmittelbar geltendes Recht. Der Praxisinhaber „hat für die einzelnen Arbeitsbereiche entsprechend der Infektionsgefährdung Maßnahmen zur Desinfektion, Reinigung und Sterilisation sowie zur Ver- und Entsorgung schriftlich" (in einem Hygieneplan) „festzulegen und ihre Durchführung zu überwachen". Den Beschäftigten ist geeignete Schutzkleidung und persönliche Schutzausrüstung zur Verfügung zu stellen. In Untersuchungs- und Behandlungsbereichen dürfen an den Unterarmen keine Schmuckstücke oder Uhren getragen werden.

Das Bundesseuchengesetz (BSeuchG) enthält keine Regelungen, nach denen Zahnarztpraxen in der Routine infektionshygienisch überwacht werden können. Allerdings bestimmt § 10 BSeuchG: Werden Tatsachen festgestellt, die zu Auftreten einer übertragbaren Krankheit führen können, so trifft die zuständige Behörde die notwendigen Maßnahmen zur Abwendung der dem einzelnen oder der Allgemeinheit hierdurch drohenden Gefahren. Bei bestimmten übertragbaren Krankheiten besteht eine Meldepflicht gestuft nach Krankheitsverdacht, Erkrankung, Tod, Ausscheidung von Krankheitserregern und/oder Trägerstatus. Kranken, Krankheitsverdächtigen, Ansteckungsverdächtigen, Ausscheidern und Ausscheidungsverdächtigen kann die Ausübung beruflicher Tätigkeiten ganz oder teilweise untersagt werden.

Schutzimpfungen

Zur Minimierung eines spezifischen Infektionsrisikos können Schutzimpfungen als wirksame präventive Maßnahme eingesetzt werden. Der Praxisinhaber („Unternehmer") muss vorhandene Möglichkeiten für sein Personal anbieten und ggf. die Immunisierung für die Beschäftigten kostenlos ermöglichen.

Aktuelle Empfehlungen zu Schutzimpfungen werden von der Ständigen Impfkommission (STIKO) am Robert-Koch-Institut (RKI) verfasst und jährlich im Bundesgesundheitsblatt veröffentlicht.

Im Folgenden sollen die für das Praxispersonal wichtigsten Schutzimpfungen dargestellt werden:

Hepatitis B. Eine Schutzimpfung ist vor Aufnahme der Tätigkeit zu beginnen. Das Impfschema richtet sich nach den Angaben der Hersteller. Serologische Untersuchungen zum Nachweis schützender Antikörper und zur Planung von Auffrischimpfungen werden unbedingt empfohlen.

Tetanus, Diphtherie. Es stehen Kombinationsimpfstoffe zur Verfügung. Beide Schutzimpfungen werden allgemein empfohlen und sollten alle 10 Jahre wiederholt werden.

Influenza. Für medizinisches Personal ist die Influenzaschutzimpfung besonders indiziert und sollte jährlich im Herbst erfolgen.

Masern, Mumps, Röteln, Pertussis. Gegen Masern, Mumps, Röteln und Pertussis (die durch Tröpfcheninfektion übertragen werden) sind ebenfalls Impfstoffe verfügbar, die einen zuverlässigen Schutz gewährleisten. Bisher ist aber nicht belegt, dass für diese Erkrankungen ein besonderes Übertragungsrisiko in der zahnärztlichen Praxis besteht. Allerdings hat die STIKO empfohlen, dass Personal im Gesundheitswesen über einen optimalen Schutz (aufgrund früherer Infektion oder durch Impfung) verfügen sollte. Impfungen können auch im Erwachsenenalter nachgeholt werden, sofern dies durch die epidemiologische Situation oder durch eine besondere Gefährdung begründet ist.

Hepatitis A. Hepatitis A ist eine fäkal-oral übertragene Infektion, die für das Krankenhauspersonal von Bedeutung sein kann. Eine Immunprophylaxe gegen Hepatitis A kann auch für Beschäftigte in Zahnheilkunde und Mund-Kiefer-Gesichts-Chirurgie in Einzelfällen sinnvoll sein (z.B. bei Gruppenprophylaxemaßnahmen in Kindergärten).

Poliomyelitis. Eine routinemäßige Auffrischungsimpfung nach dem 18. Lebensjahr wird nicht mehr empfohlen.

Varizellen. Für seronegative Personen im Gesundheitsdienst ist die Varizellenschutzimpfung zu empfehlen. Besonders ist sie indiziert für seronegative Frauen im gebärfähigen Alter.

Tuberkulose. Nach den aktuellen Empfehlungen der Ständigen Impfkommission wird die Impfung mit dem derzeit verfügbaren BCG-Impfstoff nicht empfohlen. Allerdings wird auf die bei Gefährdung notwendige Tuberkulintestung (alle 12–36 Monate) hingewiesen.

Hygienische Schutzmaßnahmen

Patientenbezogene Hygienemaßnahmen

Anamnese. Durch regelmäßige Anamnesen sind mögliche Infektionsrisiken sorgfältig zu eruieren.

Orale Antisepsis. Durch Zahnreinigung und Schleimhautantiseptik wird eine erhebliche Reduktion der Keimflora im Speichel und auf der Schleimhaut erreicht. Dadurch wird auch die Weitergabe von Krankheitserregern im Aerosol vermindert.

Eine Schleimhautantiseptik ist daher vor der zahnärztlichen Behandlung bei Patienten mit erhöhtem Infektionsrisiko und bei umfangreichen zahnärztlich-chirurgischen sowie mund-kiefer-gesichts-chirurgischen Eingriffen zu empfehlen.

Die Schleimhautantiseptik ersetzt nicht eine indizierte perioperative antibiotische Prophylaxe.

Personalbezogene Hygienemaßnahmen

Allgemeine Hygiene. Schmuckgegenstände dürfen nicht getragen werden, wenn dadurch die Händedesinfektion nicht ordnungsgemäß durchgeführt werden kann oder der Handschuh perforiert werden kann. Fingernägel dürfen die Kuppe nicht überragen. Sie sind rund zu schneiden und dürfen nicht lackiert sein. Haare, die so lang sind, dass sie beim Arbeiten ins Gesicht fallen können, müssen am Kopf anliegend festgesteckt werden.

Händehygiene. Die Händehygiene gehört zu den wichtigsten Maßnahmen zur Verhütung von Infektionen und Hautschäden. Sie dient sowohl dem Schutz des Patienten als auch dem Schutz des Behandlungsteams (zur Vorgehensweise s. Abschnitt Desinfektion, S.64 f).

Schutz vor Kontamination. Der Schutz vor Kontamination umfasst direkte Maßnahmen (persönliche Schutzausrüstungen, Abdeckmaterialien) und indirekte Maßnahmen (Nichtkontamination, Greifdisziplin, rationelles Instrumentieren, Absaugtechnik, Kofferdamanwendung, unfallsichere Entsorgung).

Handschuhe. Bei Infektionsgefährdung müssen Handschuhe getragen werden. Darüber hinaus sind Handschuhe auch dann zu tragen, wenn mit Körperflüssigkeiten oder Sekreten kontaminierte Oberflächen berührt werden. Verletzungen an den Händen bedeuten auch beim Tragen von Einmalhandschuhen ein erhöhtes Infektionsrisiko. Handschuhe sind zwischen der Behandlung verschiedener Patienten zu wechseln. Sofern nur Speichelkontakt bestand, können die Handschuhe nach Desinfektion ggf. weitergetragen werden (s. auch Abschnitt Nonkontamination, S.66).

Der Allergieprophylaxe muss besondere Aufmerksamkeit geschenkt werden (u.a. Handschuhauswahl, Hautschutzmaßnahmen). Bei Verwendung von Latexhandschuhen müssen ungepuderte, proteinarme Handschuhe benutzt werden (unter 30 µg Latexproteine pro Gramm Handschuh).

Sterile Handschuhe sind bei chirurgischen Maßnahmen erforderlich. Bei Entsorgungs- und Reinigungsarbeiten sollten widerstandsfähige Handschuhe getragen werden.

Mund-Nasen-Schutz und Brille. Zur Verringerung des Infektionsrisikos durch keimhaltige Aerosole sowie Blut- und Speichelspritzer sollten ein Mund-Nasen-Schutz und eine Brille, die die Augen möglichst auch seitlich abdeckt, getragen werden. Der Mund-Nasen-Schutz ist bei Verschmutzung und Durchfeuchtung zu wechseln. Die Brille ist nach Kontamination abzuwischen, z.B. mit einem desinfektionsmittelgetränkten Tuch.

Schutzkleidung. Zusätzliche Schutzkleidung (Kittel, Schürze, Haarschutz) muss getragen werden, wenn die Berufskleidung bei der Behandlung infektiöser Prozesse mit Krankheitserregern kontaminiert werden kann. Die Schutzkleidung soll die Kontamination der Arme und der Berufskleidung mit Blut, Speichel oder anderen potenziell infektiösen Sekreten oder Exkreten verhindern.

Abdeckmaterialien für Flächen. Sterile Abdeckmaterialien sind bei chirurgischen Eingriffen erforderlich. Alle Flächen, die mit sterilen Materialien in Berührung kommen können, müssen steril abgedeckt werden. Nicht steril sollten lediglich Flächen außerhalb des OP-Bereiches abgedeckt werden, die bei einem Eingriff mit Blut, Speichel oder anderen potenziell infektiösen Sekreten oder Exkreten kontaminiert werden können und schwierig zu desinfizieren und zu reinigen sind. Die Abdeckmaterialien sind nach der Behandlung zu wechseln.

Schutz vor Verletzungen. Alle blut- und speichelbehafteten Instrumente müssen als kontaminiert angesehen werden. Der Umgang mit kontaminierten Instrumenten bzw. Materialien muss daher so erfolgen, dass das Verletzungs- und Infektionsrisiko auf ein Minimum reduziert wird.

⚠ Das Zurückschieben von gebrauchten Kanülen in die Schutzkappe mit beiden Händen gilt als die häufigste Ursache von Nadelstichverletzungen.

Das Einbringen einer benutzten Kanüle in ein Sammelgefäß oder in eine Schutzhülse (z.B. beim Zylinderampullensystem) muss mit nur einer Hand erfolgen. Eine zweite Hand darf das Sammelgefäß oder die Schutzhülse, die sich z.B. in einem Ständer befindet, nicht festhalten.

Postexpositionsprophylaxe

Nachfolgend werden Maßnahmen aufgeführt, die nach Exposition gegenüber infektiösem Material empfohlen werden. Unter Exposition werden z.B. Stichverletzungen durch blutige Nadeln verstanden, bzw. Spritzer von Blut oder Sekret auf die Schleimhaut (Deutsche Gesellschaft für Krankenhaushygiene 1998).

Erstversorgung

Da jeder Patient als potenziell infektiös anzusehen ist, werden nach Exposition gegenüber Blut, Speichel oder anderen potenziell infektiösen Sekreten oder Exkreten (nicht Aerosolen) folgende Empfehlungen zur Erstversorgung gegeben:

Stich- und Schnittverletzungen. Es gilt der Grundsatz: Primär gut bluten lassen, sekundär antiseptisch spülen. Sofortmaßnahmen nach Verletzungen durch möglicherweise kontaminierte Instrumente oder bei Kontamination von entzündlich veränderten Hautarealen sind:

- kurze Inspektion der Verletzung (wie tief, Blutgefäße eröffnet?)
- unverzügliche Spülung der Wunde mit einem virusinaktivierenden Desinfektionsmittel, wenn nicht vorhanden, Spülung mit Wasser
- Inspektion des Instrumentes, welches die Verletzung verursacht hat
- bei nötiger Weiterbehandlung: chirurgisch tätigen Durchgangsarzt (D-Arzt) aufsuchen.

Alle Verletzungen (auch Bagatellverletzungen) müssen in einem sog. Verbandbuch dokumentiert werden.

Kontamination des Auges. Reichliches Ausspülen des Auges; aus Gründen der Verträglichkeit kommen hierfür in Betracht: 5%ige PVP-Iod-Lösung (als Apothekenzubereitung) oder geeignete Handelspräparate. Ist kein Antiseptikum vorhanden, kann als Notbehelf mit reichlich Wasser gespült werden.

Aufnahme in die Mundhöhle. Sofortiges möglichst vollständiges Ausspeien des aufgenommenen Materials. Mehrfaches kurzes Spülen (ca. 4- bis 5-mal) der Mundhöhle mit je ca. 20 ml eines Antiseptikums. Bei Verdacht auf bakterielle Kontamination kommen folgende Antiseptika in Betracht: 0,3%iges Tosylchloramidnatrium, 7,5%iges PVP-Iod, 0,3%iges Chlorhexidin oder 0,1%iges Octenidin.

Bei Verdacht auf HBV- oder HCV-Kontamination sollte Ethanol (mindestens 80 Vol.%) angewendet werden. Jede Portion des Antiseptikums ist nach etwa 15 s intensiven Hin- und Herbewegens auszuspeien. Ist kein Antiseptikum verfügbar, sollte die Mundhöhle als Notbehelf mit reichlich Wasser ausgespült werden.

Kontamination unverletzter Haut. Entfernen des potenziell infektiösen Materials mit einem Tuch, das mit einem alkoholischen Desinfektionsmittel getränkt ist. Abwischen der Hautoberfläche unter großzügiger Einbeziehung des Umfelds mit desinfektionsmittelgetränkten Tupfern. Ist eine Kontamination mit HBV bzw. HCV nicht auszuschließen, sollte Ethanol (mindestens 80 Vol.%)

eingesetzt werden. Anschließend ist das Hautareal für 1 min – bei talgdrüsenreicher Haut für 10 min – mit dem Antiseptikum benetzt zu halten.

Immunprophylaxe nach Blutkontakt

Hepatitis B. Die Hepatitis-B-Immunprophylaxe nach Exposition ist in Tabelle 4.**11** dargestellt. Non-Responder (kein messbares Anti-HBsAg nach mindestens sechs Impfungen) erhalten unverzüglich HB-Impfstoff und HB-Immunglobulin. Fehlende Impfungen der Grundimmunisierung sind entsprechend den für die Grundimmunisierung gegebenen Empfehlungen nachzuholen.

Hepatitis C. Eine wirksame Postexpositionsprophylaxe ist nicht bekannt.

HIV-Infektion/AIDS. Eine wirksame medikamentöse Postexpositionsprophylaxe erfordert sofortiges Handeln. Ein maximaler Schutz wird wahrscheinlich nur dann erzielt, wenn noch innerhalb der ersten 2 Stunden mit der Prophylaxe begonnen wird. Sie ist vermutlich sinnlos, wenn sie später als 24 Stunden nach perkutaner oder intravenöser Exposition oder später als 72 Stunden nach Schleimhautexposition begonnen wird. Das Vorgehen bzgl. weiterer Untersuchungen und die Indikation einer medikamentösen Prophylaxe oder anderer notwendiger Maßnahmen sollte sofort mit einem in der HIV-Behandlung erfahrenen Arzt besprochen werden. Dazu müssen dessen Name, Adresse, Telefonnummer und Erreichbarkeit immer verfügbar sein. Die Empfehlungen der Deutschen und Österreichischen AIDS-Gesellschaft sowie des Robert Koch-Instituts (RKI) vom Mai 1998 zur Indikation der Postexpositionsprophylaxe sind in Tabelle 4.**12** dargestellt. Aktualisierte Versionen können über die Internetadresse des RKI http://www.rki.de/INFEKT/-AIDS-ESTDAZ.HTM abgerufen werden. Die Standardprophylaxe besteht derzeit aus einer Kombination von zwei Inhibitoren der reversen Transkriptase (RTI) und einem Proteinaseinhibitor (PI) über einen Zeitraum von 4 Wochen. Schwangere bedürfen eines besonderen Vorgehens. (RTI: z.B. Zidovudin, Lamivudin; PI: z.B. Nelfinavir, Indinavir).

Tabelle 4.**11** Hepatitis-B-Immunprophylaxe nach Exposition (STIKO 1998)

Zahl bisheriger HB-Impfungen	Anti-HBsAg-Wert[*]	Notwendigkeit der Gabe von	
		HB-Impfstoff	HB-Immunglobulin
Unbekannt, 0, 1 oder 2[**]		ja	ja[***]
3 oder mehr	> 100 I.E./l	nein	nein
3 oder mehr	< 100 I.E./l	ja	nein[****]

[*] Kann der Anti-HBs-Wert nicht innerhalb von 24 h bestimmt werden, ist die gleichzeitige Gabe von Impfstoff und Immunglobulin erforderlich.

[**] Keine oder nur unvollständige Grundimmunisierung

[***] Nein, bei einem Anti-HBsAg-Wert > 100 I.E./l

[****] Ja, bei einem Anti-HBsAg-Wert < 10 I.E./l

Tabelle 4.**12** Indikationen zur HIV-Postexpositionsprophylaxe bei beruflicher Exposition (nach RKI 1998)

Indikation	Entscheidung bzgl. Prophylaxe
Perkutane Verletzung mit Injektionsnadel oder anderer Hohlraumnadel (Körperflüssigkeit mit hoher Viruskonzentration: Blut, Liquor, Punktatmaterial, Organmaterial, Viruskulturmaterial)	empfehlen
Tiefe Verletzung (meist Schnittverletzung), sichtbares Blut	empfehlen
Nadel nach intravenöser Injektion	empfehlen
Indexpatient hat AIDS oder eine hohe HI-Virus-Konzentration	empfehlen
Oberflächliche Verletzung (z.B. mit chirurgischer Nadel)	anbieten
Perkutaner Kontakt mit anderen Körperflüssigkeiten als Blut (wie Urin oder Speichel)	nicht empfehlen
Kontakt von Schleimhaut oder verletzter/geschädigter Haut mit Flüssigkeiten mit hoher Viruskonzentration	anbieten
Kontakt von intakter Haut mit Blut (auch bei hoher Viruskonzentration)	nicht empfehlen
Haut- oder Schleimhautkontakt mit Körperflüssigkeiten wie Urin und Speichel	nicht empfehlen

Immunprophylaxe nach Tröpfcheninfektion

Folgende Erkrankungen werden durch Tröpfcheninfektion übertragen, sind epidemiologisch bedeutsam, und es kommt eine medikamentöse Prophylaxe nach Exposition in Betracht:

Meningokokkeninfektionen. Kulturen aus dem Nasen-Rachen-Raum sind für die Entscheidung zur Chemoprophylaxe unbrauchbar. Für enge Kontaktpersonen gelten Rifampicin oder Chinolone (Ofloxacin, Ciprofloxacin) als Mittel der Wahl.

Ansteckungsfähige (offene) Lungentuberkulose. Wird eine Tuberkulinkonversion festgestellt oder bestand enger Kontakt zu einem ansteckenden Patienten mit Lungentuberkulose (z.B. Nachweis säurefester Stäbchen im Sputum-Direktpräparat), kommt eine Chemoprophylaxe in Betracht. Die Kontaktpersonen müssen dem zuständigen Gesundheitsamt gemeldet werden.

Scharlach und andere Infektionen durch Streptokokken der Gruppe A. Eine Prophylaxe wird nicht generell empfohlen. Die Ausnahme bildet Personal mit rheumatischem Fieber in der Anamnese, da dieser Personenkreis ein erhöhtes Risiko für ein Rezidiv aufweist.

Dokumentation des Unfallgeschehens

In jedem Fall – auch wenn ein Risikokontakt eher unwahrscheinlich ist – sollte jedes der geschilderten Unfallereignisse wie folgt dokumentiert werden:

- Datum und Uhrzeit des Zwischenfalls
- Tätigkeit, die dazu führte
- Art der Kontamination bzw. Verletzung
- Anamnese des Patienten mit Impf-, Sero- und Immunstatus
- Aussagen über eine mögliche Risikogruppenzugehörigkeit des Patienten und weitere klinische Angaben
- Anamnese des Betroffenen (Impf-, Sero-, Immunstatus etc.)
- Auflistung der durchgeführten Sofortmaßnahmen und ggf. späteren Maßnahmen
- Unfallanzeige, ggf. weitere Beratung durch D-Arzt, Betriebsarzt oder Arbeitsmediziner

- Eine Unfallanzeige bei dem zuständigen Versicherungsträger ist vorzunehmen, wenn aus der Verletzung eine Arbeitsunfähigkeit von mehr als 3 Tagen resultiert.

Zusammenfassung

Ziel aller Hygienemaßnahmen ist die Verhütung von Infektionen beim Patienten und seinen Behandlern. Das Erregerspektrum orofazialer Infektionen ist für die Zahnmedizin und die Mund-Kiefer-Gesichts-Chirurgie von besonderer Bedeutung. Keimhaltige Aerosole spielen für die Infektionsübertragung eine besondere Rolle. Für die **Sterilisation** zahnärztlicher Instrumente ist die Dampfsterilisation als sicheres und ökonomisches Verfahren zu bevorzugen. Die Wirksamkeit des Sterilisationsprozesses muss überprüft und dokumentiert werden. Zur Aufrechterhaltung der Sterilität sind Sterilisierbehälter oder Einmalverpackungen zu wählen, die auf das angewandte Sterilisationsverfahren abgestimmt sind. Bei der Sterilgutlagerung sollten 6 Monate im Regelfall nicht überschritten werden. Die Aufbereitung des Sterilisierguts wird in der Klinik am besten in einer zentralen Einrichtung, in der Praxis in einem hygienisch sinnvoll gegliederten Aufbereitungsraum durchgeführt.

Für die **Desinfektion** stehen physikalische und chemische Verfahren zur Verfügung. Die physikalischen Verfahren gelten im Allgemeinen als besonders zuverlässige Methoden der Keimtötung. Darüber hinaus haben sie den Vorteil, dass auf den behandelten Gegenständen keine antimikrobiellen Wirkstoffe zurückbleiben. Für den Zahnarzt ist hier vor allem die thermische Desinfektion des Instrumentariums in Waschautomaten von praktischer Bedeutung. Für die Haut- und Händedesinfektion sind alkoholische Präparate zu empfehlen. Für die Desinfektion von Abformungen ist neben der antimikrobiellen Wirksamkeit die Materialverträglichkeit von entscheidender Bedeutung. Bewährt sind hier Präparate auf der Basis von Sauerstoffabspaltern oder von Aldehyden. Gleiches gilt für die Desinfektion prothetischer und kieferorthopädischer Arbeiten. Die Flächendesinfektion wird in der Regel mit einer Reinigung kombiniert. Wischverfahren ist stets der Vorzug vor dem Versprühen von Desinfektionsmitteln zu geben.

Abfälle aus der Zahnarztpraxis sind so zu sammeln, zu transportieren und zu lagern, dass Patienten und Personal keinen Gesundheitsgefahren ausgesetzt werden und eine Schädigung der Umwelt vermieden wird. Eine Desinfektion ist nur für seuchenhygienisch relevante Abfälle erforderlich, nicht jedoch für Abfälle, die mit fakultativpathogenen Erregern kontaminiert sind. Zum Schutz der Umwelt sollte die Menge des Praxisabfalls reduziert werden.

Die **technische Ausstattung** zahnärztlicher Behandlungseinrichtungen soll so beschaffen sein, dass hygienisch korrektes Verhalten und die Durchführung infektionsprophylaktischer Maßnahmen erleichtert werden. Wasserversorgung und Wasserführung in Behandlungseinheiten verdienen besondere Beachtung. Durch installationstechnische Maßnahmen und durch Desinfektionsanlagen innerhalb der Einheit selbst kann eine deutliche Reduktion der Kontamination des Kühlwassers erreicht werden.

Funktionelle Maßnahmen zur Infektionsprävention umfassen prä-, peri- und postoperative Maßnahmen. Zusätzlich zu der üblichen Vorbereitung vor jedem operativen Eingriff sind bei Risikopatienten weitere Maßnahmen erforderlich. Diese betreffen sowohl infektiöse Patienten als auch Patienten mit erhöhter Infektionsdisposition, insbesondere bei Endokarditisgefährdung. Darüber hinaus kann bei bestimmten Eingriffen eine perioperative Antibiotikaprophylaxe das Infektionsrisiko erheblich senken. Intraoperativ muss die Infektionsgefährdung durch optimale Operationstechnik, aber auch durch disziplinarische Maßnahmen minimal gehalten werden. Bei der postoperativen Wundbehandlung ist vor allem der Mundhygiene besondere Aufmerksamkeit zu schenken.

Der **Gesundheitsschutz der Mitarbeiter** ist durch Gesetze und durch normative Vorgaben geregelt. Eine wesentliche Rolle im Rahmen der Prävention spielen Schutzimpfungen, wobei für den zahnärztlichen Bereich die Hepatits-B-Impfung von herausragender Bedeutung ist. Da aber nicht allen Infektionskrankheiten, die auf das Behandlerteam übertragen werden können, durch Impfungen vorgebeugt werden kann, spielen hyienische Schutzmaßnahmen wie die Händehygiene und die Nichtkontamination nach wie vor eine wichtige Rolle. Sofern eine Übertragung von Krankheitserregern stattgefunden hat, ist es das Ziel der Postexpositionsprophylaxe, die Entstehung einer Infektion zu verhindern.

Weiterführende Literatur

Borneff M. Infektionsprobleme der zahnärztlichen Tätigkeit und ihre Prophylaxe. Heidelberg: Heidelberger Verlags-Anstalt; 1993.
Borneff M. Hygiene für Zahnmediziner. Ein Leitfaden für Zahnärzte und Studenten. Stuttgart: Thieme; 1994.
Botzenhart K, Heeg P, Streib R. Entsorgung in medizinischen Einrichtungen. Stuttgart: G. Fischer; 1997.
Dajani AS, Taubert KA, Wilson W, et al. Prevention of bacterial endocarditis. Recommendations by the American Heart Association. JAMA. 1997;277:1794–801.
Daschner F. Praktische Krankenhaushygiene und Umweltschutz. Heidelberg: Springer; 1997.
Deutsche Gesellschaft für Hygiene und Mikrobiologie (DGHM). Liste der nach den „Richtlinien für die Prüfung chemischer Desinfektionsmittel" geprüften und von der Deutschen Gesellschaft für Hygiene und Mikrobiologie als wirksam befundenen Desinfektionsverfahren. Wiesbaden: mhp-Verlag; 1999.
Deutscher Arbeitskreis für Hygiene in der Zahnarztpraxis (DAHZ). Hygieneleitfaden. 4. Aufl. Norderstedt: DAHZ-Eigenverlag; 1999.
Deutsches Institut für Normung (DIN). Sterilisatoren, Geräteanforderungen. DIN-VDE-Taschenbuch 169, Berlin: VDE-Verlag; 1998.
Deutsches Institut für Normung (DIN). Sterilisation von Medizinprodukten. DIN-Taschenbuch 263. Berlin: VDE-Verlag; 1998.
Kommission für Krankenhaushygiene und Infektionsprävention. Anforderungen der Hygiene in der Zahnmedizin. Bundesgesundhbl. 1998;41:363–9.
Meyer VP, Buhtz O. Hygiene in der Zahnarztpraxis. Köln: Deutscher Ärzte Verlag; 1998.
Otten JE, Drews M, Pelz K, Lauer G. Odontogene Infektionen – ein systemisches Risiko. Dtsch Zahnärztl Z. 1998;53:83–8.
Rahn R. Antiseptik in der Mundhöhle. In: Kramer A, Wendt M, Werner H-P, Hrsg. Möglichkeiten und Perspektiven der klinischen Antiseptik. Wiesbaden: mhp-Verlag, 1995:84–7.
Robert-Koch-Institut. Richtlinie für Krankenhaushygiene und Infektionsprävention. (Loseblatt-Sammlung) Stuttgart: G. Fischer; Stand: 1998.
Ständige Impfkommission (STIKO) am Robert-Koch-Institut. Impfempfehlungen. Stand: März 1998. Bundesgesundhbl. 1998;41:312–21.
Technische Regel für Gefahrstoffe (TRGS) 540. Sensibilisierende Stoffe. BAarbBl 1997;47.
Wallhäußer KH. Praxis der Sterilisation, Desinfektion – Konservierung. Stuttgart: Thieme; 1995.
Zimmermann C. Handschuhe im medizinischen und pflegerischen Bereich. Zentr Steril. 1997;5:135–42 u. 195–206.

5 Anamnese, Befunderhebung und Dokumentation

Katja Schwenzer, Norbert Schwenzer, Michael Ehrenfeld

Grundlagen

▼ Die Anamnese (griech.: *anamnesis,* Erinnerung) ist
● die Vorgeschichte des Kranken.

Das **Gespräch** zwischen Arzt und Patient und die Erhebung der Krankengeschichte sind zumeist die ersten und immer sehr wichtigen Schritte in der Behandlung des Patienten. Durch *aufmerksames Beobachten* des Patienten, durch Beachtung der Körpersprache und durch *gezielte Fragen* kann der erfahrene Untersucher sich rasch einen Gesamteindruck vom Patienten und seinen Beschwerden verschaffen.

Jeder Arzt muss die Fähigkeit entwickeln, *exakt zuzuhören,* Wichtiges von Unwichtigem zu unterscheiden und die erhaltenen Informationen zu nutzen. Hierbei ist es von besonderer Bedeutung, dass der Patient ein *Vertrauensverhältnis* zu seinem Behandler aufbaut.

Nach Erhebung der Anamnese, körperlicher Untersuchung und ggf. Durchführung einer weiteren Diagnostik (Röntgen, Labor etc.) erfolgt die Stellung der Diagnose (griech.: *diagnosis,* Entscheidung = Erkennung und Benennung der Krankheit).

Erst danach kann ein individuelles Behandlungskonzept erarbeitet und eine Prognose gestellt werden (griech.: *prognosis,* Vorauswissen = Vorhersage, Voraussicht auf den Krankheitsverlauf, Heilungsaussicht).

Anamneseerhebung

Bei der Anamnese unterscheiden wir Familienanamnese, soziale, allgemeine sowie spezielle Anamnese. Unter Verwendung eines Anamnesebogens können Angaben zur allgemeinen, Familien- und Sozialanamnese bereits im Wartezimmer schriftlich vom Patienten erfragt werden.

→ **Praxistipp** Anamnesebögen erleichtern und standardisieren die Anamneseerhebung und bilden die Grundlage einer schriftlichen Dokumentation (Beispiel für einen Anamnesebogen s. S. 81).

Gesprächsführung

Begrüßung. Das Patientengespräch beginnt mit der persönlichen Begrüßung des Patienten und seiner Begleitpersonen. Hierbei soll der Behandler sich namentlich *vorstellen* und seine Funktion nennen. Bei der Befragung und Untersuchung sollten möglichst nur die an der Behandlung beteiligten Personen anwesend sein. Alle anwesenden Personen müssen vorgestellt werden.

▼ Die Wahrung der Intimsphäre des Patienten ist eine
● Grundbedingung für ein vertrauensvolles Arzt-Patienten-Verhältnis.

Das Tragen von gut lesbaren *Namensschildern* erleichtert es dem Patienten insbesondere in Kliniken, sich den Namen seines Arztes zu merken.

Gesprächspartner. Während des Patientengespräches sollten sich Patient und Behandler auf gleicher Höhe befinden. Der Patient sollte bequem sitzen und nicht etwa im Behandlungsstuhl auf dem Rücken liegen. Dies könnte seine Angst vergrößern und ihm ein Gefühl des „Ausgeliefertseins" vermitteln.

▼ Der Patient muss spüren, dass der Arzt ihm seine un-
● geteilte *Aufmerksamkeit* zukommen lässt.

Freies Sprechen. Es bewährt sich, mit der speziellen Anamnese zu beginnen, also mit den Fragen nach der aktuellen Erkrankung. Der Patient sollte zunächst *frei sprechen* dürfen. Die meisten Patienten liefern die wichtigen persönlichen Informationen sowie genügend Hinweise für eine Verdachtsdiagnose, wenn sie ohne Unterbrechung frei sprechen können. Nach einem kurzen Bericht (ca. 2–3 min) machen sie in der Regel von selbst eine Pause. Daraufhin ist es leicht möglich, durch gezielte Fragen umfassendere und detailliertere Informationen zu erhalten.

Verständliche Fragen. Bei der Befragung ist es wichtig, Fachausdrücke weitestgehend zu vermeiden, da der Patient in den meisten Fällen medizinischer Laie ist. Man sollte ruhig und verständlich sprechen und dem Patienten durch freundliches und verbindliches Auftreten eine eventuell vorhandene Befangenheit nehmen.

Offene Fragen. Es sollten keine Suggestivfragen oder Fragen, die die Antwort vorwegnehmen, gestellt werden. Hierdurch können Vorurteile des Behandlers auf den Patienten übertragen werden. Zum Beispiel sollte nicht gefragt werden: „Waren Ihre Zähne nach Einbringen der Kunststofffüllungen zunächst auf Kälte empfindlich?", sondern: „Seit wann sind Beschwerden aufgetreten? Wodurch wurden Beschwerden ausgelöst?"

Fragen, die eine einfache Ja/Nein-Entscheidung zulassen, sollten vermieden werden. Mehr Informationen erhält der Arzt auf Fragen, die einen ganzen Satz als Antwort erfordern. Darüber hinaus könnte ein schwerhöriger oder der Sprache nur wenig kundiger Patient mit Ja/Nein-Antworten eine Anamnese in eine völlig falsche Richtung führen.

In Einzelfällen kann es notwendig sein, einem wortkargen Patienten Suggestivfragen zu stellen, um überhaupt Auskunft zu erhalten, oder einen besonders redseligen Patienten höflich zu unterbrechen, z.B. mit den Worten „Aber um auf Ihre jetzigen Beschwerden zu kommen...".

Spezielle Anamnese

Aktuelle Erkrankung. Die spezielle Anamnese bezieht sich auf alles, was der Patient von *seiner augenblicklichen Krankheit* und ihrer Entstehung weiß. Sie beginnt mit der Frage nach dem Grund der Vorstellung: „Was führt Sie zu uns?" oder „Was kann ich für Sie tun?" Dabei sollte der Arzt darauf achten, ob eine *Überweisung* vorliegt. Die Informationen des überweisenden Arztes müssen berücksichtigt werden (Arztbericht!). Bei Unklarheiten sollte der Überweiser gefragt werden.

Falls der Patient **Beschwerden** hat, müssen folgende Punkte erfragt werden:
- *Art*: „Was für Beschwerden haben Sie?"
- *Beginn und Verlauf*: „Wann haben die Beschwerden begonnen? Werden sie leichter oder schlimmer? Haben sie plötzlich oder schleichend begonnen?" (Trauma, Fieber, Schwellung)
- *Häufigkeit*: „Wie oft? Wie lange? Tagsüber, nachts, bei der Arbeit?"
- *Einflüsse*: „Wodurch werden die Beschwerden gelindert oder hervorgerufen?"
- *Assoziationen*: „Gibt es Ihrer Meinung nach etwas, was Sie mit den Beschwerden in Verbindung bringen würden?"

Schmerzen sollten wie folgt analysiert werden:
- *Lokalisation*: „Wo tut es weh? Können Sie mit dem Finger auf die Stelle zeigen? Strahlen die Schmerzen aus? Schmerzt ein ganzer Bereich?"
- *Charakter und Intensität*: „Wie würden Sie die Schmerzen beschreiben: stechend, dumpf, einschießend, pochend, ziehend, leicht, unerträglich?"
- *Zeitpunkt, Dauer*: „Handelt es sich um einen Dauer- oder Intervallschmerz? Sind die Schmerzen morgens oder abends schlimmer?"

- *Provokation*: „Nehmen die Schmerzen bei Kälte, Wärme, Süßem oder Saurem zu? Gibt es Schmerzen beim Aufbiss?"

Bei *Empfindungsstörungen* sollte gefragt werden: „Wie würden Sie die Empfindung beschreiben? Als Kribbeln, Ameisenlaufen, Taubheit?"

Bei *Schwellungen* und bei *Kieferklemme* richten sich die Fragen auf den Zeitpunkt des Auftretens, auf Umfang, Ablauf, Fieber sowie auf eine eventuelle Antibiotikagabe.

Weitere Fragen betreffen bisherige *Behandlungen* (Operationen, Medikamente) und deren Erfolg. „Wann waren Sie zuletzt beim Zahnarzt, bei einem Mund-Kiefer-Gesichtschirurgen, bei Ärzten anderer Fachrichtungen?"

Schließlich soll nach der *Leistungsfähigkeit* des Patienten, nach eventuellem Eintritt von Arbeitsunfähigkeit, nach Appetit und Schlaf gefragt werden.

Die letzten Fragen richten sich auf das Vorhandensein von *Vorbefunden* und Bilddokumenten (Röntgenbilder, CT, MRT).

Allgemeine Anamnese

Die allgemeine Anamnese beinhaltet alle früher überstandenen oder noch bestehenden Allgemeinerkrankungen (z.B. schwere Infektionskrankheiten, endokrinologische Störungen, frühere Operationen, frühere Narkosen, Medikamente).

Oft ist es sinnvoll, einen vorgefertigten *Anamnesebogen* (Beispiel s. S.81) vor dem Gespräch (z.B. bereits im Wartezimmer) ausfüllen zu lassen und diesen dann mit dem Patienten gemeinsam zu besprechen. Auf diese Weise vergisst der Arzt keine wesentlichen Punkte, gleichzeitig wird die Anamnese schriftlich *dokumentiert*. Der Behandler kann sich so auf vorhandene Probleme konzentrieren, während dem Patienten auch das wahrheitsgemäße Beantworten unangenehmer Anamneseinhalte (z.B. einer HIV-Infektion) erleichtert wird. Zusätzlich sollten der behandelnde Hausarzt und weitere behandelnde Ärzte, z.B. der Internist, erfragt und die aktuelle Medikation festgehalten werden.

Die Allgemeinanamnese sollte von Zeit zu Zeit überprüft und ggf. *aktualisiert* werden. Im Zweifelsfall empfiehlt es sich, den behandelnden Hausarzt oder Facharzt zu Rate zu ziehen.

❗ Auf das Erheben der allgemeinen Anamnese – insbesondere, wenn Injektionen vorgenommen werden sollen – kann keinesfalls verzichtet werden.

Familienanamnese – Sozialanamnese

Krankheiten in der Familie. Zu einer vollständigen Anamnese gehört auch das Erheben der Familienanamnese. Gefragt wird vor allem nach Erbkrankheiten, Tumorerkrankungen und Infektionskrankheiten in der Familie.

Die Sozialanamnese beinhaltet die Erfragung der **Lebensumstände** des Patienten (Stand, Beruf, Versicherung, Unterstützung durch die Familie).

Praxis-/Klinik-Adresskopf

Name:	Wohnort:
Vorname:	Straße:
Geburtsdatum:	Krankenkasse:
Telefon:	Versicherung/Privat:

Besteht/bestand bei Ihnen eine der folgenden Erkrankungen?	Ja	Nein	Falls Sie mit Ja antworten, bitte ggf. ergänzende Angaben eintragen
1. Allergie (Welche?)			
2. Atemwegserkrankungen (Welche?)			
3. Blutgerinnungsstörung			
4. Diabetes (Typ/Insulin)			
5. Anfallsleiden (Epilepsie)			
6. Künstliche Gelenke			
7. Hoher Augendruck (Grüner Star)			
8. Schilddrüsenerkrankung			
9. Herz-Kreislauf-Erkrankungen			
9.1 Herzinsuffizienz/-schwäche			
9.2 Angina pectoris			
9.3 Herzinfarkt			
9.4 Herzrhythmusstörungen			
9.5 Herzschrittmacher			
9.6 Herzklappenerkrankung/-ersatz			
9.7 Niedriger Blutdruck			
9.8 Hoher Blutdruck			
10. Infektionskrankheiten (Welche?)			
10.1 Hepatitis (Gelbsucht)			
10.2 AIDS/HIV-positiv			
11. Lebererkrankungen			
12. Magen-Darm-Erkrankungen			
13. Nierenerkrankungen			
14. Osteoporose			
15. Rheumatische Erkrankungen			
16. Tumorerkrankungen			
Weitere Fragen:			
17. Frühere Operationen? (Welche?)			
18. Besteht eine Schwangerschaft?			
19. Nehmen Sie Medikamente? (Welche?)			
20. Sonstiges			
21. Befinden Sie sich in ärztl. Behandlung?			
Name und Anschrift des Arztes:			

Datum: **Unterschrift:**

Untersuchung

Bei der Untersuchung werden unterschieden:
- eine *allgemeine körperliche* Untersuchung, bei der orientierend die wichtigsten Organsysteme überprüft werden, und
- eine *spezielle gesichtsbezogene* Untersuchung, bei der in der Zahn-Mund-Kiefer-Heilkunde differenziert werden kann zwischen:
  - einer zahnärztlichen Untersuchung und
  - einer fachärztlichen mund-kiefer-gesichtschirurgischen Untersuchung.

Die *zahnärztliche Untersuchung* beschränkt sich im Allgemeinen auf die detaillierte Untersuchung von Mundhöhle und Zahnsystem sowie die orientierende Untersuchung der Kopf-Hals-Region.
Die *fachärztliche mund-kiefer-gesichtschirurgische Untersuchung* beinhaltet eine orientierende allgemeinärztliche und eine spezielle Untersuchung der Zahn-, Mund-, Kiefer- und Gesichtsregion (Kopf und Hals).

▼ In der zahnärztlichen Praxis wird auf eine allgemeine körperliche Untersuchung verzichtet. Sie ist jedoch vor größeren operativen Eingriffen, Narkosen und bei allen stationär zu behandelnden Patients erforderlich.

Allgemeine körperliche Untersuchung

Haut

Inspektion

- Hautfärbung (generalisierte Gelbfärbung, Blässe, Verfärbungen, Rötungen, Flecken, Spider naevi)
- Farbe der Skleren (Ikterus, Blässe)
- Farbe der Akren (Finger, Zehen, Nase) – bei Blaufärbung besteht eine periphere Zyanose
- Farbe der Zunge – bei Blaufärbung besteht eine zentrale Zyanose
- sonstige Befunde: Schwellungen, Hämatome, Wunden, Narben, Krampfadern.

Palpation

- Hautturgor (Dehydrierung: stehende Hautfalten nach Anheben der Haut mit Daumen und Zeigefinger; Ödeme: eindrückbare teigige Haut mit bleibenden Impressionen)
- Temperatur (Überwärmung).

Muskel- und Skelettsystem

- Abklopfen der Wirbelsäule (Klopfschmerz/Stauchungsschmerz)
- Durchbewegen aller Gelenke; besonders zu beachten sind Bewegungseinschränkungen der Halswirbelsäule, da diese zur Intubation überstreckt werden muss, sowie Bandscheibenschäden, bei denen der Patient vorsichtig zu lagern ist.

Zentralnervensystem

- Prüfung kognitiver Funktionen. Ist der Patient wach, aufmerksam, zu Person, Zeit und Raum orientiert? Dies wird im Allgemeinen schon während des Anamnesegesprächs deutlich.
- Untersuchung der Hirnnerven (vgl. S. 84ff)
- Test von Tonus, Kraft und Beweglichkeit der Extremitäten im Seitenvergleich.
- Überprüfung der Reflexe (z.B. Brachioradialis-, Bizeps-, Trizeps-, Patellarsehnen-, Achillessehnen- und Babinski-Reflex).

Kardiovaskuläres System

- Puls, Blutdruck, zentraler Venendruck
- Herzauskultation (über Aorten- und Mitralklappe sowie Herzspitze, Geräusche, Arrhythmien).

Respiratorisches System

- Atemfrequenz
- Atemexkursionen im Seitenvergleich
- Perkussion im Seitenvergleich (Dämpfungen, Verschieblichkeit der Lungengrenzen)
- Auskultation im Seitenvergleich (Rasseln, Giemen, Pfeifen).

Gastrointestinales System

- Inspektion des Bauches bezüglich Geblähtsein, Narben und Hernien
- Palpation des Abdomens in Rückenlage bezüglich Resistenzen, Druckschmerz und Abwehrspannung (Arme liegen entspannt an der Seite)
- Palpation der Leber bei In- und Exspiration
- Palpation der Milz, ggf. bimanuell (Milz oft nur bei Vergrößerung tastbar)
- Palpation der Nieren (unvergrößert nicht tastbar)
- Palpation bzw. Perkussion der Blase
- Auskultation von Darmgeräuschen über allen vier Quadranten
- Urogenitale und rektale Untersuchungen sind hier nur ausnahmsweise indiziert und sollten fachärztlich durchgeführt werden.

Spezielle Untersuchung der Zahn-Mund-Kiefer-Gesichts- und der Halsregion

Es hat sich bewährt, zuerst extraoral und dann intraoral zu untersuchen. Die Untersuchung beginnt stets mit der Inspektion; Palpation und Funktionsprüfungen schließen sich an.

▼ Untersuchungen mit Berührung des Patienten, z.B. die Palpation, sollten diesem zuvor erklärt werden.

Extraorale Untersuchung

Inspektion

- **Haut:** Hautkolorit, Schwellungen, Asymmetrien, Hautverfärbungen und Exantheme (Flecken, Blasen, Pusteln, Krusten, Ulzera)
- **Augen:** Exophthalmus, Enophthalmus, Lidretraktion (z.B. nach Jochbeinfraktur), Ptosis, Farbe der Konjunktiven und Skleren (Abb. 5.1), Veränderungen von Iris und Pupillen, Ophthalmoskopie.
- **Ohren:** Ohrmuschelfehlbildungen, Inspektion des äußeren Gehörgangs und des Trommelfells mit einem Otoskop. Hierbei wird die Ohrmuschel nach hinten oben gezogen und ein möglichst großer Ohrtrichter verwendet (Abb. 5.2).
- **Nase:** Formabweichung, Atembehinderung (auf Spiegel atmen lassen), anteriore Rhinoskopie (mit Nasenspekulum): Septumdeviation, Zustand der Schleimhaut, Größe und Zustand der Nasenmuscheln (Abb. 5.3).

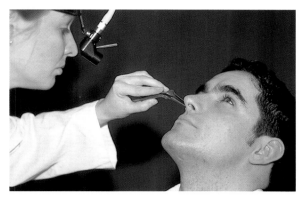

Abb. 5.**3** Anteriore Rhinoskopie mit Nasenspekulum und Stirnlampe.

- **Lippen:** Untersuchung in offenem und geschlossenem Zustand, Farbe, Oberfläche, Veränderungen (Rhagaden, Bläschen, Fissuren).

Palpation

- **Gesicht:**
  - Palpation von Veränderungen bezüglich der Abgrenzbarkeit und Verschieblichkeit (z.B. gegenüber der Haut oder der Unterlage), bezüglich Konsistenz und Oberflächentextur. Größe in Millimetern bzw. Zentimetern angeben.
  - Palpation der Knochenkonturen, der Nebenhöhlenwandungen und der Nervenaustrittspunkte (supraorbital, infraorbital, mental) (Abb. 5.**4**).
- **Hals**
  - Der Untersucher befindet sich hinter dem Patienten und tastet von anterior nach posterior zunächst die Submentalregion, dann die Submandibularlogen zwischen dem Unterrand des Unterkiefers und dem M. digastricus ab. Danach sollen, dem M. sternocleidomastoideus folgend, zunächst die Halsgefäßscheide und danach die lateralen Halsregionen palpiert werden (Abb. 5.**5**). Die Schilddrüse wird in Ruhe und beim Schlucken getastet.
- **Kiefergelenke und Kaumuskulatur**
  - Die Palpation der Kiefergelenke erfolgt beidseits beim langsamen Öffnen und Schließen sowie bei Lateralbewegungen. Prüfung im Hinblick auf Knacken, Reibegeräusche und Bewegungseinschränkungen. Feststellen von Abweichungen (z. B. S-förmig, C-förmig) unter Berücksichtigung der Schneidekantendistanz bei maximaler Mundöffnung (Angabe in Millimetern!).
  - Palpation der Kaumuskulatur bezüglich Verspannungen und Myogelosen, ggf. Auskultation der Kiefergelenke (Abb. 5.**6**).
  - Auslösen des Stauchungsschmerzes im Kiefergelenk durch Druck auf das Kinn (Hinweis auf Gelenkverletzungen).

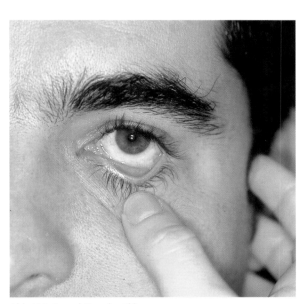

Abb. 5.**1** Inspektion der Skleren.

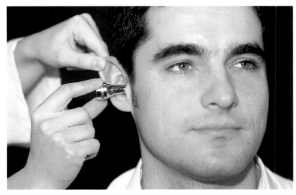

Abb. 5.**2** Inspektion des äußeren Gehörgangs und des Trommelfells.

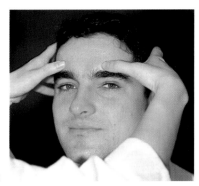
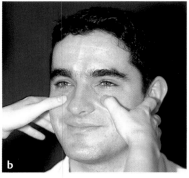
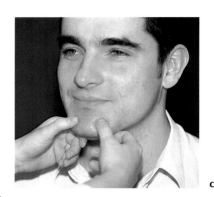

a b c

Abb. 5.**4** Palpation der Nervenaustrittspunkte: **a** supraorbital, **b** infraorbital, **c** mental.

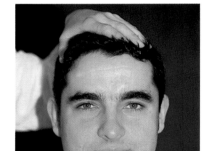
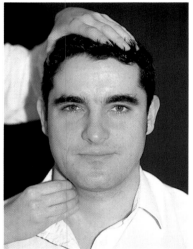

Abb. 5.**5** Palpation der Halslymphknoten;
a submandibular,
b im Bereich des M. sternocleidomastoideus.

a b

Untersuchung der Hirnnerven

N. olfactorius (N. I)

Testen des Geruchssinns mit Riechstoffen.

▼ Ausfälle des N. olfactorius kommen beispielsweise
● nach Schädelbasisfrakturen vor.

N. opticus (N. II)

Beurteilung der Isokorie, Untersuchen des Pupillenreflexes direkt und konsensuell (Swinging-Flashlight-Tests. Weiterführende Literatur), Prüfen der Konvergenzreaktion, Gesichtsfeldbestimmung, ggf. ophthalmoskopische Fundoskopie (Abb. 5.**7**).

▼ Ursachen von Ausfällen des Sehnervs können sein:
● – Orbita- sowie Schädelbasisverletzungen
– Tumoren
– Infarkte
– Allgemeinerkrankungen (Retinopathien, Thrombosen bei Diabetes mellitus oder Bluthochdruck)
– ärztliche Eingriffe (griech.: *iatros,* Arzt; iatrogen, durch den Arzt verursacht), z.B. Orbitabodenexploration.

N. oculomotorius (N. III)

Der III. Hirnnerv versorgt alle extraokulären Muskeln mit Ausnahme des M. rectus lateralis und des M. obliquus superior. Er innerviert den M. ciliaris und den M. constrictor pupillae. Bei Nervendefekt besteht eine Einschränkung der Aufwärts-, Abwärts- und Innenbewegung des Auges. Es kommt zur Ptosis des Oberlides und zu Doppelbildern. Die direkte und konsensuelle Pupillenreaktion fehlt. Die Prüfung erfolgt durch orientierende Perimetrie sowie Prüfung der Pupillenreaktion.

N. trochlearis (N. IV)

Der N. trochlearis versorgt den M. obliquus superior. Bei Ausfall entstehen Doppelbilder beim Blick nach unten–innen (Abb. 5.**8**).

▼ Doppelbilder durch Ausfälle der Hirnnerven entste-
● hen am häufigsten aufgrund von Tumoren oder Hirnschädigungen.
Doppelbilder in der Praxis des Mund-Kiefer-Gesichtschirurgen haben jedoch meist keine Nervenverletzung als Ursache, sondern entweder Orbitaverletzungen mit Einklemmung der Muskeln oder

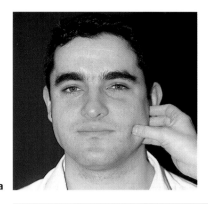
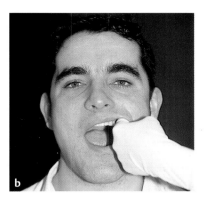
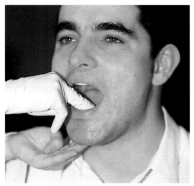

a   b   c

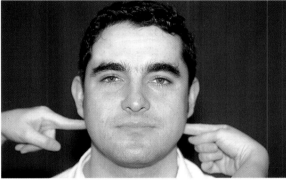
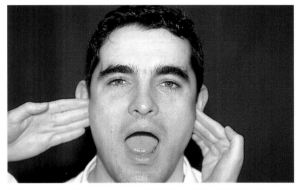

d   e

Abb. 5.6 Palpation der Kaumuskulatur und des Kiefergelenkes. **a** Palpation des M. masseter auf beiden Seiten. **b** Palpation des M. pterygoideus lateralis im Seitenvergleich. **c** Bimanuelle Palpation des Mundbodens. Diese Untersuchungstechnik ist vor allem bei Raumforderungen notwendig. **d** Palpation des Venter posterior des M. digastricus im Seitenvergleich. **e** Palpation des Kiefergelenkes bei langsamer Mundöffnung. Das Kiefergelenk kann auch mit dem Stethoskop auskultiert werden.

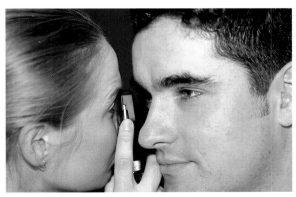

Abb. 5.7 Fundoskopie mit dem Augenspiegel.

Verlagerungen des Bulbus nach Volumenveränderung der Orbitaeingeweide.

N. trigeminus (N. V)

Der V. Hirnnerv ist der wichtigste *sensible* Gesichtsnerv. Er versorgt die äußere Haut, die oralen, nasalen und konjunktivalen Schleimhäute sowie die Nasennebenhöhlenschleimhäute und Teile des Trommelfells sensibel (Berührung, Schmerz, Temperatur, Druck, Vibration etc.). Außerdem führt er *Geschmacksfasern* für die Zunge.

Durch den N. trigeminus erfolgt darüber hinaus die *motorische* Versorgung der Kaumuskulatur sowie des M. tensor tympani und M. tensor veli palatini.

Die Untersuchung der Sensibilität erfolgt durch Tests der drei Nervenstämme (N. ophthalmicus, N. maxillaris, N. mandibularis) *im Seitenvergleich*. Das Untersuchungsinstrument muss bei der Dokumentation angegeben werden. Die Untersuchung muss zentral im jeweiligen Innervationsgebiet erfolgen.

Die *Berührungswahrnehmung* kann durch leichtes Bestreichen der Haut mit einem Watteträger getestet werden.

Die *Zwei-Punkt-Diskriminierung* wird mit dem Stechzirkel oder der zahnärztlichen Pinzette überprüft. Es wird der geringste fühlbare Abstand zwischen zwei Punkten festgestellt und im Seitenvergleich vermessen.

Zur Testung der *Spitz-stumpf-Diskriminierung* wird die Haut mit dem spitzen oder stumpfen Ende der zahnärztlichen Sonde berührt (Abb. 5.**9**). Der Patient darf hierbei das Sondenende nicht sehen!

Der N. lingualis führt Geschmacksfasern für die Zunge, die aus dem VII. Hirnnerv stammen. Bei der Untersuchung des N. lingualis wird daher zusätzlich eine *Gustometrie* durchgeführt, um Ausfälle des Geschmackssinns festzustellen.

Bei Ausfällen muss der betroffene Bereich mit Angabe der Größe (in mm/cm) dokumentiert werden, am besten durch Einzeichnen in ein Gesichtsschema.

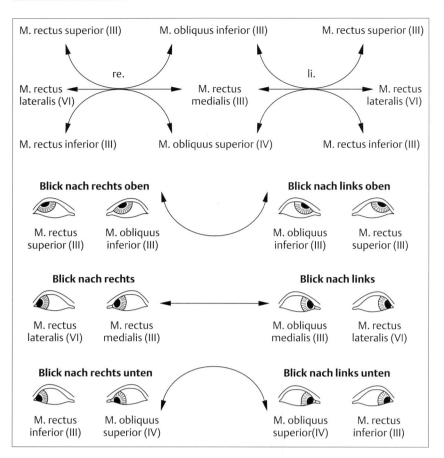

Abb. 5.**8** Schematische Darstellung der Augenstellung in den sechs diagnostischen Blickrichtungen, bei denen sich eine Lähmung der führenden Augenmuskeln am deutlichsten darstellt. Unter dem jeweiligen Auge ist der für die Bulbusbewegung in diese Richtung hauptverantwortliche Muskel angegeben.

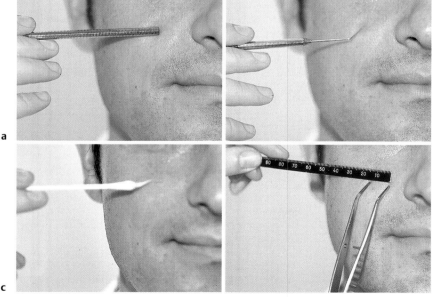

Abb. 5.**9** Klinische Prüfung der Sensorik des N. trigeminus:
a u. **b** Spitz-stumpf-Diskriminierung mit der zahnärztlichen Sonde (stumpfes und spitzes Ende) im Seitenvergleich,
c Prüfung der Berührungsempfindung mit dem ausgezogenen Watteträger im Seitenvergleich,
d Bestimmung der Zwei-Punkt-Diskriminierung im Seitenvergleich.

⚡ Die Dokumentation und Verlaufskontrolle von Nervenschädigungen ist erforderlich bei:
- *Frakturen*: z.B. Jochbeinfraktur (Schädigung des N. infraorbitalis) oder Unterkieferfraktur (Schädigung des N. alveolaris inferior)
- *iatrogenen Nervenschäden*: z.B. Weisheitszahnentfernung (Schädigung des N. alveolaris inferior, N. lingualis), Wurzelspitzenresektion, Lokalanästhesie, Dysgnathieoperation
- *Tumoren oder Entzündungen im Nervenverlauf* (Vincent-Phänomen bei Knochenentzündung des Unterkiefers).

N. abducens (N. VI)

Der N. abducens innerviert den M. rectus lateralis. Bei seinem Ausfall entstehen Doppelbilder durch Einschränkung der Abduktion (Abb. 5.**8**).

N. facialis (N. VII)

Der N. facialis versorgt *motorisch* die mimische Muskulatur und den M. stapedius im Mittelohr. Hierbei wird die Stirn bilateral (von der gleichen und der gegenüberliegenden Gehirnseite) versorgt, sodass eine Lähmung der Stirn nur durch eine periphere Fazialisstörung möglich wird. Die unteren zwei Drittel des Gesichtes werden vom kontralateralen motorischen Kortex innerviert. Die Prüfung erfolgt durch Ausführung von mimischen Bewegungen wie Stirnrunzeln, Pfeifen, Grinsen etc. (Abb. 5.**10**).
Der N. facialis versorgt *gustatorisch* die vorderen zwei Drittel der Zunge. Bei der Gustometrie werden die Geschmacksempfindungen für süß, sauer, salzig und bitter in abnehmender Verdünnung geprüft.
Der N. facialis versorgt *sekretorisch* die Tränen-, Sublingual- und Submandibulardrüse.

⚡ Eine Fazialisparese kann durch Tumoren, Verletzungen oder idiopathisch (ohne erkennbare Ursache) entstehen.
Cave: Gefährdung des Mundastes beim Operationszugang zum Unterkiefer von extraoral.

N. vestibulocochlearis (N. VIII)

Der VIII. Hirnnerv versorgt Gehör und Gleichgewichtsorgan; bei Schädigung des Nervs treten Taubheit, Schwindel und Ohrgeräusche auf. Die Prüfung erfolgt durch einen orientierenden Hörtest (z.B. Fingerreiben).

N. glossopharyngeus (N. IX)

Der N. glossopharyngeus versorgt sensibel und sensorisch das hintere Zungendrittel und sekretorisch die Glandula parotidea. Bei Ausfall ist der Würgereflex gestört.

Abb. 5.**10** Prüfung der Funktion des N. facialis.
a Stirn runzeln.
b Augenschluss.
c Mundspitzen, Pfeifen.
d Mund breit ziehen.

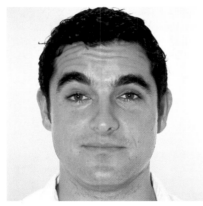

a

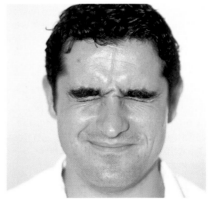

b

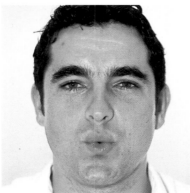

c

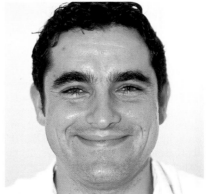

d

N. vagus (N. X)

Der N. vagus versorgt motorisch die palatinale, pharyngeale und laryngeale Muskulatur, bei Ausfall kommt es zu Heiserkeit, zur Deviation des Gaumensegels zur gesunden Seite sowie zu einer Störung des Würgereflexes. Der N. vagus ist der Hauptnerv des parasympathischen autonomen Nervensystems mit Versorgung der inneren Organe des Thorax und Abdomens bis zur linken Kolonflexur.

▼ Bei *einseitiger* Schädigung des N. recurrens tritt
● durch Lähmung eines Stimmbandes Heiserkeit auf. Eine *beidseitige* Störung kann zu ernsthaften Atembehinderungen führen (unter Umständen Tracheotomie indiziert).
In der Laryngoskopie ist jeweils die Paramedianstellung (bei längerem Bestehen die sog. Kadaverstellung) des betroffenen Stimmbandes sichtbar.
Der N. recurrens kann während einer Ausräumung der Halslymphknoten (Neck-Dissection) bei Tumorerkrankungen oder während einer Schilddrüsenoperation (häufigste Ursache) geschädigt werden.

N. accessorius (N. XI)

Der N. accessorius innerviert motorisch den M. sternocleidomastoideus und den M. trapezius. Bei Ausfall kann der Arm seitlich nicht über die Horizontale gehoben und die Schulter kaum angehoben werden.

▼ Eine Schädigung des N. accessorius tritt am häufig-
● sten nach radikaler Neck-Dissection auf. Hierbei muss der Nerv oft mitreseziert werden. Die betroffenen Patienten können in gewissem Ausmaß durch krankengymnastische Übungen Ersatzmuskeln aktivieren.

N. hypoglossus (N. XII)

Durch den N. hypoglossus erfolgt die motorische Innervation der Zunge. Bei einseitigem Ausfall kommt es zur Dysarthrie, und die Zunge weicht beim Herausstrecken zur kranken Seite ab.

▼ Eine Schädigung des N. hypoglossus kann bei der
● Ausräumung der Submandibularloge im Rahmen von Tumoroperationen auftreten.

Intraorale Untersuchung

Instrumente: Spiegel, zahnärztliche Sonde, zahnärztliche Pinzette, Parodontalsonde, Kältespray/CO_2-Spray.
Zur Erhebung des intraoralen Befundes erfolgt zunächst die sorgfältige Inspektion der gesamten intraoralen Schleimhaut. Eine intraorale Palpation ist für den Patienten sehr unangenehm und nur zur Untersuchung von sichtbaren Befunden oder bei Verdachtsdiagnosen erforderlich.

Inspektion

- *Innenseiten von Ober- und Unterlippe, Vestibulum, Mukosa, Bändchen:* Farbe, Oberfläche, Veränderungen (Abb. 5.**11**)
- *Kommissuren, Planum buccale, Sulci im Ober- und Unterkiefer:* Farbe, Oberfläche, Beschaffenheit, Papilla parotidea, Speichelbeschaffenheit, Impressionen, Veränderungen, besonders auf Leukoplakie achten (Abb. 5.**12**)
- *Alveolarfortsätze:* von bukkal und von lingual/palatinal bzgl. Höhe, Breite, Schleimhautbeschaffenheit, Veränderungen
- *Mundboden, Sulcus glossoalveolaris:* Zwei Spiegel benutzen, die Schleimhautfalten auch in der Molarenregion sorgfältig aufziehen, Speicheldrüsenausführungsgänge, Speichelbeschaffenheit, Bändchen, bei Veränderungen besonders achten auf Leukoplakien und Mundbodenkarzinom.

Spezielle Inspektion, Palpation und Funktionsprüfung

Zunge. *Inspektion* (Beläge) und *Palpation.*
Zunge unter Verwendung einer Kompresse herausziehen, Zungenränder im Hinblick auf Impressionen inspizieren, Zungenunterseite inspizieren.

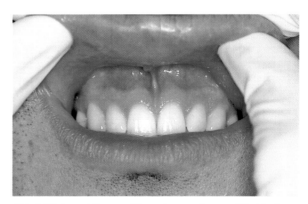

Abb. 5.**11** Inspektion von Lippeninnenseiten und Vestibulum.

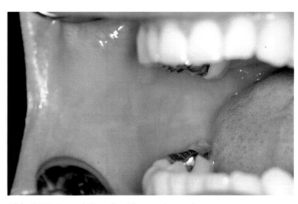

Abb. 5.**12** Inspektion des Planum buccale.

Prüfung der *Zungenfunktion*: Herausstrecken der Zunge, Anheben an das Gaumendach zur Prüfung der Beweglichkeit (Abb. 5.**13** bis 5.**16**).
Ggf. sensible bzw. gustatorische Prüfung.
Siehe auch N. hypoglossus und N. facialis.

▼ Impressionen an Wangen- oder Lippeninnenseiten
● und Zungenrändern weisen auf Parafunktionen (Saugen, Pressen) hin. Hier kommt es aufgrund des erhöhten Raumbedarfs des Gewebes zur Einlagerung der Zähne in die Schleimhaut und damit zu Impressionen.

Harter und weicher Gaumen. *Inspektion*: Rötung, Schwellung, Beläge.
Palpation bei Verdacht auf submuköse Gaumenspalte, Torus palatinus, Abszess.
Prüfen der Gaumensegelfunktion: Phonation von „A" und von Verschlusslauten (z.B. „Kaiser Karl trinkt Coca-Cola") – Rhinophonia aperta bei unvollständigem Abschluss des Nasopharynx gegenüber dem Oropharynx.
Rachen und Tonsillen. Zungenrücken mit dem Spiegel herunterdrücken.
Inspektion der Rachenschleimhaut bezüglich Rötung, Schwellung und Beläge sowie Größe der Tonsillen.
Phonation von „A": Hebung des Gaumensegels.

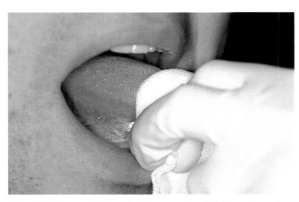

Abb. 5.13 Herausziehen der Zunge unter Zuhilfenahme einer Kompresse zur Inspektion der Zungenränder und des Sulcus glossoalveolaris sowie des Zungengrundes.

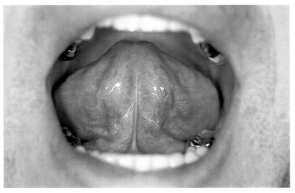

Abb. 5.14 Inspektion der Zungenunterseite und des Mundbodens.

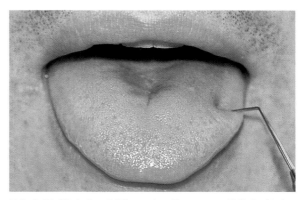

Abb. 5.15 Klinische Prüfung der Zungensensibilität (Spitz-stumpf- und Zwei-Punkt-Diskriminierung, vgl. Abb. 5.**10**).

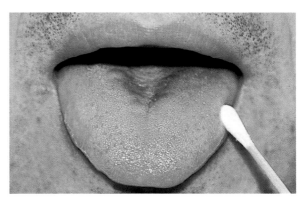

Abb. 5.16 Gustometrie. Die Geschmacksprüfung wird durch Aufbringen von verschiedenen Lösungen (süß, sauer, salzig, bitter) in absteigenden Verdünnungen geprüft.

▼ Alle weißlichen Beläge oder Schleimhautverände-
● rungen sollten auf Abwischbarkeit geprüft werden. Wenn sie abwischbar sind und darunter rötliche oder blutende Veränderungen vorliegen, sollte ein Abstrich unter der Verdachtsdiagnose Candida-Infektion entnommen werden.

Zahnstatus. Die Untersuchung der Zähne mit Spiegel und Sonde ist eine Mischung aus Inspektion und Palpation. Jeder einzelne Zahn wird auf Schädigung, Restauration, Perkussion, Sensibilität und Lockerungsgrad untersucht.
Ein Beispiel für ein Zahnschema zeigt Abb. 5.**17**.
Parodontalsystem. Messung der Taschentiefen.
Okklusion. Überprüfung der Verzahnung, Feststellen von Störkontakten und Schliffflächen.

▼ Eine vollständige zahnärztliche Untersuchung bein-
● haltet neben der Beurteilung des Zahnsystems stets die Untersuchung der Mundschleimhaut (u. a. zur Früherkennung von Tumoren).

Lockerung																			
Klopfempfindlichkeit																			
Vitalitätsprüfung																			
Zahnersatz																			
Befund																			

	18	17	16	15	14	13	12	11	21	22	23	24	25	26	27	28	
Datum: R																	L
	48	47	46	45	44	43	42	41	31	32	33	34	35	36	37	38	

Befund																			
Zahnersatz																			
Vitalitätsprüfung																			
Klopfempfindlichkeit																			
Lockerung																			

Abb. 5.17 Beispiel für ein Zahnschema.

Weiterführende Diagnostik

Nach gründlicher Anamneseerhebung und klinischer Untersuchung kann häufig schon eine Verdachtsdiagnose gestellt und die weitere Diagnostik eingeleitet werden.

⚠ Weiterführende Untersuchungen (z.B. Röntgen, CT, Sonographie) sollten grundsätzlich erst nach der klinischen Untersuchung erfolgen.

Bildgebende Untersuchungen (s. Kapitel 10):
- Sonographie
- konventionelles Röntgen
- Computertomographie (CT)
- Kernspintomographie (MRT)
- Szintigraphie
- SPECT (single photon emission computer tomography)
- PET (Positronenemissionstomographie).

Neurophysiologische Untersuchungen (s. Kapitel 4 in Bd. 2: Spezielle Chirurgie):
- Messung der somatosensibel evozierten Potentiale (SEP)
- Elektromyographie (EMG; s. Kapitel 10 in Bd. 3: Zahnärztliche Chirurgie).

Laboruntersuchungen von Blutbestandteilen:
- Blutbild
- Elektrolyte, Enzyme, Glukose
- Gerinnung
- Blutkörperchensenkungsgeschwindigkeit
- Antigene, Antikörper.

Mikrobiologische Untersuchungen von Abstrichen, Blutkulturen und Gewebeproben auf:

- Bakterien
- Viren
- Pilze
- Parasiten.

Pathologische Untersuchungen:
- Histopathologie
- Immunhistochemie.

Verdachtsdiagnose und Diagnose

Nach der klinischen Untersuchung und ggf. der Durchführung weiterführender Diagnostik kann eine Verdachtsdiagnose bzw. Diagnose gestellt werden. Bei Tumorerkrankungen wird die Diagnose durch eine histologische Untersuchung gesichert und bleibt bis zum Erhalt des histopathologischen Ergebnisses eine Verdachtsdiagnose. Nicht selten liegen mehrere Diagnosen vor, wobei die Fachgebietsdiagnose an erster Stelle stehen sollte.
Beispiel:
1. Perimandibulärer Abszess, ausgehend von Zahn 47
2. Diabetes mellitus, Typ II
3. Koronare Herzkrankheit, Zustand nach Vorderwandinfarkt 8/1998.

Die Diagnosen sollten stichwortartig und nicht mit Hilfe eines ganzen Satzes festgehalten werden. Dies erleichtert auch die Verschlüsselung in Form von **Zahlenschlüsseln** (z.B. *ICD*, International Classification of Diseases). Diese Klassifikation wurde für die Dokumentation und für medizinstatistische Zwecke entwickelt. Sie ist ein Code-Verzeichnis der Krankheiten, Verletzungen und Todesursachen, bei der jede Diagnose mit (bis zu 6) Zahlen verschlüsselt ist. Die Klassifikation erfolgt in den einzelnen Gruppen nach unterschiedlichen Prinzipien (z.B. Topographie). Die ICD wird in der Verantwortung der WHO weiterentwickelt und liegt zur Zeit in der 10. Revision vor. Sie ist 1968 vom Statistischen Bundesamt für die Bundesrepublik Deutschland als verbindlich erklärt worden. Sie wird beispielsweise gebraucht, um die Diagnose eines Patienten verschlüsselt an seine Versicherungsgesellschaft weiterzuleiten.

Therapieplan

⚠ Grundsätzlich kann konservativ, operativ sowie kombiniert konservativ-operativ behandelt werden. Eine operative Behandlung ist eine Behandlung mit Eröffnung der Körperoberfläche oder Abtragung von Körpersubstanz.

Nach Stellung der Diagnose können die therapeutischen Möglichkeiten festgelegt werden. Besonders wenn mehrere Therapieformen möglich sind, steht vor der Behandlung eine ausführliche Aufklärung des Patienten über Vor- und Nachteile sowie Risiken der jeweiligen Therapieformen. Dabei müssen Allgemeinzustand, Alter und Vorerkrankungen sowie Ansprüche, Engagement und Wille des Patienten berücksichtigt werden. In seltenen Fällen wird keine Therapie durchgeführt, sei es, dass der Patient diese ablehnt oder dass keine Therapie nötig ist.

Dokumentation

Pflichten und Rechte

Dokumentationspflicht

Der behandelnde Arzt oder Zahnarzt hat die rechtliche Pflicht zur ordnungsgemäßen Dokumentation aller wesentlichen diagnostischen und therapeutischen Bewandtnisse, insbesondere des Behandlungsverlaufes, z.B. durch Führen einer Krankenakte oder Ambulanzkarte. Die Dokumentation muss spätestens zum Ende des einzelnen Behandlungsabschnittes vollständig und leserlich vorliegen. Zu den Dokumentationsunterlagen gehören Krankenakten (z.B. Ambulanzkarte, OP-Berichte, Untersuchungsbefunde), Kiefermodelle und Röntgenbilder.
Die Dokumentation unterliegt der ärztlichen Schweigepflicht sowie den Datenschutzgesetzen.
Unzulänglichkeiten in der Dokumentation können in Arzthaftungsprozessen zu Beweiserleichterungen zugunsten des Patienten führen.

Aufbewahrungspflicht

Krankenakten sind in der Regel *mindestens 10 Jahre* nach Abschluss der Behandlung aufzubewahren, es sei denn, eine längere Aufbewahrungspflicht ist nach ärztlicher Erfahrung geboten (z.B. bei Tumorpatienten).
Röntgenbilder müssen nach den gesetzlichen Bestimmungen wie der Röntgen- und Strahlenschutzverordnung *30 Jahre nach der letzten Strahlenbehandlung und 10 Jahre nach der letzten Untersuchung* aufbewahrt werden.

Aufbewahrungsfristen enthalten ferner das Geschlechtskrankheitengesetz (*5 Jahre* für Behandlungsunterlagen) und die Betäubungsmittel-Verschreibungsverordnung (*3 Jahre* für Teil III des Betäubungsmittelrezeptes). Weitere Fristen sind landesrechtlich oder einrichtungsspezifisch festgelegt. Bei gleichzeitiger Geltung mehrerer Vorschriften gilt die längere Aufbewahrungsfrist.

→ **Praxistipp** Im Hinblick auf die Verjährungsfrist von 30 Jahren bei Schadensersatzansprüchen von Patienten empfiehlt sich die Einhaltung einer 30-jährigen Aufbewahrungsfrist.

Bei wissenschaftlichen Institutionen kann aus wissenschaftlichem Interesse auch das Aufbewahren von Unterlagen über längere Zeiträume sinnvoll sein.

→ **Praxistipp** Wenn Röntgenbilder z.B. wegen Behandlung bei anderen Ärzten verliehen werden (dazu muss grundsätzlich das Einverständnis des Patienten vorliegen!), sollte in der Akte oder dem Archiv ein Vermerk über den Verbleib erfolgen. Ggf. sollte man sich eine Rückgabeverpflichtung unterschreiben lassen und die Rückgabe der Bilder nach einer bestimmten Zeit anmahnen.

Einsichtsrecht des Patienten

Aus dem *Behandlungsvertrag* hat der Patient nach geltender Rechtsprechung das Recht (§810 BGB), grundsätzlich auch außerhalb eines Rechtsstreites Einsicht in die ihn betreffenden Unterlagen zu nehmen, soweit es sich bei den Aufzeichnungen um objektivierbare Befunde und Behandlungsfakten handelt.
Zudem besteht bei EDV-gestützter Patientendokumentation durch Rechenzentren eine Informationspflicht dem Patienten gegenüber. Sie umfasst die Tatsache der Datenspeicherung und den Inhalt der gespeicherten Daten, den Empfänger der Daten sowie den Zweck der Speicherung. Der Arzt ist nur zur Gewährung der Einsicht verpflichtet. Die Erstellung von Kopien kann in Rechnung gestellt werden.

Datenschutz

Das Datenschutzrecht ist ein aus den Grundrechten auf Menschenwürde und Freiheit der Person abgeleitetes Recht auf Persönlichkeitsschutz bei der Datenverarbeitung. Ärzte und medizinisches Hilfspersonal unterliegen der Schweigepflicht.

⚠ Ohne Einwilligung des Patienten darf der Behandler Dritten (auch anderen Ärzten oder Abrechnungsstellen und Verwandten) keine Auskünfte geben oder Unterlagen aushändigen.

Schweigepflicht

Arztgeheimnis. Der Arzt muss Verschwiegenheit über alles (auch nichtmedizinische Sachverhalte) wahren, was ihm bei der Ausübung seines Berufes bekannt wird. Schon die Tatsache des Arztbesuches fällt unter die Schweigepflicht. Die Schweigepflicht ist Grundlage des *Vertrauens* zwischen Patient und Arzt. Sie gilt auch gegenüber selbst Schweigepflichtigen und nach dem Tod des Geheimnisträgers.

Schweigepflichtige. Nach § 203 StGB gilt die Schweigepflicht für den Arzt, Zahnarzt, Apotheker und für Angehörige anderer Heilberufe, die eine staatlich geregelte Ausbildung erfordern, also z.B. auch für Krankenpflegepersonal, Hebammen und Entbindungspfleger, Masseure, Physiotherapeuten, Angehörige medizinisch-technischer Assistenzberufe, medizinische Dokumentare und Informatiker. Nicht erfasst werden die Heilpraktiker.

Durchbrechung. Die Schweigepflicht kann durchbrochen werden bei Vorliegen einer gesetzlichen Offenbarungspflicht, eines gesetzlichen Anzeigerechts, eines rechtfertigenden Notstandes (§ 34 StGB), ferner bei Entbindung des Arztes von der Schweigepflicht durch den Patienten.

Eine **Verletzung** der Schweigepflicht und die unbefugte Verwertung von Geheimnissen werden mit Geld- und Freiheitsstrafen geahndet.

Offenbarungspflicht

Von der Schweigepflicht ausgenommen ist die in bestimmten Fällen bestehende Verpflichtung des Arztes, geheimnisgeschützte Patientendaten (unter Einhaltung der Grenzen des jeweils unbedingt Erforderlichen) Dritten zu offenbaren.

Hierzu gehört die **Meldepflicht** bestimmter Erkrankungen, bei denen aus gesundheitspolizeilichen Gründen das zuständige Gesundheitsamt informiert werden muss. So sind z.B. Verdacht, Erkrankung und Tod bei bestimmten Seuchen zu melden.

Es besteht eine **Offenbarungspflicht** im Rahmen der Sozialversicherung zur Prüfung der Leistungspflicht und zur Leistungsberechnung (§§ 294, 295 SGB V, § 100 SGB X, § 1543 RVO).

Eine **Anzeigepflicht** besteht im Interesse der Verbrechensverhinderung (§§ 138, 139 StGB). Auf richterliche Anordnung hin kann der Arzt von der Schweigepflicht entbunden werden.

❗ Die Schweigepflicht entfällt, wenn
- der Arzt oder Zahnarzt ausdrücklich durch den Patienten von der Schweigepflicht entbunden wird
- der Patient Dritten (z.B. Versicherungsgesellschaften) das Recht eingeräumt hat, personenbezogene medizinische Daten zu erfahren
- bestehende Gesetze die Schweigepflicht durchbrechen
- der Arzt oder Zahnarzt als Sachverständiger vor Gericht tätig wird
- die Wahrung entgegenstehender eigener Interessen notwendig ist (z.B. Regressansprüche des Behandlers gegenüber dem Patienten).

Epikrise

Unter einer Epikrise versteht man eine zusammenfassende Darstellung und ggf. Diskussion von Vorgeschichte, Befund, Diagnose, Differenzialdiagnose, Therapie und Differenzialtherapie. Sie ist je nach Schwere des Krankheitsbildes unterschiedlich ausführlich. Inhaltlich entspricht sie im Wesentlichen dem Arztbericht.

Arztbrief

Der Arztbrief stellt üblicherweise das Kommunikationsmittel zwischen zuweisendem Arzt, behandelndem Hausarzt, behandelndem Zahnarzt und Facharzt dar.

Bei der Zuweisung eines Patienten, nach konsiliarischen Untersuchungen bzw. Beratungen und nach Abschluss einer Behandlung werden alle beteiligten Ärzte auf diesem Weg über Behandlungszeiträume, erfolgte Diagnosen und Therapien sowie über geplante Therapien und notwendige Weiterbehandlungen informiert.

Der Arztbrief sollte folgenden Inhalt haben:
- Briefkopf mit Absenderangabe
- Adresse des Zuweisers oder Weiterbehandlers
- Name, Vorname, Geburtsdatum und Anschrift des Patienten
- Behandlungszeitraum
- Diagnose
- Therapie
- kurze Anamnese
- Diagnostik und Befunde
- Therapieergebnis
- weiteres Vorgehen
- Verteiler (alle Adressaten)
- Unterschrift(en).

Zusammenfassung

Vor jeder Behandlung muss zunächst die Diagnose gestellt werden. Erster Schritt zur Diagnose ist die Anamnese. Bei der Anamnese unterscheiden wir zwischen einer Familien-, einer Sozial-, einer allgemeinen und einer speziellen Anamnese. Letztere gibt vielfach schon wichtige Hinweise auf das Krankheitsbild.

Bei Erkrankungen der Zahn-Mund-Kiefer-Gesichts-Region ist eine eingehende körperliche Untersuchung des Kopfes und Halses, insbesondere auch der Mundhöhle und des Zahnsystems, erforderlich. Bei Allgemeinerkrankungen und vor größeren operativen Eingriffen, v.a. vor Narkosen, ist zusätzlich eine allgemeine körperliche Untersuchung angezeigt.

Eine Verdachtsdiagnose ergibt sich oft schon aus der Erhebung der Anamnese und einer eingehenden Untersuchung des Patienten.

Falls notwendig, wird die Verdachtsdiagnose durch bildgebende Verfahren (wie Ultraschall- und Röntgenuntersuchung) sowie sonstige Diagnostik (wie Probeentnahme und histologische Untersuchung) gesichert.

Von besonderer Bedeutung ist die Dokumentation der Vorgeschichte, der Befunde, der Diagnose und der Therapie.

Arzt und Zahnarzt sind verpflichtet, von allen Patienten eine Krankengeschichte zu führen und sie mindestens 10 Jahre aufzubewahren.

Weiterführende Literatur

Bates B. Physical examination and history taking. Philadelphia: Lippincott; 1995.

Dahmer H, Dahmer J. Gesprächsführung. Eine praktische Anleitung. 3. Aufl. Stuttgart: Thieme; 1992.

Dahmer J. Anamnese und Befund. Die ärztliche Untersuchung als Grundlage klinischer Diagnostik. 8. Aufl. Stuttgart: Thieme; 1998.

Duus P. Neurologisch-topische Diagnostik. 6. Aufl. Stuttgart: Thieme; 1995.

Hertl M. Der Gesichtsausdruck des Kranken. Aussagen zur Diagnose und zum Befinden. Stuttgart: Thieme; 1993.

Rieger H-J. Ärztliche Schweigepflicht gegenüber Gerichten. Beschluß des Sozialgerichts Frankfurt a. M. vom 24.09.1998. Dtsch Med Wochenschr. 1998;124:1052–3.

Siegenthaler W, Kaufmann W, Hornbostel H, Waller HD. Lehrbuch der inneren Medizin. Stuttgart: Thieme; 1992.

Thurn P, Bücheler E, Lackner K-J, Thelen M. Einführung in die radiologische Diagnostik. 10. Aufl. Stuttgart: Thieme; 1998.

Wagner H, van Husen N. Innere Medizin für Zahnmediziner. Stuttgart: Thieme; 1997.

6 Allgemeinanästhesie

Klaus Unertl, Bernd Kottler

Die Schmerzausschaltung für operative Eingriffe in der Mund-Kiefer-Gesichts-Region wird wahlweise durch Allgemeinanästhesie, lokale bzw. Leitungsblockaden sowie in wachsendem Umfang durch Analgosedierung sichergestellt.

• Für die *Allgemeinanästhesie* verwendet man Hypnotika bzw. Anästhetika, meist kombiniert mit Analgetika. Dadurch gelingt es, eine als „chirurgisches Toleranzstadium" definierte Narkosetiefe herbeizuführen.
• Im Gegensatz dazu sind bei der *Analgosedierung* Bewusstsein und Atmung erhalten; durch bedarfsadaptierte individuelle Gabe von Schmerz- und Schlafmitteln wird die erwünschte vegetative Abschirmung und Analgesie erzielt.
• *Lokal- und Leitungsanästhesie* unterbrechen die periphere Schmerzleitung ohne wesentliche Beeinträchtigung des Gesamtorganismus (s. Kapitel 1, Bd. 3: Zahnärztliche Chirurgie).

Bei den Überlegungen zur Auswahl der geeigneten Anästhesieform sind die Art des geplanten Eingriffs und die voraussichtliche Operationsdauer zu berücksichtigen, der allgemeine Zustand des Patienten, seine Vorerkran-

kungen und nicht zuletzt auch seine Wünsche. Eine wachsende Zahl von Eingriffen in der zahnärztlichen sowie der Mund-Kiefer-Gesichts-Chirurgie wird ambulant durchgeführt. Grundsätzlich sind hierfür alle heute gebräuchlichen Anästhesietechniken geeignet.

Die *Anforderungen* an eine moderne Allgemeinanästhesie sind neben ausreichender Narkosetiefe und Analgesie die sichere Vermeidung von Stressreaktionen, gute Steuerbarkeit, rasche Ein- und Ausleitung, gute Verträglichkeit, hämodynamische Stabilität und die Vermeidung von postoperativer Übelkeit und Erbrechen.

Die *Steuerung der Narkosetiefe* erfolgt üblicherweise anhand hämodynamischer Parameter wie Blutdruck und Puls, Beobachtung der Pupillenweite und vegetativer Reaktionen wie z.B. Schwitzen sowie durch Messung der Konzentration von Inhalationsanästhetika im Atemgas. Mit den modernen Anästhetika, Analgetika und Muskelrelaxanzien und einem weiterentwickelten Monitoring sind diese Ziele heute in der Regel sehr gut zu verwirklichen.

Prämedikation

Narkoserelevante Untersuchungen. Die Frage des notwendigen Umfangs präoperativer Laborkontrollen und diagnostischer Maßnahmen ist von der Erkenntnis geprägt, dass bei den nach klinischen Kriterien Gesunden der Wert routinemäßig durchgeführter zusätzlicher Untersuchungen für die Diagnose bisher unerkannter Erkrankungen gering ist. Es ist daher aus anästhesiologischer Sicht angemessen, bei unauffälliger Anamnese, altersentsprechend normalem körperlichem Untersuchungsbefund und vor einem „kleinen" operativen Eingriff in Allgemeinanästhesie auf weitergehende Labor- und technische Untersuchungen zu verzichten. Ab einem Patientenalter von 40 Jahren wird die routinemäßige Ableitung eines EKG und ab einem Alter von 60 Jahren eine Röntgenthoraxaufnahme als nützlich angesehen. Ergeben sich Verdachtsmomente für anästhesierelevante Vor- bzw. Begleiterkrankungen, sind weitergehende Untersuchungen und eventuell auch eine Vorbehandlung angezeigt.

Prämedikationsvisite. Vor jedem elektiven Narkoseverfahren werden in einer Prämedikationsvisite die anästhesierelevanten Daten und Befunde erfasst und eine Risikoabschätzung vorgenommen. Auf der Basis anamnestischer Daten, des körperlichen Untersuchungsbefundes und ggf. weitergehender Untersuchungsverfahren lassen sich Gesundheitszustand, physiologische Reserve und anästhesietypische Risiken beurteilen.

Aufklärung. Bei der Risikoaufklärung muss auf allgemeine und verfahrenstypische Narkoserisiken wie z.B.

Zahnschäden, allergische Reaktionen und eventuell erforderliche Bluttransfusionen eingegangen werden. Nach der Aufklärung über das vorgesehene Narkoseverfahren und dessen Risiken erfolgt die *schriftliche Einwilligung des Patienten.*

Die anästhesiologische Patientenaufklärung wird in der Regel in Form der sog. *Stufenaufklärung* vorgenommen (Kapitel 11, Bd. 3: Zahnärztliche Chirurgie). Hierbei wird dem Patienten in einer I. Stufe ein in laienverständlicher Form abgefasstes Merkblatt vorgelegt. Das entsprechende Formular enthält neben einem allgemein gehaltenen Informationsteil über die Narkose einen Anamnesefragebogen, in dem anästhesierelevante Vor- und Begleiterkrankungen erfasst werden. Nachdem das Anästhesiemerkblatt vom Patienten gelesen und ausgefüllt wurde, erfolgt in einer II. Stufe ein abschließendes Gespräch mit dem Anästhesisten. Da hierbei bereits auf die im Merkblatt erfolgte Wissensvermittlung über Grundprinzipien der Narkose aufgebaut werden kann, ist der Arzt in besonderer Weise in der Lage, auf individuelle Fragen und Bedenken seines Patienten einzugehen. Das Konzept der Stufenaufklärung hat sich inzwischen auch in anderen medizinischen Bereichen als sinnvoll erwiesen. Es ist nachgewiesen, dass die Stufenaufklärung die Angst des Patienten vor der Operation mindern kann.

Wirkstoffe. Es hat sich bewährt, etwa 1 Stunde präoperativ Pharmaka mit sedativ-hypnotischer und anxiolytischer Wirkung einzusetzen. Heute werden zu diesem Zweck hauptsächlich *oral applizierbare Benzodiazepine* verwendet. Die früher übliche Praxis der intramuskulären Prämedikation wurde weitgehend verlassen.

Allgemeinanästhesie

Bei der Allgemeinanästhesie werden Bewusstsein und Schmerzempfindung ausgeschaltet (Hypnose und Analgesie) und die vegetativen Reflexe gedämpft. Bedarfsweise werden zusätzlich Muskelrelaxanzien zur tempo-

rären Muskelerschlaffung verabreicht. Für die Allgemeinanästhesie eignen sich Inhalationsanästhetika und intravenöse Anästhetika. Im Wesentlichen gibt es drei allgemeinanästhetische Verfahren:
- Inhalationsanästhesie
- intravenöse Anästhesie
- balancierte Anästhesie.

Inhalationsanästhetika

 Die Entdeckung volatiler (flüchtiger) Anästhetika im 19. Jahrhundert leitete das Zeitalter der modernen Anästhesie ein. Horace Wells (1815–1848) nahm 1844 unter Lachgasbetäubung Zahnextraktionen vor. Sein Freund William Morton (1819–1868), ebenfalls ein Zahnarzt, führte 1846 in Boston erstmals öffentlich eine Operation unter Ethernarkose durch.

Mit Halothan wurde 1956 das erste moderne volatile Anästhetikum aus der Gruppe der halogenierten Kohlenwasserstoffe in die Klinik eingeführt. Es verdrängte in den industrialisierten Ländern rasch den Ether, da es wesentlich besser steuerbar und nicht explosiv ist. Die Entwicklung neuer Narkoseapparate und Narkosegasverdampfer trug ebenfalls zur Verbreitung der Inhalationsanästhesie bei.

Inzwischen sind zahlreiche weitere gasförmige Anästhetika wie Enfluran, Isofluran, Sevofluran und Desfluran entwickelt worden (Tabelle 6.1). Sevofluran und Desfluran, die beiden zuletzt eingeführten Substanzen, zeichnen sich durch sehr gute Steuerbarkeit und Verträglichkeit aus. Halothan wird dagegen heute kaum mehr verwendet. Als Standardanästhetikum gilt gegenwärtig das Isofluran, das allerdings mehr und mehr von Sevofluran und Desfluran verdrängt wird.

Bei den Inhalationsanästhetika handelt es sich um lipidlösliche Pharmaka, die konzentrationsabhängig reversibel die neuronale Aktivität des ZNS dämpfen, vor allem im Hinterhorn, in der Formatio reticularis und im Kortex. Als molekularer Wirkmechanismus liegt eine Beeinflus-

Tabelle 6.**1** Physikochemische Daten gebräuchlicher Inhalationsanästhetika; MAK: minimale alveoläre Konzentration (s. S. 97)

	Lachgas	Halothan	Isofluran	Enfluran	Sevofluran	Desfluran
Siedepunkt (°C)	–88,5	50,2	48,5	56,5	58,5	22,8
Dampfdruck bei 20 °C (mmHg)	39.000	244	240	172	170	669
Blut-Gas-Verteilungskoeffizient	0,46	2,54	1,46	1,9	0,69	0,42
MAK (Vol.-%) in O_2:						
Neugeborene		0,9	1,6		3,3	9,1
Kleinkinder		0,9	1,6		2,5	8,6
Erwachsene (%)	104*	0,75	1,17	1,63	1,8	6,6
Biotransformation (%)	0,004	20	0,2	2–5	3–6	0,1
Formel	N≡N=O	F–C–C–H mit Br, Cl, F, Cl	F–C–C–O–C–H mit F, H, F, Cl, F	H–C–C–O–C–H mit F, F, F, Cl, F	H–C–O–C–H mit F–C–F, F, F–C–F, H, F	F–C–C–O–C–H mit F, H, F, F, F

* Theoretischer Wert, Lachgas hat nur schwache hypnotische Wirkung

sung der doppelschichtigen Phospholipidmembranen und ein direkter Effekt auf membranständige und intrazelluläre Funktionsproteine zugrunde.

Die meisten volatilen Anästhetika sind wegen einer relativ langen Induktionsphase für die Narkoseeinleitung nicht geeignet. Eine Ausnahme stellt das neue Inhalationsanästhetikum *Sevofluran* dar, das eine rasche und subjektiv angenehme Induktion ermöglicht. Desfluran ist hierfür trotz vergleichbarer Pharmakokinetik wegen seines stechenden Geruchs nicht geeignet.

Die **Pharmakokinetik** der volatilen Anästhetika wird durch folgende Parameter bestimmt:
- alveolärer Partialdruck
- Geschwindigkeit und Ausmaß der Aufnahme in das Blut
- Aufnahme und Verteilung in den Geweben
- Elimination aus dem Körper.

Der alveoläre Partialdruck ist von der inspiratorischen Konzentration des Anästhetikums (Verdampfereinstellung, Frischgasflow, Narkosesystem) und der alveolären Ventilation abhängig. Die Aufnahme in das Blut wird durch die Lungendurchblutung und den Blut/Gas-Verteilungskoeffizienten bestimmt. Die Aufnahme in die Gewebe hängt von der Stärke der Organdurchblutung und vom Gewebe/Blut-Koeffizienten ab. Die Elimination erfolgt durch Abatmung (Ventilation), Rückverteilung aus Gewebekompartimenten und durch Metabolismus. Die neuen Inhalationsanästhetika zeichnen sich durch eine rasche An- und Abflutung und eine niedrige Metabolisierungsrate aus.

MAK-Wert. Die anästhetische Potenz der volatilen Anästhetika wird durch den MAK-Wert definiert. Man versteht darunter die in Volumenprozent gemessene *minimale alveoläre Konzentration* eines zusammen mit Sauerstoff verabreichten Inhalationsanästhetikums, die nach Erreichen eines Gleichgewichtszustandes (Steady State) bei 50% aller Patienten bzw. Probanden eine reflektorische Bewegung nach einem Hautschnitt verhindert. Der MAK-Wert verhält sich umgekehrt proportional zum Verteilungskoeffizienten des betreffenden volatilen Anästhetikums.

Eine *MAK-Erhöhung* wird beobachtet bei
- Kleinkindern
- Fieber
- chronischem Alkoholabusus.

Eine *MAK-Erniedrigung* findet man
- in der Schwangerschaft
- bei Hypothermie
- in Kombination mit Analgetika.

Die **Vorteile** der reinen Inhalationsanästhesie sind die gute Steuerbarkeit und die Elimination der Substanzen unabhängig von Leber- und Nierenfunktion. Auch hinsichtlich ihres Nebenwirkungsprofils erfüllen die neuen Inhalationsanästhetika inzwischen weitgehend die Anforderungen an ein ideales gasförmiges Narkotikum. Ein **Nachteil** ist die schwache analgetische Potenz halogenierter Kohlenwasserstoffe. Die reine Inhalationsanästhesie wird daher kaum angewendet, sondern durch Lachgas und in der Regel auch durch Opioide ergänzt.

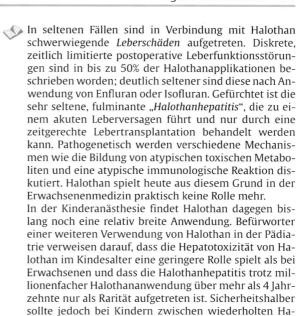

In seltenen Fällen sind in Verbindung mit Halothan schwerwiegende *Leberschäden* aufgetreten. Diskrete, zeitlich limitierte postoperative Leberfunktionsstörungen sind in bis zu 50% der Halothanapplikationen beschrieben worden; deutlich seltener sind diese nach Anwendung von Enfluran oder Isofluran. Gefürchtet ist die sehr seltene, fulminante „*Halothanhepatitis*", die zu einem akuten Leberversagen führt und nur durch eine zeitgerechte Lebertransplantation behandelt werden kann. Pathogenetisch werden verschiedene Mechanismen wie die Bildung von atypischen toxischen Metaboliten und eine atypische immunologische Reaktion diskutiert. Halothan spielt heute aus diesem Grund in der Erwachsenenmedizin praktisch keine Rolle mehr.

In der Kinderanästhesie findet Halothan dagegen bislang noch eine relativ breite Anwendung. Befürworter einer weiteren Verwendung von Halothan in der Pädiatrie verweisen darauf, dass die Hepatotoxizität von Halothan im Kindesalter eine geringere Rolle spielt als bei Erwachsenen und dass die Halothanhepatitis trotz millionenfacher Halothananwendung über mehr als 4 Jahrzehnte nur als Rarität aufgetreten ist. Sicherheitshalber sollte jedoch bei Kindern zwischen wiederholten Halothannarkosen ein Sicherheitsabstand von 3 Monaten liegen. Bei Kindern und Erwachsenen ist das Auftreten von Fieber oder Ikterus nach einer Halothannarkose eine Kontraindikation für eine zweite Anwendung dieser Substanz. Es ist anzunehmen, dass Halothan in Zukunft auch in der Kinderanästhesie durch das inzwischen verfügbare Sevofluran abgelöst wird.

Maligne Hyperthermie. Grundsätzlich kontraindiziert sind volatile Anästhetika mit Ausnahme von Lachgas bei Patienten mit bekannter Disposition zur sog. malignen Hyperthermie.

Bei der malignen Hyperthermie handelt es sich um eine hypermetabolische Entgleisung des Muskelzellstoffwechsels unter Narkose durch massiven Anstieg der myoplasmatischen Calciumkonzentration in der quergestreiften Muskulatur. Die lebensbedrohliche, genetisch fixierte Störung folgt einem heterogenetischen autosomal dominanten Erbgang.

Frühsymptome der Erkrankung sind:
- rapider Anstieg der endexspiratorischen CO_2-Konzentration
- ungeklärte Tachykardie, Tachyarrhythmie
- Hypoxämie
- eventuell prolongierte Muskelrigidität und fehlende Kieferrelaxierung nach Gabe des Muskelrelaxans Succinylcholin.

Der Anstieg der Körpertemperatur ist ein relativ spätes Symptom. Durch den sofortigen Einsatz des Calciumantagonisten Dantrolen (bereits im Verdachtsfall) und entsprechende symptomatische Maßnahmen ist die maligne Hyperthermie heute in der Regel beherrschbar.

In den letzten Jahren sind volatile Anästhetika aufgrund umwelttoxikologischer Nebenerscheinungen vermehrt in die Diskussion geraten. Nach Berechnungen von Marx wurden 1992 in den Kliniken der alten Bundesländer mindestens 1,28 Milliarden Liter Lachgas und 17,4 Millionen Liter volatiler Anästhetika ausgestoßen. Die volatilen Anästhetika Halothan, Enfluran und Isofluran können als Fluor-Chlor-Kohlenwasserstoffe (FCKW) die Halogene Fluor, Chlor und Brom freisetzen. Diese sind nach Anreicherung in der Stratosphäre an der Zerstörung der Ozonschicht beteiligt. Sevofluran und Desfluran tragen nur zu einem geringeren Teil zum Ozonabbau bei, da sie als fluorierte Kohlenwasserstoffe (FKW) nur das relativ ozonunschädliche Fluor enthalten. Insgesamt ist allerdings der Anteil der Anästhetika am Ozon zerstörenden Prozess mit weniger als 1% sehr gering.

Ein potenzielles Problem ergibt sich auch aus der Kontamination von OP-Sälen und Aufwachräumen infolge von Undichtigkeiten in den Beatmungssystemen, Diffusion der Gase durch die Gummischläuche und durch postoperatives Abatmen der Gase im Aufwachraum. Volatile Anästhetika stehen im Verdacht, bei Schwangeren nach andauernder oder erhöhter Exposition für eine erhöhte Abortrate, eine Neigung zu Frühgeburten und kindliche Fehlbildungen verantwortlich zu sein. Eine eindeutige Ursachen-Wirkungs-Beziehung ließ sich jedoch nicht herstellen. Die inzwischen etablierten Narkosegasabsaugsysteme und moderne raumlufttechnische Maßnahmen gewährleisten die Einhaltung der ohnehin niedrigen Grenzwerte in Operationssälen und Aufwachräumen, sodass kein erhöhtes Risiko mehr gegeben ist. Durch Anwendung des sog. Minimal-Flow-Konzeptes lassen sich der Narkosegasverbrauch und damit die Kosten und die Emission erheblich senken. Eine weitere Möglichkeit stellt die Rückgewinnung volatiler Anästhetika dar (z.B. durch die Verwendung von Aktivkohle).

→ **Praxistipp** Die volatilen Anästhetika werden ihren Stellenwert durch den inzwischen erreichten hohen Sicherheitsstandard und aufgrund der günstigen Nutzen-Risiko-Relation erwartungsgemäß auch weiterhin behaupten. In Zukunft könnte die Inhalationsanästhesie durch das Edelgas Xenon weiteren Aufwind erhalten. Gegen seinen Einsatz spricht gegenwärtig vor allem der sehr hohe Preis. Beim Xenon handelt es sich um ein gut steuerbares und potentes Inhalationsanästhetikum, das nahezu alle Anforderungen an ein ideales volatiles Anästhetikum erfüllt.

Vasokonstringenzien bei Inhalationsanästhesien

Wird bei operativen Eingriffen zusätzlich zur Inhalationsanästhesie eine Lokalanästhesie mit Vasokonstringenszusatz durchgeführt, kann es zu unerwünschten Interaktionen kommen. Problematisch ist insbesondere die Verwendung von *Adrenalin* in Verbindung mit Halothan. Halothan erhöht die Irritabilität des Herzens gegenüber exogen verabreichtem oder endogen entstandenem Adrenalin und begünstigt das Auftreten von u.U. lebensbedrohlichen Herzrhythmusstörungen.

Als relative bzw. absolute Kontraindikation für die Anwendung von Adrenalin als Vasokonstringens gelten darüber hinaus eine schwere koronare Herzerkrankung, vorbestehende Herzrhythmusstörungen, eine schlecht eingestellte arterielle Hypertonie, Hyperthyreose, Dauermedikation mit trizyklischen Antidepressiva bzw.

Monoaminooxidasehemmern, Präeklampsie/Eklampsie und ein unzureichend therapiertes Engwinkelglaukom.

→ **Praxistipp** Bei der Verwendung von Adrenalin als Vasokonstringens sollten bei Erwachsenen innerhalb von 10 min nicht mehr als 100 µg und über 60 min nicht mehr als 300 µg appliziert werden. Bei Halothannarkosen ist von der Verwendung von Adrenalin abzuraten bzw. eine weitere Dosisreduktion auf insgesamt maximal 1 µg/kg Körpergewicht vorzunehmen.

Aufgrund seiner vasokonstriktorischen Wirkung kommt als Adrenalinersatz die Verwendung des Vasopressinderivates *Ornipressin* (POR 8 Sandoz 2,5 I.E.) in Betracht. Die Verwendung von Ornipressin als Zusatz zur Lokalanästhesie ist aber – unabhängig von der Narkoseform – ebenfalls nicht unbedenklich: In Zusammenhang mit einer Ornipressininfiltration sind hypertensive Ereignisse, tachykarde und bradykarde Rhythmusstörungen und Todesfälle beschrieben worden. Die kreislaufdepressiven Nebenwirkungen sind Folge einer peripheren Gefäßkonstriktion und einer kardialen Minderperfusion infolge einer ausgeprägten Koronargefäßkonstriktion.

Ein drohender Ornipressinzwischenfall während einer Narkose zeigt sich zunächst nur durch einen Blutdruckanstieg als Folge der Vasokonstriktion. Das Herzversagen kündigt sich durch einen sekundären Blutdruckabfall infolge der Myokardischämie an, die zu einem akuten Pumpversagen führt.

Im Fall einer vorliegenden Adrenalinkontraindikation kann auch auf das Vasopressinanalogon *Felypressin* ausgewichen werden. Die erforderliche Felypressindosis liegt bei 0,03 I.E. pro Milliliter Lokalanästhetikum (z.B. Prilocain/Felypressin = Xylonest 3% mit Octapressin). Besondere Vorsicht ist jedoch wie bei Adrenalin bei herzkranken Patienten angezeigt.

Intravenöse Anästhetika

Barbiturate

Zur Narkoseeinleitung werden überwiegend die rasch wirkenden Barbiturate Thiopental (Trapanal) und Methohexital (Brevimytal) verwendet. Barbiturate wirken dosisabhängig depressiv auf neuronale Strukturen, besitzen aber keinen analgetischen Effekt. Die übliche Einleitungsdosis ist für Thiopental 3–5 mg/kg KG und für Methohexital 1,5 mg/kg KG. Geriatrische Patienten benötigen eine um 30–40% erniedrigte Dosierung, bei Kindern und Kleinkindern ist sie um 20–30% höher. Typischer kardiovaskulärer Effekt ist ein temporärer Abfall des Blutdrucks, des peripheren Widerstandes und des Herzzeitvolumens. Hypovolämie und myokardiale Erkrankungen können dies wesentlich verstärken. Thiopental führt regelmäßig zu einer kurzzeitigen Histaminfreisetzung und gelegentlich zu einer Urtikaria, selten zu Bronchospasmen. Schwere anaphylaktische Reaktionen sind sehr selten. Barbiturate können einen Schub bei akuter intermittierender Porphyrie auslösen.

Die kurze Wirkdauer von Thiopental und Methohexital

bei einmaliger Applikation (ca. 10 min) erklärt sich durch Umverteilung der Substanzen in Muskulatur, Haut und Fettgewebe. Die Eliminationshalbwertszeit ist dagegen sehr viel länger: für Thiopental beträgt sie 11,6 Stunden und für Methohexital 3,9 Stunden (Tabelle 6.2).

Benzodiazepine

Benzodiazepine haben sedativ-hypnotische, anxiolytische, amnestische, zentral muskelrelaxierende und antikonvulsive Effekte. Bezogen auf Wirkungsdauer und Eliminationshalbwertszeiten lassen sich *kurz wirkende* (Midazolam), *mittellang wirkende* (Diazepam) und *lang wirkende* (Lorazepam) Benzodiazepine unterscheiden. Die Dosis-Wirkungs-Beziehung kann bei den Benzodiazepinen erheblich variieren und ist schwer vorhersehbar. Wegen der ausgeprägten anxiolytischen Wirkung sind Benzodiazepine gut geeignet zur Prämedikation. Zur Narkoseeinleitung wird von den Benzodiazepinen vor allem das Midazolam wegen der vergleichsweise stärkeren hypnotischen Wirkung und der relativ kurzen Halbwertszeit angewandt, allerdings dauert die Erholung der kognitiven Funktionen länger als nach Thiopental und Propofol. Midazolam in einer Dosierung von 1–5 mg i.v. führt zu Sedierung und Anxiolyse, während für die Anästhesieeinleitung Dosen von 0,2–0,4 mg/kg KG benötigt werden.

Die Narkoseeinduktion wird bevorzugt in Kombination mit einem Opioid durchgeführt. Benzodiazepine bewirken dosisabhängig eine Atemdepression; in Kombination mit Opioiden ist ein synergistischer Effekt zu beobachten. In üblicher Dosierung bleibt die Herz-Kreislauf-Funktion unbeeinflusst, erst in höheren Dosierungen stellen sich kreislaufdepressive Wirkungen ein. Allerdings können diese Wirkungen bei hypovolämischen Patienten früher und ausgeprägter auftreten.

Droperidol

Droperidol (Dehydrobenzperidol) ist ein Neuroleptikum aus der Gruppe der Butyrophenone. Zusammen mit dem Opioid Fentanyl wird es zur sog. klassischen Neuroleptanalgesie (NLA) verwendet. Bei der NLA wird ein Droperidolbolus (7,5–25 mg/70 kg KG) zusammen mit Fentanyl (0,35–0,7 mg/70 kg KG) injiziert. Die Aufrechterhaltung der Narkose erfolgt mit einem Lachgas-Sauerstoff-Gemisch und bedarfsweise mit repetitiven Fentanylgaben.

Vorteile dieses Anästhesieverfahrens sind ein hohes Maß an Kreislaufstabilität, eine weit über das Narkoseende hinausreichende Analgesie und eine geringe Inzidenz von postoperativer Übelkeit und Erbrechen. Andererseits besteht ein erhöhtes Risiko der postoperativen Atemdepression, sodass regelmäßig eine mehrstündige postoperative Überwachung im Aufwachraum notwendig ist. Ein weiterer Nachteil ist die unzureichende Ausschaltung des Bewusstseins, die zu unbemerkter intraoperativer Wachheit führen kann. Die hohe Dosierung von Droperidol bei der klassischen Neuroleptanalgesie (ca. 25 mg) brachte außerdem regelmäßig teilweise erhebliche extrapyramidalmotorische Störungen mit sich. Aus den genannten Gründen ist die klassische Neuroleptanalgesie weitgehend verlassen worden. In einer modifizierten Form werden heute anstelle des Droperidol Benzodiazepine in Kombination mit Opioiden verwendet.

Etomidat

Das Imidazolderivat Etomidat (Etomidat-Lipuro, Hypnomidate, Radenarcon) ist ein Hypnotikum ohne analgetische oder muskelrelaxierende Potenz. Die Induktionsdosis beträgt 0,2–0,4 mg/kg KG. Bei bis zu 70% der Patienten können während der Narkoseinduktion *exzitatorische Phänomene* wie spontane unwillkürliche Muskelbewegungen und Tremor auftreten. Eine Vorbehandlung mit einem Benzodiazepin bzw. einem Opioid kann diese Nebenwirkungen reduzieren. Bei intravenöser Gabe über periphere Venen sind *Injektionsschmerzen* häufig, bei Verwendung von Etomidat in einer Lipidemulsion (Etomidat-Lipuro) jedoch deutlich seltener.

Die hohe Plasma-Clearance der Substanz (10–20 ml/kg KG/min) ist auf die rasche Esterhydrolyse in der Leber zurückzuführen. Ein wesentlicher Vorteil von Etomidat ist die nur sehr geringe hämodynamische Beeinträchtigung. Aus diesem Grund ist die Substanz für die *Narkoseeinleitung* bei Patienten mit kardialen Risiken gut geeignet. Die Anwendung von Etomidat ist auf die Narkoseinduktion beschränkt, da die Substanz reversibel die Cortisolbiosynthese hemmt und nach prolongierter Anwendung eine erhöhte Letalität bei Patienten auf Intensivstationen beobachtet wurde.

Tabelle 6.2 Pharmakokinetische Daten intravenöser Anästhetika

Substanz	Handelsname	Clearance (ml/kg/min)	Verteilungsvolumen (l/kg)	Halbwertszeit (Stunden)
Diazepam	Valium	0,2–0,5	1,0–1,5	21–37
Droperidol	Dehydrobenzperidol (DHB)	14,1	2,04	1,7–2,5
Etomidat	Hypnomidate	10–20	2,2–4,5	2–5
Ketamin	Ketanest	16–18	2,5–3,5	2–3
S(+)-Ketamin	Ketanest S	20–33	3,5–5,5	2–3,5
Methohexital	Brevimytal	10,9	2,2	3,9
Midazolam	Dormicum	6–8	1,0–1,5	1–4
Propofol	Disoprivan	30–60	3,5–4,5	0,5–1,5
Thiopental	Trapanal	3,4	2,5	11,6

Ketamin

Ketamin (Ketanest) bewirkt eine sog. *dissoziative Anästhesie*, die durch ausgeprägte Analgesie und Amnesie bei gering ausgeprägten hypnotischen Effekten gekennzeichnet ist. Gegen eine alleinige Anwendung von Ketamin spricht das häufige Auftreten von psychomimetischen Reaktionen (Halluzinationen und meist unangenehme Träume). Durch die Kombination mit Benzodiazepinen (sog. *Ataranalgesie*) lassen sich diese Nebenwirkungen in der Regel vermeiden. Unter Ketamin ist die Narkosetiefe schwierig zu beurteilen. So bleiben die Augen offen, der Lichtreflex ist erhalten und die Pupillen sind mittelweit. Gelegentlich treten Nystagmus sowie spontane Muskelbewegungen auf. Laryngeale und pharyngeale Schutzreflexe sowie die Atmung bleiben erhalten, sodass eine *Narkose auch unter Spontanatmung* möglich ist. Ketamin erhöht nach Applikation für 10–20 min den Sympathikotonus, dadurch steigen Herzfrequenz, Blutdruck und Herzzeitvolumen an.

 Beim Ketamin handelt es sich um ein Razemat. Durch enantiomerspezifische Trennung des Ketaminrazemats steht inzwischen S(+)-Ketamin (Ketanest S) als rechtsdrehende Isomerform zur Verfügung. S(+)-Ketamin verfügt gegenüber Ketaminrazemat über eine etwa doppelt so starke anästhetische und analgetische Potenz. Durch die Verwendung von S(+)-Ketamin sind im Vergleich zum Razemat signifikant kürzere Aufwachzeiten und eine geringere Inzidenz unerwünschter psychomimetischer Reaktionen zu erwarten.

Propofol

Propofol (Disoprivan) ist ein rasch wirkendes Hypnotikum ohne analgetische Potenz. Es ist schlecht wasserlöslich und wird deshalb als 1–2%ige Lösung in einer Lipidemulsion (Intralipid) verwendet. Die Narkoseinduktion erfolgt rasch und subjektiv angenehm, ist allerdings häufig mit schmerzhaften Venenreizungen verbunden. Die übliche Einleitungsdosis beträgt für Erwachsene 1,5–2,5 mg/kg KG, die Erhaltungsdosis bei einer kontinuierlichen Infusion 5–8 mg/kg KG/h. Analog zu den Barbituraten benötigen Kinder höhere Einleitungs- und Erhaltungsdosen, ältere Patienten und Patienten in reduziertem Allgemeinzustand entsprechend weniger. Propofol besitzt antiemetische Effekte, sodass die Häufigkeit von postoperativer Übelkeit und Erbrechen signifikant vermindert ist. Die Substanz ist kein Trigger der malignen Hyperthermie und bei disponierten Patienten das Induktionshypnotikum der Wahl.

Propofol wird rasch in der Leber zu inaktiven Metaboliten verstoffwechselt, die renal eliminiert werden. Ein extrahepatischer Abbau ist ebenfalls wahrscheinlich. Die kurze Wirkdauer erklärt sich durch Umverteilung und die rasche Elimination aus dem zentralen Kompartiment durch Metabolisierung. Propofol senkt dosisabhängig Blutdruck und Herzzeitvolumen durch Abnahme der myokardialen Kontraktilität und des peripheren Gefäßwiderstandes. Es beeinflusst den Barorezeptorreflex, sodass die Herzfrequenz bei Blutdruckabfall nicht adäquat ansteigt. Die hypotensive Wirkung ist daher eher stärker ausgeprägt als bei Verwendung von Barbituraten.

Opioide

Opioide sind als *potente Analgetika* wichtiger Bestandteil der Allgemeinanästhesie. Die erforderliche Dosis hängt ab von der analgetischen Potenz des verwendeten Präparates, der Intensität der nozizeptiven Stimulation, der Art des Anästhesieverfahrens und von individuellen Faktoren des Patienten. Die gebräuchlichsten Opioide in der Anästhesie sind Fentanyl, Sufentanil, Alfentanil und Remifentanil (Tabelle 6.**3**). Im Vergleich zu Morphin erreichen sie rascher ihre volle Wirkung am Rezeptor und sind daher für die Zwecke der Anästhesie besser geeignet.

Zwischen Opioiden bestehen erhebliche pharmakokinetische und pharmakodynamische Unterschiede, die vor allem bei kontinuierlicher Applikation die *Wirkungsdauer* beeinflussen. Während sich für Fentanyl bei hoher oder länger dauernden Dosierung eine erhebliche Prolongation der Wirkung durch Akkumulation und verminderte Redistribution ergibt, ist dieser Effekt bei Sufentanil deutlich geringer ausgeprägt und bei Remifentanil praktisch nicht vorhanden.

Tabelle 6.**3** Pharmakokinetische Daten in der Anästhesie gebräuchlicher Opioide

	Morphin	Fentanyl	Sufentanil	Alfentanil	Remifentanil
pK	7,9	8,4	8,0	6,5	7,3
Nichtionisierter Anteil bei pH 7,4 (%)	23	8,5	20	89	58
Proteinbindung (%)	35	84	93	92	66–93
Clearance (ml/min)	1.050	1.530	900	238	4.000
Verteilungsvolumen (l)	224	335	123	27	30
Eliminationshalbwertszeit (h)	1,7–3,3	3,1–6,6	2,2–4,6	1,4–1,5	0,17–0,33
Kontextsensitive Halbwertszeit* nach 4-stündiger Infusion (min)		260	30	60	4
Relative Potenz	1	100–300	500–1.000	40–50	200

* Die kontextsensitive Halbwertszeit („*context-sensitive half-time*") gibt die Zeitdauer nach Beendigung einer kontinuierlichen intravenösen Medikamentengabe bis zur Halbierung der Plasmakonzentration an. Sie berücksichtigt die Einflüsse von Distribution, Metabolisierung und Dauer einer intravenösen Zufuhr auf die Pharmakokinetik. Zwischen kontextsensitiver Halbwertszeit und Eliminationshalbwertszeit eines Medikaments muss keine feste Beziehung bestehen.

Opioide führen in äquianalgetischen Dosierungen zu vergleichbar ausgeprägter *Atemdepression*. Die atemdepressiven Effekte werden durch Kombination mit Midazolam und Inhalationsanästhetika synergistisch verstärkt. Regelmäßig lässt sich vor allem bei höherer Dosierung der Opioide eine erhebliche *Muskelrigidität* feststellen, durch die im Einzelfall die Maskenbeatmung erheblich erschwert wird. Opioide dämpfen zuverlässig sympathikotone Reaktionen. Selbst bei hohen Dosierungen führen sie zu keiner nennenswerten Depression des Herz-Kreislauf-Systems. Opioide in höheren und hohen Dosierungen sind daher für Patienten mit kardialen Risiken besonders gut geeignet.

Das erst vor kurzem in die klinische Routine eingeführte *Remifentanil* nimmt unter den Opioiden eine Sonderstellung ein. Durch die Erweiterung um einen zusätzlichen Ester wird Remifentanil unabhängig von Leber- und Nierenfunktion und ist durch unspezifische Esterasen im Blut und Gewebe kontinuierlich abbaubar. Nach dem enzymatischen Abbau besteht nur noch eine minimale Affinität zum Opioidrezeptor. Man spricht deshalb beim Remifentanil auch von einem Esterase-metabolisierten Opioid (EMO). Eine Kumulation sowie eine Ablagerung im Fettgewebe tritt nicht auf. Remifentanil-Plasmakonzentrationen sind direkt abhängig von der Infusion der Substanz, wenige Minuten nach dem Infusionsende sind die Opioidwirkungen (und die Nebenwirkungen) bereits weitgehend abgeklungen. Auch nach mehrstündiger Infusionsdauer ändert sich die Zeit bis zur Abnahme auf 50% der ursprünglichen Wirkstoffkonzentration nicht. Remifentanil ist daher besonders geeignet für Eingriffe mit rasch wechselnder Intensität der nozieptiven Stimulation und für kurzdauernde Eingriffe, bei denen der gewünschte Opioideffekt zeitlich auf die Phase des Eingriffs beschränkt werden soll.

Muskelrelaxanzien

Muskelrelaxanzien bewirken an den Acetylcholin-(ACh-)Rezeptoren eine Depolarisation (depolarisierende Muskelrelaxanzien) oder einen kompetitiven Antagonismus (nichtdepolarisierende Muskelrelaxanzien). Sie werden regelmäßig zur endotrachealen Intubation benötigt. Die Muskelerschlaffung für den operativen Eingriff spielt in der Zahn-Mund-Kiefer-Heilkunde keine dominierende Rolle.

Depolarisierender Typ

Succinylcholin ist das klinisch gebräuchlichste Muskelrelaxans vom depolarisierenden Typ. Es entfaltet am ACh-Rezeptor eine nur Minuten anhaltende ACh-artige Wirkung, die innerhalb weniger Millisekunden zu einer Desensibilisierung des Rezeptors und damit zur Muskelerschlaffung führt. Die initiale Depolarisation ist an unkoordinierten Muskelfaszikulationen erkennbar. Die maximale Wirkung ist nach einer üblichen Intubationsdosis von 1–1,5 mg/kg KG bereits innerhalb von ca. 1 min erreicht. Der Abbau von Succinylcholin erfolgt rasch durch unspezifische Plasmacholinesterasen, zur vollen Erholung kommt es bereits nach etwa 10 min.

Regelmäßige Begleiterscheinungen der Anwendung von Succinylcholin sind ein kurzfristiger Anstieg der Serumkaliumkonzentration um ca. 0,5–1 mmol/l, Muskelschmerzen, ein Anstieg des Augeninnendruckes, eine Erhöhung des Mageninnendruckes und Bradykardie. Eine ausgeprägte Hyperkaliämie mit möglicherweise hyperkaliämischem Herzstillstand wurde beschrieben bei Patienten mit ausgeprägter Denervierung, Querschnittlähmung, Verbrennungskrankheit oder länger dauernder Immobilität, außerdem bei bestimmten erblichen Muskelerkrankungen (vor allem Duchenne-Muskeldystrophie). Ursache hierfür sind wahrscheinlich extrasynaptische ACh-Rezeptoren, die den Kaliumshift aus der Muskelzelle erheblich verstärken. Die Anwendung von Succinylcholin ist in diesen Fällen kontraindiziert.

Selten kann bei Patienten mit genetisch bedingten sog. *atypischen Pseudocholinesterasen* die muskelrelaxierende Wirkung von Succinylcholin durch verzögerten Abbau für Stunden anhalten. In diesen Fällen ist die Nachbeatmung des medikamentös sedierten Patienten unter relaxometrischer Kontrolle das Verfahren der Wahl. Succinylcholin ist ferner die wichtigste Triggersubstanz der *malignen Hyperthermie*. Trotz vielfältiger Nebenwirkungen ist Succinylcholin wegen seines raschen Wirkungseintritts und der kurzen Wirkdauer ein nach wie vor wichtiges Präparat, vor allem in Notfallsituationen, wenn eine rasche Muskelrelaxation zur Intubation erforderlich ist.

Nichtdepolarisierender Typ

Muskelrelaxanzien vom nichtdepolarisierenden Typ besetzen die ACh-Rezeptoren der motorischen Endplatte als kompetitive Acetylcholin-Antagonisten. Der dadurch induzierte neuromuskuläre Block kann prinzipiell durch eine Erhöhung der Konzentration von Acetylcholin an der motorischen Endplatte (Acetylcholinesterasehemmer) ganz oder teilweise aufgehoben werden. Eine signifikante neuromuskuläre Blockade tritt erst auf, wenn mehr als 75% der Rezeptoren besetzt sind.
Es sind zahlreiche nichtdepolarisierende Muskelrelaxanzien im Handel (Tabelle 6.**4**). Entsprechend ihrer Wirkungsdauer kann man unterscheiden:
- lang wirkende Substanzen (Halbwertszeit > 1 Stunde; Pancuronium)
- mittellang wirkende Substanzen (Atracurium, Cis-Atracurium, Vecuronium, Rocuronium)
- kurz wirksame Substanzen (Mivacurium).

Atracurium bzw. Cis-Atracurium besitzen als Besonderheit einen Spontanabbau über die sog. Hofmann-Elimination, sodass bei Leber- und Niereninsuffzienz keine Kumulation zu erwarten ist.

Intravenöse Anästhesie

Bei der intravenösen Allgemeinanästhesie werden Hypnose, Amnesie, Reflexdämpfung, Analgesie und Muskelrelaxation überwiegend oder ausschließlich (TIVA = totale intravenöse Anästhesie) durch Kombination injizierbarer Substanzen erreicht und aufrechterhalten.

Tabelle 6.**4** Pharmakokinetische Daten gebräuchlicher Muskelrelaxanzien

Substanz	Handelsname	Intubationsdosis (mg/kg)	Anschlagzeit* (min)	Wirkdauer** (min)
Alcuronium	Alloferin	0,2–0,3	1–2	20–30
Atracurium	Tracrium	0,4–0,5	3–5	20–35
Cis-Atracurium	Nimbex	0,1	3–5	20–35
Doxacurium	Nuromax	0,05–0,08	4–6	60–90
Mivacurium	Mivacron	0,15–0,25	2–3	12–20
Pancuronium	Pancuronium Organon	0,1	3–5	60–90
Pipecuronium	Arpilon, Arduan	0,14	3–5	60–90
Rocuronium	Esmeron	0,6–1,2	1–2	20–35
Succinylcholin	Lysthenon	1–1,5	0,5–1	3–5
Vecuronium	Norcuron	0,08–0,1	3–5	20–35

* Zeitraum vom Injektionsende bis zur maximal relaxierenden Wirkung
** Die sog. klinische Wirkdauer umfasst den Zeitraum vom Injektionsende bis zur Erholung von der neuromuskulären Blockade auf 25% des Ausgangswertes vor der Muskelrelaxation

Die verwendeten Präparate sollten hinsichtlich ihres pharmakologischen Profils zueinander passen und keine negativen Interaktionen aufweisen. Zur Applikation einer sog. TIVA werden üblicherweise Spritzenpumpen verwendet, die teilweise eine Dosierungssteuerung unter Berücksichtigung pharmakokinetischer Parameter erlauben. Die intravenöse Anästhesie wird bevorzugt mit dem Hypnotikum Propofol (Disoprivan) durchgeführt und durch ein geeignetes Opioid ergänzt.

Balancierte Anästhesie

Die balancierte Anästhesie ist eine weit verbreitete Narkosetechnik, bei der Injektionshypnotika, Opioide, Inhalationsanästhetika und bedarfsweise Muskelrelaxanzien miteinander kombiniert werden. Durch die Kombination werden die Vorteile jeder Substanzgruppe genutzt und Nachteile, die bei höherer Dosierung eines einzelnen Anästhetikums regelmäßig zu beobachten sind, vermieden.
So gewährleisten volatile Anästhetika bereits in niedriger Dosierung eine sichere Ausschaltung des Bewusstseins und verhindern eine unbeabsichtigte Wachheit („awareness") des Patienten während Anästhesie und Operation. Eine gute hämodynamische Stabilität ist bei niedriger Dosierung gewährleistet, da Kardiodepression und Hypotonie in der Regel erst bei höheren Konzentrationen auftreten. Opioide wirken zentral dämpfend und analgetisch, durch die Kombination mit Inhalationsanästhetika werden wechselseitig die Wirkungen verstärkt. Muskelrelaxanzien werden zur Muskelerschlaffung und Vermeidung des Risikos von unwillkürlichen Bewegungen eingesetzt. Mit der individuellen Steuerung der einzelnen Komponenten dieses Regimes lässt sich die Anästhesie an die wechselnden Erfordernisse im Verlauf eines operativen Eingriffs anpassen.

Analgosedierung

Lachgas als Analgosedativum ist seit etwa 150 Jahren in angloamerikanischen Ländern für Eingriffe im Zahn-Mund-Kiefer-Bereich in Gebrauch, hat jedoch in Deutschland nie wirklich Fuß gefasst. Hierfür sind neben manchmal ungenügender Analgesie verschiedene Nebenwirkungen und Risiken wie Aspirationsgefahr, Hypoxie und auch der Faktor Umweltbelastung verantwortlich.
Neue, gut steuerbare Sedativhypnotika und die Weiterentwicklung des Monitorings haben zu einer Neubelebung der Analgosedierung geführt, die mit Recht als die möglicherweise größte Innovation für die Angst- und Schmerzkontrolle in der Zahn-Mund-Kiefer-Heilkunde angesehen wird. Die Analgosedierung umfasst bei zahnärztlichen bzw. mund-kiefer-gesichts-chirurgischen Eingriffen eine breite Indikationsliste (Tabelle 6.**5**).

Tabelle 6.**5** Voraussetzungen und Indikationen für die Analgosedierung in der Zahn-Mund-Kiefer-Heilkunde

Voraussetzungen	Einverständnis und Kooperationsbereitschaft des Patienten Eignung des geplanten operativen Eingriffes für ein Lokalanästhesieverfahren Verfügbarkeit von Equipment für ein adäquates intraoperatives Monitoring Vorbereitung wie für eine Allgemeinanästhesie
Indikationen	ängstliche Patienten Patienten mit erhöhtem Risiko für kardiale, pulmonale, endokrine oder neurologische intraoperative Komplikationen: – koronare Herzerkrankung – arterielle Hypertonie – Asthma bronchiale, chronisch obstruktive Lungenerkrankungen – Diabetes mellitus – Anfallsleiden Eingriffe mit begrenzter Wirkung der Lokalanästhesie zu erwartende lange Eingriffsdauer

! Prinzipiell sollte vor jedem operativen Eingriff in der Mund-Kiefer-Gesichts-Region erwogen werden, ob eine Durchführung in Lokalanästhesie mit supplementierender Sedierung oder Analgosedierung erfolgen kann.

Da die Kooperation des Patienten eine wesentliche Voraussetzung darstellt, sollten Kleinkinder und nichtkooperationsfähige Patienten von der Analgosedierung ausgeschlossen werden. Patienten mit anatomischen Veränderungen oder Reflexstörungen der oberen Atemwege sind für das Verfahren ebenfalls ungeeignet.

Eine Analgosedierung sollte prinzipiell nach den gleichen Regeln wie eine geplante Allgemeinanästhesie vorbereitet werden: eingehende Untersuchung, Patientenaufklärung, Einwilligung, Nüchternheit am Operationstag. Es kann erforderlich sein, wegen intraoperativer Probleme (z.B. operationstechnische Gründe, Befindlichkeitsänderung des Patienten, keine ausreichende Analgesie) das gewählte Verfahren zugunsten einer Allgemeinanästhesie zu verlassen. Der Patient sollte bereits im Prämedikationsgespräch auf diese wenn auch seltene Möglichkeit vorbereitet werden. Ein komplettes Narkosezubehör sollte verfügbar sein.

Während der Analgosedierung ist das Bewusstsein im Sinne einer sog. „conscious sedation" erhalten, ebenso die spontane Atemtätigkeit und die pharyngealen und laryngealen Schutzreflexe. Der Patient muss in der Lage sein, auf verbale Kommunikation adäquat zu reagieren. Die verwendeten Substanzen sollten keine Dysphorie auslösen und Hämodynamik und Atemtätigkeit wenig beeinträchtigen.

Monitoring. Die Übergänge zwischen normaler Sedierung, tiefer Sedierung und Narkose sind fließend. Durch kontinuierliches Monitoring muss deshalb der Sedierungsgrad erfasst und das erwünschte Niveau beibehalten werden. Das perioperative Monitoring umfasst neben dem kontinuierlichen verbalen Kontakt und der Überwachung der Atemtätigkeit zumindest EKG, Blutdruckkontrolle und die kontinuierliche Überwachung der Sauerstoffsättigung durch Pulsoxymetrie. Die Zufuhr von Sauerstoff z.B. über eine Nasensonde kann sinnvoll und erforderlich sein.

⤵ Wegen der grundsätzlich mit einer Analgosedierung verbundenen Risiken ist die gleichzeitige Durchführung von Analgosedierung und Operation durch eine einzige Person gefährlich und abzulehnen.

📖 In Großbritannien hat die breite Anwendung potenter Narkotika in der zahnärztlichen Praxis zu schweren Komplikationen und Todesfällen geführt. Vom Gesetzgeber wurden deswegen Regeln für die Verwendung von Anästhetika in der zahnärztlichen Praxis festgelegt. Im sog. Poswillo-Report wurde die Anwendung nur *eines* Pharmakons empfohlen, das titriert und kontrolliert nach Wirkung zu geben ist. Wird mehr als ein Pharmakon verabreicht, muss eine 2. Person anwesend und eine Ausstattung wie für eine Allgemeinanästhesie vorhanden sein.

Postoperativ ist auch nach einer Analgosedierung eine angemessene Überwachung der Vitalparameter obligat. Bei ambulant behandelten Patienten ist bei der Entlassung eine Begleitperson erforderlich. Die aktive Teilnahme am Straßenverkehr sowie ein Bedienen von Maschinen ist für mindestens 24 Stunden nicht gestattet. Die Patienten sind bereits vor dem geplanten Eingriff auf diese Besonderheiten hinzuweisen.

Substanzen. Für eine Analgosedierung in der Zahn-Mund-Kiefer-Heilkunde stehen verschiedene Substanzen zur Verfügung (Tabelle 6.**6**). Es wurde über gute Erfahrungen mit der Kombination aus niedrig dosiertem Ketamin und einem Benzodiazepin berichtet, allerdings können darunter gelegentlich dysphorische und psychomotorische Störungen auftreten. Propofol erfüllt die Anforderungen an ein Sedativhypnotikum in beinahe idealer Weise. Die erwünschte Wirkung wird durch individuelle Titrierung mit geeigneten Spritzenpumpen erzielt, die Erholungszeit ist kurz, ein Sedierungsüberhang besteht nicht, außerdem ist die Inzidenz von Übelkeit und Erbrechen erniedrigt. Die Analgesie kann durch lokale bzw. Leitungsanästhesie, evtl. auch durch vorsichtige Kombination mit Opioiden, gewährleistet werden. Benzodiazepine erfreuen sich großer Beliebtheit wegen ihrer anxiolytischen, hypnotischen und amnestischen Wirkungen. Das bevorzugte Präparat ist Midazolam aufgrund seiner vergleichsweise kurzen Halbwertszeit. Allerdings ist die Erholungszeit auch bei Verwendung von Midazolam im Vergleich zu Propofol signifikant verlängert.

⤵ Bei Patienten unter Dauermedikation mit einem Monoaminooxidasehemmer darf Pethidin (Dolantin) nicht verabreicht werden. Wegen der Gefahr einer hypertensiven Krise dürfen diese Patienten auch keinen Adrenalinzusatz bei der Lokalanästhesie erhalten.

Die Analgosedierung darf nicht in einen narkoseähnlichen Bewusstseinsverlust übergehen. Hieraus könnten sich potenziell lebensbedrohliche Komplikationen wie Hypoventilationshypoxie, Herz-Kreislauf-Depression und Aspiration sowie Laryngo- und Bronchospasmus ergeben.

Tabelle 6.**6** Medikamente zur Analgosedierung in der Zahn-Mund-Kiefer-Heilkunde

Wirkung	Wirkstoff/-gruppe (Handelsname)
Sedativ-hypnotisch	Propofol (Disoprivan)
Anxiolytisch und sedativ-amnestisch	Diazepam (Valium) Flunitrazepam (Rohypnol) Midazolam (Dormicum)
Sedativ-analgetisch	Ketamin (Ketanest, Ketanest S)
Analgetisch	Opioide Nichtsteroidale Antirheumatika [NSAID]: z.B. Metamizol (Novalgin)

Stand-by

Unter einer Stand-by-Funktion versteht man die Überwachung vitaler Parameter während eines diagnostischen oder therapeutischen Eingriffes sowie im Falle von Störungen ihre Aufrechterhaltung und Wiederherstellung durch einen Anästhesisten, ohne dass dieser zugleich ein Betäubungsverfahren durchführt (Berufsverband Deutscher Anästhesisten 1981). Ein Stand-by während zahnärztlicher und mund-kiefer-gesichts-chirurgischer Eingriffe in Lokal- und Regionalanästhesie kann bei Patienten mit erhöhtem kardialem und pulmonalem Risiko geboten sein. Wenn aufgrund des individuellen Risikoprofils intraoperative Störungen der Vitalparameter auftreten, sollte auch beim Stand-by ggf. auf ein anderes Verfahren (z.B. zusätzliche Analgosedierung, Vollnarkose) übergegangen werden können. Operateur und Anästhesist sollten generell eine Absprache treffen, wie bei eventuell auftretenden intraoperativen Problemen zu verfahren ist.

Narkosetechniken

Sicherung der Atemwege

Die gebräuchlichen Einleitungshypnotika verursachen eine dosisabhängige Depression des Atemantriebs und der Schutzreflexe der Atemwege. Zusätzlich sinken Unterkiefer und Zungengrund bei Rückenlage zurück, was zur Verengung der Luftwege führt. Durch leichte Anhebung des Kopfes und Retroflexion kann dies vermieden werden. Hierdurch wird eine Maskenbeatmung möglich bzw. erleichtert (Abb. 6.1). Die Anwendung zusätzlicher Hilfsmittel, z.B. eines oropharyngealen Tubus nach Guedel, kann nützlich sein.
Probleme bei der Sicherstellung freier Atemwege sind für einen beträchtlichen Anteil anästhesiebedingter

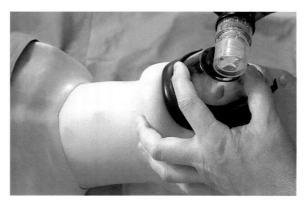

Abb. 6.**1** Beatmung mit der Maske. Vor Aufsetzen der Maske wird der Kopf überstreckt und der Unterkiefer vorgezogen (Esmarch-Handgriff). Dadurch wird der Zungengrund angehoben und die Integrität der Atemwege gesichert. Die Beibehaltung dieser Position erfolgt durch den 3. bis 5. Finger der linken Hand. Daumen und Zeigefinger gewährleisten durch leichte Druckausübung einen sicheren Maskensitz.

Komplikationen und Todesfälle verantwortlich. Wichtigste direkte Ursachen von Komplikationen sind:
- die schwierige tracheale Intubation
- eine inadäquate Ventilation und
- die ösophageale Intubation.

Die Gründe, die zu diesen Problemen und Komplikationen führen, sind komplex, doch lassen sie sich durch Antizipation, Sorgfalt und Erfahrung reduzieren.

Maskenbeatmung

Nach Einleitung einer Allgemeinanästhesie erfolgt die Beatmung bis zur Intubation bzw. dem Einführen einer Larynxmaske mit der Maske und einem Beatmungsbeutel. Vor der Gabe von Muskelrelaxanzien muss eine effektive Beatmung sichergestellt sein. Die Maskenbeatmung kann auch dem Geübten mitunter erhebliche Schwierigkeiten bereiten, z.B. bei anatomischen Besonderheiten, insbesondere bei vergrößerter Zunge, wenig beweglichem Atlantookzipitalgelenk oder kraniofazialen Fehlbildungen. Unter diesen Umständen können pharyngeale Tuben, die Larynxmaske, bimanuelles Halten der Maske oder spezielle Verfahren (s.u.) erforderlich werden.

Larynxmaske

Die 1983 von Brain entwickelte Larynxmaske ist ein wieder verwendbares System, das die Ventilation ohne endotracheale Intubation gestattet (Abb. 6.2). Die Technik der Platzierung ist verhältnismäßig einfach und benötigt nur geringen Zeitaufwand. Die Larynxmaske gewährleistet im Vergleich zum geblockten Endotrachealtubus keinen sicheren Aspirationsschutz, kann jedoch bei kurzen und mittellangen Eingriffen verwendet werden, wenn kein erhöhtes Aspirationsrisiko besteht.
Die Larynxmaske wird nach Präoxygenierung in tiefer Inhalationsanästhesie bzw. intravenöser Anästhesie in den Pharynx eingeführt und vor den Kehlkopfeingang platziert. Die korrekte Lage lässt sich mittels Kapnographie und durch das Fehlen einer Leckage bei Beatmung mit Drücken bis 15 mbar überprüfen. Eine Larynxmaske

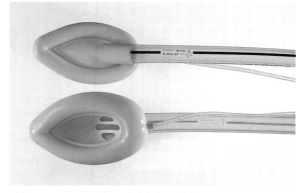

Abb. 6.**2** Larynxmaske. Erhältlich sind die Größen I (bis 6,5 kg Körpergewicht) bis V (über 90 kg Körpergewicht).

kann auch bei schwierigen Atemwegsverhältnissen noch eine sichere Beatmungsmöglichkeit bieten. Bedarfsweise kann durch die liegende Larynxmaske auf fiberoptischem Wege ein Endotrachealtubus eingeführt werden. Für Eingriffe im Gesichtsbereich bei Kindern ab 10 kg bietet sich die Spiralfederlarynxmaske an.

Absolute Kontraindikationen für die Anwendung der Larynxmaske sind:
- fehlende Nüchternheit
- Aspirationsgefahr (z.B. bei Kardiainsuffizienz).

Relative Kontraindikationen sind:
- Adipositas
- obstruktive Atemwegserkrankungen
- operative Eingriffe in unmittelbarer Nachbarschaft der oberen Luftwege.

Diese Kontraindikationen schränken die Einsatzmöglichkeiten der Larynxmaske in der Mund-Kiefer-Gesichts-Chirurgie generell ein, allerdings wurde die Larynxmaske bei bestimmten Eingriffen mit Erfolg eingesetzt, so z.B. bei Eingriffen an Weisheitszähnen (Osteotomien der Weisheitszähne), in der dentoalveolären Chirurgie und bei extraoralen Operationen. Durch die räumliche Nähe zum Operationsfeld ist vor allem die Möglichkeit der Obstruktion der Luftwege durch den Zungenspatel oder bei der Freilegung der unteren Weisheitszähne zu beachten.

⚠ Die Anwendung der Larynxmaske ist bei bestimmten operativen Eingriffen in der Zahn-Mund-Kiefer-Heilkunde möglich, wenn Operateur und Anästhesist mit der Methode vertraut sind und die sich ergebenden Einschränkungen akzeptieren, auch den eingeschränkten Zugang zum Operationsfeld.

Intubation

Orotracheale Intubation

Für die Intubation stehen verschiedene Arten von *Endotrachealtuben* zur Verfügung. In der Zahn-Mund-Kiefer-Heilkunde werden vorwiegend flexible, mit einer Drahtspirale armierte Tuben oder präformierte Ring-Aldair-Elwyn-Tuben (RAE-Tuben) verwendet, um eine möglichst ungehinderte Operation zu ermöglichen (Abb. 6.**3**). Bei der laryngealen Laserchirurgie kann ein speziell beschichteter, nichtentflammbarer Lasertubus verwendet werden.

📖 Die Größenbezeichnung von Endotrachealtuben wird anhand des Außenumfangs (Ch = Charrière oder F = French) vorgenommen: 1 Ch = 1 F = 1/3 mm. Wird die Charrière- bzw. French-Einheit durch 3 geteilt, so ergibt sich der Wert für den Außendurchmesser des Tubus in Millimeter. Für die exakte Tubusgröße sind bei Erwachsenen Erfahrungswerte heranzuziehen: Männer 34–36 Charrière, Frauen 32–34 Charrière. In der Kinderanästhesie kann die sich im Wesentlichen aus dem Alter ergebende angemessene Tubusgröße in Charrière durch folgende Formel bestimmt werden: Ch = 20 + Lebensalter in Jahren.

Technik. Durch eine sachgerechte Lagerung des Kopfes in die sog. verbesserte Jackson-Position (Anheben des Kopfes durch eine Unterlage und Retroflexion) wird die Intubation wesentlich erleichtert, da Trachea und Oro- bzw. Mesopharynx dann annähernd in einer Ebene liegen und die Halswirbelsäule geradlinig verläuft. Das Laryngoskop wird nach manuellem Öffnen des Mundes in die Mundhöhle eingeführt und der Kehlkopfeingang durch Zug nach vorn und oben dargestellt (Abb. 6.**4a**). Hierfür kann ein gerader Laryngoskopspatel (z.B. nach Miller) oder eine gebogene Variante nach Macintosh verwendet werden. In der Säuglingsanästhesie sind bessere Intubationsbedingungen eher mit einem geraden Laryngoskopspatel zu erzielen (Abb. 6.**5**). Die Einführung des Tubus erfolgt nun nach Möglichkeit unter Sicht. Nachdem der Tubuscuff die Stimmritze passiert hat, wird der Tubus bei Erwachsenen noch ca. 1–2 cm vorgeschoben und der Tubuscuff geblockt (6.**4b**). Die Bestätigung der korrekten Lage ist von entscheidender Bedeutung. Sie umfasst direkte Methoden wie z.B. die Visualisierung der Passage des Tubus durch die Stimmritze (Abb. 6.**6**) und indirekte Methoden wie den Nachweis von CO_2 in der Exspirationsluft und die Expansion der Lungen mit der Beatmung. Die Auskultation ist ein unzuverlässiges Zeichen, insbesondere bei adipösen Patienten und Patienten mit Emphysemthorax.

Nasotracheale Intubation

Bei intraoralen Eingriffen, einer geplanten mandibulomaxillären Verschnürung und wenn der Trachealtubus postoperativ wegen der Gefahr einer Schwellung der Atemwege einige Tage belassen werden soll, wird vorzugsweise eine nasotracheale Intubation vorgenommen. Eine mehrminütige Vorbehandlung der Nasenschleimhaut zur Abschwellung mit einem Vasokonstringens (z.B. Privin, Naphazolin) hat sich bewährt, um die Passage zu erleichtern und das Blutungsrisiko zu reduzieren. Durch Zusatz eines Lokalanästhetikums wird zusätzlich eine topische Anästhesie erzielt (z.B. Lidocainspray). Da das Einführen des Tubus durch die Nase ohne visuelle Kontrolle erfolgen muss, ist zur Vermeidung retropharyngealer Dissektionen die Verwendung einer Magen-

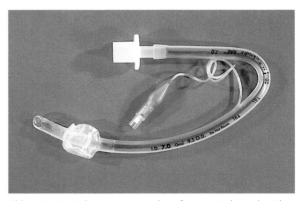

Abb. 6.**3** RAE-Tubus. Anatomisch geformter Tubus, der über die Stirn oder den Unterkiefer ausgeleitet werden kann.

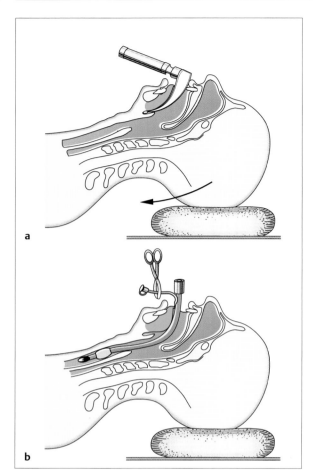

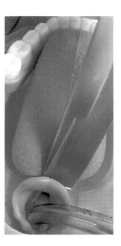

Abb. 6.6 Visualisierung der Tubuspassage durch die Stimmritze (Modell).

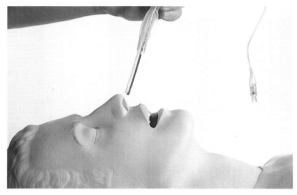

Abb. 6.7 Nasotracheale Intubation. Verwendung eines Absaugkatheters bzw. einer Magensonde als Leitschiene zur Erleichterung der nasalen Tubuspassage.

Abb. 6.4 Orale Intubation. **a** Eingeführtes Laryngoskop, Einstellung der Stimmritze. **b** Korrekt eingeführter Endotrachealtubus.

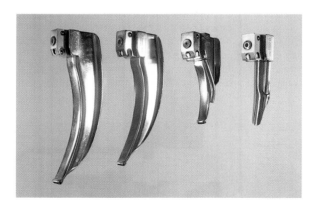

Abb. 6.5 Laryngoskopspatel. Am gebräuchlichsten sind die gebogenen Spatel nach Macintosh (links). Gerade Laryngoskopspatel (außen rechts) nach Foregger oder Miller werden vor allem in der Pädiatrie verwendet.

sonde bzw. eines Absaugkatheters als Leitschiene sinnvoll (Abb. 6.7). Manche Autoren empfehlen, den noch in der Verpackung befindlichen Tubus im Wasserbad zu erwärmen, da er dann weicher wird und weniger trauma-

tisiert. Auf erschwerende Bedingungen wie z. B. Septumdeviationen und Nasenscheidewanddeformitäten ist zu achten. Prinzipiell sollte der weiter erscheinende Naseneingang für die Tubusplatzierung verwendet werden.

Nach Narkoseinduktion wird der Tubus durch den unteren Nasengang eingeführt und ohne Gewaltanwendung parallel zum harten Gaumen vorgeschoben, bis er mit der Spitze im Rachen liegt. Nun erfolgt wie bei der oralen Intubationstechnik ein Einstellen des Kehlkopfes mit dem Laryngoskop. Mit Hilfe einer Magill-Zange wird der Tubus in eine Position gebracht, die ein schonendes Vorschieben und eine atraumatische Glottispassage ermöglicht (Abb. 6.8).

Kontraindikationen der nasotrachealen Intubation sind:
- Choanalatresie
- intranasale Abszesse bzw. Entzündungen
- schwerwiegende Gerinnungsstörungen.

Komplikationen der nasotrachealen Intubation sind:
- Blutungen
- Abscheren von Polypen und Nasenmuscheln
- Verletzungen von Septum und Adenoiden
- Perforationen des Recessus piriformis (Luftemphysem an Hals und Thorax) und der Vallecula epiglottica.

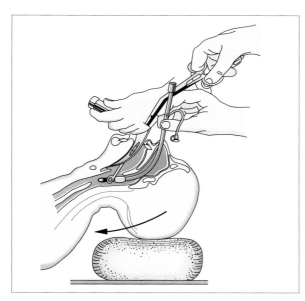

Abb. 6.**8** Nasotracheale Intubation.

→ **Praxistipp** Tritt bei einem nasalen Intubationsversuch eine schwerwiegende Epistaxis auf, wird nach Absaugen eine orale Intubation mit einem 2. Tubus durchgeführt. Der bereits nasal eingeführte 1. Tubus wird geblockt und bis an die Choanen zurückgezogen (modifizierte Belocq-Tamponade).

Fiberoptische Intubation

Die fiberoptisch geführte Intubation ist das bevorzugte Verfahren bei vorhersehbaren Intubationserschwernissen:
- bei angeborenen bzw. erworbenen Anomalien im Gesichtsbereich bzw. in der Mundhöhle
- bei eingeschränkter Beweglichkeit der Kiefergelenke bzw. der Halswirbelsäule
- bei entzündlichen oder tumorösen Raumforderungen im Bereich der oberen Luftwege.

Vorteil der fiberoptischen Intubation ist die Möglichkeit der direkten Visualisierung der oberen Luftwege mit der Fiberoptik (Bronchoskop). Zudem atmet der Patient spontan und ist wach.

Die Vorgehensweise der fiberoptischen Intubation ist standardisiert. Die Auswahl eines geeigneten Fiberendoskops in Abhängigkeit von der verwendeten Tubusgröße beschreibt Tabelle 6.**7**.

Das *Management* umfaßt folgende Schritte:
1. Aufklärung und Prämedikation
2. Lokalanästhesie von Nase und Pharynx (z.B. Lidocainspray, Lidocaininhalation)
3. Beißschutz bei oralem Zugang
4. Einführen des Bronchoskops mit fixiertem Tubus (eventuell Zentrierhilfe verwenden)
5. Aufsuchen der Epiglottis als Leitstruktur
6. topische supra- und infraglottische Lokalanästhesie: bei Erwachsenen z.B. mit je 2,5 ml Lidocain 2% über den Arbeitskanal

Tabelle 6.**7** Wahl eines geeigneten Fiberendoskops in Abhängigkeit von der verwendeten Tubusgröße (nach Kleemann 1995)

	Tubusinnendurchmesser (mm)	Außendurchmesser der Fiberoptik am distalen Ende (mm)
Neugeborene	2,5–3,0	2,2
Säuglinge	3,0–3,5	2,7
Kinder	4,5–5,5	4,0
	4,0	3,7
Erwachsene	6,0–7,5	4,0–5,0

7. Passage der Stimmbandebene mit der Fiberoptik und Aufsuchen der Karina
8. Vertiefung der Analgosedierung bzw. Einleiten der Narkose
9. Vorschieben des Tubus über die Fiberoptik
10. Abschätzen bzw. Messen des Abstands zwischen Karina und Tubusspitze
11. Tubusfixierung.

Soll die Intubation oral erfolgen, wird zusätzlich ein Beißschutz benötigt. Zur topischen Analgesie der Schleimhaut eignet sich insbesondere Lidocain: Es wird entweder als Spray (z.B. Xylocain Pumpspray; 1 Sprühstoß = 10 mg Lidocain) oder auch inhalativ über eine Vernebelung appliziert. Bewährt hat sich eine endoskopische Voruntersuchung beider Nasengänge zur Auswahl der am besten geeigneten Seite.

Auf pathologisch-anatomische Veränderungen, die das spätere Vorschieben des Tubus in die Trachea erschweren könnten, ist besonders zu achten. Auch supra- und infraglottisch sollte auf eine ausreichende Lokalanästhesie geachtet werden, z.B. durch Applikation von je 2,5 ml Lidocain 2% über den Arbeitskanal des Bronchoskops. Leitstruktur für die fiberoptische Intubation ist die Epiglottis.

Nach sicherer Lage des Bronchoskops in der Trachea wird in tiefer Sedierung oder nach Gabe eines geeigneten Hypnotikums der im Rachen liegende Tubus über das Bronchoskop als Leitschiene in die Trachea vorgeschoben. Dies gelingt in der Regel ohne Schwierigkeiten. Wurde allerdings das Bronchoskop nicht tief genug in die Trachea vorgeschoben, besteht die Gefahr des sog. *Peitschenphänomens*, d.h. der Tubus luxiert durch seine vorbestehende Krümmung das Bronchoskop aus der Trachea.

Hat das Bronchoskop einen relativ dünnen Durchmesser und ist der Tubus eher groß, wird ein erfolgreiches Vorschieben eventuell auch durch Hängenbleiben der Tubusspitze im Bereich der vorderen Kommissur bzw. der Arytaenoidknorpel verhindert. Eine Drehung des Kopfes zur Seite hilft diese Schwierigkeiten zu überwinden. Als Alternativlösung bietet es sich an, bereits von vornherein eine Zentrierhilfe zu verwenden. Hierbei entspricht der Außendurchmesser der Intubationshilfe dem Innendurchmesser des Tubus. Die Intubationshilfe (z.B. der Firma Rüsch) wird zusammen mit dem Bronchoskop in den Tubus eingeführt und gewährleistet so die exakte Führung der Fiberoptik.

Narkosesysteme

Gerätetypen. Narkoseapparate erlauben sowohl die exakt gesteuerte Applikation von Inhalationsanästhetika und Sauerstoff als auch die künstliche Beatmung unter einem hohen Sicherheitsstandard. Zur Klassifizierung der Narkosebeatmungsgeräte wird die Möglichkeit der Rückatmung der Narkosegase herangezogen.

Bei *Nicht-Rückatmungssystemen* entspricht die Menge des Narkosegases dem Frischgas, d.h. der Patient atmet ausschließlich Frischgas ein. Die Vorteile hierbei sind die gute Steuerbarkeit und der geringe technische Aufwand. Da keine Rückführung des Narkosegases erfolgt, ist auch kein CO_2-Absorber erforderlich. Derartige Narkosesysteme sind allerdings wegen des hohen Verbrauchs an Narkosegasen unwirtschaftlich.

Bei *Rückatmungssystemen* wird ein Teil des ausgeatmeten Gasgemisches für den nächsten Atemzyklus verwendet. Ein Absorber (Atemkalk) wird für die CO_2-Elimination benötigt. Aus der Reaktion von CO_2 und Atemkalk entstehen H_2O und Wärme, die zur Anfeuchtung und Anwärmung des Narkosegasgemisches verwendet werden können. Als Niedrigflusstechnik (Low-Flow) bezeichnet man die Beatmung mit einem halbgeschlossenen Rückatmungssystem, bei dem der Rückatemanteil mindestens 50% beträgt. Moderne Narkoseapparate lassen die Reduktion des Frischgasflusses auf unter 500 ml/min durchaus zu. Vorteile dieser Technik sind die erhebliche Einsparung von Narkosegasen, eine verminderte Kontamination der Arbeitsumgebung sowie der Umwelt und ein reduzierter Wärme- und Feuchtigkeitsverlust. Inzwischen sind auch *geschlossene Beatmungssysteme* verfügbar, bei denen CO_2 über einen Absorber eliminiert wird und die Menge des zugeführten Sauerstoffs und der Narkosegase genau dem Verbrauch des Patienten entspricht.

✎ Für Narkoseapparate bestehen strenge sicherheitstechnische Auflagen gemäß dem Medizinproduktegesetz (MPG). So sind u.a. eine Messung des inspiratorischen Sauerstoffgehalts, ein Sauerstoffmangelsignal und eine sog. Lachgassperre vorgeschrieben. Die Möglichkeit eines Sauerstoff-Flushes (Abgabe von 100% Sauerstoff unter Umgehung des Verdampferteils) muss gegeben sein. Üblicherweise werden Lachgas und Sauerstoff sowie Druckluft über eine zentrale Gasversorgung bereitgestellt (zentraler Druck 5,0 bar, Reduktion am Narkosegerät auf 1,5 bar).

Monitoring

❗ In der Anästhesie versteht man unter Monitoring die repetitive Erfassung und Bewertung physiologischer Parameter mit dem Ziel, Abweichungen von der Norm frühzeitig zu erkennen und durch rechtzeitige Intervention Risiken abzuwenden und Schädigungen des Patienten zu verhindern.

Monitoring ist ein unverzichtbarer Bestandteil anästhesiologischer Maßnahmen. Als Mindestanforderung gilt die kontinuierliche Anwesenheit entsprechend qualifizierten Personals, das die Vitalfunktionen erfasst, analysiert und auf Änderungen in adäquater Weise reagiert. Von zentraler Bedeutung in der Anästhesie ist die Überwachung der Oxygenierung, der Ventilation, der Hämodynamik und der Körpertemperatur. *Klinische Methoden* wie Inspektion, Palpation und Auskultation bilden hierfür eine unverzichtbare Basis. *Apparative Methoden* ergänzen diese Methoden in sinnvoller Weise. Sie entlasten den Anästhesisten und steigern die Messgenauigkeit, sodass therapeutische Entscheidungen zeitgerecht und nach objektiven Kriterien getroffen werden können. Zum apparativen Standardmonitoring gehören:

- eine Sauerstoffmesseinrichtung mit Hypoxiealarm am Beatmungsgerät
- die Messung der Oxygenierung des Blutes durch Pulsoxymetrie
- die kontinuierliche EKG-Registrierung am Monitor
- die Blutdruckmessung in wenigstens 5-minütigen Intervallen
- die Erfassung der Ventilation mittels Tidalvolumen und möglichst auch durch Kapnographie
- die Messung der Körpertemperatur bei zu erwartenden signifikanten Veränderungen.

In der Kinderanästhesie wird zusätzlich ein präkordiales Stethoskop verwendet.

Pulsoxymetrie. Mit der Pulsoxymetrie wird kontinuierlich die partielle Sauerstoffsättigung des Blutes in Prozent angezeigt, zusätzlich mittels der Plethysmographie die periphere Pulswelle. Daraus ergeben sich wichtige Aufschlüsse über die Kreislauffunktion und die Oxygenierung des Blutes. Das oxymetrische Messprinzip besteht darin, dass desoxygeniertes und oxygeniertes Hämoglobin unterschiedliche Lichtabsorptionen zeigen und sich deshalb differenzieren lassen.

Kapnographie. Mit Hilfe der Messung der CO_2-Konzentration in der Exspiration (Kapnometrie bzw. Kapnographie) lässt sich eine unbeabsichtigte ösophageale Tubusfehllage rasch erkennen. Auch eine intraoperativ auftretende Tubusobstruktion bzw. Diskonnektion wird sofort erkennbar. Die Messung der endexspiratorischen CO_2-Konzentration kann als Partialdruckeinheit ($p_{et}CO_2$) in mmHg oder in Konzentrationseinheiten ($etCO_2$) in Vol.-% erfolgen. Mit Hilfe der Kapnographie lässt sich die Ventilation des Patienten steuern, und es können auch gravierende Änderungen des Ventilations-Perfusions-Verhältnisses der Lunge erfasst werden, z.B. bei Kreislaufdepression oder Lungenembolie.

Blutdruckmessung. Zur *indirekten* arteriellen Blutdruckmessung werden heute meist automatische oszillometrische Geräte eingesetzt, die den systolischen, diastolischen und Mitteldruck angeben. Zur *direkten* arteriellen Druckmessung wird überwiegend die A. radialis kanüliert. Die direkte Blutdruckmessung kann bei kardiozirkulatorisch instabilen Patienten, bei zu erwartendem erheblichem Blutverlust und für wiederholte arterielle Blutentnahmen notwendig sein.

✎ In der Vergangenheit wurde empfohlen, vor Punktion der A. radialis die Blutversorgung der Hand über die Ulnararterie durch den sog. Allen-Test zu überprüfen. Hierbei werden A. radialis und A. ulnaris komprimiert und der Patient zum mehrfachen Faustschluss aufgefordert. Nach Freigabe der A. ulnaris sollte die durch die Kompression inzwischen abgeblasste Hand unter belassener Kompression der A. radialis nach etwa 5–15 s wieder rosig werden, ansonsten ist nur eine ungenügende Perfusion über den A.-ulnaris-Kreislauf anzunehmen. Ein pathologischer Allen-Test wurde als relative Kontraindikation für eine Radialiskanülierung betrachtet, allerdings hat sich der prognostische Wert zur Beurteilung einer ausreichenden Kollateralzirkulation nicht bestätigt.

Temperaturüberwachung. Die Temperaturmessung ist bei Eingriffen mit einer Dauer von über 1 Stunde empfehlenswert. Vor allem Neugeborene, Säuglinge, Patienten mit Verbrennungen und ältere Patienten zeigen eine erhöhte Inzidenz von intraoperativer Hypothermie. Eine intraoperative Hypothermie ist mit einer erhöhten postoperativen Morbidität – vor allem durch eine erhöhte Infektionsrate und eine längere Krankenhausverweildauer – verknüpft und sollte daher vermieden werden. Dies lässt sich durch Anheben der Raumtemperatur oder durch aktive Erwärmung mittels Warmluftsystemen (z.B. Bair-Hugger, WarmTouch) erreichen.

Diuresekontrolle. Zu erwartende Operationszeiten über 3 Stunden und Eingriffe mit hohem Blutverlust stellen Indikationen für die Anlage eines Blasenkatheters dar.

Die **Messung des zentralvenösen Druckes** ist hauptsächlich zur Beurteilung von Veränderungen des intravaskulären Volumens von Bedeutung. Bei Eingriffen mit zu erwartendem erheblichem Blutverlust und bei Rechtsherzinsuffizienz ist die Anlage eines zentralen Venenkatheters indiziert. Die bevorzugten Zugangswege sind die V. jugularis interna rechts und die V. subclavia rechts.

Die **Relaxometrie** als Monitoring des muskulären Relaxationsgrades ist grundsätzlich bei der Anwendung von nichtdepolarisierenden Muskelrelaxanzien zu empfehlen. Im Prinzip wird beim neuromuskulären Monitoring die Muskelkontraktion nach elektrischer Stimulation eines peripheren Nervs beurteilt. Meist wird der N. ulnaris am Handgelenk stimuliert und die Kontraktion des M. adductor pollicis analysiert.

Für die genaue Beurteilung des Relaxationsgrades hat sich der sog. Train-of-four-Test bzw. die Double-Burst-Stimulation bewährt. Hier wird die Muskelermüdung (Fading) nach wiederholter Stimulation zur Quantifizierung der Relaxation herangezogen. Vor Extubation lässt sich mit diesen Verfahren eine möglicherweise vorliegende Restrelaxation gut erkennen. Eine etwaige Restrelaxation durch nichtdepolarisierende Muskelrelaxanzien ist durch Cholinesteraseinhibitoren (z.B. Neostigmin) antagonisierbar.

Spezielle Krankheitsbilder in der Mund-Kiefer-Gesichts-Chirurgie

Erschwerte Intubation

Erschwerte Intubationsbedingungen sind in der Mund-Kiefer-Gesichts-Chirurgie verhältnismäßig häufig. Wesentlich ist, dass Intubationsprobleme möglichst antizipiert werden, um Vorsorgemaßnahmen treffen und Zwischenfälle vermeiden zu können. Dennoch treten Intubationsprobleme nicht selten unerwartet erst nach der Narkoseeinleitung auf.

 Die Inzidenz schwieriger Intubationen wird unterschiedlich angegeben. Legt man die von Cormack festgelegten Kriterien zugrunde, sind 10% aller Intubationen als erschwert einzuordnen. Mehr als drei Intubationsversuche sind bei 1,9% aller Intubationsvorgänge erforderlich. Die konventionelle Intubation erweist sich zu 0,1% als unmöglich.

Das Vorliegen schwieriger Intubationsbedingungen lässt sich formal auf drei Teilvorgänge der Intubation beziehen:
- direkte Laryngoskopie
- Einführen des Tubus in den Kehlkopfeingang
- Vorschieben des Tubus in die Trachea.

Definition. Nach Cormack und Lehane werden bei der direkten Laryngoskopie vier Schweregrade unterschieden (Abb. 6.**9**). Die Grade 3 und 4 werden unter dem Begriff schwierige Intubation eingeordnet. Manche Autoren ziehen zur Definition die Zahl der Intubationsversuche (mehr als drei) und die Dauer des Intubationsversuches (> 10 min) heran.

Erkennung. Erschwerte Intubationsbedingungen lassen sich durch anamnestische Merkmale, die Ermittlung von Begleiterkrankungen und durch Zusatzuntersuchungen erfassen. Routinemäßig sollte präoperativ überprüft werden:
- die Beweglichkeit der Halswirbelsäule
- der Zahnstatus
- die Größenverhältnisse von Zunge und pharyngealem Raum nach Mallampati.

Bei der *Untersuchung nach Mallampati* (Abb. 6.**10**) wird der Patient aufgefordert, den Mund maximal zu öffnen und die Zunge so weit wie möglich herauszustrecken. Entsprechend der Sichtbarkeit der vorderen Gaumenbögen und der Uvula wird eine Einteilung in verschiedene Klassen vorgenommen.

Prädiktive Faktoren für erschwerte Intubationsbedingungen sind:
- eingeschränkte Mundöffnung
- vorstehende Oberkieferschneidezähne
- Makroglossie
- Bewegungseinschränkungen im Kiefergelenk (z.B. bei Morbus Bechterew)
- Bewegungseinschränkung der Halswirbelsäule
- kurzer Hals
- kraniofaziale Anomalien, insbesondere die Mikrognathie
- Narbenbildungen nach Operationen und Verbrennungen
- Mittelgesichtsfrakturen mit Weichteilverletzungen
- intraorale Blutungen und Neoplasien.

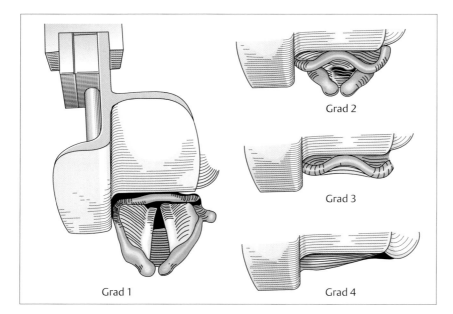

Abb. 6.**9** Klassifizierung der Intubationsbedingungen bei der direkten Laryngoskopie nach Cormack und Lehane. Bei Schweregrad 1 ist der Larynxeingang vollständig sichtbar, bei Grad 2 nur der hintere Anteil des Larynxeingangs (posteriore Kommissur), bei Grad 3 nur die Epiglottis und bei Grad 4 stellt sich nur der weiche Gaumen dar.

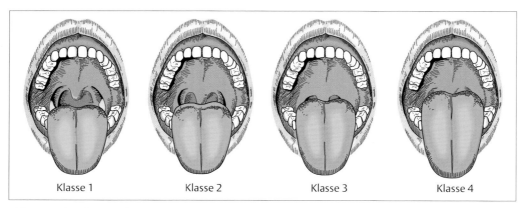

Abb. 6.**10** Klassifikation der oberen Luftwege nach Mallampati und Samsoon.
Klasse 1: Weicher Gaumen, Rachenhinterwand, Uvula und beide Gaumenbögen sichtbar.
Klasse 2: Weicher Gaumen, Rachenhinterwand und Uvula sichtbar.
Klasse 3: Weicher Gaumen und Uvulabasis sichtbar.
Klasse 4: Weicher Gaumen nicht sichtbar.

Beim *Test nach Patil* wird durch Vermessung des Abstandes zwischen Prominentia laryngica und Unterkieferrand in der Mittellinie die Größe des submandibulären Raumes zwischen Larynx und Unterkiefer überprüft. Im Normalfall beträgt dieser Abstand mehr als 6,5 cm. Bei einer Distanz von 6,0–6,5 cm sind vor allem bei vorstehenden Zähnen erschwerte direkte Laryngoskopiebedingungen anzunehmen. Beträgt die Strecke weniger als 6,0 cm, ist die direkte Laryngoskopie in der Regel nicht möglich.

Die Beweglichkeit der Halswirbelsäule wird durch Flexion der gesamten Halswirbelsäule und die Extension des Kopfes im Atlantookzipitalgelenk überprüft. Bei der Reklination des Kopfes sollte die *sternomentale Distanz* mehr als 13,5 cm betragen. Ist der Abstand geringer, sind erschwerte Intubationsbedingungen wahrscheinlich.

Die Vorhersage der schwierigen Intubation ist durch keinen einzelnen Parameter mit hinreichender Sicherheit möglich. Deshalb wurden *Risikoscores* entwickelt, die eine bessere Aussagekraft besitzen sollen. So erfasst z.B. der sog. Wilson-Risiko-Score fünf Risikofaktoren: Gewicht, Beweglichkeit des Kopfes, des Halses und des Unterkiefers, Vorliegen einer eventuellen Mikrognathie und etwaiges Vorhandensein vorstehender Schneidezähne.

Praktisches Vorgehen. Bei voraussehbar schwierigen Intubationsbedingungen gilt die primäre fiberoptische Intubation des sedierten, spontan atmenden Patienten als Methode der Wahl.

Auch beim Vorliegen unerwarteter erschwerter Intubationsbedingungen erwachsen dem Patienten zunächst keine unmittelbaren Gefahren, da im Regelfall eine Beatmung über die Maske sichergestellt werden kann. Ein kritischer Zustand tritt erst dann ein, wenn weder die

endotracheale Intubation noch die Beatmung möglich ist. Diese Situation wird im angloamerikanischen Sprachraum mit „cannot ventilate – cannot intubate" beschrieben.
Ist die Beatmung über die Maske nicht möglich, kann sich in vielen Fällen eine Ventilation über eine eingeführte Larynxmaske als einfach erweisen. Auch bei Kindern mit fazialen Dysplasien wurde die Larynxmaske wiederholt erfolgreich angewendet.
Für die Bewältigung der schwierigen Intubation stehen neben der Larynxmaske verschiedene andere Verfahren zur Verfügung, die im Algorithmus „difficult airway" (Abb. 6.**11**) aufgelistet sind.

▼ Treten nach der Narkoseeinleitung unerwartet Intu-
● bationsprobleme auf, wird ein Handlungsschema (Algorithmus) angewandt, mit dem die Ventilation des Patienten sichergestellt werden kann.

Abszesse und Phlegmonen

Bei Abszessen weisen Kieferklemme, kloßige Sprache sowie Schluck- und Atemstörungen (Stridor) auf erschwerte Intubationsbedingungen hin. Methode der Wahl ist hier die Intubation des Patienten unter Spontanatmung mit Hilfe der Fiberoptik. Bei der Einleitung auf konventionellem Wege muss man mit einer erschwerten Maskenbeatmung (Undichtigkeit, starke Schmerzhaftigkeit) rechnen, bei der Laryngoskopie besteht die Gefahr der Eröffnung des Abszesses mit konsekutiver Blutung und Aspiration von infiziertem Material. Postoperativ muss der Endotrachealtubus bei Gefahr der Verlegung der Luftwege durch Weichteilschwellung zunächst belassen werden. Frühestens nach 24 Stunden kann dann die Extubationsfähigkeit durch fiberoptische Kontrolle überprüft werden. Eine Extubationsfähigkeit liegt bei Rückgang der Schwellung vor, wenn nach Entblocken des Tubuscuffs auch bei probatorischem Verschluss des Tubuskonnektors eine spontane Exspiration möglich ist (sog. Beilufttest).

Verletzungen

Frakturen des Gesichtsschädels treten häufig nicht isoliert, sondern kombiniert mit einem Schädel-Hirn-Trauma bzw. Polytrauma auf. Die beteiligten Chirurgen und der Anästhesist haben in diesen Fällen ein Versorgungskonzept unter Berücksichtigung der Dringlichkeitsstufe festzulegen.
Intubation und Maskenbeatmung sind im Rahmen der Primärversorgung in der Regel erschwert. Für die Intubation in der Klinik sollte die Fiberoptik bereitgehalten werden und eine Tracheotomiebereitschaft bestehen. Mittelgesichtsfrakturen führen nicht selten zu erheblichen Blutungen aus der Mundhöhle und dem Nasen-Rachen-Raum. Eine frühzeitige Tracheotomie kann bei ausgedehnten und komplizierten Verletzungen sinnvoll sein. Häufig werden Tamponaden des Nasen-Rachen-Raumes unumgänglich.
Die operative Versorgung panfazialer Frakturen ist aufwendig und zeitintensiv und wird nach entsprechender

Vorbereitung *elektiv* durchgeführt. Wird eine mandibulomaxilläre Verschnürung bei einem nasotracheal intubierten Patienten vorgenommen, kann der Patient erst nach vollständigem Wiedererlangen seines Bewusstseins und der Schutzreflexe extubiert werden.

▼ Eine Drahtschere zur raschen Aufhebung der maxil-
● lomandibulären Fixation in Notfallsituationen ist immer bereitzuhalten.

Kraniofaziale Fehlbildungen im Säuglings- und Kleinkindalter

Die Allgemeinanästhesie im Säuglings- und Kleinkindalter weist im Vergleich zur Erwachsenenanästhesie einige Besonderheiten auf:
● die Gefahr hoher Wärmeverluste aufgrund der relativ großen Körperoberfläche im Vergleich zum Körpervolumen
● die rasche Entwicklung einer Hypoxämie durch niedrige funktionelle Residualkapazität (FRC)
● ein stark frequenzabhängiges Herzzeitvolumen
● die erschwerte Maskenbeatmung aufgrund einer großen Zunge, erschwerte Intubationsbedingungen bei großer, U-förmiger Epiglottis mit Lokalisation des Kehlkopfes in Höhe des 3. bis 4. Halswirbels (die engste Stelle nach der Glottispassage ist der Ringknorpel).

Lippen-Kiefer-Gaumen-Spalten

Diagnostik. Bei Kindern mit Lippen-Kiefer-Gaumen-Spalten lassen sich vermehrt Begleitfehlbildungen feststellen (z.B. Pierre-Robin-Sequenz, Dysostosis mandibulofacialis, kongenitale Herzerkrankungen). Eine erweiterte pädiatrische Diagnostik und eine pädaudiologische Untersuchung (häufige Mittelohraffektionen) sind sinnvoll.
Operationszeitpunkt und Nahrungskarenz. Je nach mund-kiefer-gesichts-chirurgischem Zentrum existieren hinsichtlich des Operationszeitpunktes und der angewandten Verfahren Unterschiede. Allgemein besteht jedoch die Tendenz zu einer möglichst frühen Korrektur. Heute wird die erste Operation zumeist im Alter von 3 Monaten und bei 5 kg Körpergewicht vorgenommen. Das Trinken klarer Flüssigkeiten kann Kindern unter 6 Monaten bis 2 Stunden vor Narkosebeginn gestattet werden, Kindern über 6 Monaten bis 3 Stunden vorher. Für Milch ist eine längere präoperative Karenzzeit erforderlich, da diese verzögert den Magen verlässt.
Venenpunktion. Um eine schmerzlose Venenpunktion zu gewährleisten, wird an der für die Punktion vorgesehenen Stelle eine Lokalanästhetikamixtur aufgetragen (z.B. EMLA, 5%ige Creme mit je 2,5% Lidocain und 2,5% Prilocain) und mit einem Okklusivverband versorgt. Nach 90 min ist mit einer Penetration ins Gewebe bis in eine Tiefe von 5 mm zu rechnen, sodass eine schmerzfreie Punktion möglich ist. Wegen der Gefahr der Methämoglobinbildung darf EMLA bei Säuglingen unter 3 Monaten nur in kleinen Mengen verwendet werden. Bei schwierigen Punktionsverhältnissen kann die Venen-

---

Allgemeine Grundsätze

1. Abschätzen der Wahrscheinlichkeit einer schwierigen Intubation oder Ventilation

2. Abwägen der Vor- und Nachteile verschiedener Vorgehensweisen:
   - a) orale/nasale Intubation   ⟷   chirurgischer Atemwegszugang
   - b) wache Intubation   ⟷   Intubation nach Narkoseinduktion
   - c) Intubation bei erhaltener Spontanatmung   ⟷   Intubation unter Apnoe

3. Festlegung von primären und alternativen Vorgehensweisen

Abb. 6.11 Vorgehen bei schwieriger bzw. unmöglicher Intubation (modifiziert nach dem Difficult-Airway-Algorithmus der American Society of Anesthesiologists, 1993).

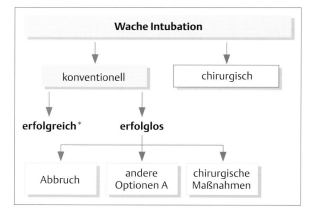

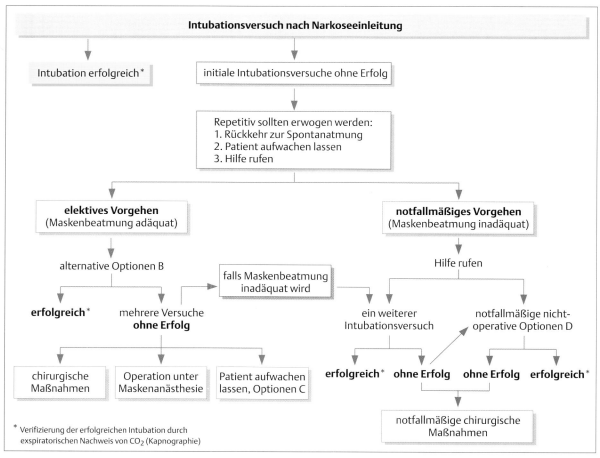

* Verifizierung der erfolgreichen Intubation durch exspiratorischen Nachweis von CO_2 (Kapnographie)

Optionen
A Operation in Maskenanästhesie, Lokalanästhesie, Regionalanästhesie oder Intubationsversuche nach Induktion einer Allgemeinanästhesie (Auswahl)
B Anwendung verschiedener Laryngoskopspatel, wache Intubation, blinde orale oder nasale Intubation, fiberoptische Intubation, Verwendung eines Führungsstabes, retrograde Intubation, transtracheale Jet-Ventilation, chirurgische Maßnahmen (Auswahl)
C Siehe unter „Wache Intubation"
D Larynxmaske, ösophageal-trachealer „Combitube", transtracheale Jet-Ventilation (Auswahl)

punktion im Einzelfall auch erst nach der Narkoseeinleitung mit einem Inhalationsanästhetikum, vorzugsweise Sevofluran, erfolgen.

Prämedikation. Bei Säuglingen unter 6 Monaten erfolgt im Allgemeinen keine Prämedikation. Ältere Kinder erhalten etwa 20–30 min vor Narkoseeinleitung ein oral applizierbares Benzodiazepin (z.B. Midazolam-Saft 0,4 mg/kg). Eine intramuskuläre Prämedikation gilt als obsolet.

Anwesenheit der Eltern. Die Frage, ob ein Elternteil oder beide Eltern bei Narkoseeinleitung anwesend sein sollten, wird uneinheitlich beurteilt. Wichtig ist in jedem Fall, dass die Trennung von den Eltern oder der Bezugsperson atraumatisch für das Kind stattfindet. Nach Eintreten der Wirkung des Sedativhypnotikums zur Prämedikation (oral oder intravenös) wird die Trennung von den Eltern oft nicht mehr bewusst wahrgenommen. Die Diskussion um die Örtlichkeit der Trennung ist dann nachrangig.

Probleme entstehen immer dann, wenn sich die Trennung von Kind und Eltern nicht wie geplant „sanft" realisieren lässt. In der Regel ist die Mitnahme eines Elternteils unmittelbar bis zum Ort der Narkoseinduktion sinnvoll. Lässt sich trotz aller Bemühungen das Ziel einer sanften Trennung von den Eltern nicht erreichen, so muss nach Holzki (1998) unkonventionell vorgegangen werden:

»Klammert sich das Kind an die Mutter, ist diese am Rande ihrer Belastbarkeit, sollte auch auf „unvernünftige" Anliegen der Eltern eingegangen werden, um es nicht zur schlimmsten aller Möglichkeiten für Mutter und Kind kommen zu lassen, nämlich die Narkose abzubrechen und die unglückliche Prozedur in späterer Zeit zu wiederholen. Man sollte kollegiale Hilfe in Anspruch nehmen und die Narkose im Aufwachraum, in der Bettenschleuse oder im Einleitungsraum einleiten, ohne darüber Regeln aufstellen zu wollen. Wenn die Eltern wissen, dass sie ggf. auch im Chaos nicht von ihrem schreienden Kind getrennt und getadelt werden, ist ihnen meistens die größte Sorge genommen.«

⚠ Bei Kindern sollte individuell über die eventuelle Anwesenheit der Eltern bei der Narkoseeinleitung entschieden werden. Oberstes Ziel ist die für das Kind sanfte Trennung von der jeweiligen Begleitperson.

Narkose. Zur Korrektur einer Lippen-Kiefer-Gaumen-Spalte wird nach intravenöser Narkoseeinleitung eine orale Intubation mit einem nichtknickbaren Spiraltubus durchgeführt. Aufgrund der anatomischen Besonderheiten kann die Maskenbeatmung erschwert sein. Bei der Laryngoskopie sind Verletzungen der Lippen zu vermeiden, die Schleimhaut ist meist sehr vulnerabel, sodass Blutungen und Schwellungen sehr leicht auftreten. Die OP-Lagerung erfolgt mit stark rekliniertem Kopf. Durch die Verwendung einer Augensalbe wird die Kornea vor Austrocknung geschützt. Beim Einsetzen eines Mundsperrers ist darauf zu achten, dass es zu keiner sekundären Dislokation des Endotrachealtubus (mit einseitiger Intubation oder unbeabsichtigter Extubation) kommt. Aus Sicherheitsgründen ist stets eine erneute auskultatorische Kontrolle der Tubuslage zu empfehlen. Der Rachen wird zum Schutz vor einer Blutaspiration mit Gaze austamponiert. Vor Operationsende wird noch in Narkose durch die rektale Gabe von Paracetamol (Ben-u-ron) die Grundlage für die postoperative Schmerztherapie gelegt. Bei der abschließenden laryngoskopischen Kontrolle wird der Rachen abgesaugt, die Tamponade entfernt und dann nach Wiederkehr der Eigenatmung und der Schutzreflexe die Extubation vorgenommen. Im Aufwachraum sollte die Mitbetreuung des Kindes durch die Eltern ermöglicht werden.

Kraniosynostosen

Der vorzeitige Verschluss der Schädelnähte erfordert eine operative Korrektur meist noch im 1. Lebensjahr. Indikationen sind:

- zunehmende Hirndruckzeichen
- beeinträchtigte Atmung und Nahrungsaufnahme
- Störungen der Intelligenzentwicklung
- zu erwartende soziale Stigmatisierung.

Die operative Korrektur durch Kraniektomie erfordert je nach Ausdehnung der Fehlbildung ein interdisziplinäres Vorgehen zwischen Neurochirurg und Mund-Kiefer-Gesichtschirurg. Aus anästhesiologischer Sicht sind bei den meist lang dauernden Eingriffen folgende Probleme zu erwarten:

- erschwerte Intubationsbedingungen
- intraoperative Hypothermie
- erheblicher Blutverlust
- Imbalancen im Wasser- und Elektrolythaushalt.

Luftembolie. Eine besondere Gefahr stellt die Möglichkeit einer intraoperativen Luftembolie dar. Deshalb empfiehlt sich ein entsprechendes Monitoring mit Ösophagusstethoskop, präkordialem Doppler und kontinuierlicher Kapnographie. Ratsam ist in der Regel auch ein invasives Monitoring mit direkter arterieller Blutdruckmessung, ein zentraler Venenkatheter und die Anlage eines Blasenkatheters. Da *Lachgas* in luftgefüllte Räume diffundiert und im Falle einer Luftembolie diese in ihrem Ausmaß zu vergrößern vermag, wird vielfach auf seine Verwendung verzichtet. Auch kleinere Luftembolien können durch Überwachung mit einem präkordialen Doppler („donnerndes" Geräusch ab 0,01 ml/kg KG) erkannt werden. Bei der ösophagealen oder präkordialen Auskultation ist das typische Mühlradgeräusch erst ab größeren Luftembolien (> 1,5–4,0 ml Luft/kg KG) zu erwarten. Luftembolien verlaufen bei Kindern potenziell bereits fatal, wenn mehr als 0,5 ml/kg KG Luft in den Kreislauf gelangen.

Zeichen einer signifikanten Luftembolie sind:
- plötzlicher Abfall des endexspiratorischen CO_2
- deutlicher Anstieg des zentralvenösen Druckes
- Zeichen der rechtsventrikulären Belastung im EKG
- Auftreten unerklärlicher Arrhythmien (Differenzialdiagnose: erhöhter Hirndruck).

Die Therapie einer Luftembolie besteht in folgenden Maßnahmen: Unterbrechung der Operation, eventuell Flutung des OP-Gebiets mit physiologischer Kochsalzlösung, parallel Beendigung der Lachgaszufuhr (falls verwendet) und Beatmung mit 100% Sauerstoff, Kopftieflagerung mit Linksseitenlagerung, Gabe vasoaktiver Medikamente, falls erforderlich, kardiopulmonale Reanimationsmaßnahmen.

Tumoren

Intubation. Bei Patienten mit Tumoren im Mund-Kiefer-Gesichts-Bereich sind regelmäßig schwierige Intubationsbedingungen anzutreffen (Abb. 6.**12**). Die Intubation unter Verwendung der *Fiberoptik* ist bei Tumoren entsprechender Ausdehnung oder Lokalisation das Verfahren der Wahl.
Begleiterkrankungen. Patienten mit malignen Neoplasien der Mundhöhle weisen sehr häufig infolge eines meist langjährigen Alkohol- und Nikotinmissbrauchs multiple Begleiterkrankungen auf, die als ursächlich für narkose- und intensivmedizinische Probleme anzusehen sind. Typische Begleiterkrankungen sind koronare Herzerkrankung, ein arterielles Verschlussleiden, eine chronisch obstruktive Lungenerkrankung und eine beeinträchtigte Leberfunktion. Bei erhöhtem Risiko oder im Falle eines lang dauernden Eingriffs ist ein erweitertes Monitoring (arterielle Blutduckmessung, zentraler Venenkatheter, Blasenkatheter, Temperaturmessung) vorzusehen. Es kann darüber hinaus sinnvoll sein, die Extubation elektiv im Aufwachraum oder auf der Intensivstation vorzunehmen. Gegebenenfalls muss zur Sicherung der Atemwege der Endotrachealtubus 1–2 Tage belassen oder eine Tracheotomie vorgenommen werden.

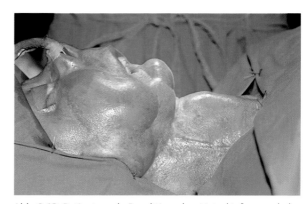

Abb. 6.**12** Patient nach Resektion des Unterkiefers und der Zunge wegen eines Mundbodenkarzinoms. Die nasotracheale Intubation im Rahmen einer sekundären Rekonstruktionsmaßnahme erfolgte mit Hilfe der Fiberoptik am wachen Patienten unter Spontanatmung.

Alkoholentzugsdelir. Eine nicht seltene Komplikation ist bei diesen Patienten die perioperative Entwicklung eines Alkoholentzugsdelirs. Als Voraussetzung dafür gilt der tägliche Konsum von mindestens 80–120 g reinen Alkohols.

⚠ Differenzialdiagnostisch sollten auch bei anamnestisch eindeutiger Alkoholvorbelastung andere Krankheitsbilder und Komplikationen ausgeschlossen werden, die mit Hypoxämie, Verwirrtheit und Vigilanzstörung einhergehen:
- Sepsis
- intrakraniale Blutung
- epileptischer Anfall
- Schädel-Hirn-Trauma
- Hypoglykämie.

Die Behandlung von Patienten mit ausgeprägter Delirsymptomatik erfordert in der Regel die Aufnahme auf eine *Intensivstation*. Medikamentös werden Benzodiazepine bzw. Haloperidol verabreicht. Der α_2-Agonist Clonidin kann erfolgreich zur Dämpfung des stark stimulierten sympathoadrenergen Systems eingesetzt werden. Die Bedeutung von Clomethiazol ist wegen der starken Verschleimung der Atemwege und einer erhöhten Inzidenz von pneumonischen Komplikationen zurückgegangen. Meist liegen bei chronisch Alkoholkranken aufgrund einer Fehlernährung ausgeprägte Vitamindefizite und Elektrolytstörungen vor. Durch Substitution von Vitamin-B-Komplex, Vitamin C, Folsäure und Magnesium ist diesem Defizit Rechnung zu tragen. Der Tagesbedarf an Vitamin B_1 (Thiamin) beträgt beim Alkoholentzugsdelir 100 mg. Vitamin B_1 sollte bereits vor der Verabreichung von Glucoselösungen gegeben werden, da durch exogene Glucose die letzten körpereigenen Reserven an Vitamin B_1 (Koenzym der Transketolase beim Glucoseabbau) aufgebraucht werden und dadurch eine Wernicke-Enzephalopathie oder eine akute Vitamin-B_1-Mangel-Kardiomyopathie ausgelöst werden kann.

! Ob bei alkoholabhängigen Patienten perioperativ Alkohol substituiert oder im Bedarfsfall eine Entzugsbehandlung durchgeführt werden soll, ist Gegenstand kontroverser Diskussionen und im Einzelfall zu entscheiden. Bei Vorliegen einer Pankreatitis, bei Operationen mit erheblicher Blutungsneigung (Störung der Thrombozytenadhäsion durch Alkohol) und bei einem sich bereits manifestierenden deliranten Syndrom ist die Alkoholsubstitution kontraindiziert.

Schmerztherapie

Zur Schmerztherapie nach operativen Eingriffen in der Mund-Kiefer-Gesichts-Chirurgie sollte, soweit möglich, auch bei Operationen in Narkose die analgetische Wirkung einer zusätzlichen *Lokalanästhesie* ausgenutzt werden, deren Effekt noch Stunden nach dem Eingriff anhalten kann. Zur weiteren postoperativen Schmerztherapie werden Opioide und nichtsteroidale Antirheumatika („non-steroidal anti-inflammatory drugs", NSAID) verwendet. NSAID hemmen die Prostaglandinfreisetzung bzw. die Prostaglandinsynthese. Unter den NSAID ist jedoch die Gabe von Acetylsalicylsäure (ASS) wegen der damit verbundenen Thrombozytenaggregationshemmung für die postoperative Schmerztherapie nicht zu empfehlen.

Paracetamol. Bei Kindern hat sich vor allem Paracetamol (Ben-u-ron) in einer rektalen Dosierung von 10–20 mg/kg bewährt (initial ist eine „Aufsättigungsdosis" von 35–45 mg/kg möglich). Die erste Dosis sollte bereits vor Narkoseende appliziert werden. Wiederholungsdosen sind alle 8 Stunden möglich.

⚠ Eine Maximaldosis von 100 mg/kg/Tag darf bei Kindern nicht überschritten werden, da es über Leberzellnekrosen zum fulminanten Leberversagen kommen kann.

Die übliche Tagesdosis bei Erwachsenen beträgt 3×1 g (maximal 4×1 g) rektal. Kontraindikationen sind ein Glucose-6-Phosphat-Dehydrogenase-Mangel und der Morbus Meulengracht-Gilbert.

Metamizol (Novalgin) ist stärker wirksam als Paracetamol. Für Kinder unter 1 Jahr ist es nicht zugelassen. Die intravenöse Applikation sollte aufgrund vasodilatierender Wirkungen langsam erfolgen. Für Erwachsene beträgt die Einzeldosis 1–2 g als Kurzinfusion und die Tageshöchstdosis 4–6 g. Kinder über 1 Jahr erhalten als Einzeldosis 20 mg/kg KG. Kontraindiziert ist die Anwendung bei Säuglingen, in der Schwangerschaft sowie bei Vorliegen einer Granulozytopenie. Wegen der Gefahr der Entwicklung einer Agranulozytose wurde Metamizol zeitweilig mit großer Zurückhaltung eingesetzt. Das Risiko ist jedoch bei zeitlich limitierter Anwendung sehr gering (nach Schätzungen weniger als 1 : 1.000.000), sodass Metamizol in der postoperativen Phase ein Nutzen-Risiko-Profil wie andere NSAID besitzt.

Diclofenac. Das nichtsteroidale Antirheumatikum Diclofenac (Voltaren) hat ebenfalls eine größere analgetische Potenz als Paracetamol. Nebenwirkungen sind bei nur kurzzeitiger Anwendung und bei Beachtung von Kontraindikationen (hämorrhagische Diathese, Niereninsuffizienz, Hypovolämie, Operationen mit erhöhtem Risiko diffuser Blutungen wie z.B. Spaltenchirurgie) selten. Erwachsene erhalten 50–100 mg rektal als Einzelgabe, die Tageshöchstdosis beträgt 3 mg/kg KG/Tag. Die rektale Einzeldosis bei Kindern beträgt 1–2 mg/kg KG.

Opioide. Zur Therapie starker Schmerzen sind Opioide Mittel der Wahl. Sie können auch in Kombination mit NSAID gegeben werden. Für die intramuskuläre Applikation sind Opioide postoperativ wenig geeignet, da die Resorption wenig zuverlässig ist und die Latenzzeit bis zum Wirkungseintritt zu lang ist. Durch intravenöse Applikation, z.B. mittels Kurzinfusion, tritt die erwünschte Wirkung rasch ein. Nachteilig ist bei der intermittierenden Bolusapplikation, dass Phasen relativer Über- und Unterdosierung auftreten können.

Eine effektivere und für den Patienten befriedigendere Form der Schmerztherapie steht heute mit der *patientenkontrollierten Analgesie* (PCA) zur Verfügung. Dabei kann der Patient bei Bedarf sich selbst „auf Knopfdruck" einen kleinen Bolus eines Opioids applizieren. Auf diese Weise ist eine an die individuellen Bedürfnisse adaptierte und gleichmäßigere Analgesie zu erreichen. Für die PCA stehen spezielle Perfusorpumpen zur Verfügung. Durch am Gerät einstellbare Sicherheitsgrenzen (u.a. Refraktärzeiten, Festlegung von Stundenmaximaldosen) können Überdosierungen vermieden werden. Ein Monitoring der Analgesiequalität (z.B. visuelle Analogskala, VAS), der Vitalfunktionen (Atmung, Kreislauf) und opiattypischer Nebenwirkungen in regelmäßigen Zeitintervallen sind obligater Bestandteil der Therapie mit Opioiden.

Von der Vielzahl der verfügbaren Opioide haben sich für den postoperativen Gebrauch vor allem sog. Agonisten durchgesetzt (Tabelle 6.**8**). Opioide reagieren spezifisch mit Opiatrezeptoren. Agonisten (reine μ-Agonisten) haben eine hohe Affinität zum Opiatrezeptor („extrinsic activity") und lösen eine bestimmte pharmakologische Wirkung („intrinsic activity") aus. Opioid-Agonisten-/Antagonisten haben ebenfalls eine gute Rezeptorbindung, besitzen aber eine wesentlich schwächere „intrinsic activity". Opioide wirken sedierend, teilweise auch euphorisierend. Weitere typische Opioidwirkungen sind: Übelkeit, Erbrechen, Dysphorie, Pruritus, Bradykardie, Miosis und Tonussteigerung im Magen-Darm-Trakt. Die klinisch bedeutsamste Nebenwirkung ist die Atemdepression, deren Ausprägung an die analgetische Wirkung gekoppelt ist.

! Die opioidtypische Atemdepression ist bei Erwachsenen durch eine Atemminutenfrequenz < 8 gekennzeichnet, wobei Apnoephasen in charakteristischer Weise durch Aufforderung zum Einatmen (sog. Kommandoatmung) unterbrochen werden können.

Bei Patienten mit bereits reduzierter Bewusstseinslage, Patienten mit bestimmten Vorerkrankungen (z.B. ausgeprägte Adipositas, Apnoesyndrom) oder bei zusätzlicher Gabe von Sedativhypnotika ist mit einer höheren Inzi-

Tabelle 6.**8** Opioide zur postoperativen Schmerztherapie

Substanz	Handelsname	Potenz	Dosis (mg/70 kg KG)	Dosis (mg/kg KG)	Mittlere Wirkdauer (Stunden)
Morphin	Morphin Merck	1	5–10	0,02–0,1	3–5
Pethidin	Dolantin	0,1	50–100	0,5–1,5	2–4
Piritramid	Dipidolor	0,7	7,5–15	0,1–0,3	4–6
Tramadol	Tramal	0,05–0,1	50–100	0,5–2,0	2–4

denz oder einer verstärkten Ausprägung der opioidbedingten Atemdepression zu rechnen.

Postoperative Probleme

Nach größeren Eingriffen in der Mund-Kiefer-Gesichts-Region sind neben der Überwachung der Vitalparameter die Sicherung der Atemwege, Maßnahmen zur Aspirationsprophylaxe und die Planung der Ernährung vorrangig.

Bei zu erwartenden postoperativen Schwellungszuständen kann die Integrität der Atemwege unter Umständen nur durch Belassung des (in der Regel nasalen) Tubus oder die Tracheotomie sichergestellt werden. Die Atmung des Patienten ist durch kontinuierliche Pulsoxymetrie zu überwachen. Für eine adäquate Befeuchtung der Inspirationsluft ist zu sorgen. Bei erhöhter Atemarbeit wie z.B. bei erhöhtem Atemwegswiderstand ist eine druckunterstützte Beatmung notwendig.

Tubusobstruktion. Eine seltene, aber bedrohliche Komplikation ist die Obstruktion des Tubus durch abgehustetes Sekret aus den unteren Atemwegen. In dieser Notsituation richtet sich das weitere Vorgehen nach den jeweiligen Gegebenheiten. Im günstigsten Fall kann das Sekret über einen Absaugkatheter entfernt werden. Ist dies nicht möglich, sollte über einen sog. Tubus-Exchanger (z.B. Cook-Sonde) der liegende Tubus entfernt werden, wobei die in der Trachea temporär einliegende Sonde eine Beatmung bzw. die Sauerstoffinsufflation ermöglicht. Über die als Leitschiene dienende Sonde kann dann ein neuer Endotrachealtubus eingeführt werden. Im Einzelfall ist zu entscheiden, ob eine eventuell bestehende mandibulomaxilläre Verschnürung gelöst werden muss. Neben der obligat beim Patienten bereit zu haltenden Drahtschere ist auch die Verfügbarkeit einer fiberoptischen Ausrüstung empfehlenswert. Bei Versagen dieser Maßnahmen muss eine Koniotomie bzw. eine Nottracheotomie durchgeführt werden.

Aspiration. Nach Eingriffen in der Zahn-Mund-Kiefer-Heilkunde ist das Risiko der Aspiration häufig erhöht. Die Gründe sind beeinträchtigte laryngeale Reflexe, Erbrechen, Regurgitation von Mageninhalt bzw. Verschlucken von Blut, Blutkoagele, Gewebeteilen und Fremdkörpern. Liegt zusätzlich eine intermaxilläre Verschnürung vor, so erhöht sich das Aspirationsrisiko weiter. Als prophylaktische Maßnahmen gelten: Überwachung gefährdeter Patienten, Lagerung mit erhöhtem Oberkörper, Verwendung einer doppelläufigen Magensonde, Bereithalten einer Drahtschere zur bedarfswei-

sen Aufhebung einer eventuell vorgenommenen intermaxillären Verschnürung, Verzicht auf eine intermaxilläre Verdrahtung bei aspirationsgefährdeten Patienten zugunsten einer Verwendung von Gummizügen, sorgfältige Inspektion und Säuberung von Mundhöhle und Nasen-Rachen-Raum vor einer geplanten Extubation, eventuell auch antiemetisch wirkende Medikamente.

Ernährungsplan. Liegen nach multiplen Kieferfrakturen oder nach ausgedehnten Tumorresektionen Störungen der Schluckfunktion vor, sollte postoperativ ein Ernährungsplan erstellt werden. Der enteralen Ernährung ist dabei generell der Vorzug zu geben.

> ⚠ Bei enteraler Ernährung erfolgt die Flüssigkeits-, Elektrolyt- und Substratzufuhr auf physiologische Weise. So lässt sich die Atrophie der Darmzotten verhindern, die lokale und allgemeine Immunabwehr wird verbessert und die Darmfunktion angeregt. Die enterale Ernährung ist im Vergleich zur parenteralen Ernährung insgesamt mit weniger Infektionskomplikationen belastet, sie ist weniger invasiv und kostengünstiger.

Die Applikation der Sondennahrung erfolgt über eine nasal eingeführte Magensonde. Hierbei können auch filiforme, den Patienten weniger störende Sonden verwendet werden. Muss eine Langzeiternährung erfolgen, so kann eine perkutane endoskopische Gastrostomie (PEG) angelegt werden, die dann eine nasogastrale Sonde entbehrlich macht. Der Zeitpunkt der Aufnahme einer enteralen Ernährung ist abhängig von den Resorptions- und Motilitätsbedingungen des Magen-Darm-Traktes. Für einen Ernährungsbeginn ist das Abführen keine Bedingung. Somit kann und soll bereits wenige Stunden postoperativ mit der Ernährung begonnen werden. Die sog. Zottenernährung („minimal enteral nutrition"), bei der bereits 8–24 Stunden postoperativ mit einer minimalen Nahrungszufuhr (20 ml pro Stunde kontinuierlich bis zur ersten Defäkation) begonnen wird, setzt sich aufgrund zahlreicher Vorteile (lokale Nutrition, Motilitätsverbesserung, Verbesserung der Immunlage) immer mehr durch.

Für die enterale Ernährung steht eine Vielzahl von gebrauchsfertigen Sondenkostvarianten zur Verfügung. Die kontinuierliche Verabreichung über eine Pumpe ist dabei besser verträglich als eine bolusartige Gabe. Zur Minimierung des Aspirationsrisikos sollte der Oberkörper erhöht sein. Intermittierend sollte durch Absaugen die Magenentleerung überprüft werden. Sind die Restmengen groß, ist die enterale Sondenkost zu reduzieren.

Zusammenfassung

Die Allgemeinanästhesie ist bei bestimmten operativen Eingriffen in der zahnärztlichen und in der Mund-Kiefer-Gesichts-Chirurgie – vor allem in der Tumorchirurgie, in der Traumatologie und zur Korrektur angeborener Fehlbildungen – das allein mögliche oder bevorzugte Anästhesieverfahren. Durch kurz wirksame, gut steuerbare Anästhetika lassen sich Hypnose, Analgesie und vegetative Abschirmung ohne wesentliche Belastung des Gesamtorganismus erreichen. Zur Allgemeinanästhesie werden vorwiegend Inhalationsanästhetika in Kombination mit Opioiden (balancierte Anästhesie) oder intravenöse Hypnotika in Kombination mit Opioiden (TIVA) verwendet.

In der Mund-Kiefer-Gesichts-Chirurgie sind erschwerte Intubationsbedingungen vergleichsweise häufig anzutreffen. In der Mehrzahl der Fälle können sie durch sorgfältige präoperative Evaluation antizipiert werden. Die fiberoptische Intubation des wachen, spontan atmenden Patienten in Analgosedierung ist in schwierigen Situationen das Verfahren der Wahl und trägt entscheidend dazu bei, die Situation „cannot ventilate – cannot intubate" zu vermeiden. In Notfallsituationen gelingt mit Hilfe der Larynxmaske meist die Freihaltung der Atemwege auch noch in den Fällen, bei denen sich zuvor eine konventionelle Maskenbeatmung als unmöglich erwiesen hat.

Zahlreiche kleinere Eingriffe in der zahnärztlichen und der Mund-Kiefer-Gesichts-Chirurgie lassen sich alternativ zur Allgemeinanästhesie unter kombinierter Anwendung von Lokalanästhetika und Sedativhypnotika vornehmen. Da die Grenze zwischen Sedierung und Narkose fließend verläuft, ist die qualifizierte Überwachung der Bewusstseinslage und der Vitalfunktionen unverzichtbar.

Spezielle Krankheitsbilder wie Abszesse bzw. Phlegmonen, Gesichtsschädelverletzungen und Neoplasien stellen wegen erschwerter Intubationsbedingungen und einer langen Operationsdauer besondere Anforderungen an ein interdisziplinäres perioperatives Management.

Nach größeren operativen Eingriffen sind neben der Überwachung der Vitalparameter die Sicherung der Atemwege, Maßnahmen zur Aspirationsprophylaxe und die Planung der Ernährung vorrangig.

Weiterführende Literatur

Anonymous. Practice guidelines for management of the difficult airway. A report by the American Society of Anesthesiologists Task Force on management of the difficult airway. Anesthesiology. 1993;78:597–602.

Berg K, Grundmann U, Wilhelm W, Krier C, Mertzlufft F. Kraniosynostose-Operationen im Kindesalter. Anästhesiol Intensivmed Notfallmed Schmerzther. 1997;32:138–50.

Berufsverband Deutscher Anästhesisten. Stellungnahme zur Stand-by-Funktion des Anästhesisten. In: Opderbecke HW, Weißauer W, Hrsg. Deutsche Gesellschaft für Anästhesiologie und Intensivmedizin, Berufsverband Deutscher Anästhesisten: Entschließungen – Empfehlungen – Vereinbarungen. Ein Beitrag zur Qualitätssicherung in der Anästhesiologie. Erlangen: Perimed; 1983:62–3.

Georgi R, Henn-Beilharz A, Ullrich W, Kienzle F. Anästhesie in der Zahn-, Mund-, Kiefer- und Gesichtschirurgie, der Hals-, Nasen- und Ohrenheilkunde und in der Augenchirurgie. Teil 1: Allgemeine Aspekte und spezifische Aspekte in der Zahn-, Mund-, Kiefer- und Gesichtschirurgie. Anästhesiol Intensivmed Notfallmed Schmerzther. 1999;34:45–65.

Holzki J. Die Anwesenheit der Mutter bei der Narkoseeinleitung des Kindes – aus der Sicht des Anästhesisten. Anästhesiol Intensivmed Notfallmed Schmerzther. 1998;33:594–5.

Jöhr M. Kinderanästhesie. 4. Aufl. Stuttgart: G. Fischer; 1998.

Kleemann PP. Anästhesieverfahren in der Zahn-, Mund- und Kieferheilkunde: Analgosedierung – Indikationen und Grenzen. Anästh Intensivmed. 1995;36:230–6.

Kochs E, Krier C, Buzello W, Schmucker P, Hrsg. Anästhesiologie. (Bd. 1. der Reihe: AINS. Hempelmann G, Krier C, Schulte am Esch J, Hrsg.) Stuttgart: Thieme; 2000 (in Vorb.).

Stoelting RK. Pharmacology and physiology in anesthetic practice. 3rd ed. Philadelphia: Lippincott-Raven; 1999.

Wagner W, Kleemann PP. Mund-, Kiefer- und Gesichtschirurgie. In: Dick W, Encke A, Schuster HP, Hrsg. Prä- und postoperative Behandlung: Präoperative Phase, postoperative Phase, Besonderheiten nach typischen Eingriffen. Stuttgart: Wissenschaftl. Verlagsges.; 1995:437–41.

7 Weichteilinfektionen

Rainer Schmelzle, Norbert Schwenzer

Entzündungen der die Kiefer umgebenden Weichteile gehören zu den häufigsten Erkrankungen in der zahnärztlichen Praxis. Meist gehen sie von avitalen Zähnen mit periapikalen Ostitiden oder von anderen Erkrankungen des Zahnsystems und der Kieferknochen aus. Sie können durch Bakterien, Viren, Pilze oder Protozoen hervorgerufen werden. Neben den odontogenen Entzündungen können auch primäre Entzündungen der Schleimhaut und der Gesichtshaut auftreten, die mitunter nur schwer von odontogenen Prozessen abzugrenzen sind.

Das klinische Erscheinungsbild reicht von einfachen, in unmittelbarer Umgebung des Alveolarfortsatzes lokalisierten Eiterungen bis zu lebensbedrohlichen, sich in die Logen ausbreitenden Entzündungsprozessen. Rasches und zielbewusstes Eingreifen auf der Basis einer frühzeitigen umfassenden Diagnostik ist nötig, um langwierigen und bedrohlichen Verläufen entgegenzuwirken.

Definitionen

▼ Unter einer Infektion im engeren Sinn versteht man
● das Eindringen und die Vermehrung von Krankheitserregern in einen Organismus.
Eine Infektionskrankheit ist das Resultat einer Infektion und der Reaktion des infizierten Organismus.
Die Begriffe Infektion und Infektionskrankheit werden im klinischen Gebrauch oft synonym verwendet.
Bei den Erregern handelt es sich meist um Bakterien, Viren, Pilze oder Protozoen.

Invasion. Bleibt die Vermehrung eingedrungener Mikroorganismen aus, liegt keine Infektion, sondern eine

Invasion vor, wobei fließende Übergänge zwischen Invasion und Infektion bestehen können.

Mischinfektion. Wenn zwei oder mehr Erregerarten in den Organismus eindringen und sich vermehren, handelt es sich um eine Mischinfektion.

Superinfektion. Hierunter versteht man einen erneuten Befall mit dem gleichen Erreger bei noch nicht abgeklungener Infektion.

Reinfektion. Ist die Infektion abgeklungen und kommt es zu einem erneuten Eindringen der gleichen Keime, liegt eine Reinfektion vor.

Sekundärinfektion. Wir sprechen von einer Sekundärinfektion, wenn die primär ursächlichen Erreger einer zusätzlichen Erregerart den Weg und die Vermehrung vorbereiten.

Spezifische Infektionen werden durch besondere Erreger, z.B. Tuberkelbazillen, Spirochäten oder Aktinomyzeten, hervorgerufen und weisen ein für die Erregerart typisches histologisches Bild auf.

Pathophysiologie der Entzündung

Ursachen. Im Mund-Kiefer-Gesichts-Bereich werden unspezifische Entzündungen am häufigsten durch pyogene Erreger verursacht. Eintrittspforten der auf Haut und Schleimhaut anzutreffenden Entzündungserreger sind kariöse oder parodontal geschädigte avitale Zähne sowie Lücken in der Epithelschicht, z.B. durch Verletzungen, durch Operationen oder auch durch Ulzera. Weiterhin können Fremdkörper, chemische Noxen und physikalische Einflüsse Entzündungen hervorrufen.

Immunabwehr. Umschriebene Entzündungen, ausgelöst durch die Aktivierung von Mastzellen und basophile Granulozyten, treten zunächst an der Eintrittspforte und später in deren Umgebung auf. Es kommt zu einer Veränderung der terminalen Blutstrombahn. Gleichzeitig laufen immunologisch wichtige Mechanismen zur Infektabwehr ab. Diese Mechanismen sind zum Teil unspezifisch, zum Teil sind sie spezifisch, d.h. auf ein bestimmtes Antigen gerichtet und durch spezifische Antikörper und spezifisch sensibilisierte Zellen vermittelt. Für die im Folgenden zu beschreibenden häufigsten Formen odontogener Entzündungen ist in erster Linie die unspezifische Immunabwehr verantwortlich.

Die Bedeutung der humoralen und zellulären Immunabwehr wird erst dann besonders offensichtlich, wenn sie gestört ist, wie bei immunsupprimierten Patienten (Chemotherapie, AIDS). Bei Säuglingen, Kindern und Erwachsenen mit odontogenen Eiterungen findet man nicht selten eine verminderte allgemeine Infektabwehr, insbesondere bei reduziertem Ernährungszustand, im Rahmen von Stoffwechselerkrankungen und herabgesetzter Immunabwehr.

 Gefäßreaktionen

Die infektionsbedingten Störungen der terminalen Blutstrombahn laufen in drei Phasen ab:
– *1. Phase*: Kontraktion der Arteriolen mit Verlangsamung der Blutzirkulation bis hin zu deren Stillstand, ausgelöst durch körpereigenes Histamin und Serotonin.
– *2. Phase*: Vasodilatation der Kapillaren, Arteriolen und Venolen mit Absinken der Strömungsgeschwindigkeit, hervorgerufen durch Entzündungmediatoren wie z.B. Histamin und Interleukin. Durch Hyperämie und gleichzeitige Erhöhung des hydrostatischen Filtrationsdrucks kommt es schließlich zu typischen Entzündungszeichen wie Schwellung, Rötung und Erwärmung der befallenen Region. Der in sensibel versorgten Gebieten bei der akuten Entzündung stets auftretende Schmerz erklärt sich durch die Einwirkung von Prostaglandinen der E-Reihe auf die Schmerzrezeptoren. Aufgrund der vorgenannten Veränderungen der akuten Entzündung tritt in der Regel auch eine Beeinträchtigung der Funktion auf, ein weiteres wichtiges Zeichen akuter Entzündungen.
– *3. Phase* (einige Stunden nach erstem Auftreten der oben beschriebenen Entzündungszeichen): Während Kapillaren und Arteriolen weiterhin erweitert sind, kontrahieren sich die postkapillären Venolen. Der gesteigerte hydrostatische Druck führt zu einer Plasmaexsudation mit der Folge der Ödembildung. Aber auch zelluläre Blutbestandteile durchdringen die Gefäßwand (Diapedese) und manifestieren sich im Gewebe als entzündliches Infiltrat bzw. Transsudat.

Entzündungszellen. Bei den infiltrierenden zellulären Blutbestandteilen handelt es sich zunächst vornehmlich um Granulozyten, es folgen Monozyten, Makrophagen und Lymphozyten. Makrophagen bewegen sich auf den geschädigten Bezirk zu, umschließen die in den Körper eingedrungenen Erreger und nehmen sie endozytotisch in sich auf, ein Vorgang, den man Phagozytose nennt.

Diese Phase der Entzündung entspricht einem im Gewebe ablaufenden Verdauungsprozess.

Thromben. Die Bildung intravasaler Gerinnsel kann zu Komplikationen führen. Die Thromben auf venöser Seite können zu hämorrhagischen Nekrosen führen, aber auch Abszedierungen begünstigen und dann eine generalisierte septische Erkrankung hervorrufen, wenn sie sich von der Venenwand lösen und in den Kreislauf gelangen. Verschlüsse oder Minderdurchblutung auf arterieller Seite haben eine infarktähnliche Gewebeschädigung des minder durchbluteten Gebietes zur Folge, wie wir sie besonders im Bereich der Endstrombahngebiete der Gingiva und der Papillenspitze beobachten.

Reparation. Am Ende der lokalen Entzündungsreaktion kann es durch Bildung von Kapillaren und kollagenen Fasern zu einer mesenchymalen Zellproliferation kommen, ein die Reparation einleitender Vorgang. Es bildet sich Granulationsgewebe aus, das – zunächst gefäß- und zellreich – schließlich in ein gefäßarmes und zellarmes Narbengewebe umgewandelt wird.

Klinische Formen der Entzündung

Entzündungen verlaufen akut, perakut, primär chronisch oder sekundär chronisch.

Die **akute Entzündung** kennzeichnet ein rascher, meist symptomreicher Verlauf. Nur ein erfolgreicher Ablauf aller körperlichen Abwehrmechanismen führt zur Ausheilung der Entzündung.

Chronische Entzündung. Wird der Entzündungsablauf gestört oder gelingt es nicht, die Entzündungsursache (z.B. toter Zahn) zu behandeln, folgt der akuten meist die sekundär chronische Entzündung. Primär chronische Entzündungen beginnen für den Patienten unbemerkt, weil eine vorausgehende akute Phase fehlt. Die chronische Entzündung ist in ihrem Verlauf *symptomarm*. Beispiele symptomarmer chronischer Entzündungen sind z.B. die chronische granulierende Parodontitis nach Partsch oder die chronische apikale Ostitis. Von solchen Diagnosen wird der Patient nicht selten überrascht, weil er keine Schmerzen empfindet und auch die übrigen akuten Entzündungszeichen fehlen.

⚠ Der Entzündungsverlauf hängt im Wesentlichen von der Anzahl und der Virulenz der Mikroorganismen und ihrem Gleichgewicht mit den Abwehrkräften des Körpers ab.

Ausbreitungsweg. Entzündungen können sich in anatomisch vorgegebenen Räumen (z.B. Logen) ausbreiten, aber auch auf dem Lymph- oder Blutweg. Organkapseln und Faszien können als Barrieren respektiert oder durchbrochen werden. Koagulase, Hyaluronidase und Streptolysin sind für die Entzündungsausbreitung relevante Substanzen (Enzyme).

⚠ Die häufigsten Entzündungsformen im Zahn-Mund-Kiefer-Gesichts-Bereich sind nach klinischen Gesichtspunkten
– die seröse Entzündung (z.B. Sinusitis maxillaris)

– die eitrige Entzündung (z.B. Abszess, Empyem)
– die nekrotisierende gangränöse Entzündung (z.B. akute nekrotisierende ulzeröse Gingivitis „ANUG").

Eine **seröse Entzündung** als erste Reaktion auf die Erregerinvasion liegt dann vor, wenn aufgrund der Permeabilitätssteigerung niedermolekulare (Albumine, Globuline) und danach hochmolekulare Proteine (Fibrinogen) ins Gewebe diffundieren. Das Fibrinogen gerinnt zu Fibrin und bildet ein Fibrinnetz. Kommt es zu einer flächenhaften fibrinösen Exsudation, spricht man von einer *fibrinösen Entzündung*, die vorwiegend auf den Schleimhäuten des Mundes und auf dem Auskleidungsepithel der Kieferhöhle, der Nase und ihrer Nebenhöhlen auftritt.
Die **eitrige Entzündung** ist durch das Vorhandensein von Bakterien und neutrophilen Granulozyten charakterisiert. Sie kann sich aus der serösen Entzündung entwickeln. Eiterungen sind die häufigsten Entzündungsformen im Mund-Kiefer-Gesichts-Bereich. Sie sind meist von einem Ödem begleitet.
Nekrotisierende Entzündungen sind durch die typischen Folgen des lokalen Gewebstodes mit Abstoßung charakterisiert. Eine Voraussetzung ist die Minderdurchblutung im Bereich von Endstrombahnen. Bekanntes Beispiel ist die Papillenabstoßung bei der akuten nekrotisierenden ulzerösen Gingivitis. Verbleibt nekrotisches Gewebe im Körper, kommt es durch die Einwirkung von Fäulniserregern zum jauchigen Gewebszerfall mit dem klinischen Bild der feuchten Gangrän.
Hämorrhagische Entzündung. Enthält das entzündliche Infiltrat als Folge einer toxischen Gefäßwandschädigung, einer Gefäßnekrose oder einer Gefäßruptur Erythrozyten, liegt eine hämorrhagische Entzündung vor. Im Zuge der seltenen hämorrhagischen Entzündungen können massive Einblutungen, z.B. in Abszesshöhlen oder auch in natürliche Gewebsspalten, vorkommen. Ursächlich sind hämolysierende Streptokokken und Meningokokken.

Klinische Symptome und Diagnostik

Allgemeine Entzündungssymptome

Häufige und wichtige Entzündungszeichen sind:
– Veränderungen der Körpertemperatur (Fieber)
– Kreislaufstörungen (Tachykardie)
– regionäre Lymphadenitis mit und ohne Lymphangitis
– Veränderungen der zellulären Blutelemente (Leukozytose)
– Veränderungen der Bluteiweißkörper (Serumproteine mit konsekutiver Veränderung der Blutkörperchensenkungsgeschwindigkeit).
Generalisiere Komplikationen des lokalen infektiösen Geschehens sind:
– die Allgemeinintoxikation (Toxämie)
– das klinisch schwere Krankheitsbild der Sepsis (Septikämie).
– das Herdgeschehen (Fokalinfekt)

Nach Celsus und Galen sind Schwellung (*Tumor*), Schmerzen (*Dolor*), Rötung (*Rubor*), Erwärmung (*Calor*) und eingeschränkte Leistung (*Functio laesa*) die klassischen Entzündungszeichen und vornehmlich Folgen der Mikrozirkulationsstörung und der Steigerung der Gefäßpermeabilität.

Veränderungen der Körpertemperatur

Fieber ist die Folge einer Sollwertverstellung der im Zentralnervensystem gesteuerten Temperatur durch fiebererzeugende (pyrogene) Stoffe.

Pyrogene von Bakterien, Pilzen und Viren rufen Fieber hervor und beeinflussen den Kreislauf, verschiedene Stoffwechselprozesse und zelluläre Bestandteile des Blutes. Gramnegative Bakterien produzieren offenbar die am stärksten wirksamen Pyrogene. Prostaglandin E_1 wird wahrscheinlich als Transmitter im Gehirn freigesetzt. Seine Bedeutung für die Fiebererzeugung wird dadurch unterstrichen, dass Salicylate, welche die Synthese von Prostaglandin E_1 hemmen, fiebersenkend wirken.
Klinik. Klinisch unterscheidet man den Fieberanstieg (Stadium incrementi), die verschiedenen Fieberformen (s.u.) und den Fieberabfall (Stadium decrementi). Rascher Fieberanstieg führt zu Schüttelfrost, rascher Fieberabfall nicht selten zu starkem Schweißausbruch und Kreislaufkollaps. Ein Anstieg der Temperatur über 39°C deutet auf eine gefährliche Ausbreitung der Entzündung hin.

Fieberformen. Folgende Fieberformen lassen sich klinisch unterscheiden:
– subfebrile Temperaturerhöhung (Körpertemperatur knapp unter 38°C)
– mäßiges Fieber (Temperaturerhöhung zwischen 38,0 und 38,5°C)
– hohes Fieber (Körpertemperatur zwischen 38,5 und 40,5°C)
– Hyperpyrexie (Temperaturen über 40,5°C)
– Febris continua (Fieber bleibt gleichmäßig hoch mit Abweichungen unter 1°C)
– Febris remittens (Fieber kann zeitweilig zurückgehen, Tagesdifferenz 1,0–1,5°C)
– Febris intermittens (Fieber von evtl. Stunden dauernden fieberfreien Intervallen unterbrochen)
– Febris septica (hyperpyretische Temperaturen wechseln innerhalb einzelner Tagesabschnitte mit mäßigen Temperaturerhöhungen) und
– Febris undulans (wellenförmige Temperaturen; über einzelne Tagesabschnitte bestehen mäßige Temperaturerhöhungen, nachfolgend treten Temperatursteigerungen auf).

Änderungen der zellulären Blutbestandteile

Proteinabbauprodukte und Bakterientoxine bewirken einen Anstieg der Leukozyten. Die Veränderungen der zellulären Blutbestandteile sind Ausdruck der körpereigenen Abwehr. In der Regel erwartet man eine Leukozytose und Linksverschiebung des weißen Blutbildes. Fehlen diese Zeichen oder tritt eine Verminderung der weißen Blutkörperchen (Leukopenie) auf, kann eine bedrohliche Abwehrschwäche vorliegen.

Änderungen der Blutsenkungsreaktion

Ausdruck bakterieller Entzündungen ist die Beschleunigung der Blutkörperchensenkungsgeschwindigkeit (BSG), auch als Blutkörperchensenkungsreaktion (BKS) bezeichnet. Die BSG kann noch mehrere Wochen nach ausgeheilter Entzündung erhöht sein. Eine herabgesetzte oder fehlende Senkungsreaktion ist z.B. bei Tuberkulose zu beobachten oder bei allgemeiner Abwehrschwäche, u.a. bei extremem Proteinmangel.

Lymphadenitis und Lymphangitis

Bei lymphogener Ausbreitung der zunächst lokalen Entzündung tritt die teils schmerzhafte regionäre Lymphadenitis (Lymphknotenentzündung) auf, die mit einer Lymphangitis kombiniert sein kann. Bei Entzündungsprozessen im Mund-Kiefer-Gesichts-Bereich verläuft der Lymphabfluss über die submentalen, submandibulären und zervikalen Lymphknoten. Der Befall von Lymphknoten, die dann vergrößert und druckschmerzhaft sind, beruht meist auf einem resorptiven Sinuskatarrh.

Aus einer Lymphadenitis entwickelt sich mitunter, und dies besonders bei Kindern, ein Lymphknotenabszess. Werden die regionären Lymphknoten gesetzmäßig mitbefallen, die der Erregereintrittspforte und damit dem primären Entzündungsherd zugehören, wie z.B. bei der Tuberkulose, wird die Kombination von primärem Entzündungsherd und regionärer Lymphadenitis als *Primärkomplex* bezeichnet.

Streuung von Erregern und Toxinen

Komplikationen des lokalen infektiösen Prozesses wie die Allgemeinintoxikation oder die seltene Fokalinfektion treten dann auf, wenn die Infektion den Primärkomplex (s.o.) überschreitet.

Die *Allgemeinintoxikation* tritt dann auf, wenn bakterielles Exotoxin in die Blutbahn gelangt und Allgemeinsymptome sowie Organschädigungen fern vom eigentlichen Infektionsherd verursacht.

Fokalinfektion nennt man die von einer bestehenden Entzündung (z.B. von einem marktoten Zahn) ausgehende entzündlich-allergische Organmiterkrankung, z.B. von Herz, Nieren oder Gelenken. Nur in solchen seltenen Fällen ist es gerechtfertigt, einen apikalen Entzündungsprozess als Herd und den damit in Zusammenhang stehenden Zahn als beherdet zu bezeichnen. In den miterkrankten Organen müssen dabei die Infektionserreger nicht nachzuweisen sein (Hypersensibilitätsreaktion). Die Beseitigung des primären Infektionsherdes kann, muss aber nicht zur Besserung der Krankheitssymptome miterkrankter Organe führen.

Bakteriämie ist das vorübergehende Vorhandensein von Bakterien im Blut. Sie kann z.B. durch zahnärztliche Eingriffe wie die Entfernung von Zahnstein provoziert werden, wenn es durch Verletzungen der Gingiva zum Ein-

dringen von Bakterien in die Blutbahn kommt. Bei der Bakteriämie tritt weder eine Vermehrung der Bakterien im Blut noch eine Absiedlung der Infektionserreger in andere Organe auf.

Die *Pyämie* (Pyohämie) ist dadurch gekennzeichnet, dass multiple Abszesse in verschiedenen Körperregionen auftreten. Auch kommt es mitunter zur Verschleppung infizierter Thromben aus thrombophlebitisch veränderten Venen.

Sepsis ist eine Allgemeininfektion mit Krankheitserscheinungen infolge einer konstanten oder periodischen Aussaat von Krankheitserregern von einem Herd aus in die Blutbahn.

Kreislaufveränderungen

Die funktionelle Gesamtleistung von Herz, Blutgefäßen und Blutkreislauf kann entzündungsbedingt stark erhöht sein. Es kommt dann zu Tachykardie (beschleunigte Herzaktion, erhöhter Puls) und erhöhter Durchblutung. Im Fieber ist der Puls vergrößert (Pulsus magnus) und schnellend (Pulsus celer). Kleiner Puls (Pulsus parvus) und Verringerung des Blutdrucks (Pulsus mollis) können bedrohliche Zeichen toxischer Herzmuskelschädigung sein und als Folge rascher Entfieberung Vorboten eines Kreislaufkollapses oder Ausdruck des gefürchteten septischen Schockes sein.

Ödem, Infiltrat, Abszess, Empyem, Phlegmone, Erysipel, Fistel, Ulkus

Ödem

⚠ Das entzündliche Ödem besteht im Wesentlichen aus Flüssigkeitsansammlungen im Gewebe.

Eine Steigerung der Gefäßpermeabilität für Blutplasma (Transsudation) und für Blutzellen (Transmigration, Exsudation) führt zu erhöhtem Gewebedruck und zur Schwellung. Das initiale Ödem ist Begleitsymptom jeder akuten infektionsbedingten Entzündung. Das kollaterale Ödem befindet sich nicht in unmittelbarer Umgebung der Entzündung und ist Begleitsymptom länger dauernder eitriger Entzündungen. Palpatorisch sind Ödeme im Anfangsstadium weich und elastisch, im chronischen Stadium teigig. Schleimhautödeme haben oft ein glasiges Aussehen.

Infiltrat

⚠ Das entzündliche Infiltrat ist durch ein zellreiches Exsudat im Gewebe gekennzeichnet.

Das Infiltrat fühlt sich im Vergleich zum Ödem derb an. Klinisch ist das Infiltrat nicht sicher gegenüber der Umgebung abgrenzbar. Zwar besteht die Tendenz zur Randmarkierung, diese ist in der Regel jedoch diffus. Besonders nach allmählichem Beginn und langer Dauer ist der entzündlich infiltrierte Gewebebezirk eher gespannt und derb oder sogar bretthart wie bei der Aktinomykose (S. 171 ff). Es ist mitunter schwierig, besonders bei Entzündungen der Logen, das Infiltrat vom Abszess klinisch zu unterscheiden. In solchen Fällen kann eine bildgebende Diagnostik indiziert sein (Sonographie, CT, MRT). Bei Inzision des Infiltrates fließt kein Eiter, meist aber wässrige Flüssigkeit ab. Die Blutung aus der Inzisionswunde kann verstärkt sein. Spontane Rückbildungen von Infiltraten sind möglich, aber nicht die Regel. Im Infiltratstadium einer bakteriellen Entzündung ist das Allgemeinbefinden häufig bereits herabgesetzt. Temperaturerhöhungen mit entsprechender Pulsbeschleunigung kommen vor, treten jedoch nicht regelmäßig auf.

Abszess

▼ Ein Abszess ist eine Eiteransammlung in einem Gewebehohlraum, der nicht naturgegeben, sondern durch Verflüssigung einer Nekrose neu entstanden ist. Der Abszess ist durch einen Granulationswall (Abszessmembran) gegen die Umgebung abgegrenzt.

Palpatorisch lässt sich ein oberflächlicher Abszess gegenüber seiner Umgebung auch bei begleitender Schwellung gut abgrenzen. Er fühlt sich prallelastisch und fluktuierend an. Bei Logenabszessen ist in der Regel keine Fluktuation zu tasten. Die klinische Abszessdiagnostik ist bei bestehendem Infiltrat und bei tief liegenden Abszessen erschwert, sodass weiterführende bildgebende Untersuchungen sinnvoll sein können.
Der Allgemeinzustand des Patienten ist bei oberflächlich gelegenen Abszessen in der Regel weniger stark beeinträchtigt als bei Logenabszessen. Die Körpertemperatur ist erhöht (meist > 38 °C und < 40 °C), der Puls nicht selten auf über 80 Schläge/min beschleunigt. Differenzialdiagnosen sind der sog. kalte Abszess ohne Rötung und lokale Überwärmung bei der Tuberkulose, infizierte Zysten oder schnell wachsende, evtl. infizierte Tumoren. Bei Inzision entleert sich Eiter aus der gut abgegrenzten Abszesshöhle, die über 3–5 Tage offen in Verbände oder geschlossen über eine Vakuumversiegelung drainiert wird.

Empyem

▼ Eine Eiteransammlung in einer präformierten Körperhöhle wird als Empyem bezeichnet.

Empyeme entstehen durch fortgeleitete oder am Ort entstandene Infektionen. Oft breiten sich odontogene Entzündungen in die Kieferhöhle aus. Auch in den Nasennebenhöhlen (Stirnhöhle, Siebbeinzellen, Keilbeinhöhle) kommen Empyeme vor. Die Symptome des Empyems sind ähnlich denen bei anderen akuten eitrigen Entzündungen. Fieber und starke Kopfschmerzen sind typisch. Therapeutisch muss dem Eiter eine Abflussmöglichkeit verschafft werden.

Phlegmone

▼ Schrankenlose Entzündungsausbreitung im Gewebe, flächenhafte Ausbreitung in mehrere Logen und fehlender Randwall kennzeichnen die Phlegmone.

Phlegmonen des Kopfes und Halses sind bedrohliche Entzündungen. Sie beginnen meist schlagartig und verlaufen schnell. Phlegmonen können serös, eitrig oder nekrotisierend sein. Es kommt zu Zerstörungen von Muskulatur, Faszien (Fasciitis necroticans), Drüsen, Fettgewebe und auch von Gefäßen. Palpatorisch ist die befallene Region derb bis bretthart, die Haut im phlegmonösen Bereich häufig, aber nicht immer, hochrot. Der Allgemeinzustand ist schlecht, die Körpertemperatur stark erhöht und der Puls beschleunigt. Bei der Inzision fließt fötides, trübes Sekret ab, manchmal vermischt mit geringen Eitermengen; teilweise werden Gasbläschen beobachtet. Eine verminderte Abwehrlage (z.B. Diabetes mellitus, Alkoholabusus, AIDS) begünstigt die Entstehung von Phlegmonen. Störungen der Immunlage sind jedoch nicht obligat für ihre Entstehung.

▼ Phlegmonen des Mundes und der Gesichts-Hals-Region führen häufig zu starker Atemnot, ja sogar zum Erstickungstod. Sie bedürfen immer klinischer Behandlung und sind schon im Entstehen als Notfälle anzusehen. Rasche Intubation oder Tracheotomie, rasche Inzision und konsequente Beseitigung der Nekrosen sind unbedingte Voraussetzung für die Heilung. Jede Verzögerung therapeutischer Maßnahmen ist fehlerhaft. Obwohl meist hämolysierende Streptokokken ursächlich sind, ist eine sofortige Erreger- und Resistenzbestimmung einzuleiten.

Erysipel

▼ Eine hochrote flächenhafte Entzündung der Haut und der Subkutis mit Ausbreitung auf dem Lymphweg bezeichnet man als Erysipel (Wundrose).

Meist dienen kleine Läsionen der Haut den Erregern (in der Regel hämolysierende Streptokokken) als Eintrittspforte. Eine Eiterbildung findet nicht statt. Die befallenen Hautbezirke sind schmerzhaft gerötet, derb, fühlen sich warm an und zeigen eine mäßige Schwellung. Der Verlauf ist akut, das rasch ansteigende Fieber führt nicht selten zu Schüttelfrost. Voraussetzung für die Entstehung eines Erysipels soll die vorübergehende Sensibilisierung der Haut gegenüber Streptokokken sein. Das Erysipel neigt zu Rezidiven, die zwar in der Regel weniger heftig sind, aber zu Obliterationen der Lymphbahnen und damit zu einem chronischen Ödem führen können (z.B. im Bereich der Lippen). Eine effektive antibiotische Therapie und ggf. die Exzision der Eintrittspforte sind notwendig.

Fistel

▼ Eine Verbindung zwischen Körperhöhlen unter-
● einander oder zwischen einer Körperhöhle und der
Körperoberfläche nennt man Fistel. Fisteln können
sich auch zwischen entzündlich verändertem Gewebe (apikale Ostitis) und der Oberfläche bilden.

Eine Fistel ist von Granulationsgewebe oder Epithel aus-
gekleidet. Eitrige Entzündungen können sich ohne Inzision spontan öffnen und entleeren, was über den Fistelgang geschieht. Fistelöffnungen finden wir intra- und
extraoral. Die Öffnung der Fistel (Fistelmaul) ist meist im
Zentrum eingezogen und im Randbereich wallartig auf-
geworfen. Die Fistelmaulumgebung ist entzündlich gerötet. Ein von Granulationsgewebe ausgekleideter Fistelgang blutet bei Sondierung, nicht jedoch ein epitheli-
sierter Fistelgang. Fistelgangverklebungen kommen vor
und führen zur Sekretverhaltung und damit zur Gefahr
der Abszedierung, sofern es nicht zu erneuter Fistelung
kommt.
Nach Ursachenbeseitigung (z.B. Wurzelrestentfernung)
verschließt sich die Fistel von selbst. Intraoral gelegene
odontogene Fisteln findet man überwiegend in Höhe der
Wurzelspitze. Im Bereich der äußeren Haut erleichtern
Lücken in der mimischen Muskulatur die Bildung von
Fistelgängen. Entzündliche Fisteln sind grundsätzlich
abzugrenzen gegen die bekannten angeborenen Epithel
führenden Fisteln im medianen oder lateralen Halsbereich, präaurikulär, auf dem Nasenrücken oder in der
Unterlippe.

Ulkus

▼ Umgrenzte, tiefgehende Weichgewebsdefekte be-
● zeichnet man als Ulkus.

Ulzera sind nicht selten Folgen einer eitrigen Entzündung, können aber auch mechanisch (Prothesendruck-
stelle), physikalisch (Röntgenulkus) oder chemisch
(durch Verätzung) bedingt sein. Papillenulzera im Zuge
der akuten nekrotisierenden ulzerierenden Gingivitis
sind Folge einer Vaskulitis mit konsekutiver Minderdurchblutung und ischämischer Nekrose der Papille.
Chronische Ulzera sind meist mit Fibrin belegt, reichen
bis in die Subkutis und besitzen einen Randwall.
Therapeutische Maßnahmen richten sich nach den speziellen Umständen. Allgemeine antiinfektiöse Maßnahmen werden durch lokale Maßnahmen unterstützt.
Ausgedehnte Gewebsdefekte erfordern plastisch-rekonstruktive chirurgische Maßnahmen.

Infektionsursachen und -wege

Infektionen werden generell nach Infektionsort und
-ursache benannt. So wird z.B. ein Abszess, der seinen
Ausgang vom Zahnsystem nimmt, als *odontogen* oder
dentogen bezeichnet. Weichteilinfektionen im Mund-
Kiefer-Gesichts-Bereich werden meist von Erregern verursacht, die von außen über einen avitalen Zahn in den
Körper eindringen. Infektionen, bei denen über den
Blutweg Erreger in den Kiefer transportiert werden, sind
hämatogen, solche, die sich über den Lymphweg ausbreiten, *lymphogen*.

Odontogene Infektionen

▼ Odontogene Weichteilinfektionen der Mund-Kiefer-
● Gesichts-Region lassen sich in der überwiegenden
Mehrzahl der Fälle auf entzündliche Erkrankungen
des Zahnsystems zurückführen. Dies sind:
– die apikale Parodontitis
– die Infektion nach Zahnentfernung
– die Perikoronitis (Dentitio difficilis)
– die marginale Parodontitis
– der infizierte Wurzelrest
– die infizierte Zyste.

Die apikale Parodontitis ist für die meisten Weichteilinfektionen im Bereich der Alveolarfortsätze und der die
Kiefer umgebenden Weichteile verantwortlich.
Die Klinik in Hamburg-Eppendorf errechnete ca. 25 Logenabszesse auf ca. 40 000 entfernte untere Weisheitszähne und ca. 2 Logenabszesse auf 40 000 entfernte obere Weisheitszähne.

Pathogenese

Offensichtlich kommt es im Verlauf der akuten Exazerbation einer chronisch apikalen Knochenentzündung
häufiger zu Weichteilinfektionen als im Verlauf einer
akut aufgetretenen apikalen Parodontitis. Für die periapikale Entzündung im Bereich der Wurzelspitze ist entweder die primär oder sekundär infizierte Pulpa oder
aber die zunächst abakterielle, sekundär bakteriell kontaminierte Pulpanekrose die Ursache. Der Weichteilinfektion geht immer eine parodontale und enossale
Ausbreitung der Entzündung im Zahnhalteapparat und
im Kieferknochen voraus. Es ist nicht vollständig bekannt, warum eine chronische Infektion plötzlich akut
wird oder warum eine Infektion von vornherein akut
verläuft. Vermutlich sind die Abwehrlage des Organismus und eine Virulenzsteigerung der Erreger hierfür
entscheidend. Auch thermische, medikamentöse oder
mechanische Reize (Traumen) werden in einen Zusammenhang mit dem Aufflammen einer Infektion gebracht,
ebenso Vorschädigung von Geweben (Röntgenbestrahlung).

 Im Einzelfall ist schwierig zu entscheiden, ob der Ex-
traktionsvorgang Ursache der Weichteilinfektion war.
Zum Teil kommt es wohl erst durch die sekundäre Infektion der Knochenwunde zur Ausbreitung des Entzündungsgeschehens. Möglicherweise sind die Zusammen-
hänge bei *pyogenen Schlupfwinkelinfektionen* im Bereich
des marginalen Parodontiums und im Bereich der Zahnfleischtaschen durchbrechender Zähne besser erkennbar (Perikoronitis). Sowohl bei der marginalen Parodontitis als auch beim Durchbruch von Zähnen kommt es zu
Taschenbildungen, die eine Bakterienansammlung begünstigen. Verklebungen im Bereich des Taschenrandes

können den Sekretabfluss stören und die akute Exazerbation der Entzündung fördern. Besonders im Weisheitszahnbereich des Unterkiefers scheint der Sekretstau die Ausbreitung des Entzündungsgeschehens in die umgebenden, z.T. lockeren Weichteile zu begünstigen. Logenabszesse, die vom unteren Weisheitszahn ausgehen, sind in aller Regel Folge von Schlupfwinkelinfektionen und nicht durch marktote Zähne verursacht. Weichteilinfektionen im Bereich von Wurzelresten und Zysten haben ihre Eintrittspforte im Bereich der abgestorbenen Pulpa und des Zahnhalteapparates.

Die Wahrscheinlichkeit entzündlicher Weichteilprozesse im Bereich des Alveolarfortsatzes ist im Oberkiefer genauso groß wie im Unterkiefer. Infektionen der Logen sind im Unterkiefer 17-mal häufiger nachweisbar als im Oberkiefer (Tabelle 7.1 und 7.2). Während Weichteilinfektionen im Bereich des Alveolarfortsatzes des Oberkiefers und seiner unmittelbaren Umgebung (palatinal und im Bereich der Fossa canina) bei stationär behandelten Patienten zu über 50% von den Frontzähnen und dem Eckzahn des bleibenden und Milchgebisses ausgehen, sind für die alveolarfortsatznahen Weichteilinfektionen des Unterkiefers zu über 50% die bleibenden Molaren verantwortlich. Diese Zahngruppe verursacht auch die meisten Logenabszesse.

Die ursächlichen Zähne des Ober- und Unterkiefers für stationär behandelte und damit schwer wiegende Weichteilinfektionen zeigen die Tabellen 7.1 und 7.2. Die Logenabszesse gehen häufiger vom Unterkiefer als vom Oberkiefer aus. Insgesamt sind 12 Logen betroffen (Orbi-

Tabelle 7.1 Beteiligung der Unterkieferzähne bzw. -abschnitte an den Logeninfektionen in Prozent. Im rechten Teil der Tabelle sind die Infektionswege der von den einzelnen Zähnen bzw. Unterkieferabschnitten ausgehenden Logeninfektionen aufgeführt (stationär behandelte Patienten der Tübinger Klinik für Mund-, Kiefer- und Gesichtschirurgie). EZ, Eckzahn; FZ, Frontzahn; M, Molar; MEZ, Milcheckzahn; MFZ, Milchfrontzahn; MM, Milchmolar; PM, Prämolar

Unterkieferabschnitt	Beteiligung der Zähne bzw. Unterkieferabschnitte an den Weichteilinfektionen (in Klammern die Prozentzahlen vor und nach Extraktion) Subperiostale und submuköse Infektionen	Logeninfektionen	Infektionswege der von den einzelnen Zähnen bzw. Unterkieferabschnitten ausgehenden Logeninfektionen (L.) in Prozent perimandibuläre L.	submandibuläre L.	bukkal-paramandibuläre L.	masseterikomandibuläre L.	pterygomandibuläre L.	mentale L.	sublinguale L.	retromaxilläre L.	pharyngeale L.	tonsilläre L.	temporale L.
M_3	**18** (12/6)	**27** (15/12)	34	16	10	17	11	1	2	1	4	2	2
M_2	**6** (4/2)	**18** (11,5/6,5)	50	23	3	6	3	–	9	–	3	3	–
M_1	**6** (4/2)	**21** (15,5/5,5)	63	19	4	4	2	2	4	2	–	–	–
MM_2	**6** (4/2)	**5** (4,7/0,3)	58	12	27	–	–	–	3	–	–	–	–
MM_1	**3** (2/1)	**3** (2,8/0,2)	50	19	19	–	–	12	–	–	–	–	–
PM_2	**4** (2,7/1,3)	**6** (4/2)	50	24	3	–	6	10	7	–	–	–	–
PM_1	**2** (1,3/0,7)	**3** (2/1)	5	57	5	–	–	14	19	–	–	–	–
EZ	**1** (0,7/0,3)	**1,8** (1,3/0,5)	8	17	8	–	–	58	17	–	–	–	–
FZ_2	**1** (0,7/0,3)	**0,9** (0,7/0,2)	14	29	–	–	–	43	29	–	–	–	–
FZ_1	**1** (0,7/0,3)	**1,8** (1,4/0,4)	8	15	0	–	–	62	15	–	–	–	–
MEZ, MFZ_1, MFZ_2	**1** (1,0/0)	MEZ **1** (1,0/0)	25	–	75	–	–	–	–	–	–	–	–
Insgesamt	**49** (33,1/15,9)	**88,5** (59,9/28,6)											

Tabelle 7.**2** Beteiligung der Oberkieferzähne bzw. -abschnitte an den Logeninfektionen in Prozent. Im rechten Teil der Tabelle sind die Infektionswege der von den einzelnen Zähnen bzw. Oberkieferabschnitten ausgehenden Logeninfektionen in Prozent aufgeführt (stationär behandelte Patienten der Tübinger Klinik für Mund-, Kiefer- und Gesichtschirurgie). EZ, Eckzahn; FZ, Frontzahn; M, Molar; MEZ, Milcheckzahn; MFZ, Milchfrontzahn; MM, Milchmolar; PM, Prämolar

Oberkiefer-abschnitt	Beteiligung der Zähne bzw. Unterkieferabschnitte an den Weichteilinfektionen (in Klammern die Prozentzahlen vor und nach Extraktion)		Infektionswege der von den einzelnen Zähnen bzw. Unterkiefer-abschnitten ausgehenden Logeninfektionen (L.) in Prozent										
	Subperiostale und submuköse Infektionen	Logen-infektionen	perimandibuläre L.	submandibuläre L.	bukkal-paramandibuläre L.	masseterikomandibuläre L.	pterygomandibuläre L.	mentale L.	sublinguale L.	retromaxilläre L.	pharyngeale L.	tonsilläre L.	temporale L.
M₃	**0,5** (0,5/0)	**2,2** (0,7/1,5)	6	–	6	–	–	–	–	64	6	6	12
M₂	**0,5** (0,2/0,5)	**0,9** (0,2/0,5)	–	–	43	–	–	–	–	57	–	–	12
M₁	**1,0** (1,0/0)	**0,7** (0,2/0,2)	–	–	43	–	–	–	–	57	–	–	–
MM₂	**6,0** (3,3/2,7)	–	–	–	–	–	–	–	–	–	–	–	–
MM₁	**6,0** (3,3/2,7)	–	–	–	–	–	–	–	–	–	–	–	–
PM₂	**1** (1/0)	**0,6** (0,6/0)	–	–	100	–	–	–	–	–	–	–	–
PM₁	**6,0** (5/1)	**0,3** (0,3/0)	–	–	100	–	–	–	–	–	–	–	–
EZ	**4,0** (1,2/2,8)	**0,5** (0,5/0)	–	–	100	–	–	–	–	–	–	–	–
FZ₂	**7,0** (3,1/3,9)	–	–	–	–	–	–	–	–	–	–	–	–
FZ₁	**9,0** (4/5)	–	–	–	–	–	–	–	–	–	–	–	–
MEZ, MFZ₁, MFZ₂	**6,0** (6/0)	–	–	–	–	–	–	–	–	–	–	–	–
Insgesamt	**47** (28,9/18,1)	**5,2** (2,5/2,2)											

ta nicht mitgerechnet). Die schwersten alveolarfortsatznahen Infektionen, die einer stationären Behandlung bedürfen, gehen von den mehr mesial gelegenen Zähnen im Oberkiefer und mehr distal gelegenen Zähnen im Unterkiefer aus (Tabelle 7.**3**).

Apikale Parodontitis

Unter einer apikalen Parodontitis versteht man eine Entzündung der Wurzelhaut im Bereich der Wurzelspitze. Diese kann sowohl akut als auch chronisch verlaufen.

Pulpentod. Ursache einer apikalen Parodontitis ist immer der Pulpentod nach einer Pulpitis, einem Trauma

Tabelle 7.**3** Lokalisation und Verteilung subperiostal und submukös gelegener Weichteilinfektionen in Ober- und Unterkiefer bei ambulant behandelten Patienten. EZ, Eckzahn; FZ, Frontzahn; M, Molar; MEZ, Milcheckzahn; MFZ, Milchfrontzahn; MM, Milchmolar; PM, Prämolar

Zähne	Unterkiefer	Oberkiefer
M₁, M₂, M₃	16,0 %	9,0 %
PM₁, PM₂	14,5 %	14,0 %
EZ, FZ₁, FZ₂	11,5 %	16,0 %
MM₁, MM₂	10,0 %	5,0 %
MEZ, MFZ₁, MFZ₂	1,5 %	2,5 %
Insgesamt	53,5 %	46,5 %

(Zahnkontusion oder -luxation, Überhitzung beim Beschleifen) oder einer chemisch-toxischen Schädigung (Toxizität von Füllungsmaterialien). Die apikale Parodontitis tritt am häufigsten als Folgeerkrankung der Karies auf, wobei die vorhandenen Erreger zur Infektion des Parodontiums führen.

Akute Form. Bei der *primär akuten Form* kommt es ohne wesentliches Zeitintervall zu einer Entzündung der Wurzelhaut, die sich auf das gesamte Parodontium ausbreiten kann, sich vielfach auf den periapikalen Knochen ausdehnt und dort zu einer eitrigen Einschmelzung führt. Die Phase der reinen, das Parodontium betreffenden Weichteilentzündung ist relativ kurz. Die im Vordergrund stehende *Knochenbeteiligung* hat dazu geführt, dass vielfach auch von einer akuten apikalen Ostitis oder einem Knochenmarkabszess oder einem dentoalveolären Abszess gesprochen wird. Dieser primär akuten Form ist eine *sekundär akute Form* gegenüberzustellen, die sich aus einer chronischen Entzündung im apikalen Wurzelbereich entwickelt, wobei das klinische Erscheinungsbild gleich ist.

Klinik und Diagnostik. Der „schuldige" Zahn ist, obwohl im Pulpenbereich asensibel, berührungsempfindlich und erscheint röntgenologisch infolge der entzündungsbedingten Volumenzunahme im apikalen Desmodontalspalt verlängert. Mit fortschreitender Entzündung, die zu Beginn ohne äußere Weichteilschwellung einhergeht, treten pochende *Schmerzen* auf, die an Intensität zunehmen. Aus dieser enossalen Phase der Entzündung entwickeln sich dann die Weichteilphasen, indem sich Eiter durch den Knochen hindurch in die umgebenden Weichteile ausbreitet (Abb. 7.**1**). Sobald der Eiter das Periost durchbrochen hat, lassen die meist heftigen, für die subperiostale Phase typischen Periostspannungsschmerzen nach. Es besteht grundsätzlich auch die Möglichkeit, dass der Abfluss des Eiters nicht über das Periost führt, sondern über den Parodontalspalt. Im *Röntgenbild* lässt sich anfangs oft, aber nicht immer, eine Verbreiterung des apikalen Parodontalspaltes erkennen. Bei fortschreitender Entzündung nach Ablauf von etwa 1 Woche sind jedoch fast immer die Zeichen einer periapikalen Osteolyse nachzuweisen (Abb. 7.**2**).

Abb. 7.**1**
a Vom Zahn ausgehende Infektionsausbreitungsmöglichkeiten.
b Ausbreitungsmöglichkeiten odontogener Prozesse in die den Kiefer umgebenden Weichteile bzw. Logen. Temporale und orbitale Abszesse und Phlegmonen können in seltenen Fällen auch vom Unterkiefer ausgehen.

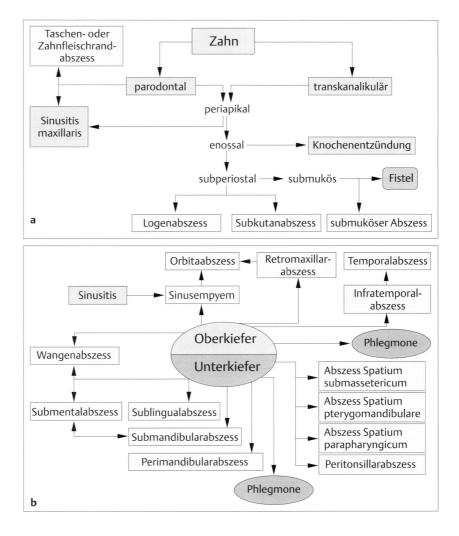

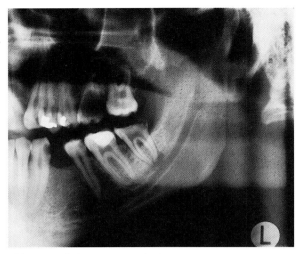

Abb. 7.**2** Apikale Ostitis an Zahn 37.

Therapie. Ziel in der enossalen Phase ist die Entlastung; dem im Knochen unter Druck stehenden Eiter muss eine Abflussmöglichkeit gegeben werden. Dies geschieht meist durch Trepanation des Zahnes, ganz selten durch die als *Schrödersche Lüftung* bezeichnete Trepanation des Knochens oder durch die Zahnextraktion. Bevor man sich bei einem erhaltungswürdigen Zahn zur Extraktion entschließt, sollte in jedem Fall der Versuch der Trepanation gemacht werden. Diese wird dann erfolgreich sein, wenn der Wurzelkanal nicht zu eng ist oder so aufbereitet werden kann, dass dem Eiter ein Abfluss ermöglicht wird. Die Indikation zur Zahnextraktion ist sehr eng zu stellen und wird sich in der Regel auf stark gelockerte und tief zerstörte Zähne beschränken.

Chronische Form. Die chronische apikale Parodontitis (Syn.: chronische apikale Ostitis, „Granulom") ist dadurch gekennzeichnet, dass es zu einer granulierenden Entzündung im apikalen Bereich kommt, die ebenfalls von Mikroorganismen aus dem kontaminierten Wurzelkanal hervorgerufen wird. Der apikale Knochen wird entzündungsbedingt abgebaut und durch Granulationsgewebe ersetzt. Das lymphozyten-, leukozyten- und plasmazellreiche Granulationsgewebe lässt eitrige Einschmelzungen erkennen.

Die chronische apikale Parodontitis, ausgehend von wurzelbehandelten oder nichtwurzelbehandelten marktoten Zähnen, ist eine sehr häufige Entzündungsform in der Zahn-Mund-Kiefer-Heilkunde und geht in der Regel mit der oben schon erwähnten, offensichtlich langsam verlaufenden Osteolyse im periapikalen Bereich einher. Es kann durchaus sein, dass es im Randbereich dieser Osteolyse zu reparativen Prozessen des Knochens kommt, die, induziert durch die Entzündung, zur Knochenverdichtung führen. Solche Vorgänge werden als *sklerosierende apikale Parodontitis* bezeichnet.

Eine seltene Form der apikalen Parodontitis ist die *chronische granulierende Parodontitis nach Partsch*. Auf dem Boden einer chronisch apikalen Parodontitis oder nach akuter Exazerbation kommt es dabei zu einer Fistelbildung nach intra- oder extraoral. Der Fistelgang zwischen

Fistelmaul und Apex ist sondierbar, teils lässt sich ein Narbenstrang nachweisen (s. S. 153 f und 163 f).

Klinik und Diagnostik. *Klinisch* treten, solange ein Gleichgewicht zwischen Entzündung und Entzündungsabwehr besteht, keine Beschwerden auf. Wird dieses Gleichgewicht zugunsten der Infektion gestört, kommt es zu einer akuten Exazerbation der chronischen symptomarmen Entzündung. Das *Röntgenbild* zeigt eine begrenzte periapikale Transluzenz ohne die für Zysten typische scharfe Abgrenzung. Eine sklerosierende apikale Parodontitis im Randbereich einer Osteolyse zeigt sich im Röntgenbild als Opazität.

Therapie. Eine auf konservativem Weg nicht zu beherrschende apikale Parodontitis wird operativ behandelt. Die zu bevorzugende Therapieform, falls indiziert, ist die Wurzelspitzenresektion (s. Kapitel 4 in Bd. 3: Zahnärztliche Chirurgie). Diese sprachlich nicht ganz korrekt als Resektion bezeichnete Behandlungsmaßnahme besteht in der Amputation der Wurzelspitze und der Sanierung der entzündlich veränderten periapikalen Region. Die Alternative ist die Extraktion des Zahnes, wobei das Granulationsgewebe mitentfernt wird.

Marginale Parodontopathien

Es handelt sich um entzündliche Prozesse des Parodontiums, die bei fehlender dentogingivaler Verbindung vom Zahnfleischrand ausgehen. Meist handelt es sich um eine Tascheninfektion, die durch marginale Umbauvorgänge des Knochens, durch Zahnsteinansatz, überhängende Füllungen und Plaque begünstigt wird. Sie ist gekennzeichnet durch seröse oder eitrige Sekretentleerung aus der Tasche (manchmal erst auf Druck). Die vorwiegend chronisch verlaufenden Entzündungen können akut exazerbieren und Abszesse hervorrufen (vgl. Parodontalabszess).

Perikoronare Entzündung

⚑ Unter einer perikoronaren Entzündung versteht man eine Schlupfwinkelinfektion bei durchbrechenden, teilretinierten oder verlagerten Zähnen.

Zwischen Zahnkrone und Weichteilgewebe, das aus dem vereinigten äußeren und inneren Schmelzepithel bzw. der außen der Zahnkrone aufliegenden Gingiva besteht, bildet sich eine Tasche. Diese ist ein *Schlupfwinkel* für Speisereste und Bakterien und begünstigt die Entstehung und Fortdauer einer Entzündung. Länger bestehende entzündliche Prozesse führen im perikoronaren Bereich zur *Knochenresorption*, die röntgenologisch als Erweiterung des distalen perikoronaren Raumes nachweisbar ist.

Normalerweise kommt es nach erfolgtem Zahndurchbruch zu einer Rückbildung des durchbruchbedingten Schlupfwinkels, sobald sich die Krone einstellt. Bei Zähnen, die am Durchbruch behindert sind, bleiben solche Taschen jedoch häufig bestehen und führen zu chronischen oder akuten Entzündungen. Theoretisch wären solche Tascheninfektionen bei sämtlichen durchbrechenden Milchzähnen und bleibenden Zähnen denkbar, in der Praxis sind jedoch meist nur die unteren Weisheitszähne in klinisch relevanter Weise betroffen. Bei Kindern findet man manchmal Tascheninfektionen im Bereich der im Unterkiefer durchtretenden 2. Molaren. Bei älteren Patienten können Tascheninfektionen im Bereich impaktierter Zähne auftreten, wenn diese, bedingt durch den Abbau des Unterkiefers, an die Oberfläche gelangen und eine Verbindung zur Mundhöhle entsteht.

Bei Kleinkindern werden manchmal erhöhte Körpertemperatur und Gesichtsrötungen beim Durchbruch der Milchzähne beobachtet. Es ist daher nicht immer zu klären, ob diese Symptome in kausalem oder nur zeitlichem Zusammenhang mit der Dentition stehen.

Perikoronitis der Zähne 38 und 48 (Dentitio difficilis)

Es handelt sich um eine Weichteilinfektion, die auch wegen der besonderen anatomischen Verhältnisse zu einem typischen Beschwerdebild führt.

Die **Ursache** der Perikoronitis ist darin zu sehen, dass bei einem Missverhältnis zwischen Zahn- und Kiefergröße dem Durchbruch des Zahnes ein *Durchbruchhindernis* entgegensteht, der Zahn so die Kauebene nicht erreichen kann und die Krone teilweise von Schleimhaut bedeckt bleibt. Die oben schon beschriebene perikoronare Tasche enthält Bakterien, welche dann die akute wie auch subakute und chronische Entzündung verursachen. Häufig entsteht durch Aufbeißen des Gegenzahnes auf die die distalen Höcker des Weisheitszahnes bedeckende Schleimhautkapuze eine Läsion. Dieses sog. *Dekubitalulkus* betrifft sowohl die der Zahnkrone zugewandte Seite der Zahnfleischkapuze als auch das oralwärts gelegene Epithel und verstärkt eine eventuell bestehende Schwellung der Zahnfleischkapuze sowie die Schmerzhaftigkeit.

Komplikationen. Die Entzündung kann sich in alle Richtungen ausbreiten und zu Abszedierungen im Bereich des Alveolarfortsatzes und der verschiedenen Logen oder zu einer Knochenentzündung führen. Nicht ausgeschlossen, aber selten ist die von der Tasche ausgehende, dann generalisiert nachweisbare Gingivitis oder Stomatitis ulcerosa, die das Krankheitsbild der Perikoronitis bedrohlich komplizieren kann.

Klinik und Diagnostik. Aus dem als „Tasche" bezeichneten Schlupfwinkel entleert sich seröses, bei fortgeschrittener Entzündung eitriges Sekret. Zudem kann es zu kleineren Blutungen aus dem Entzündungsbereich kommen, die besonders dann auftreten, wenn Gerinnungsstörungen vorliegen. Typische Begleiterscheinungen sind die Kieferklemme infolge der Einbeziehung des M. pterygoideus medialis und des M. masseter in das Entzündungsgeschehen sowie die Lymphadenitis. Schmerzen und Schluckbeschwerden sind frühzeitig beklagte Symptome, ebenso wie der weniger vom Patienten als von seiner Umgebung bemerkte Foetor ex ore.

Im *Röntgenbild* lässt sich fast immer eine halbmondförmige retrokoronare Knochenresorption feststellen. Sie ist besonders bei wiederkehrenden perikoronaren Entzündungen ausgeprägt.

Therapie. Die chirurgische Behandlung besteht in der Schaffung einer *Abflussmöglichkeit*, wodurch die Tascheninfektion beseitigt bzw. in ein chronisches Stadium übergeführt werden kann. Ist aufgrund der ungünstigen Platzverhältnisse nicht mit einer Einstellung des Zahnes in die Zahnreihe zu rechnen, wird der Zahn in der Regel entfernt. Die alternativ zur Zahnentfernung empfohlene Exzision der den Zahn bedeckenden Zahnfleischkapuze führt dann zum Erfolg, wenn der Zahn für seinen weiteren Durchbruch genügend Platz hat. Bei subakutem Verlauf kann die Ausspülung der Tasche und ihre Drainage durch Einlegen eines Streifens erfolgreich sein. Liegt eine akute eitrige perikoronare Entzündung vor, ist, wenn konservative Verfahren versagen, die Inzision oder frühzeitige Zahnentfernung erforderlich. Eine lockere Tamponade mit Drainagewirkung wird vom Patienten gut toleriert und minimiert die postoperative Infektionsgefahr.

⚠ Die Entfernung des Zahnes im akuten Stadium eitrig exsudativer Entzündungen sollte im Allgemeinen vermieden werden. Ist sie jedoch ausnahmsweise indiziert, wird antibiotischer Schutz empfohlen.

Infizierte odontogene Zysten

Radikuläre und follikuläre Zysten sind von einer epithelisierten Kapsel abgeschlossene Räume mit dünn- oder dickflüssigem Inhalt, die durch pyogene Erreger infiziert werden können. Die Gefahr einer eitrigen Entzündung ergibt sich besonders dann, wenn Zysten von bakteriell kontaminierten avitalen Zähnen ihren Ausgang nehmen oder wenn eine Verbindung zur Mundhöhle bzw. zur Kieferhöhle besteht. Therapeutisch sind Inzision, Fensterung, Zystostomie oder Zystektomie indiziert (s. Kapitel 5 in Bd. 3: Zahnärztliche Chirurgie).

Nichtodontogene Ursachen

Nichtodontogene Entzündungsursachen sind im Mund-Kiefer-Gesichts-Bereich wesentlich seltener als odontogene. Bei den Patienten unserer Kliniken sind nur in 6–8% Weichteilinfektionen nichtodontogener Ursachen zu finden.

Folgende Ursachen sind zu nennen:
- Lymphadenitis
- infizierter Bruchspalt bei Kieferfrakturen
- infizierte Weichteilwunden nach Verletzungen
- infizierte Tumoren
- Fremdkörperinfektionen
- Infektionen nach Injektion
- entzündliche Haut- und Schleimhauterkrankungen wie Furunkel, Herpes labialis, Herpes zoster, Aphthen.

An erster Stelle nichtodontogener Ursachen pyogener Infektionen steht die Lymphadenitis, insbesondere der Lymphknotenabszess. Der Lymphknotenabszess ist eine typische Erkrankung des Kindes und wird durch Staphylokokken hervorgerufen, deren Eintrittspforte meistens Entzündungen der Schleimhaut oder Haut sind.

Infektionserreger

Das Erregerspektrum der unspezifischen Weichteilinfektionen im Mund-Kiefer-Gesichts-Bereich umfasst grampositive und gramnegative Bakterien (Anaerobier und Aerobier), Pilze, Viren und in seltenen Fällen Protozoen.

Erregernachweis

In den Wurzelkanälen von 4.000 *pulpentoten Zähnen* konnten in 58% der Reinkulturen verschiedene Streptokokkenarten gefunden werden. Der Anteil von Streptokokken in der Mischflora war mit 63% etwas höher. Staphylokokken waren in 14% nachweisbar; die restlichen 23% verteilen sich auf andere Erreger. Auch im Bereich der Wurzelspitze marktoter Zähne ist ein breites Erregerspektrum mit überwiegender Mischflora vorhanden. An 262 wegen eines akuten Schubes einer *apikalen Parodontitis* extrahierten Zähnen wurden insgesamt 679 Erregerstämme gefunden, die insgesamt 15 verschiedenen Bakteriengattungen angehörten. Auch Pilze waren vorhanden. Der Anteil aller Streptokokkenarten betrug etwa 48% und der aller Staphylokokkenarten 12%.

Darüber hinaus findet man in pyogenen Weichteilinfektionen Pseudomonas, Escherichia, Klebsiella, Proteus, Haemophilus, Sarcina, Diplococcus, Corynebacterium und Actinomyces israeli. Wahrscheinlich spielen Bacteroides eine wichtige Rolle. Deren Isolierung und Kultur scheitert jedoch häufig an dem für den Anaerobiernachweis technisch aufwendigen Nachweisverfahren. Das Bacterium melanonigenicum und Fusobakterien können ebenfalls nachweisbar sein. Der hohe Anteil an Mischinfektionen macht es schwer, den für den pyogenen Infekt verantwortlichen speziellen Erreger tatsächlich zu isolieren.

Bei 460 *odontogenen Abszessen* in der Tübinger Klinik waren Streptokokken und Bacteroides die am häufigsten nachzuweisenden Erreger. Außerdem ist eine deutliche Zunahme der Anaerobier und gramnegativen Problemkeime, möglicherweise aufgrund der verbesserten Nachweisverfahren, zu verzeichnen. Der fehlende Nachweis von Bakterien – in Tübingen bei 12,5% der Abszesse – berechtigt nicht zu der Annahme, dass in diesen Fällen keine Mikroorganismen vorhanden waren. Solche Befunde können verschiedene Erklärungen haben. So kann beispielsweise eine der Inzision vorausgegangene Chemotherapie den Erregernachweis stören, oder es können für den entzündlichen Prozess Anaerobier verantwortlich sein, die nicht nachweisbar waren. Schließlich sind auch Entnahmefehler und eine lange Transport-

dauer in Erwägung zu ziehen. Auch durch Selektivmedien kann eine Erregerdifferenzierung ungünstig beeinflusst werden (Tabelle 7.**4**).

Bei *Wundinfektionen* auf Normalstationen im Universitätskrankenhaus Hamburg-Eppendorf war Staphylococcus aureus mit 31,8% der häufigste Erreger. Koagulase-negative Staphylokokken folgten mit 13,7%, hämolysierende Streptokokken mit 8,2%, Klebsiella mit 7,7%, Escherichia coli und Enterokokken mit jeweils 6,6%. Der Anteil von Pseudomonas, Proteus und vergrünenden Streptokokken sowie anderen Erregern lag unter 5%.

Mundflora

Odontogene Infektionen der Mund-Kiefer-Gesichts-Region werden vorwiegend durch die in der Mundhöhle normalerweise vorhandenen Mikroorganismen verursacht. Pro Milliliter Speichel können Hunderte verschiedener Arten gefunden werden. Auf der Mundschleimhaut finden sich auch fakultativ pathogene Mikroorganismen. Diese können dann zu Krankheitserregern werden, wenn das Gleichgewicht innerhalb der physiologischen Mundflora gestört ist und sie über Läsionen in das Gewebe gelangen. Odontogene Infektionen werden vorwiegend durch Bakterien verursacht, die in Plaque, Zahnfleischtaschen, kariösen Läsionen oder im marktoten Zahn zu finden sind. Sie breiten sich in die Knochen und die umgebenden Weichteile aus. Meist handelt es sich um Mischinfektionen, an denen nach bisheriger Erkenntnis wenigstens zwei bis sechs verschiedene Erreger beteiligt sind. Monoinfektionen sind, folgt man nur dem In-vitro-Nachweis, die Ausnahme (ca. 12–14%). Sowohl aerobe als auch anaerobe Erreger sind im odontogenen Eiter nachweisbar, wobei man besonders den Anaerobiern Aufmerksamkeit schenken soll, da diese auf die Gabe von Penicillin G praktisch nicht ansprechen. Pyogene Erreger sind ubiquitär und finden sich besonders häufig in Kliniken und Praxen.

Resistenz. Nahezu 80% der in Hamburg-Eppendorf isolierten Staphylokokken waren Penicillinasebildner. Folge ist die Resistenz gegen Penicillin G und andere penicillinasesensitive Penicilline (z.B. Ampicillin, Mezlocillin, Piperacillin). Es ist zu betonen, dass auch die Resistenz von E. coli gegen Gyraseinhibitoren wie Ciprofloxacin und Norfloxacin erheblich zugenommen hat. Des Weiteren waren etwa 2% der Isolate von Staphylococcus aureus Methicillin-resistent (MRSA = Methicillin-resistenter Staphylococcus aureus). Die Bedeutung der MRSA besteht z.B. in der Kreuzresistenz gegen Betalactam-Antibiotika einschließlich Imipenem. Ab einer Rate

Tabelle 7.**4** Bakteriologie von 33 odontogenen Abszessen der Klinik für Mund-, Kiefer- und Gesichtschirurgie der Universität Tübingen (1997)

Gramnegative Stäbchen	Σ 18	Grampositive Kokken	Σ 33	Anaerobier	Σ 10
Enterobacter cloacae	1	Staphylococcus aureus	1	Prevotella denticola	1
Klebsiella pneumoniae	1	Staphylococcus epidermidis	9	Prevotella intermedia	2
Proteus mirabilis	1	vergründende Streptokokken	23	Prevotella loescheii	2
Haemophilus influenzae	4			Prevotella melanogenica	1
Haemophilus parainfluenzae	7			Prevotella buccae	2
Neisseria spp.	4			Prevotella heparinolytica	1
				Prevotella species	1

von 5–10% MRSA kann es zu Krankenhausepidemien kommen. MRSA führt zwangsläufig zu strikten Isoliermaßnahmen des Patienten und intensiven krankenhaushygienischen Maßnahmen bei MRSA-Trägern. Träger von MRSA haben ein höheres Risiko, an einer Staphylococcus-aureus-Sepsis zu erkranken, als Träger von Methicillin-sensiblen S. aureus.

Empfindlichkeit. Im Universitätskrankenhaus Hamburg-Eppendorf waren 1997 89% der Staphylococcus-aureus-Stämme auf Clindamycin empfindlich. Ciprofloxacin erfasste 98% von Staphylococcus aureus und 75% der Koagulase-negativen Staphylokokken. Ampicillin und Ampicillin/Sulbactam waren mit 89% Wirksamkeit die besten Antibiotika bei Enterokokkeninfektionen. Penicillin G erfasste 100% der hämolysierenden Streptokokken und 94% der Pneumokokken. Cephalosporine der 2. und 3. Generation sind bei Escherichia coli, Klebsiella und Proteus ebenso wie Gentamicin in hohem Prozentsatz wirksam. Bei der Therapie von Pseudomonas-aeruginosa-Infektionen ist eine Kombination mit einem Aminoglykosid grundsätzlich zu empfehlen. Allerdings ist zu betonen, dass Pseudomonas aeruginosa sehr selten im odontogenen Abszesseiter vorkommt. Eher ist er ein typischer Problemkeim von Intensivstationen.

 Wichtige Bakteriengattungen

Aerobe Bakterien können nur in Gegenwart von Sauerstoff wachsen. Fakultativ anaerobe Bakterien wachsen mit und auch ohne Sauerstoff. Sind die Bakterien obligat anaerob, gedeihen sie ausschließlich in Abwesenheit von Sauerstoff.

– **Pseudomonas** (Syn.: Bacterium pyoceaneum) gehört zur Familie der Pseudomonadaceae. Erstbeschreibung 1872 (Schroeter).
Eigenschaften: gramnegatives bewegliches Stäbchen, anaerob, bevorzugt in Feuchtigkeit lebend, kommt ubiquitär vor und gilt heute als Hospitalkeim. Sein Pigment Pyozyanin färbt den Eiter blaugrün, Anteil an pyogenen odontogenen Infektionen 0,5%.

– **Escherichia** gehört zur Familie der Enterobacteriaceae (Syn.: Bacterium coli, Kolibazillus). Erstbeschreibung 1895 (Escherich, Migula).
Eigenschaften: gramnegatives bewegliches Stäbchen, lebt aerob, kommt saprophytär im Dickdarm und unteren Dünndarm des Menschen vor. Wird außerhalb seiner gewohnten Umgebung pathogen; der Eiter ist fötid. Anteil an odontogenen Weichteilinfektionen 5%.

– **Klebsiella** gehört zur Familie der Enterobacteriaceae. Erstbeschreibung von Klebsiella pneumoniae (Syn.: Bacterium pneumoniae, Friedländer-Bazillus) 1883 (Friedländer).
Eigenschaften: gramnegatives unbewegliches Stäbchen, lebt aerob, ist bekapselt und kommt in den oberen Luftwegen vor. Oft Ursache schwerster Infektionen; der Eiter ist häufig rosarot rahmig. Anteil an odontogenen Weichteilinfektionen 2%.

– **Proteus** gehört zur Familie der Enterobacteriaceae. Erstbeschreibung von Proteus vulgaris (Syn.: Proteus hauseri) 1885 (Hauser).
Eigenschaften: gramnegatives, stark bewegliches Stäbchen, lebt aerob, kommt ubiquitär vor, ist ein Fäulniskeim, den man vorzugsweise im Intestinal-

trakt findet. Der Abszesseiter ist uncharakteristisch. Anteil an odontogenen Infektionen 1,5%.

– **Haemophilus** gehört zur Familie der Brucellaceae. Erstbeschreibung von Haemophilus influenzae (Syn.: Bacterium influenzae, Pfeiffersches Influenzabakterium) 1892 (Pfeiffer).
Eigenschaften: gramnegatives, unbewegliches, zartes, schlankes Stäbchen, das im Ausstrichpräparat schwarmartig angeordnet ist. Lebt unter aeroben Verhältnissen im Bereich der oberen Luftwege. Eiter vom Haemophilus ist uncharakteristisch. Anteil an odontogenen Infektionen 1,5%.

– **Staphylococcus** gehört zur Familie Micrococcaceae. Erstbeschreibung von Staphylococcus aureus (Syn.: Micrococcus aureus, Micrococcus pyogenes, Staphylococcus pyogenes aureus, Staphylococcus pyogenes citreus) 1884 (Rosenbach).
Eigenschaften: grampositive unbewegliche Kokken. Sie leben aerob als Saprophyten auf Nasenschleimhaut und Haut. Staphylokokkeneiter ist reich an Leukozyten, flüssig, rahmig, gelb. Anteil an odontogenen Infektionen 16%.
Zur Gattung Micrococcaceae gehört auch S. epidermidis (Syn.: S. albus, Micrococcus epidermidis). Erstbeschreibung 1891 (Welch). Lebt ebenfalls aerob auf Haut und Schleimhäuten. Anteil an odontogenen Infektionen 5%.

– **Sarcina** gehört ebenfalls zur Familie Micrococcaceae. Erstbeschreibung von Sarcina ventriculi (Syn.: Zymosarcina ventriculi) 1842 (Goodsir).
Eigenschaften: grampositive unbewegliche Paketkokken. Leben mikroaerophil bis anaerob, kommen im anaziden Magen vor, gelten überwiegend als apathogen, wurden im odontogenen Abszesseiter allerdings in 10% nachgewiesen. Ihre Anwesenheit kann Hinweis auf eine Anaerobierinfektion sein.

– **Streptococcus** gehört zur Familie der Lactobacillaceae. Sie kommen in 38,5% im odontogenen Abszesseiter vor; werden in verschiedene Gruppen eingeteilt:
Streptokokken der Gruppe A sind Erreger akuter eitriger Entzündungsprozesse und von Scharlach. Sie können zu Glomerulonephritiden und zu rheumatischen Folgeerkrankungen führen. Streptokokken der Gruppe B bewirken Infektionen der Mund- und Rachenregion und der Meningen sowie des Urogenitaltraktes. Das Gleiche gilt für die Streptokokken der Gruppe C. Streptokokken der Gruppe D bewirken Endokarditis, Peritonitis und Infektionen der Gallen- und Harnwege. Streptokokken der Gruppe F und G bewirken odontogene Abszesse, Infektionen des Respirationstraktes, Endokarditis und Scharlach. Streptokokken der Gruppen E, H, K, N, Q erregen selten Entzündungsprozesse, die der Gruppen K, L, M, O, P gelten als apathogen. Streptococcus viridans I–IV bewirkt odontogene Infektionen, Endokarditis, Meningitis und Thrombophlebitis. Ähnliches gilt für Streptococcus salivarius. Peptostreptokokken sind Erreger fötider Entzündungsprozesse odontogener Art im Bereich der Schleimhäute und des Mittelohres.

– *Streptokokken der Gruppe A*
Syn.: Streptococcus pyogenes humanus A, Streptococcus haemolyticus. Erstbeschreibung 1884 (Rosenbach).

Eigenschaften: grampositive unbewegliche Kokken. Leben aerob bis mikroaerophil, sind Streptolysinbildner und α-hämolysierend.

– *Streptokokken der Gruppe B*
Syn.: Streptococcus agalactiae. Erstbeschreibung 1887 (Nocard u. Mollerau).
Eigenschaften: grampositive unbewegliche Kokken, leben aerob bis mikroaerophil, α- und γ-hämolysierend.

– *Streptokokken der Gruppe C*
Syn.: Streptococcus pyogenes humanus C.
Eigenschaften: grampositive unbewegliche Kokken, leben aerob bis mikroaerophil, α-hämolysierend.

– *Streptokokken der Gruppe D:*
Syn.: Enterokokken, Streptococcus faecalis, Streptococcus faecium, Streptococcus durans. Erstbeschreibung 1886 (Escherich).
Eigenschaften: grampositive unbewegliche Kokken, leben aerob bis mikroaerophil, α-, β-, γ-hämolysierend.

– *Streptokokken der Gruppe F und G:*
Eigenschaften: grampositive unbewegliche Kokken, leben aerob bis mikroaerophil, α-hämolysierend.

– *Streptokokken der Gruppen E, H, K, N, Q:*
Eigenschaften: grampositive unbewegliche Kokken, leben aerob bis mikroaerophil, α- und γ-hämolysierend.

– *Streptokokken der Gruppen K, L, M, O, P:*
Eigenschaften: grampositive Kokken, leben aerob bis mikroaerophil. α-, β-, γ-hämolysierend (apathogen).

– *Streptococcus viridans*
Syn.: Mundstreptokokken, Streptococcus viridans seu mitior, Streptococcus mitis. Erstbeschreibung 1903 (Schottmüller).
Eigenschaften: grampositive unbewegliche Kokken, leben aerob bis mikroaerophil, α-hämolysierend.

– *Streptococcus salivarius*. Erstbeschreibung 1906 (Andrewes u. Horder).
Eigenschaften: grampositive unbewegliche Kokken, leben aerob bis mikroaerophil, nichthämolysierend.

– *Peptostreptococcus* (zahlreiche Spezies).
Eigenschaften: grampositive unbewegliche Kokken, leben anaerob.

– **Diplococcus** gehört zur Familie der Lactobacillaceae. Erstbeschreibung von Diplococcus pneumoniae (Syn.: Streptococcus lanceolatus, Pneumococcus) 1881 (Pasteur) und 1886 (Fraenkel u. Weichselbaum). Eigenschaften: grampositive unbewegliche lanzettförmige bekapselte Diplokokken, die aerob leben. Der Abszesseiter ist rahmig, sonst wenig charakteristisch. Anteil an odontogenen Infektionen 1%.

– **Corynebacterium** gehört zur Familie der Corynebacteriaceae. Vertreter sind Corynebacterium diphtheriae, C. xerosis, C. hoffmani, C. pyogenes und C. acnes. Eigenschaften: grampositive unbewegliche Stäbchen. C. diphtheriae ist toxinbildend, C. parvum lebt anaerob, C. acnes mikroaerophil bis anaerob, die anderen leben aerob. C. diphtheriae ist der Erreger der Diphtherie, C. xerosis und hoffmani gelten als apathogen. C. pyogenes wird gelegentlich aus eitrigen Entzündungen isoliert, C. acnes aus Aknepusteln. C. parvum bewirkt die Sekundärinfektion des Urogenitaltraktes. Anteil an odontogenen Weichteilinfektionen 2%.

– **Actinomyces** gehört zur Familie der Actinomycetaceae. Erstbeschreibung von Actinomyces israeli 1889 (Bujwid) und 1891 (Wolff u. Israel).
Eigenschaften: grampositive unbewegliche Stäbchen, leben unter anaeroben Verhältnissen im Bereich der Mundhöhle. Typischer Actinomyces-Eiter zeigt Drusen. Actinomyces israeli, der Erreger der Aktinomykose (vgl. S. 171 ff), wird fast ausschließlich mit anderen Mikroorganismen vergesellschaftet gefunden. Anteil an odontogenen Infektionen etwa 3,5%.

– **Mycobacterium** gehört zur Familie der Mycobacteriaceae. Erstbeschreibung von Mycobacterium tuberculosis (Syn.: Bacterium tuberculosis, Mycobacterium tuberculosis Typus humanus, Mycobacterium tuberculosis var. hominis) 1882 (Koch).
Eigenschaften: Säure- und alkaliresistente, langsam wachsende Stäbchen, leben aerob und sind die Erreger der Tuberkulose (vgl. S. 179 ff). Auf 100 odontogene Logenabszesse kommt etwa ein Tuberkulosenachweis.

– **Bacteroides** gehört zur Familie der Bacterioidaceae. Genusbezeichnung 1919 (Castellani u. Chalmers).
Eigenschaften: gramnegative unbewegliche Stäbchen, die anaerob leben und in der Mundhöhle und im Intestinaltrakt vorkommen. Der Abszesseiter ist fötid. Der Nachweis der Anaerobier ist relativ schwierig. Der Anteil an odontogenen Infektionen ist unbekannt, wird aber teilweise mit 10–40% angegeben.

– **Fusobacterium** gehört zur Familie der Bacterioidaceae. Erstbescheinigung von Fusobacterium fusiforme (Synonym Bacterium fusiforme, Fusobacterium Plaut-Vincenti) 1896 (Vincent).
Eigenschaften: gramnegative spindelförmige unbewegliche Stäbchen, leben anaerob in der Mundhöhle und im Intestinaltrakt. Evtl. ursächlich für die Angina Plaut-Vincenti, die Noma und auch die Parodontalinfektionen. Eiter uncharakteristisch, Anteil an odontogenen Infektionen unbekannt.

Therapeutische Prinzipien

Chirurgische Therapie

Inzision

Eitrige Weichteilinfektionen werden in der Regel chirurgisch eröffnet und drainiert. Der alte Grundsatz „ubi pus, ibi evacua" gilt auch heute noch. Die Inzision der bedeckenden Weichteile muss einen ausreichenden Eiterabfluss garantieren und deshalb in aller Regel breit sein und durch eine Drainage offen gehalten werden.

Bei Patienten mit Gerinnungsstörungen (Hämophilie, Antikoagulanzientherapie) kann ausnahmsweise eine Stichinzision (unter gleichzeitiger Chemotherapie) erfolgen, um starke Nachblutungen zu vermeiden.
Die **Drainage** verhindert eine Verklebung der Wundränder und garantiert den Abfluss. Zur Drainage oberflächlicher Eiterungen genügen Gazestreifen und Gummilaschen. Tiefer gelegene, in Logen befindliche Eiterungen

werden mit einem Gummi- oder Silikonrohr offen gehalten. Um ein Abgleiten in die Abszesshöhle zu verhindern, wird das Drainagerohr durch Naht oder mit einer Sicherheitsnadel gesichert. Zusätzlich zu Inzision und Drainage sollte der schuldige Zahn im Akutstadium trepaniert werden.

Ursachenbeseitigung. Abszesse in unmittelbarer Nähe des Alveolarfortsatzes werden ambulant, Logeneiterungen in der Regel stationär behandelt. Nach Abklingen der akut entzündlichen Erscheinungen wird die Ursache beseitigt. Dies beinhaltet die Entfernung des schuldigen Zahnes oder Wurzelrestes, die Wurzelspitzenamputation und die Entfernung von Sequestern oder Fremdkörpern. In einigen Fällen ist es auch möglich, die Abszessursache im Rahmen der Abszesseröffnung zu beseitigen, z.B. durch Extraktion eines gelockerten Milchzahnes oder Entfernung eines Knochensequesters.

Anästhesie. Die Inzision kann in örtlicher oder Allgemeinanästhesie durchgeführt werden. Oberflächen-, Leitungs- und Infiltrationsanästhesie dienen der lokalen Schmerzausschaltung und sind meistens zur Eröffnung parodontaler, subperiostaler, submuköser und palatinal gelegener Abszesse ausreichend. Auch paratonsilläre, parapharyngeale, sublinguale oder oberflächliche Zungenabszesse sowie Abszesse der Kinnregion können in örtlicher Betäubung eröffnet werden, ggf. unter Sedierung. Vor allem bei Kindern und sehr schmerzempfindlichen Patienten ist die Allgemeinanästhesie zu bevorzugen (s. Kapitel 6 in Bd. 1: Allgemeine Chirurgie). Unumgänglich ist die Allgemeinanästhesie bei fast allen Logenabszessen, Zungengrundabszessen und Phlegmonen. Sie liefert günstige Voraussetzungen für eine einwandfreie Präparation der Weichteile als Vorbedingung für eine gefahrlose Eröffnung der betroffenen Region (Abb. 7.**3** und 7.**4**).

Chemotherapie

Das sehr breite Erregerspektrum erschwert die Chemotherapie eitriger Entzündungen im Mund-Kiefer-Gesichts-Bereich. Die Resistenzlage der Mikroorganismen ist so unterschiedlich, dass ohne Erregernachweis und Resistenzprüfung eine gezielte Chemotherapie nicht durchführbar ist. Bekanntlich gibt es kein Chemotherapeutikum, das alle potenziellen Erreger mit Sicherheit erfasst, und es gibt auch kein nebenwirkungsfreies und damit für den Patienten unschädliches Antibiotikum.

⚠ Nur bei allgemein sehr bedrohlicher oder lokal schwerwiegender örtlicher Entzündung ist die kalkulierte Antibiotikatherapie (Erreger nicht bekannt) sinnvoll.

Substanzwahl. Grundsätzlich ist immer zu überlegen, ob eine Kombination verschiedener Chemotherapeutika eingesetzt werden soll, welche das breite potenzielle Erregerspektrum optimal erfassen kann. Immer sollten antibakterielle Hauptwirkung und den Patienten schädigende Nebenwirkung in einem verantwortbaren Verhältnis stehen. In bakteriologischer Hinsicht und am

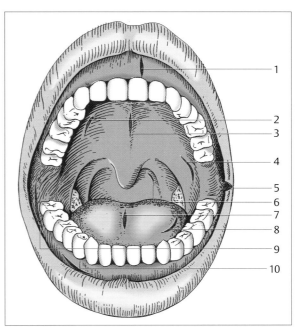

Abb. 7.**3** Schnittführungen zur Abszesseröffnung im Bereich des Mundes.
1 Eröffnung des parodontalen Abszesses
2 Eröffnung des einseitigen Abszesses des harten Gaumens lateral der Palatinalgefäße
3 Eröffnung des Gaumenabszesses, der die Mittellinie überschritten hat, im Verlauf der Gaumenmitte
4 Eröffnung von Abszessen des weichen Gaumens, der Tonsillenregion und des Spatium pterygomandibulare in der intermaxillären Falte
5 Eröffnung des Wangenabszesses in Höhe der Kauebene
6 Eröffnung des retropharyngealen Abszesses
7 Eröffnung des oberflächlichen und tiefen Abszesses der Zungenmitte
8 Eröffnung des Zungenrandabszesses
9 Eröffnung des perikoronaren und im Spatium massetericomandibulare gelegenen Abszesses
10 Eröffnung des subperiostal und submukös vestibulär gelegenen Abszesses

effektivsten wäre im Falle der Monotherapie sicherlich Chloramphenicol. Dieses ist jedoch aufgrund der Gefahr sehr schwerwiegender Nebenwirkungen (Panmyelophthise) nur bei wirklich vitaler Indikation einzusetzen, wenn andere Antibiotika versagen.

In Zusammenhang mit odontogenen Infektionen ist besonders die Effektivität von *Clindamycin, Breitspektrumpenicillinen* und *Cephalosporinen* hervorzuheben. Cephalosporine und Breitspektrumpenicilline haben gegenüber Clindamycin den Vorteil, gegen einen nicht unerheblichen Teil der gramnegativen Stäbchen wirksam zu sein, während Clindamycin hier eine natürliche Wirkungslücke hat. Clindamycin besitzt wiederum gegenüber Anaerobiern eine wesentlich stärkere Wirksamkeit als Cephalosporine und Breitspektrumpenicilline. Clindamycin hat gegenüber Staphylococcus aureus eine fast 3,5fach bessere Wirksamkeit als Penicillin G, und seine Wirksamkeit gegenüber Streptokokken ist nur geringfü-

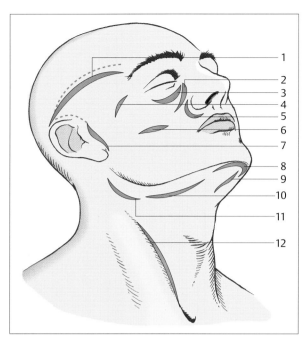

Abb. 7.**4** Schnittführungen zur Abszesseröffnung von extra-oral.

1 breite Eröffnung temporal gelegener Abszesse (gestri-chelt: Eröffnung von Phlegmonen)
2 Eröffnung paranasal und in der Fossa canina gelegener Abszesse
3 Eröffnung orbitaler Abszesse und Phlegmonen
4–6 Eröffnung der subkutan gelegenen Abszesse der Schlä-fe, Oberlippe und Wange
7 Eröffnung von Abszessen der Parotisregion
8 Eröffnung der Abszesse im Spatium submentale
9 Eröffnung des Zungengrundabszesses
10 submandibuläre Eröffnung des submandibulären, para-mandibulären, perimandibulären, pterygomandibulären, masseterikomandibulären und parapharyngealen Abszes-ses
11 kieferwinkelnahe Eröffnung retromandibulär gelegener Abszesse
12 Eröffnung von Abszessen und Phlegmonen im Bereich des M. sternocleidomastoideus und der Halsgefäßscheide

gig geringer als die des Penicillin G. Ein weiterer großer Vorteil des Clindamycin gegenüber dem Penicillin G be-steht in der außerordentlich hohen Wirksamkeit gegen-über gramnegativen Anaerobiern. Vermutlich sind sol-che Bakterien, insbesondere Bacteroides-Spezies, bei odontogenen Abszessen in hohem Maße beteiligt.

Penicillin G ist somit für eine kalkulierte Therapie bei bakteriellen Erkrankungen in der Mund-Kiefer-Ge-sichts-Region nicht geeignet. Weiterhin ist hervorzuhe-ben, dass Penicillin gegen Betalactamasebildner unwirk-sam ist. Hervorzuheben ist auch die Resistenzzunahme von Staphylococcus aureus und Staphylococcus epider-midis sowie die nur mäßige Empfindlichkeit von Entero-kokken. Zur Behandlung von Streptokokkenerkrankun-gen ist Penicillin G allerdings, solange keine Penicillin-überempfindlichkeit vorliegt, nach wie vor das Antibio-tikum der Wahl.

Aminobenzylpenicilline (Ampicillin und Amoxicillin) sind auch wirksam gegen Enterobakterien, Listerien und Haemophilus influenzae. Eine Kombination von einem Betalactamasehemmer (z.B. Clavulansäure) mit Amoxi-cillin (Augmentan) erweitert das Wirkungsspektrum ge-genüber Betalactamasebildnern. Hier sind noch die Kombinationen von Ampicillin mit Sulbactam (Unacid) und von Piperacillin (Pipril) mit Tazobactam (Tazobact) zu nennen. Unacid (Ampicillin/Sulbactam) besitzt ge-genüber Staphylokokken, Streptokokken, Enterokokken, Enterobakteriaceen (E. coli), Klebsiella und Proteus eine ganz ausgezeichnete Wirksamkeit.

Die von Parodontologen in letzter Zeit favorisierten *Tetracycline* sind zwar gegenüber Staphylokokken we-sentlich wirksamer als Penicillin G, dennoch nicht ganz so wirksam wie Clindamycin. Hervorzuheben ist die gu-te Wirksamkeit der Tetracycline gegenüber Enterobacte-riaceen, aber auch die nur untergeordnete Bedeutung gegenüber Enterokokken. Auf dem Gebiet der Anaero-bierinfektion ist Clindamycin dem Penicillin und auch den Tetracyclinen weit überlegen (Tabelle 7.**5**).

Je nach Resultat der mikrobiologischen Untersuchung muß ggf. das Antibiotikum gewechselt oder ergänzt werden. Ist eine sofortige, kalkulierte antibiotische The-rapie indiziert, bieten sich bei odontogenen Infektionen Clindamycin, ein Breitspektrumpenicillin mit einem Pe-nicillinasehemmer oder Cephalosporine an. Nach Ab-klingen der akut entzündlichen Erscheinungen kann im Einzelfall die Fortsetzung der Therapie sinnvoll sein, so z.B. bei Patienten nach Herzklappenersatz; meist ist sie jedoch unnötig.

➡ **Praxistipp** Bei bedrohlichen Eiterungen sollten bis zum Vorliegen des Antibiogramms unterschiedliche Antibiotika kombiniert werden, um möglichst viele der potenziellen Erreger zu erfassen. Sehr effektiv ist die Kombination von Clindamycin und Genta-micin.

Nebenwirkungen. Bekannte Allergien auf Chemothera-peutika sind ernst zu nehmende Gründe, deren Einsatz kritisch zu überdenken oder zu vermeiden. Gastrointe-stinale Störungen durch Antibiotika sind dann extrem selten, wenn Antibiotika nur einmalig (z.B. intraoperati-ver Bolus), nur kurzzeitig perioperativ oder nur über we-nige Tage gegeben werden. Wie der Einsatz von Chemo-therapeutika kritischen Fragen standhalten muss, so gilt dies auch für die Verweigerung von Antibiotika, insbe-sondere von Clindamycin. Verkennend, dass Clindamy-cin zu den wirksamsten Antibiotika überhaupt gehört, wird oft eine bekannte, aber doch seltene und bei kurz-zeitiger Anwendung kaum zu beobachtende Nebenwir-kung von Clindamycin – die pseudomembranöse Kolitis – als Gegenargument zu sehr in den Vordergrund ge-stellt. Auf der anderen Seite werden die viel höheren al-lergischen Nebenwirkungen der Penicilline mitunter nicht ausreichend berücksichtigt.

Auf die eingeschränkte Anwendbarkeit der Tetracycline bei Kindern und während der Schwangerschaft ist eben-so hinzuweisen wie auf andere potenzielle Nebenwir-kungen (Tabelle 7.**6**).

Tabelle **7.5** Anzahl empfindlicher Isolate gegenüber ausgewählten Antibiotika (Tübinger Krankengut; Angaben in %). Für gramnegative Stäbchen wurde Ampicillin getestet. Cefuroxim und Ofloxacin wurden bei Anaerobiern nicht mitgetestet. Erythromycin und Clindamycin wurden bei gramnegativen Stäbchen nicht getestet

Erreger	Anzahl (n)	Penicillin/ Ampicillin	Ampicillin/ Sulbactam	Cefuroxim	Ofloxacin	Clindamycin	Erythro- mycin
Enterobacteriaceae	3	33	66	66	100		
Haemophilus spp.	11	100	100	100	100		
Neisseria spp.	4	100	100	100	100		
Staphylococcus aureus	1	0	100	100	100	100	100
Staphylococcus epidermidis	9	56	100	100	100	100	89
Vergrünende Strepto-kokken	23	100	100	100	100	83	74
Schwarzpigmentierte Prevotella spp.	6	33	100			100	3
Nichtpigmentierte Prevotella spp.	4	100	100			100	0

Tabelle **7.6** Nebenwirkungen antimikrobieller Substanzen; (+) häufig, + weniger häufig, – selten, (–) sehr selten

Antibiotikum	Magen-Darm-Störungen	Hämatopathie	Nephropathie	Hepatopathie	Neurotoxizität	Allergie	Exantheme	Fieber	Anaphylaktischer Schock	Eosinophilie	Schleimhautentzündung	Photosensibilisierung
Ampicillin	–		(–)			(+)	(+)	+	(–)	–	–	
Carbenicillin		–			(–)	+	–	–	(–)	–		
Cefalotin		(–)				–	–	–			–	
Chloramphenicol	+	–			(–)	(–)		(–)	(–)	(–)	+	
Clindamycin	–							–			–	
Erythromycin	+			–		(–)	–	(–)			–	–
Fusidinsäure	(+)					(–)	–					
Gentamycin	(–)		–		+	(–)	–					(–)
Kanamycin	(–)		–		+	–		–	–		–	(–)
Lincomycin	+					(–)	–					
Oxacillin	–				+	+	+	(–)	–			
Penicillin	–	(–)	(–)		(–)	+	+	+	(–)	–	–	
Polymyxin B	(–)		–		+	–			(–)	(–)		
Streptomycin	–	–	(–)		+	–	+	–	(–)		+	+
Sulfonamide	+	–	(–)	(–)		+	+	+	(–)	(–)	(–)	(–)
Tetracyclin	(+)	(–)		(–)		(–)	(–)	(–)	(–)	(–)	+	(–)

⚠ Nach Abszesseröffnung verkürzt eine effektive Antibiotikabehandlung zwar die Heilphase, trotzdem empfiehlt sich eine antimikrobielle Chemotherapie nur bei Logenabszessen, bei ernst zu nehmenden allgemeinen Risiken, im Falle örtlicher Komplikationen sowie bei Allgemeinsymptomen (z.B. septisches Fieber).

Physikalische Therapie

Physikalische Maßnahmen können sowohl unterstützend zu anderen Therapiearten wie auch als Monotherapie Anwendung finden.

Kaltwasserbehandlungen haben in der Medizin eine langjährige Überlieferung. Bei entzündlichen Schwellungen haben sich milde Kaltwasseranwendungen in Form von Wickeln bewährt (sog. feuchter Umschlag). Der Kältereiz wirkt zwar nur kurz, weil sich der Wickel schnell erwärmt, die Haut wird jedoch entspannt und die Wärmeabgabe der entzündlichen Region erleichtert. Der Wickel besteht z.B. aus einem feuchten Leinentuch oder einer Mullkompresse. Er wird in kaltes Wasser von etwa 15°C getaucht und gut ausgewrungen. Er sollte glatt und faltenlos der Haut aufliegen, da bei losem Sitz des Wickels subjektiv ein unangenehmes Kältegefühl eintreten kann.

Die *Eiswasserbehandlung* ist zur äußeren Anwendung bei Schwellungen ungeeignet, da bei gestörter Durchblutung die einwirkende Kälte nicht ausreichend abgeführt wird und so eine zusätzliche kältebedingte Gefäßirritation eintreten kann. Bei intraoralen entzündlichen Schwellungen, besonders im Weichgaumen- und Pharynxbereich, können dagegen Eiswasser oder kleine Eisstückchen, die der Patient im Mund zergehen lässt, subjektiv Erleichterung bringen.

Heißwasserbehandlungen in Form heißer Wickel und Auflagen werden manchmal zur Provokation eines entzündlichen Geschehens eingesetzt. Es besteht grundsätzlich die Gefahr der thermisch bedingt verstärkten Gefäßirritation, weshalb die Anwendung von Wärme einer sehr strengen Indikationsstellung bedarf.

Die *Mikrowellenbehandlung* gehört heute zu den meistverwendeten Methoden. Es handelt sich dabei um Zentimeterwellen mit hoher Eindringtiefe. Die abgestrahlten Raumwellen sind dabei die wirksame Energie. Zum Anwendungsbereich der Mikrowellentherapie gehören Infiltrate und entzündliche Prozesse, die sich in Abheilung befinden.

Die *Elektrotherapie* hat zum Ziel, das erkrankte Gewebe zu einer aktiven Tätigkeit anzuregen. Das Prinzip besteht darin, den menschlichen Körper in den Schließungskreis eines elektrischen Stromes einzufügen. Unter Einwirkung des elektrischen Stromes wandern Ionen im Körper in jeweils entgegengesetzter Richtung zu den Elektroden. Die positiv geladenen Ionen (Wasserstoff und Metalle) wandern zur negativen Elektrode, die negativ geladenen Ionen (Säurereste, Hydroxidionen und Halogenide) zur positiven Elektrode. Die Ionenwanderung verbraucht Energie und erzeugt Wärme, welche jedoch zu gering ist, um therapeutisch genutzt werden zu können. Entscheidend für die Wirkung der Elektrotherapie ist der Reiz zur funktionellen Betätigung der Organe bzw. Zellen. Die Wirkung betrifft sezernierende Zellen und Organe, Vasomotoren, insbesondere der Haut (Hyperämie), motorische Nerven und Muskeln.

Die *Iontophorese* benützt die Ionenwanderung für den Transport von Heilmitteln. In der Zahn-Mund-Kiefer-Heilkunde hat sich die Iodiontophorese durchgesetzt. Mit 5–10%iger Iod-Iodkali-Lösung getränkte Kompressen oder Schwämmchen werden unter die Kathode gelegt. Der Transport der Iodionen erfolgt mithilfe eines galvanischen Stromes von 4–6 mA und 20–30 min Dauer. Die Iodiontophorese wirkt hyperämisierend, somit resorptionsfördernd bei chronischen Infiltraten und setzt funktionelle Reize. Sie wird zur Behandlung der zervikofazialen Aktinomykose und anderer chronischer Entzündungen und darüber hinaus zur Auflockerung verhärteter Muskulatur verwendet. Die Wärmewirkung des galvanischen Stromes hat einen zusätzlichen therapeutischen Effekt.

Topographie und Klinik odontogener Infektionen

Eitrige Entzündungen im Bereich der Alveolarfortsätze, des Gaumens und der Fossa canina

Eitrige Entzündungen im Bereich der Alveolarfortsätze, des Gaumens und der Fossa canina können grundsätzlich subperiostal, subepithelial (bzw. submukös), perikoronar und parodontal lokalisiert sein. Marktote Zähne, marginale Infekte, verschiedene Formen der Perikoronitis, leere Alveolen nach Zahnentfernungen sowie Wurzelreste sind die häufigsten Ursachen (Abb. 7.5). Etwa $5/6$ dieser Abszesse treten vor Entfernung ihrer Ursache auf und $1/6$ nach Zahn- oder Wurzelrestentfernung. Submuköse, subperiostale und parodontale Abszesse können grundsätzlich von allen Zähnen verursacht werden. Palatinale Abszesse dagegen gehen in der Regel nur von den palatinal gelegenen Wurzeln der Zähne des Oberkiefers aus, Abszesse der Fossa canina von den oberen Front- und Eckzähnen (Abb. 7.6, vgl. Tabelle 7.1 u. 7.2, S. 125f).

Vestibulär und im Bereich des Alveolarfortsatzes gelegene eitrige Entzündungen treten meist in Form von Abszessen auf. Da ihre klinische Symptomatik auch von ihrer Lokalisation bestimmt wird, empfiehlt sich die nachfolgende Einteilung.

Subperiostale Entzündung in Ober- und Unterkiefer

Subperiostale Entzündungen des Ober- und Unterkiefers finden sich meist im Alveolarfortsatzbereich. Ihre Begrenzung bilden der periostentblößte rauhe Knochen und das abgehobene, straff gespannte Periost. Die Symptomatik besteht in heftiger pulssynchronverstärkter spontaner *Schmerzhaftigkeit*. Ursache der Schmerzhaf-

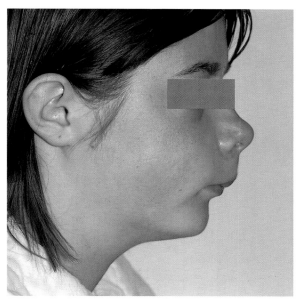

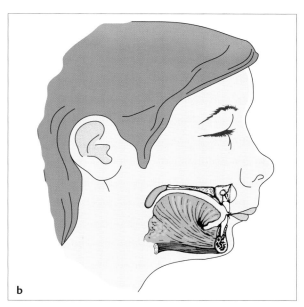

Abb. 7.**5** Subperiostaler Abszess der Oberkieferfront mit erheblichem Begleitödem (**a**), ausgehend von einem marktoten Front-zahn (**b**). Die Patientin wurde zunächst wegen Nierenversagens (Herdnephritis, Temperaturerhöhung über 40°C) in die medizini-sche Klinik eingeliefert. Nach Abszessinzision und Antibiotikagabe rascher Rückgang der lokalen Symptomatik und Normalisie-rung der Nierenfunktion.

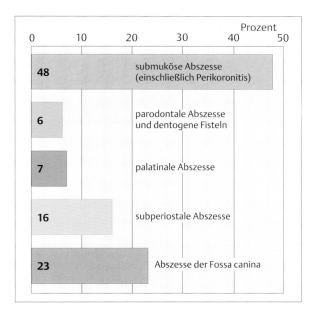

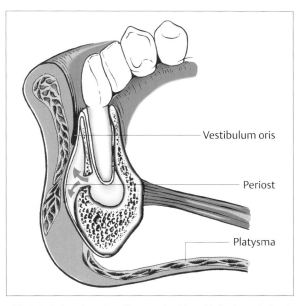

Abb. 7.**6** Anteil (in Prozent) der in der Umgebung des Alveolar-fortsatzes auftretenden Abszesse bei den stationär behandel-ten Patienten der Klinik für Mund-, Kiefer- und Gesichtschirur-gie der Universität Tübingen.

Abb. 7.**7** Subperiostaler Abszess der Unterkieferfront bei api-kaler Parodontitis, schematisch.

tigkeit ist die Periostspannung. Palpatorisch lässt sich ei-ne halbkugelige harte *Vorwölbung ohne Fluktuation* er-kennen. Obligat tritt ein weiches, besonders bei Ober-kieferabszessen sehr stark ausgedehntes *Ödem* der be-deckenden Gesichtsweichteile auf (Abb. 7.**7**). Das Allge-meinbefinden ist in der Regel nicht gestört, doch sind

Temperaturerhöhungen regelmäßig vorhanden, meist unter 40°C. Die *Therapie* besteht in der chirurgischen Er-öffnung und anschließenden Drainage, der horizontal über den höchsten Punkt des Abszesses gelegte Schnitt ist 1–2 cm lang. Während der chirurgischen Eröffnung wird die Skalpellspitze immer in Richtung auf den Alveolarfortsatz geführt. Es empfiehlt sich, die Drainage (Gazestreifen oder Kofferdamlasche) mittels Naht zu sichern. Die Abszessursache wird nach Abklingen der akuten Symptomatik behandelt.

Submuköse Entzündungen

Es handelt sich in der Regel um vestibuläre submuköse Abszesse oder Infiltrate, die sich meist aus subperiostalen Abszessen entwickeln. Ihre Begrenzung bilden einerseits Knochen und dem Knochen anliegendes Periost, andererseits am Kiefer ansetzende Muskelfasern und Schleimhaut (Abb. 7.**8**). Submuköse Infektionen zeigen eine weiche, fluktuierende, oft nur wenig schmerzhafte Vorwölbung des Vestibulums (verstrichene Umschlagfalte). Das begleitende Ödem der bedeckenden Gesichtsweichteile ist oft größer als bei einem subperiostalen Abszess, während die Allgemeinsymptome sich kaum von denen des subperiostalen Abszesses unterscheiden. Submuköse Abszesse werden eröffnet und einige Tage drainiert. Der Schnitt liegt im Bereich der höchsten Vorwölbung des Abszesses nahe der Umschlagfalte (Abb. 7.**9**). Es ist wichtig, die Skalpellspitze während der Eröffnung in Richtung auf den Knochen zu führen und den Schnitt horizontal zu legen. Die Abszesshöhle muss durch einen Gazestreifen oder eine Kofferdamlasche drainiert werden.

Parodontale Entzündung

Parodontale Infektionen findet man im Bereich des Alveolarfortsatzes über und neben der verantwortlichen Zahnwurzel. Meist handelt es sich um parodontale Abszesse bzw. Eiteransammlungen in den vorhandenen Zahnfleischtaschen. Begrenzt werden solche Eiterungen von der Zahnwurzel, dem periostentblößten oder periostbedeckten Alveolarfortsatzknochen und der Gingiva propria. Abszesse zeigen bis fingerkuppengroße Vorwölbungen über der Wurzel der betreffenden Zähne. Solange der Eiter keinen Abfluss hat, sind *Spontan*- und *Druckschmerzen* erheblich. Auffällig ist der oft ausgeprägte Mundgeruch (*Foetor ex ore*). Die Allgemeinsymptome sind ähnlich wie beim subperiostalen und submukösen Abszess.

Der Parodontalabszess wird mit einem vertikalen Schnitt über der Wurzel eröffnet (Abb. 7.**3**). Eine Spreizung der Tasche vom Zahnfleischrand aus bringt meist nur eine vorübergehende Erleichterung, sie garantiert keinen Dauererfolg. Stark gelockerte Zähne können auch im Abszessstadium gefahrlos extrahiert werden. Sind die Zähne nicht gelockert und ist der knöcherne Alveolarfortsatz weitgehend erhalten, empfiehlt sich im Intervall eine Parodontalbehandlung.

Perikoronare Entzündungen

Perikoronare Abszesse und Infiltrate finden sich meist im Weisheitszahngebiet des Unterkiefers in Schlupfwinkeln, die von den die Zahnkronen bedeckenden Weichteilen gebildet werden. Die Begrenzung bilden die Zahn-

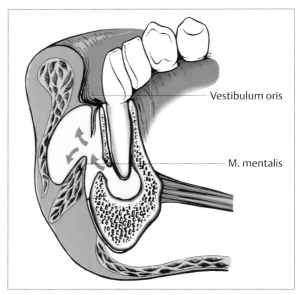

Vestibulum oris

M. mentalis

a

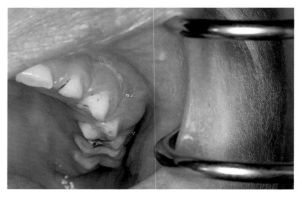

b

Abb. 7.**8 a** Submuköser Abszess der Unterkieferfront als Folge einer apikalen Parodontitis; schematisch. **b** Ausgedehnte submuköse Abszedierung bei Oberkieferosteomyelitis.

fleischkapuze und die Zahnkrone. Besonders die *Perikoronitis* der Unterkieferweisheitszähne führt häufig zu starken Schmerzen, Mundgeruch und Kieferklemme. Die Schleimhaut ist sichtbar gerötet und stark ödematös aufgequollen. Bedingt durch erschwerte Flüssigkeits- und Nahrungsaufnahme, kann das *Allgemeinbefinden erheblich beeinträchtigt* sein. Die Körpertemperatur ist regelmäßig erhöht und liegt bei 38–39°C.

Perikoronare Abszesse, Infiltrate oder infizierte Zahnfleischkapuzen bei Perikoronitis werden in der Regel *chirurgisch* behandelt. Nur ausnahmsweise gelingt ein ausreichender Abfluss durch Einlegen einer Drainage (Gazestreifen) zwischen Zahnkrone und Zahnfleischkapuze. In den meisten Fällen muss eine Inzision bzw. Schlitzung der Zahnfleischkapuze den ausreichenden Eiterabfluss ermöglichen (Abb. 7.**10** und 7.**11**). Nach Abklingen der akuten Symptomatik schließt sich die Ursachenbeseitigung an. Sie besteht in der Entfernung der bedeckenden Weichteile, meistens jedoch in der Entfernung des Zahnes.

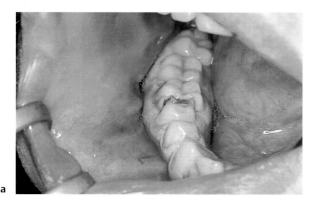

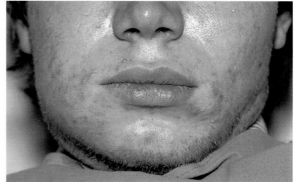

a

b

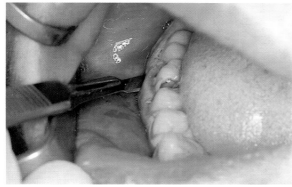

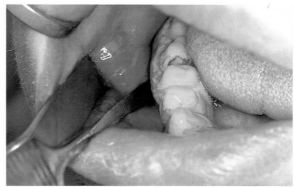

c

d

Abb. 7.**9** **a** Submuköser Abszess, ausgehend von Zahn 46. **b** Extraoraler Befund mit Wangenödem. **c** Eröffnung durch senkrechtes Durchtrennen der Schleimhaut mit dem Skalpell. **d** Erweiterung des Zugangs durch subperiostales Eingehen mit dem Raspatorium.

Bei bedrohlichem Krankheitsbild mit hohem Fieber und schlechtem Allgemeinzustand ist die dann breit zu wählende Chemotherapie mit Clindamycin, Breitspektrumpenicillinen oder Cephalosporinen zu empfehlen. An physikalischen Maßnahmen sind feuchtkalte Umschläge zu empfehlen, die eine rasche Entspannung der Haut bewirken, sowie eine Mikrowellenbestrahlung. Die akuten entzündlichen Erscheinungen klingen meistens innerhalb von 8–14 Tagen ab.

Infektionen der Fossa canina

Infektionen der Fossa canina sind meist Abszesse oder Infiltrate. Eitrige Entzündungen, die sich in der Fossa canina ausbreiten, gehen meist von den Frontzähnen und Eckzähnen aus (Abb. 7.**12**). Aber auch infizierte Zysten, entzündete Kieferhöhlen und Furunkel im Bereich der Nase kommen ursächlich in Betracht.
Topographie. Die faziale Kieferhöhlenwand bildet die dorsale, die Wange die ventrale Begrenzung. Lateral grenzt die bukkale Loge an, medial die Nase.
Symptome. Abszesse und Infiltrate der Fossa canina verursachen starke Schwellungen, die sich auf Oberlippe, Nase, Wange, Unterlid und Oberlid ausdehnen. Subkutane Abszesse fluktuieren. Im subperiostalen Abszessstadium besteht eine sehr starke Schmerzhaftigkeit.
Therapie. Eitrige Entzündungen der Fossa canina sollten sowohl im Stadium des Infiltrates als auch bei vorliegen-

dem Abszess chirurgisch behandelt werden. Liegt der Abszess kaudal vom Infraorbitalrand, genügt die Eröffnung von intraoral über einen 3 cm langen Schnitt, der im Vestibulum vom Frontzahn- bis zum Prämolarengebiet geführt wird. Abszesse mit Ausdehnung in Richtung innerer Lidwinkel, die häufig unmittelbar subkutan liegen, werden am Übergang zur Nase inzidiert (Abb. 7.**13**). Immer schließt sich der Eröffnung die Drainage an, wobei Gummiröhrchen, die mit Naht gesichert werden, den Abfluss des Eiters gewährleisten. Drainiert wird meistens über 3–6 Tage. Um eine Fortleitung der Infektion über die *V. angularis* zu vermeiden, empfiehlt sich fast immer eine *antibiotische Behandlung*. An physikalischen Maßnahmen sind feuchtkalte Umschläge zu empfehlen, wodurch eine raschere Rückbildung, besonders der Ödeme, erreicht werden kann.

Palatinal gelegene Abszesse

Palatinal gelegene Abszesse sind meist von den palatinalen Wurzeln der Prämolaren oder Molaren bzw. vom seitlichen Schneidezahn verursacht, können aber auch von infizierten Zysten und entzündeten Kieferhöhlen ausgehen (Abb. 7.**14**).

Topographie. Gaumenabszesse liegen meist im Bereich des harten Gaumens, können aber den weichen Gaumen zusätzlich, selten auch allein betreffen. Hartgau-

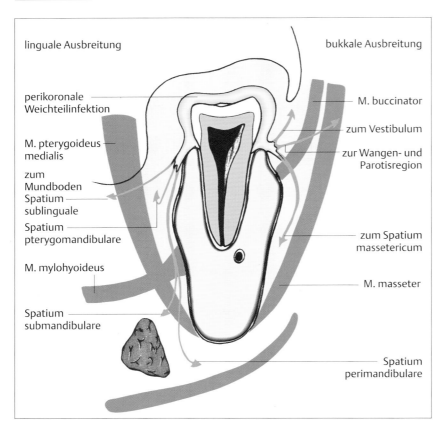

Abb. 7.**10** Ausbreitungsmöglichkeiten perikoronar gelegener Eiterungen bei Perikoronitis im Unterkiefer (häufigste Form); schematisch.

linguale Ausbreitung

bukkale Ausbreitung

perikoronale
Weichteilinfektion

M. buccinator

zum Vestibulum

M. pterygoideus
medialis

zur Wangen- und
Parotisregion

zum
Mundboden
Spatium
sublinguale

Spatium
pterygomandibulare

zum Spatium
massetericum

M. mylohyoideus

M. masseter

Spatium
submandibulare

Spatium
perimandibulare

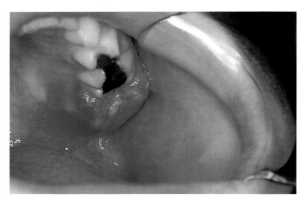

Abb. 7.**11** Perikoronitis mit Schleimhautkapuze bei Zahn 26 eines 6-jährigen Kindes.

menabszesse werden kranial von der knöchernen Gaumenplatte, lateral vom Alveolarfortsatz und kaudal vom Periost bzw. von den bedeckenden Weichteilen begrenzt. Sie überschreiten selten die Mittellinie, da das Septum medianum fibrosum die Ausbreitung zur Gegenseite lange Zeit verhindert. Eitrige Entzündungen des Weichgaumens breiten sich in die Fettgewebs- und Drüsenzone sowie die Muskulatur aus. Der Übergang zu den seitlichen Weichteilabschnitten ist fließend.

Klinik. Hartgaumenabszesse zeigen eine meist einseitige, derb bis prallelastische, im Spätstadium fluktuierende halbkugelige Vorwölbung der bedeckenden Weichteile, die entzündlich gerötet sind. Besonders bei Ausbreitungen im weichen Gaumen fehlt die deutliche Abgrenzung. Hier stehen Schmerzen, Schluckstörungen, Sprech- und Atmungsstörungen im Vordergrund. Während bei Hartgaumenabszessen das Allgemeinbefinden meist wenig gestört ist, findet man bei Weichgaumenabszessen, bedingt durch die beschriebenen lokalen Komplikationen, oft eine erhebliche Beeinträchtigung des Allgemeinzustandes. Die Körpertemperatur liegt bei 38–39°C.

Therapie. Hartgaumenabszesse werden alveolarfortsatznah eröffnet, wobei ein 3 mm breiter, 1–2 cm langer Schleimhautstreifen lateral der A. palatina exzidiert wird. Weichgaumenabszesse werden über einen Zugang im Bereich der intermaxillären Falte eröffnet. Drainiert wird mit Gazestreifen, Gummilaschen oder Gummiröhrchen, die jeweils mit einer Naht gesichert werden. Die Beseitigung der Abszessursache erfolgt nach Abklingen der akuten Entzündungsphase. Chemotherapeutische und physikalische Maßnahmen erübrigen sich im Allgemeinen. Die Heilungsdauer beträgt 2–3 Wochen.

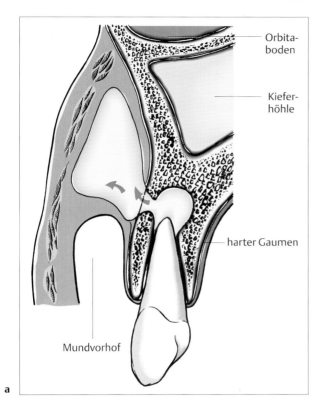

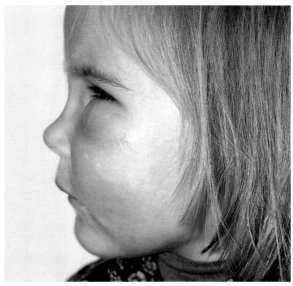

Abb. 7.**12** Abszess der Fossa canina, vom Eckzahn ausgehend.
a Schema.
b Die Lidspalte ist auf der kranken Seite verengt. Charakteristisch ist die Schwellung der Wange und des Unterlids.

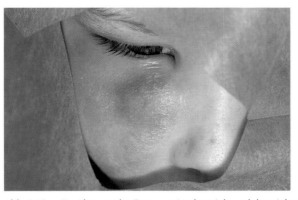

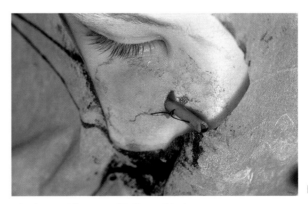

Abb. 7.**13** **a** Ein Abszess der Fossa canina hat sich nach kranial ausgebreitet und liegt unmittelbar subkutan.
b Die Eröffnung solcher Abszesse erfolgt am schonendsten und sichersten von außen über einen paranasal gelegten Schnitt.

Weichteilinfektionen der Logen des Gesichtsschädels

In den Logen finden wir Abszesse, Infiltrate und Phlegmonen. Das Verhältnis Abszess zu Phlegmone beträgt etwa 200:1 (Abb. 7.**15**). Zehn odontogenen Logeninfektionen steht eine lymphogene gegenüber. Bruchspaltinfektionen, zerfallende Tumoren, Infektionen und Fremdkörper sind ebenfalls häufigere Ursachen, seltener sind bei Patienten einer mund-kiefer-gesichts-chirurgischen Klinik tonsillogene Logenabszesse oder eitrige Infektionen, deren Eintrittspforte die Schleimhaut oder Haut ist (z.B. bei Herpes labialis). 75% der Logenabszesse treten bis zum 40. Lebensjahr auf. In der Tübinger Klinik war der jüngste Patient 2, der älteste 87 Jahre alt. Eitrige Entzündungen treten am häufigsten in der perimandibulären und submandibulären, am seltensten in der temporalen und der orbitalen Region auf (Abb. 7.**15**). Von Unterkieferzähnen ausgehende Logenabszesse überwiegen. Männer und Frauen sind annähernd gleich häufig befallen (53 zu 47%). Die Altersgruppe der 21- bis 30-Jährigen ist am häufigsten vertreten.

Logenabszesse sind bei Kindern extrem selten. Vielmehr treten hier häufiger Lymphknotenabszesse auf. Mögliche Ursachen für Logenabszesse bei Kindern sind sowohl avitale und beherdete Milch- und bleibende Zähne als

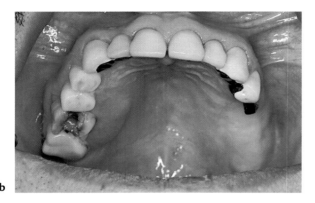

Nasenseptum Nasenboden Kieferhöhlenboden

harter Gaumen Epithel

Mundvorhof

a

Abb. 7.14
a Palatinal gelegener Abszess, ausgehend von einer apikalen Parodontitis der palatinal gelegenen Wurzel des Oberkiefermolaren; schematisch.
b Der palatinal im Bereich des Hartgaumens gelegene Abszess geht vom marktoten 1. Molaren des rechten Oberkiefers aus.

b

auch unspezifische Lymphknotenentzündungen bei Infekten der oberen Luftwege.

Perimandibuläre Logeninfektionen

Es handelt sich meist um Abszesse und Infiltrate, selten um Phlegmonen.
Ursachen. Die odontogenen Ursachen sind in den Tabellen 7.**1** u. 7.**2** zusammengefasst (s. S. 125f). Etwa $^3/_4$ der odontogenen Logenabszesse und Infiltrate treten vor, ca. $^1/_4$ nach Zahnentfernung auf. 90% gehen von den Molaren des Unterkiefers aus, wobei das Verhältnis der bleibenden zu den Milchmolaren 8:1 beträgt (Abb. 7.**16**). Perimandibuläre Abszesse, die von den Frontzähnen ausgehen, liegen im Kinnbereich (s. S. 152ff). Nichtodontogene Ursachen sind Bruchspaltinfektionen, entzündliche Lymphknotenerkrankungen, Tumorinfektionen und Fremdkörper.

📖 Topographie der perimandibulären Region

Die perimandibuläre Loge (Spatium perimandibulare) umgibt den Unterkieferkörper und damit die laterale, kaudale und mediale Seite der Mandibula. Die Bindegewebsblätter der *Fascia cervicalis*, die aus der Lamina su-

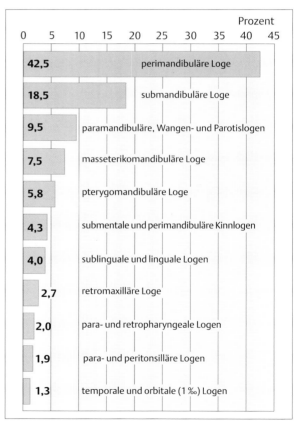

Prozent

42,5	perimandibuläre Loge
18,5	submandibuläre Loge
9,5	paramandibuläre, Wangen- und Parotislogen
7,5	masseterikomandibuläre Loge
5,8	pterygomandibuläre Loge
4,3	submentale und perimandibuläre Kinnlogen
4,0	sublinguale und linguale Logen
2,7	retromaxilläre Loge
2,0	para- und retropharyngeale Logen
1,9	para- und peritonsilläre Logen
1,3	temporale und orbitale (1 ‰) Logen

Abb. 7.15 Verteilung (in Prozent) eitriger Entzündungen im Bereich der Logen des Gesichts und Halses (Patienten der Klinik für Mund-, Kiefer- und Gesichtschirurgie der Universität Tübingen).

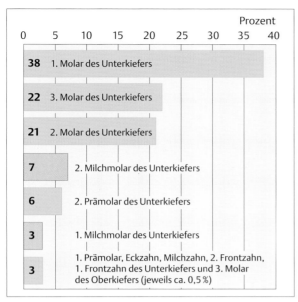

Abb. 7.16 Anteil (in Prozent) ursächlicher Zähne an den odontogenen eitrigen Entzündungen der perimandibulären Loge.

Prozent								
0	5	10	15	20	25	30	35	40

38 1. Molar des Unterkiefers

22 3. Molar des Unterkiefers

21 2. Molar des Unterkiefers

7 2. Milchmolar des Unterkiefers

6 2. Prämolar des Unterkiefers

3 1. Milchmolar des Unterkiefers

3 1. Prämolar, Eckzahn, Milchzahn, 2. Frontzahn, 1. Frontzahn des Unterkiefers und 3. Molar des Oberkiefers (jeweils ca. 0,5 %)

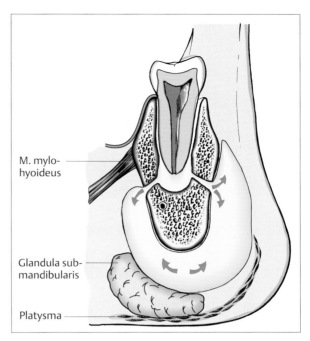

M. mylo-hyoideus

Glandula submandibularis

Platysma

Abb. 7.17 Abszessausbreitung im Spatium perimandibulare.

perficialis, der Lamina praetrachealis und der Lamina praevertebralis sowie der Vagina carotica bestehen, bilden die Weichteilbegrenzung.

Die *Lamina superficialis* ist das oberflächliche Blatt der Halsfaszie, die den M. sternocleidomastoideus und M. trapezius umgreift und von der Klavikula und dem Manubrium sterni bis zum Unterrand der Mandibula reicht, wo sie am Periost ansetzt. Sie wird nach lateral und kaudal vom Platysma abgedeckt. Kranial geht die oberflächliche Halsfaszie in die Fascia masseterica und die Fascia parotidea über, dorsal in die Fascia nuchae. Sie setzt am Hyoid an, wobei medial eine Beziehung zum submandibulären Raum besteht. Dieser wird muskulär vom vorderen und hinteren Bauch des M. digastricus begrenzt und kranial vom M. mylohyoideus. Kaudoventral bildet wieder die Fascia cervicalis die Begrenzung. Dorsal besteht eine Verbindung zum Spatium parapharyngeum und zur Sublingualloge über den Hinterrand des M. mylohyoideus, aber auch ventral findet man im Bereich von Muskellücken des M. mylohyoideus Verbindungen zur Sublingualloge (Abb. 7.17). Die submandibuläre Loge wird im seitlichen Unterkieferabschnitt größtenteils von der Glandula submandibularis ausgefüllt.

Die perimandibuläre Region im Kinnbereich wird von zahlreichen fibrösen Strängen, die von der Haut zum Periost ziehen, und im Wesentlichen von drei *mimischen Muskeln im Bereich der Außenfläche der Kinnregion* begrenzt. Von dorsal nach ventral sind dies:
- M. depressor anguli oris (Ursprung am vorderen und seitlichen Unterkiefer und Ansatz im Mundwinkel)
- M. depressor labii inferioris (Ursprung im Platysma und der Mandibula und Ansatz an der Unterlippe – er liegt z. T. unter dem M. depressor anguli oris) – und
- M. mentalis, der das Kinngrübchen verursacht (Ursprung über den unteren Schneidezahnwurzeln und Ansatz an der Kinnhaut).

Die Lamina superficialis der Halsfaszie, das Platysma und die Mundbodenmuskulatur bilden die Weichteilbegrenzung. Die submentale Region wird kaudal vom Hyoid begrenzt, lateral von den vorderen Bäuchen des M. digastricus, kranial vom M. geniohyoideus.

Symptome

Die örtliche *Begrenzung auf eine Unterkieferseite* unter Einbeziehung der submandibulären Weichteile und der Wangenweichteile einer Seite kennzeichnen den perimandibulären Abszess und das perimandibuläre Infiltrat (Abb. 7.18). Phlegmonen zeigen nur im Anfangsstadium diese örtliche Begrenzung. Der Unterkiefer ist in keinem Bereich der Schwellung durchtastbar; eine Fluktuation findet man lediglich, wenn der Abszess subkutan liegt. Der Spontanschmerz ist mäßig, der *Druckschmerz* erheblich. Eine Hautrötung fehlt im Allgemeinen; sie ist ein Hinweis auf eine Ausbreitung des eitrigen Prozesses besonders nach subkutan. Die *Mundöffnung* ist auf ca. 2 cm Schneidekantenabstand eingeschränkt.

Hat sich der perimandibuläre Abszess aus einem submasseter oder pterygomandibulär gelegenen Abszess entwickelt, kann eine komplette Kieferklemme vorkommen. Dann findet man auch beim Versuch der Mundöffnung eine *Seitenabweichung* des Unterkiefers zur erkrankten Seite hin. Submandibuläre Lymphknoten sind nicht tastbar. Intraoral findet man bei einem von vestibulär ausgehenden Abszess ein *verstrichenes Vestibulum*, bei einem von lingual ausgehenden Abszess eine *angehobene Mundbodenschleimhaut*. Die Schleimhaut ist glasig verdickt und mit abwischbaren *Belägen* bedeckt. Beim bezahnten Kiefer verursachen die Zähne

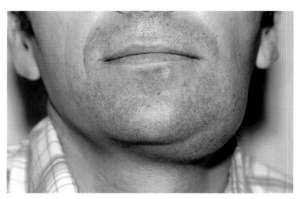
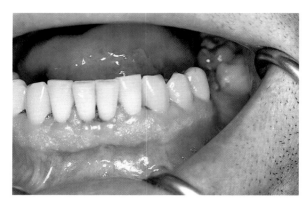

a   b

Abb. 7.**18 a** Perimandibulärer Abszess nach Extraktion von Zahn 36. Der Unterkieferrand ist nicht durchtastbar.
b Intraoraler Befund.

Schleimhautimpressionen im Bereich der Zunge und Wange. Manchmal findet man eine oberflächliche *Epitheliolyse* der Schleimhaut mit Blutungsneigung. Aus den Zahnfleischtaschen fließt vielfach *Eiter* ab. Der Speichelausfluss aus den im Entzündungsgebiet gelegenen Glandulae sublingualis et submandibularis sistiert, wenn das Zungen-Mundboden-Ödem stark ausgebildet ist, was an der geröteten und hahnenkammartig *vorspringenden Plica sublingualis* erkennbar ist. *Schluckbeschwerden* mit gestörter Flüssigkeits- und Nahrungsaufnahme sind obligate Folgen. Die Körpertemperatur liegt meist zwischen 38 und 39°C; darüber hinausgehende Temperaturerhöhungen kommen auch vor. Eine Linksverschiebung des Blutbildes, eine beschleunigte Senkungsreaktion und eine Pulsbeschleunigung sind weitere allgemeine Symptome. Das Allgemeinbefinden ist stark beeinträchtigt.

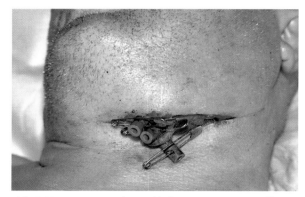

Abb. 7.**19** Von einem submandibulären Zugang aus eröffneter und drainierter perimandibulärer Abszess links. Alle eröffneten Räume müssen drainiert werden.

Therapie

Chirurgische Eröffnung. Abszesse im Bereich der perimandibulären Loge werden chirurgisch eröffnet. Mitunter ist die gleichzeitige intra- und extraorale Eröffnung notwendig, besonders dann, wenn sich der perimandibuläre Abszess aus einem Mundbodenabszess entwickelt hat. In der Tübinger Klinik wurden 95% der perimandibulären Abszesse von extraoral, 6% zusätzlich von intraoral eröffnet. Die alleinige Eröffnung von intraoral empfiehlt sich nur bei perimandibulären Kinnabszessen.

Zum *extraoralen Vorgehen* wird 4 cm kaudal vom Unterkieferrand ein leicht bogenförmiger horizontaler Schnitt von 3–4 cm Länge gelegt, der Haut, Subkutis, Platysma und Halsfaszie durchtrennt (Abb. 7.**19**). Mit dem Skalpell und der Präparierschere wird auf der Glandula submandibularis zum Unterkieferrand hin und damit zur Abszesshöhle hoch präpariert. *A. und V. facialis* können meist geschont werden; nach Eröffnung der Abszesshöhle wird diese mit einer Kornzange vorsichtig ausgetastet.

Drainageröhrchen werden lingual und bukkal in die Abszesshöhle eingeführt und mit Sicherheitsnadeln versehen, um das Abwandern ins Innere der Abszesshöhle zu verhindern. Ein trockener Gazestreifen wird zusätzlich locker in die äußere Wunde eingelegt; zwei eingeschnittene Gazelagen decken die Wunde ab. Der anschließende *Kapistrumverband* stellt ruhig und gilt als Schutz vor einer Keimverschleppung (Abb. 7.**20**). Der Verband ist täglich zu wechseln. Die Drainagen verbleiben, bis die Sekretion deutlich nachlässt oder bis zur Behandlung der für den Abszess verantwortlichen Ursache.

Die *stationäre Behandlung* ist angezeigt. Etwa 3 Tage nach Abszessinzision kann mit einer *Mikrowellentherapie* begonnen werden, die in der Regel bis zur Entlassung aus dem Krankenhaus fortgesetzt wird.

Chemotherapeutika werden möglichst gezielt nach Erregerresistenzprüfung eingesetzt. Meist macht der rasche Heilverlauf nach sachgerechter chirurgischer Therapie jedoch eine Chemotherapie überflüssig. Bei Allgemeinleiden oder schlechtem Allgemeinzustand sowie lokalen Besonderheiten (z.B. Knochenbeteiligung, Phlegmone, Erysipel) wird allerdings eine kalkulierte Chemotherapie mit Clindamycin, Breitspektrumpenicillinen, Gentamycin oder Cephalosporinen notwendig.

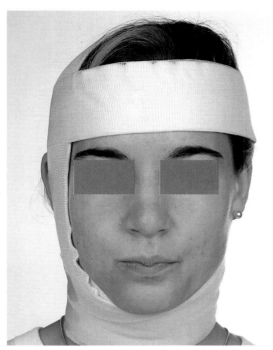

Abb. 7.**20** Kapistrumverband nach Inzision eines perimandibulären Abszesses rechts. Die diagonale Kopftour des Verbandes verläuft auf der erkrankten Seite vor der Ohrmuschel, auf der gesunden Seiten hinter der Ohrmuschel.

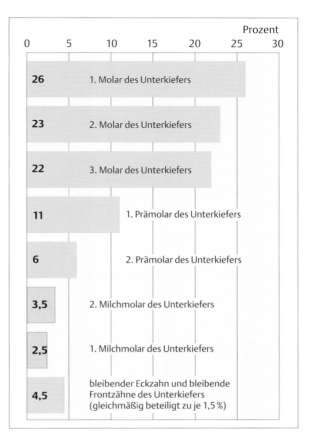

Abb. 7.**21** Anteil (in Prozent) ursächlicher Zähne an den odontogenen eitrigen Entzündungen des Spatium submandibulare.

Submandibuläre Logeninfektion

Ursachen. Die odontogenen Ursachen submandibulärer eitriger Logenentzündungen sind in den Tabellen 7.**1** u. 7.**2** zusammengefasst (s. S. 125f). Etwa 66% der submandibulären Logenabszesse und Infiltrate treten vor und ca. 34% nach Zahnentfernung auf. In der Häufigkeit des Befalls stehen sie an 2. Stelle aller Logeninfektionen. Dabei gehen 68% der Infektionen von den Unterkiefermolaren aus, wobei das Verhältnis der bleibenden zu den Milchmolaren etwa 10:1 beträgt (Abb. 7.**21**).

Topographie der submandibulären Region. Die submandibuläre Loge (Spatium submandibulare) entspricht dem medialen Anteil des Spatium perimandibulare. Der Unterkieferrand bildet die Grenze zum lateral gelegenen Spatium paramandibulare, der vordere Bauch des M. digastricus ist die Grenze zum Spatium submentale (Abb. 7.**22**).

Symptome. Der wesentliche Unterschied zum perimandibulären Abszess oder Infiltrat besteht darin, dass die kaudal gelegenen Wangenabschnitte nicht mit betroffen sind und der Unterkieferrand tastbar ist (Abb. 7.**23**).
Therapie. Das therapeutische Vorgehen entspricht im Wesentlichen dem beim perimandibulären Abszess, allerdings mit dem Unterschied, dass eine Eröffnung des Spatium paramandibulare und die Drainage der lateral des Unterkieferkörpers gelegenen Region unterbleiben.

Paramandibulär, bukkal und retromandibulär gelegene Weichteilinfektionen

Ursachen

Die odontogenen Ursachen sind in den Tabellen 7.**1** u. 7.**2** zusammengefasst (s. S. 125f). Etwa 77% der odontogenen Logenabszesse und Infiltrate im Bereich der Wangen treten vor und ca. 23% nach Zahnentfernungen auf. 14% gehen von den Zähnen des Oberkiefers und 86% von Zähnen des Unterkiefers aus, besonders von den Molaren des Unterkiefers. Das Verhältnis bleibender zu Milchzähnen beträgt etwa 2,5:1 (Abb. 7.**24**). Infektionen der Parotisloge sind äußerst selten und meist fortgeleitet aus anderen Logen (Spatium pterygomandibulare, Spatium massetericomandibulare und Spatium parapharyngeum). Das Spatium buccale wird sowohl von Eiterungen der Zähne des Oberkiefers als auch des Unterkiefers betroffen, während das Spatium paramandibulare bei odontogener Ursache ausschließlich von Zähnen des Unterkiefers aus infiziert wird.

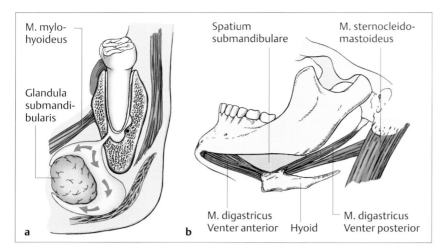

Abb. 7.**22 a** u. **b** Submandibuläre Abszessausbreitung.

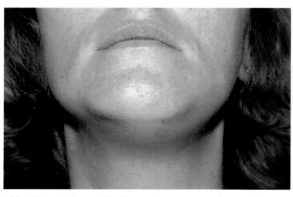

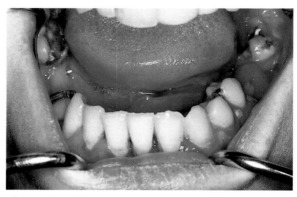

Abb. 7.**23 a** Submandibulärer, odontogener Abszess links mit Beteiligung der Sublingualloge nach Extraktion von Zahn 36. Der Unterkieferrand ist noch durchtastbar. **b** Intraoraler Befund. Der im Ganzen angehobene Mundboden und die Schwellung der Plica sublingualis deuten auf eine Beteiligung der Sublingualloge hin.

Topographie der paramandibulären, bukkalen und der Parotisloge

Die *paramandibuläre Loge* (Spatium paramandibulare) entspricht dem lateralen Teil des Spatium perimandibulare, wobei der Unterkieferrand die Grenze zum medial gelegenen Spatium submandibulare bildet (Abb. 7.**25**).

Die *bukkale Loge* (Spatium buccale) umfasst die Regionen kaudal, lateral und kranial vom M. buccinator und lateral vom M. masseter und von der Glandula parotidea (Abb. 7.**26** und 7.**27**). Der oberflächlich gelegene Raum wird zum großen Teil vom Corpus adiposum buccae ausgefüllt, welcher von einer eigenen Faszie umgeben ist. Der medial und oralwärts gelegene M. buccinator zieht von der Raphe pterygomandibularis, dem Tuber des Oberkiefers und der Crista buccinatoria mandibulae zum Mundwinkel, wo er sich als M. orbicularis fortsetzt. Das Dach der Loge wird vom Os zygomaticum und der Faszie der dort ansetzenden Muskulatur gebildet. Den Boden der Loge bildet der Mandibularand, wo die oberflächliche Halsfaszie ansetzt. Lateral dieser Faszie liegt das Platysma. Im Übrigen wird die laterale Begrenzung der Loge von der mimischen Muskulatur und im Bereich der Muskellücken vom Subkutangewebe gebildet. Dorsal liegen der M. masseter, die tiefen Anteile des M. temporalis mit der Fascia buccotemporalis und die Glandula parotidea. Die Loge hat nach medial hin, mesial vom aufsteigenden Unterkieferast, Beziehung zum M. pterygoideus medialis. Der etwas horizontal verlaufende M. buccinator kann die bukkale Loge in eine kraniale und eine kaudale Etage unterteilen. Abszesse können sich über den Massetervorderrand hinweg nach dorsal entwickeln, sodass es zu einem auf dem M. masseter bzw. auf der Glandula parotidea gelegenen, unter der Subkutis lokalisierten Abszess kommt. Infektionen der Fossa canina, die von manchen Autoren ebenfalls zu den Logenabszessen der Wange gerechnet werden, sind auf S. 139 besprochen.

Die *Parotisloge* (Fossa retromandibularis) wird okzipital vom Diaphragma styloideum, ventral vom Mandibula sowie dem M. masseter und dem M. pterygoideus medialis begrenzt (Abb. 7.**28**). Dorsal liegt der äußere Gehörgang, kranial das Kiefergelenk. Den Boden der Loge bildet die Fascia parotidea, welche die Parotisloge nur unvollkommen vom Spatium parapharyngeum abtrennt. Zwischen Collum mandibulae und Lig. sphenomandibulare besteht eine Verbindung zur Fossa infratemporalis. Dort tritt die A. maxillaris hindurch. Die Parotisloge wird im Wesentlichen von der Glandula parotidea ausgefüllt.

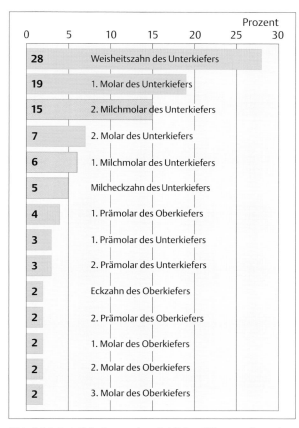

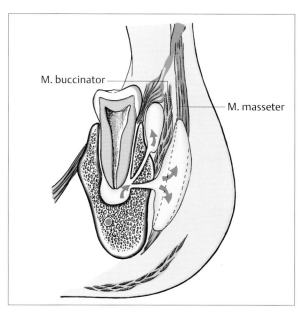

Abb. 7.**25** Der paramandibulär gelegene Abszess liegt lateral und kaudal und der vestibulär gelegene submuköse Abszess kranial vom Ansatz der Muskulatur am Unterkiefer.

Abb. 7.**24** Anteil (in Prozent) ursächlicher Zähne an den odontogenen eitrigen Entzündungen der Wange (Spatium paramandibulare, Spatium buccale und Spatium retromandibulare, „Parotisloge").

Abb. 7.**26** Vertikaler Schnitt durch einen Abszess im Spatium buccale.

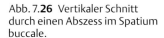

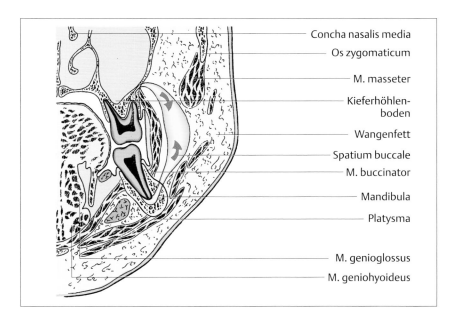

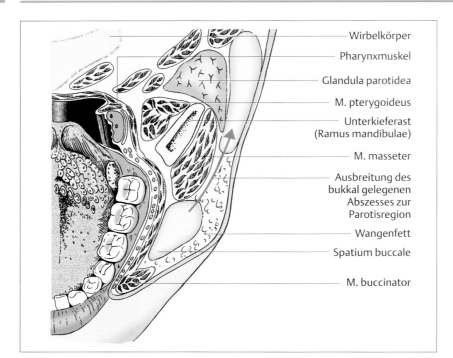

Abb. 7.**27** Horizontaler Schnitt durch einen Abszess im Spatium buccale. Die Infektion kann zur Parotisregion hin nach dorsal abwandern (Pfeile).

- Wirbelkörper
- Pharynxmuskel
- Glandula parotidea
- M. pterygoideus
- Unterkieferast (Ramus mandibulae)
- M. masseter
- Ausbreitung des bukkal gelegenen Abszesses zur Parotisregion
- Wangenfett
- Spatium buccale
- M. buccinator

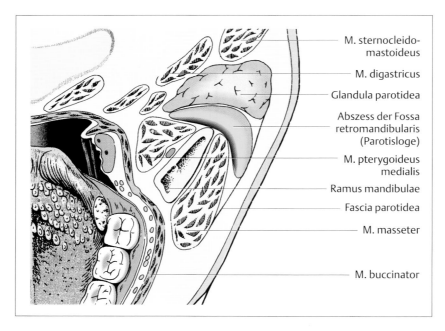

Abb. 7.**28** Abszess der Fossa retromandibularis (Parotisloge) im Horizontalschnitt.

- M. sternocleido-mastoideus
- M. digastricus
- Glandula parotidea
- Abszess der Fossa retromandibularis (Parotisloge)
- M. pterygoideus medialis
- Ramus mandibulae
- Fascia parotidea
- M. masseter
- M. buccinator

Klinik

Die örtliche *Begrenzung auf die Wange* ist das gemeinsame Kennzeichen der Abszesse und Infiltrate der paramandibulären, bukkalen und retromandibulären Logen. Das Schwellungsmaximum liegt bei Eiterungen der paramandibulären Loge in Höhe des Unterkieferkörpers, bei Eiterungen der bukkalen Loge in Wangenmitte und bei Eiterungen der Parotisloge über der Glandula parotidea und damit auch retromandibulär (Abb. 7.**29**). Der Unterkieferunterrand ist immer durchtastbar, bei eitri-

gen Entzündungen im Bereich der Parotisloge ist der Hinterrand des Unterkieferastes dagegen nicht palpabel. Fluktuation und Hautrötung sind häufig beobachtete Symptome ebenso wie Spontan- und Druckschmerz. Ausgeprägt ist die Einschränkung der Mundöffnung lediglich bei Abszessen der Parotisloge, die sich aus dem pterygomandibulären oder dem masseterikomandibulären Raum entwickelt haben. Das begleitende Ödem kann von der Schläfe bis zu den kranialen Halsabschnitten und den Lippen reichen. Der Allgemeinzustand ist meist weniger gestört als bei sub- und perimandibulä-

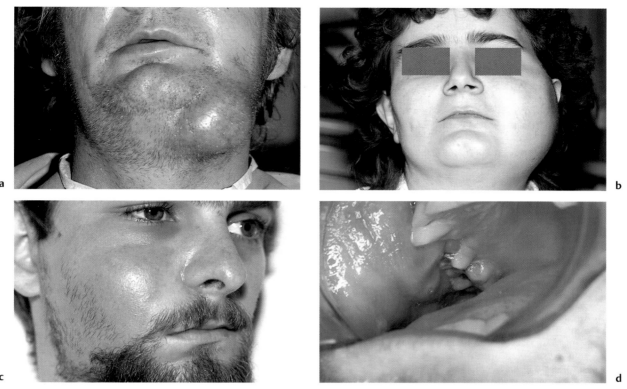

a
b
c
d

Abb. 7.29 Abszesse der Wangenregion. **a** Paramandibulärer Abszess, subkutan und unmittelbar vor dem Durchbruch nach außen stehend. **b** Ausgedehnter Wangenabszess im Bereich der Parotisregion, ausgehend von einer akuten eitrigen Parotitis. **c** Wangenabszess nach Extraktion von Zahn 14. **d** Typische Schleimhautschwellung im Planum buccale.

ren Logenabszessen, während die übrigen Allgemeinsymptome (z.B. Körpertemperatur, Blutsenkungsgeschwindigkeit oder Blutbild) ähnlich wie bei diesen Logeninfektionen vorzufinden sind.

Therapie

Chirurgie. Abszesse der Wange werden je nach Lage von extraoral oder intraoral chirurgisch eröffnet. Solange paramandibuläre und bukkal gelegene Weichteilinfektionen nicht unmittelbar subkutan liegen, werden sie von intraoral eröffnet (Abb. 7.**30**), Parotislogenabszesse dagegen in der Regel von extraoral.

Die *intraorale Eröffnung* des Spatium paramandibulare erfolgt über das Vestibulum des Unterkiefers. Ein 3 cm langer Schnitt durchtrennt Schleimhaut und Muskulatur. Ein horizontal in Höhe der Okklusionsebene der Wange gelegter Schnitt eröffnet den besten Zugang zur bukkalen Loge. Der zwischen Schleimhaut und Loge gelegene M. buccinator wird im Faserverlauf mit der Präparierschere stumpf gespreizt. Gefahren sind Verletzungen des Parotisganges und des M. masseter. Die Eröffnung der Parotisloge von intraoral ist technisch schwierig und wird über das Spatium massetericomandibulare durchgeführt.

Die *extraorale Eröffnung* ist technisch einfacher und führt über einen bogenförmigen Hautschnitt, der im Ab-

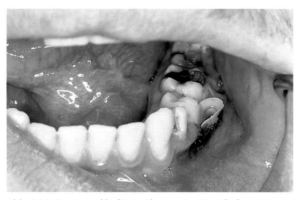

Abb. 7.30 Paramandibulärer Abszess im Vestibulum, ausgehend von Zahn 36, inzidiert und drainiert.

stand von einem Querfinger dorsal vom Kieferwinkel angelegt wird, auf den Hinterrand des Unterkiefers. Die Abszesshöhle wird unter Schonung des N. facialis stumpf mit der Präparierschere eröffnet.

Sämtliche Logen werden nach Eröffnung mit Gummiröhrchen oder Laschen drainiert, die, wenn sie extraoral liegen, mit Sicherheitsnadeln gesichert werden; wenn sie intraoral liegen, mit einer Naht. Lockere Gazestreifen werden in die Wunden eingelegt.

Die *chemotherapeutischen Richtlinien* entsprechen dem früher besprochenen Vorgehen beim perimandibulären und submandibulären Abszess (s. S. 144).

Masseterikomandibuläre und pterygomandibuläre Logeninfektion

Ursachen. Die odontogenen Ursachen sind in den Tabellen 7.**1** u. 7.**2** zusammengefasst (s. S. 125 f). 47% der masseterikomandibulären (submasseterischen) und 60% der pterygomandibulären Logenabszesse und Infiltrate treten vor, 53 bzw. 24% nach Zahnentfernung auf. Sie sind häufig Folge einer Perikoronitis eines unteren Weisheitszahnes (Abb. 7.**31**). Abszesse im Spatium pterygomandibulare können nach Lokalanästhesie am Foramen mandibulae auftreten (Spritzenabszess).

 Topographie der masseterikomandibulären und pterygomandibulären Logen

Beiden Logen gemeinsam ist die Begrenzung durch den Unterkieferast, ferner die Beziehung zur Parotis- und Temporalloge (Abb. 7.**32**).
Die *masseterikomandibuläre Loge* wird medial von der Außenkortikalis des R. mandibulae, lateral und kaudal vom M. masseter begrenzt. Dorsal besteht eine Beziehung zum Spatium retromandibulare und kranial zur Temporalregion (Abb. 7.**33a**).
Die *pterygomandibuläre Loge* (Abb. 7.**33b**) wird lateral von der Medialfläche des Ramus mandibulae, medial

vom M. pterygoideus medialis, kaudal ebenfalls vom M. pterygoideus medialis, aber auch vom Lig. stylomandibulare und ventral vom M. buccinator und der Raphe pterygomandibularis begrenzt. Dorsal besteht eine Beziehung zur Parotisloge und kranial zur Temporalloge, weil dort der M. pterygoideus lateralis die Loge nur unvollkommen abschließt. Durch die pterygomandibuläre Loge verlaufen die A., die V. und der N. alveolaris inferior sowie der N. lingualis. Die die Loge drainierenden Venen führen zum Plexus pterygoideus in der Fossa pterygopalatina.

Klinik

Eitrige Entzündungen der masseterikomandibulären und pterygomandibulären Loge haben trotz enger topographischer Beziehungen einige unterschiedliche Symptome. Gemeinsam sind die erhebliche *Einschränkung der Mundöffnung*, der *oft chronische Verlauf* bei mangelhafter Diagnostik und die *Ausbreitungsmöglichkeiten* nach temporal und in die Fossa retromandibularis.

▼ Wichtiges Kennzeichen des pterygomandibulären
● Abszesses ist die starke Abweichung des Unterkiefers zur gesunden Seite beim Versuch, den Mund zu öffnen (*Schuchardtsches Zeichen*). Die Seitenabweichung des Unterkiefers fehlt beim submassetären Abszess oder erfolgt zur kranken Seite.

Sichtbares äußeres Kennzeichen des masseterikomandibulären Abszesses ist eine auf den M. masseter begrenzte, harte, druckschmerzhafte *Schwellung*, die oft von einem weichen und bei chronischen Fällen von einem teigigen Ödem begleitet ist, das bis zum Hals und nach temporal reicht (Abb. 7.**34**). Die äußere Schwellung beim pterygomandibulären Abszess liegt an der Innenseite des äußeren Kieferwinkels und ist besonders dann sichtbar, wenn der Patient seinen Kopf rekliniert. Die *intermaxilläre Falte* ist bei eitrigen Entzündungen in beiden Logen verstrichen. Man findet bei submassetär gelegenen Eiterungen häufig ein Maximum von Schwellung und Schleimhautrötung im Bereich der Vorderkante des M. masseter und bei pterygomandibulär gelegenen Weichteilentzündungen im Bereich der lateralen Anteile des weichen Gaumens. Doch sind bei bestehender Kieferklemme die intraoralen Symptome relativ schwer nachweisbar.
Der *Allgemeinzustand* ist besonders beim pterygomandibulären Abszess aufgrund der Schmerzen beim Schlucken und manchmal einer schwellungsbedingten Atembehinderung stark beeinträchtigt. Die übrigen Allgemeinsymptome entsprechen im Wesentlichen den auf S. 121 ff beschriebenen.

Therapie

Chirurgie. Abszesse im Spatium masseterikomandibulare und pterygomandibulare sollten möglichst frühzeitig chirurgisch eröffnet werden. Während die masseterikomandibulären Logeninfektionen zu 75% nach alleini-

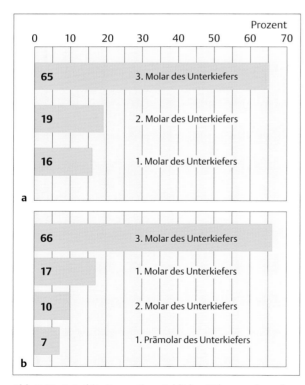

Abb. 7.**31** Anteil (in Prozent) ursächlicher Zähne an den odontogenen eitrigen Entzündungen der masseterikomandibulären (**a**) und der pterygomandibulären Loge (**b**).

Abb. 7.**32** Horizontalschnitt im Bereich des Unterkieferastes mit den im Unterkiefer benachbarten Logen.

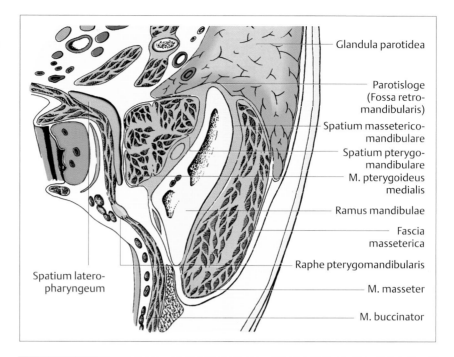

Glandula parotidea

Parotisloge (Fossa retro- mandibularis)

Spatium massetericomandibulare

Spatium pterygo- mandibulare

M. pterygoideus medialis

Ramus mandibulae

Fascia masseterica

Raphe pterygomandibularis

M. masseter

M. buccinator

Spatium latero- pharyngeum

Abb. 7.**33**
a Abszess im Spatium massetericomandibulare, von apikaler Parodontitis ausgehend.
b Abszess im Spatium pterygomandibulare in Verbindung mit einer perikoronaren Abszedierung bei Perikoronitis bzw. einer profunden Parodontitis, vom unteren Weisheitszahn ausgehend.

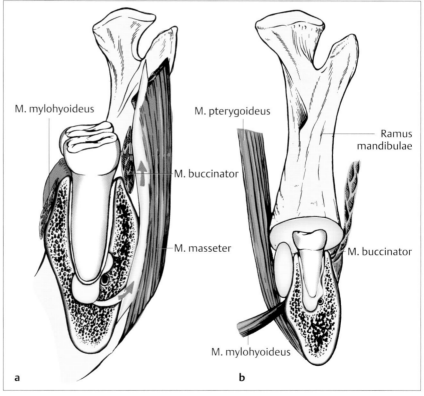

M. mylohyoideus

M. pterygoideus

Ramus mandibulae

M. buccinator

M. buccinator

M. masseter

M. mylohyoideus

a   b

ger intraoraler Inzision ausheilen (Tübinger Klinik), müssen 85% der pterygomandibulären Weichteilinfektionen von extraoral eröffnet werden.
Der *transorale Zugang* zu beiden Logen erfolgt über einen ca. 4 cm langen Schnitt im Bereich der intermaxillären Falte (Abb. 7.**35**). Nach scharfer Durchtrennung der

Schleimhaut wird unter ständigem Kontakt zum Knochen stumpf in die Logen präpariert.
Die *extraorale Inzision* erfolgt über einen Submandibularschnitt, 4 cm kaudal vom Unterkieferrand. A. und V. facialis müssen bei beiden Zugängen in der Regel unterbunden und durchtrennt werden. In die pterygoman-

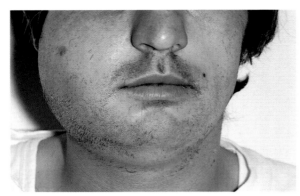

Abb. 7.**34** Abszess im Spatium massetericomandibulare rechts nach operativer Weisheitszahnentfernung.

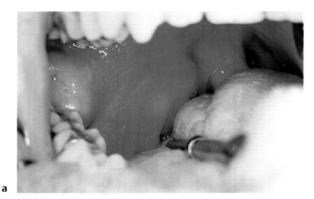

a

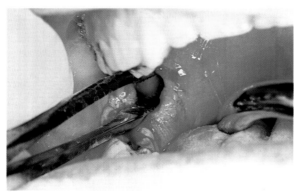

b

Abb. 7.**35** **a** Abszess im Bereich des Spatium pterygomandibulare, ausgehend vom rechten unteren Weisheitszahn (zunächst Taschenabszess). **b** Eröffnung durch einen intermaxillären Schnitt und Spreizung mit der Kornzange.

dibuläre Loge gelangt man mit der Kornzange, die unter ständigem Kontakt zum Unterkiefer nach kranial und dorsal vorgeschoben wird. Der Zugang zum Spatium massetericomandibulare erfordert die Lösung der Masseteranheftung am Unterkiefer. Die Abszesshöhlen werden nach Eröffnung mit Gummirohren drainiert, die, wenn sie extraoral liegen, mit Sicherheitsnadeln, wenn sie intraoral liegen, mit einer Naht gesichert werden.

Lockere Gazestreifen können in die Wunden eingelegt werden.

Die *chemotherapeutischen Richtlinien* entsprechen dem Vorgehen beim perimandibulären und submandibulären Abszess (vgl. S. 144). Eine Mikrowellentherapie oder Iodiontophorese beeinflussen die Wiederherstellung der Muskelfunktion günstig.

Weichteilinfektionen im Kinnbereich

Ursachen

Die odontogenen Ursachen sind in den Tabellen 7.**1** u. 7.**2** (s. S. 125 f) zusammengefasst. Etwa 90% der Abszesse und Infiltrate treten vor, ca. 10% nach Entfernung eines Zahnes auf. Zwei von drei Kinnabszessen gehen von bleibenden Front- und Eckzähnen aus. Jeder 7. Kinnabszess wird von Milchmolaren oder bleibenden Molaren verursacht, wobei der Eiterabfluss über den M. mylohyoideus zum Kinn hin erfolgt (Abb. 7.**36**). Nichtodontogene Ursachen sind Tumoren des Mundbodens, Fremdkörper und entzündliche Lymphknotenerkrankungen, auch im Gefolge eines Herpes labialis.

Topographie der Kinnregion

Die ventrale Begrenzung der Submentalloge bildet die Dorsalfläche der Mandibula, die dorsale Begrenzung das Zungenbein. Lateral liegen die vorderen Bäuche des linken und rechten M. digastricus. Der M. mylohyoideus bildet das Logendach, die Fascia cervicalis superficialis den Boden der Loge. Dabei bildet die Faszienanheftung am Kieferrand keine feste Grenze zu den vorderen Kinnabschnitten, sodass ein Zugang zu der ventral vom Kinn gelegenen Loge möglich ist, deren Weichteilbegrenzung nach kranial vorn und lateral der M. mentalis bildet (Abb. 7.**37**).

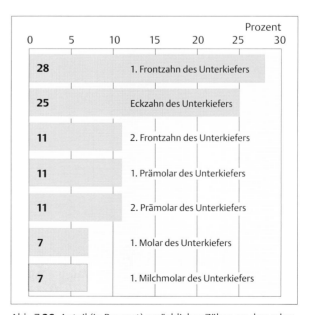

Abb. 7.**36** Anteil (in Prozent) ursächlicher Zähne an den odontogenen eitrigen Entzündungen der Kinnregion.

Abb. 7.**37** Logenabszesse der Kinnregion.
a Perimental gelegener Abszess der Kinnregion.
b Abszess des Spatium submentale, von apikaler Parodontitis eines unteren Frontzahnes ausgehend.

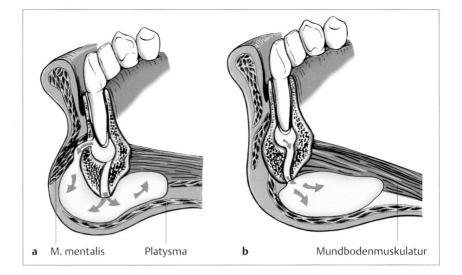

a M. mentalis	Platysma	**b**	Mundbodenmuskulatur

Klinik

Abszesse und Infiltrate des Kinns bleiben fast immer auf diese Region beschränkt. Der vordere Bauch des M. digastricus verhindert lange Zeit eine Ausbreitung in das Spatium submandibulare. Eine Vorwölbung der Submentalregion nach kaudal kennzeichnet den Submentalabszess, eine Vorwölbung der gesamten Kinnprominenz den perimental sich ausbreitenden Kinnabszess (Abb. 7.**38**). Kinnabszesse sind fast ausnahmslos stark *druckschmerzhaft* und können Fluktuation und Hautrötung aufweisen. Die Mundöffnung ist kaum eingeschränkt. Intraorale, nicht obligat auftretende Symptome sind ein angehobener Mundboden und ein verstrichenes Vestibulum. Bei Spontandurchbruch nach außen kommt es zu einer Kinnfistel (Abb. 7.**39**). Diese kann sich

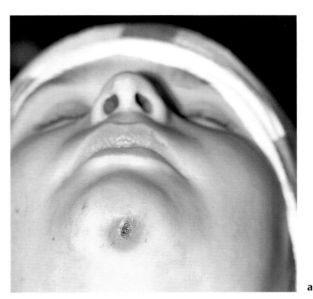

a

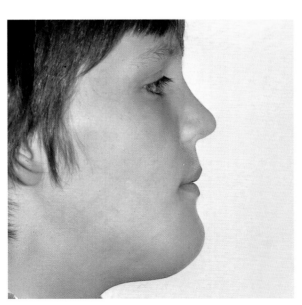

Abb. 7.**38** Perimentaler Kinnabszess vor Eröffnung.

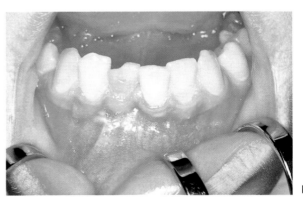

b

Abb. 7.**39 a** Kinnfistel, ausgehend von traumatisch geschädigtem, avitalem Zahn 41. **b** Intraoraler Befund. Zahn 41 ist verfärbt und zeigt eine Absprengung der Zahnkante distal.

jedoch auch primär chronisch entwickeln (chronische granulierende Parodontitis). Der Allgemeinzustand ist kaum beeinträchtigt; allgemeine Symptome (z.B. Blutbildveränderungen, Blutsenkungsbeschleunigung und Körpertemperaturerhöhung) zeigen keine charakteristischen Unterschiede zu anderen Logenabszessen.

Therapie

Chirurgie. Kinnabszesse werden chirurgisch eröffnet. Der *intraorale Zugang* über das Vestibulum der Unterkieferfront kann als alleinige Maßnahme dann erfolgreich sein, wenn ein perimentaler Kinnabszess vorliegt. Die Schleimhaut wird im Vestibulum der Unterkieferfront vom Eckzahn der einen Seite zum Eckzahn der anderen Seite mit dem Skalpell durchschnitten. Dann wird die Muskulatur, die am Unterkiefer ansetzt, durchtrennt und die Loge mit der Kornzange breit eröffnet.

In 80% der Fälle werden Kinnabszesse jedoch *von extraoral* inzidiert, indem ein 3 cm langer, angedeutet bogenförmiger Schnitt in der Submentalfalte Haut, Subkutis und Abszessmembran scharf durchtrennt (Abb. 7.**40**).

Drainage. Die Abszesshöhle wird nach Eröffnung mit Gummiröhrchen drainiert, die intraoral mit einer einfachen Naht oder extraoral mit Sicherheitsnadeln versehen werden, um ein Abwandern zu verhindern. Lockere Gazestreifen können in die Wunde eingelegt werden.

Chemotherapeutische und physikotherapeutische Maßnahmen erübrigen sich im Allgemeinen.

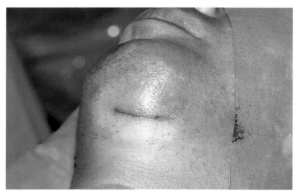

a

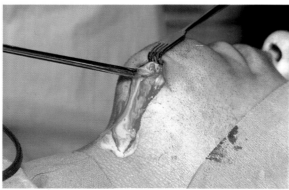

b

Abb. 7.**40** **a** Kinnabszess. Eingezeichnete Schnittführung.
b Nach Eingehen in die Submentalloge entleert sich reichlich Eiter.

Sublinguale und Zungeninfektionen

Ursachen

Die *odontogenen* Ursachen von Abszessen und Infiltraten sind in den Tabellen 7.**1** u. 7.**2** zusammengefasst (s. S.125f). 50% der odontogenen Infektionen treten vor und 50% nach Entfernung eines Zahnes oder Wurzelrestes auf (Abb. 7.**41** u. 7.**42a**). *Nichtodontogene* Ursachen sind relativ häufig und Folge von Verletzungen, Tumoren, Zysten, Infektionen, Lymphknotenentzündungen, Speicheldrüsenerkrankungen und Speichelsteinen.

Topographie der sublingualen und Zungenregion

Die *Sublingualloge* (Spatium sublinguale) entspricht dem kranialen Anteil der Regio suprahyoidea. Der M. mylohyoideus bildet den Boden der Loge. Lateral und ventral liegt der Unterkiefer, medial der M. geniohyoideus und der M. genioglossus, kranial befindet sich die Mundbodenschleimhaut (Abb. 7.**42b**). Das Spatium sublinguale wird weitgehend von der Glandula sublingualis und dem Ausführungsgang der Glandula submandibularis ausgefüllt; dorsal besteht über den Hinterrand des M. mylohyoideus eine Verbindung zum Spatium submandibulare.

Der *Zungenkörper* besteht aus paarig angelegter Muskulatur, die von Schleimhaut bedeckt ist. Zum Teil

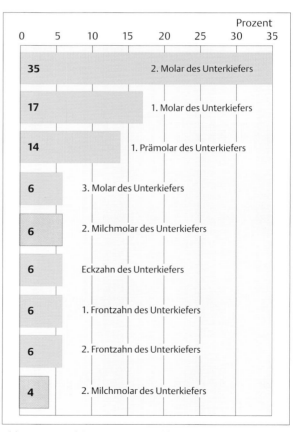

Abb. 7.**41** Anteil (in Prozent) ursächlicher Zähne an den odontogenen eitrigen Entzündungen im Bereich des Spatium sublinguale und des Zungenkörpers.

Abb. 7.42
a Odontogene Eiterungen können sich im Molarengebiet des Unterkiefers nach bukkal und nach lingual hin entwickeln.
b Das Spatium sublinguale wird erreicht, wenn die Eiterung kranial vom M. mylohyoideus in den Mundboden durchbricht.
c Sublinguale Abszesse können sich zum Zungenkörper hin ausbreiten. Sie liegen dann im Bereich der Zungenmitte und in seltenen Fällen sogar im Bereich des Zungenrandes.

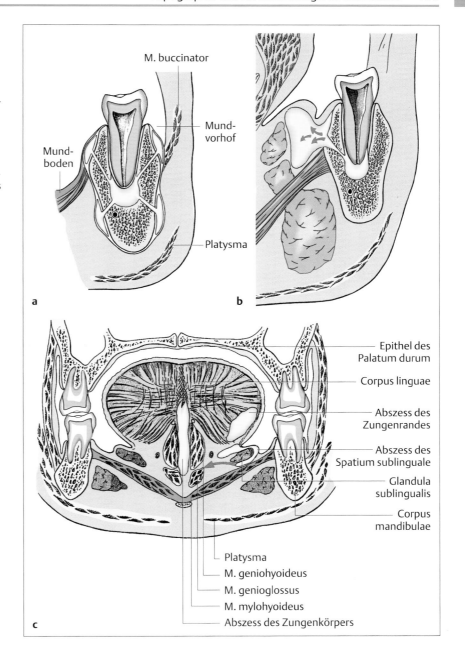

entspringt diese Muskulatur am Skelett (M. genioglossus, M. hyoglossus, M. styloglossus), z. T. am Bindegewebe (M. longitudinalis, M. transversus, M. verticalis, Abb. 7.**42c**).

Klinik

Kennzeichen der *sublingualen Logeninfektionen* sind:
- glasige Schwellung und Rötung der Mundbodenschleimhaut
- stark angehobener Mundboden
- Bewegungseinschränkung der Zunge.

(Vgl. Abb. 7.**23b**, Abb. 7.**43**.) Das Allgemeinbefinden ist wie beim Zungenabszess teilweise erheblich gestört.

Abszesse und Infiltrate des Zungenkörpers liegen entweder in der Zungenmitte oder im Bereich des Zungenrandes. Die starke Schwellung führt zu Einschränkungen aller Zungenfunktionen. Diese Infektionen sind sehr schmerzhaft und aufgrund erschwerter Flüssigkeits- und Nahrungsaufnahme häufig mit erheblich gestörtem Allgemeinbefinden verbunden. Extraoral findet man besonders bei Zungengrundabszessen, die schon längere Zeit bestehen, eine druckschmerzhafte, nicht fluktuierende Vorwölbung, die zwischen Kinn und Hyoid liegt. Allgemeine Symptome, die Blutbild, Blutsenkung und Körpertemperatur betreffen, zeigen sowohl bei eitrigen Entzündungen der Zunge als auch bei denen der Sublingualloge kei-

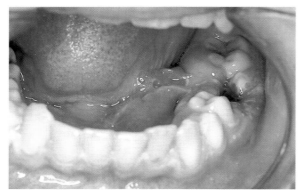

Abb. 7.**43** Sublingual gelegener Abszess nach Extraktion von Zahn 36.

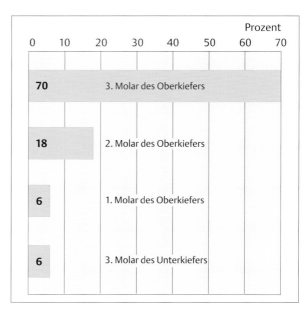

Abb. 7.**44** Anteil (in Prozent) ursächlicher Zähne an den odontogenen eitrigen Entzündungen des Spatium retromaxillare.

ne charakteristischen Unterschiede zu anderen Logenabszessen.

Therapie

Oberflächliche Zungenabszesse werden im Bereich ihrer größten Vorwölbung von intraoral inzidiert. Eine Drainage ist dort meist nicht möglich.

Abszesse im Zentrum des Zungenkörpers werden über einen submental gelegenen Froschmaulschnitt von extraoral eröffnet und können bei diesem Vorgehen über einige Tage drainiert werden.

Abszesse und Infiltrate im Spatium sublinguale werden, wenn sie auf diese Loge beschränkt sind, von intraoral eröffnet. Der Schnitt liegt im Mundboden alveolarkammnah und ist etwa 2 cm lang. Die Abszesshöhle wird stumpf mit Präparierschere oder Kornzange eröffnet. In die Abszesshöhle wird ein Gazestreifen für 3–7 Tage locker eingelegt.

Für die Beseitigung der Ursache gelten die gleichen Empfehlungen wie bei den Logenabszessen. Chemotherapie und physikalische Therapie erübrigen sich im Allgemeinen.

Retromaxilläre Logeninfektion

Ursachen

Die *odontogenen* Ursachen sind in den Tabellen 7.**1** u. 7.**2** zusammengefasst (s. S. 125f). Etwa 50% der odontogenen Abszesse und Infiltrate der retromaxillären Loge (Spatium retromaxillare) treten vor und 50% nach Zahnentfernung auf (Abb. 7.**44**).

Als *nichtodontogene* Ursachen sind Spritzeninfektionen nach Leitungsanästhesie zu erwähnen, ferner fortgeleitete Infektionen aus der Kieferhöhle, die auch im Zuge einer scharfen Kieferhöhlenpunktion mit Perforation der Kieferhöhlenhinterwand auftreten können. Auch maligne Tumoren der Kieferhöhle, des Siebbeins oder der Orbita können zu retromaxillären Logeninfektionen führen.

Topographie der retromaxillären Loge

Die retromaxilläre Loge (Spatium retromaxillare) wird durch ein von der medialen Portion des M. temporalis ausstrahlendes Faszienblatt (Fascia buccotemporalis) in einen ventral gelegenen spaltförmigen, mit Fettgewebe ausgefüllten Raum und einen distal davon gelegenen Raum (Cavum buccale) unterteilt. Vom letzteren aus besteht Verbindung zur Fossa pterygopalatina. Die ventrale Begrenzung der gesamten Loge ist die Dorsalfläche der Maxilla, die dorsale Begrenzung bilden der M. pterygoideus lateralis sowie der M. pterygoideus medialis. Lateral liegen der Processus muscularis des Unterkiefers und der kaudale Anteil des M. temporalis. Den Boden bildet die vom Tuber ausgehende, zur intermaxillären Falte verlaufende Schleimhaut. Medial besteht eine Beziehung zur Fossa pterygopalatina über die Fissura pterygomaxillaris und kranial zur Fossa infratemporalis und Fossa temporalis sowie zur Fissura orbitalis inferior. Die Loge wird im Wesentlichen von Fettgewebe und Blutgefäßen sowie Nerven ausgefüllt (Abb. 7.**45**).

Klinik

Bei geringfügiger Kieferklemme kann man regelmäßig einen *Druckpunkt* distal vom Tuber maxillae feststellen. Bei ausgeprägter Kieferklemme, die Folge der Funktionseinschränkung des M. pterygoideus medialis ist, kann man oft eine *Vorwölbung* im Bereich des Tuber maxillae tasten. Das *Allgemeinbefinden* ist in der Regel stark herabgesetzt. Die Körpertemperatur kann über 40°C erhöht sein; entsprechend ist der Puls beschleunigt. Die übrigen Allgemeinsymptome zeigen keine charakteristischen Unterschiede zu anderen Logeninfektionen.

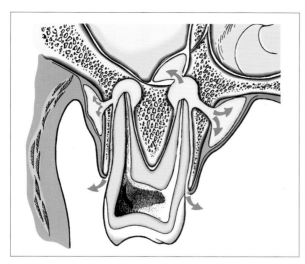

Abb. 7.**45** Ausbreitungsmöglichkeiten eitriger Entzündungen, vom Molarengebiet des Oberkiefers ausgehend. Vestibulär gelegene Eiterungen können, besonders wenn sie vom oberen Weisheitszahn ausgehen, zum Spatium retromaxillare hin abwandern.

Therapie

Chirurgie. Retromaxilläre Abszesse werden aufgrund unserer Erfahrungen in 90% von intraoral im Bereich des Tuber, in 10% von extraoral entweder über die Temporalregion oder auch von einer submandibulär gelegenen Inzision aus eröffnet.

- Der *intraorale Zugang* gelingt über einen bogenförmigen, um das Tuber herum geführten Schleimhautschnitt. Unter Knochenkontakt wird mit Präparierschere, Kornzange oder Raspatorium vorsichtig in den retromaxillären Raum vorgegangen.
- Der *extraorale temporale Zugang* erfolgt über einen 2 cm langen Hautschnitt 2 cm kranial des Jochbogens, der bis zum Stirnbeinpfeiler reicht. Er wird nötig, wenn die Infektion nach temporal fortschreitet. Nach scharfer Durchtrennung der Subkutis wird auf der Temporalfaszie mit der Kornzange in den retromaxillären Raum eingegangen.
- Der *extraorale submandibuläre Zugang* erfolgt über einen bogenförmigen Schnitt 2 cm kaudal des Kieferwinkels. Nach scharfer Durchtrennung von Haut, Subkutis und Platysma wird weiter bis zum Unterkieferrand hin scharf präpariert. Anschließend führt man entlang der ventralen Fläche des M. pterygoideus medialis Kornzange oder Präparierschere in den retromaxillären Raum hinein. Dies kann bei ausgedehnten retromaxillären Abszessen, die im Absinken begriffen sind, erforderlich werden.

Der Logeneröffnung schließt sich die *Drainage* an. Diese wird nach extraoralem Vorgehen mit Sicherheitsnadel, nach intraoralem Vorgehen mit einfacher Schleimhautnaht fixiert. Lockere Gazestreifen können zusätzlich in die Wunden eingelegt werden.
Breite *antibiotische Therapie* ist fast immer notwendig.

Paratonsilläre, parapharyngeale und retropharyngeale Weichteilinfektionen

Ursachen

Die odontogenen Ursachen sind in den Tabellen 7.**1** u. 7.**2** zusammengefasst (s. S.125f). Etwa 50% der odontogen eitrigen Entzündungen treten vor und etwa 50% nach Zahnextraktion auf (Abb. 7.**46**). In der Häufigkeitsverteilung der odontogenen Logenabszesse stehen pharyngeale Logenabszesse und Eiterungen im Bereich der Tonsille erst an 10. Stelle.

 Topographie des parapharyngealen und retropharyngealen Raumes und der paratonsillären Region

Spatium parapharyngicum und Spatium retropharyngeum sind schmale Spalträume, die nach kranial bis zur Schädelbasis reichen. Das *Spatium parapharyngeum* wird nach ventral und medial von der Pharynxmuskulatur begrenzt, nach ventrolateral vom M. pterygoideus medialis. Dorsolateral wird die Loge von der Fascia retromandibularis begrenzt. Den Boden bildet das Lig. stylomandibulare. Eine Verbindung besteht ventral zum Spatium submandibulare, und dorsomedial finden wir eine Beziehung zum Spatium retropharyngeum. Dorsolateral besteht eine Beziehung zur Fossa retromandibularis. Sowohl von dorsal als auch von ventral her bestehen Beziehungen zum Spatium pterygomandibulare. Kranial lateral besteht eine Verbindung zur Fossa infratemporalis sowie über den Bichat-Fettpfropf zur Schläfenregion (Abb. 7.**47**). Nach kaudal ist eine Ausbreitung ins hintere Mediastinum möglich. Das Spatium parapharyngeum nimmt eine wichtige Schlüsselposition für die weitere Fortleitung entzündlicher Erkrankungen zur Schädelbasis oder zum Mediastinum ein.
Die *paratonsilläre Loge* wird lateral von der Pharynxmuskulatur, ventral und dorsal von der Gaumenbogen-

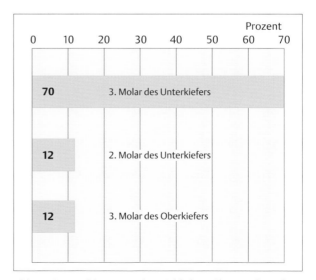

Abb. 7.**46** Anteil (in Prozent) ursächlicher Zähne an den odontogenen eitrigen Entzündungen des Spatium parapharyngeum und des Spatium retropharyngeum sowie im Bereich der Tonsille.

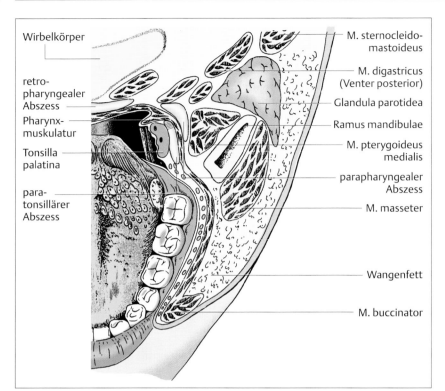

Abb. 7.**47** Der Horizontalschnitt zeigt die Lokalisation der Eiterungen im Spatium retropharyngeale, im Spatium parapharyngeale und im Bereich der Tonsille.

Bildbeschriftung:
- Wirbelkörper
- retropharyngealer Abszess
- Pharynxmuskulatur
- Tonsilla palatina
- paratonsillärer Abszess
- M. sternocleidomastoideus
- M. digastricus (Venter posterior)
- Glandula parotidea
- Ramus mandibulae
- M. pterygoideus medialis
- parapharyngealer Abszess
- M. masseter
- Wangenfett
- M. buccinator

muskulatur und medial vom Tonsillenbett begrenzt. Nach ventral besteht eine Verbindung zur Wangenregion. Entzündungen, die sich im unteren Weisheitszahngebiet entwickeln, können direkt nach paratonsillär durchbrechen.

Klinik

Im Vordergrund der Weichteilinfektionen sowohl im pharyngealen als auch im tonsillären Bereich steht der *schlechte Allgemeinzustand* des Patienten. *Temperaturerhöhungen* bis 40 °C und darüber sind keine Seltenheit, die Pulsfrequenz ist erhöht. Das Blutbild zeigt eine starke Leukozytose mit Linksverschiebung. Oft bestehen *Atem- und Schluckstörungen*. In das Ohr ausstrahlende Schmerzen und *Schwerhörigkeit* aufgrund von Belüftungsstörungen der Tube sind wichtige Symptome. Die Mundöffnung ist meist eingeschränkt. Die intraorale Spiegelung der dorsalen Mundhöhlenanteile und der Pharynxregion ergibt aufgrund der starken Rötung und Schwellung Hinweise auf die Lokalisation des Entzündungsprozesses.

Therapie

Im Vordergrund stehen Chirurgie und Chemotherapie. *Paratonsilläre Abszesse* werden fast immer von intraoral inzidiert, indem man etwa 1 cm lateral vom vorderen Gaumenbogen einen etwa 2 cm langen bogenförmigen Schnitt anlegt. Eine Stichinzision des Abszesses ist nach unserer Erfahrung nicht ausreichend. Die schon präoperativ einsetzende Chemotherapie muss breit und nach Erregernachweis gezielt sein.

Parapharyngeale Abszesse werden in ca. 90 % von extraoral eröffnet. Dazu wird 2 cm vom Kieferwinkel entfernt ein bogenförmiger Hautschnitt angelegt. Es wird scharf zum Unterkieferrand hoch präpariert, dann wird mit der Kornzange oder der Präparierschere entlang der medianen Fläche des M. pterygoideus medialis ins Spatium parapharyngeum eingegangen. Durch vorsichtiges Spreizen wird der Zugang erweitert. Anschließend wird ein Gummirohr von 8 mm Durchmesser als Drainage eingelegt. Die zusätzliche, nach Erregernachweis gezielte *Chemotherapie* ist unverzichtbar.

Infektionen der Temporalregion

Ursachen

Die odontogenen Ursachen sind in den Tabellen 7.**1** u. 7.**2** zusammengefasst (s. S. 125f). In der Häufigkeit der odontogenen eitrigen Logeninfektionen stehen temporal und orbital gelegene Infektionen an 11. und 12. Stelle (Abb. 7.**48**). Im Zusammenhang mit eitrigen Entzündungen der Orbita und der Temporalregion müssen Tumoren differenzialdiagnostisch ausgeschlossen werden.

▼ Odontogene Abszesse und Infiltrate, die temporal und im Bereich der Orbita liegen, entwickeln sich niemals primär odontogen, sondern sind immer fortgeleitete Eiterungen aus dem Spatium pterygomandibulare oder Spatium massetericomandibulare oder aus der Bukkalregion sowie aus der Kieferhöhle.

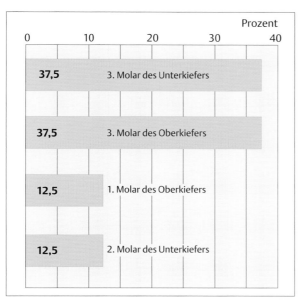

Abb. 7.**48** Anteil (in Prozent) ursächlicher Zähne an den odontogenen eitrigen Entzündungen im Bereich der Schläfe und der Orbita.

 Topographie der Temporalregion

Die Temporalregion kann in 3 schmale Räume eingeteilt werden:
– *Lateral* liegt ein Raum, der nach ventral vom M. orbicularis oculi und vom Stirnbeinpfeiler begrenzt wird, kaudal vom Jochbogen und dem dorsokranialen Anteil des Jochbeins, medial von der Fascia temporalis superficialis und lateral vom M. orbicularis oris und dem subkutanen Fettgewebe. Weichteilinfektionen, die lateral der Fascia temporalis superficialis liegen, haben sich entweder aus der Wangenregion (aufsteigende Infektion) entwickelt oder aus Weichteilinfektionen, die medial der Fascia temporalis profunda liegen und an der dorsalen Fläche des Stirnbeinpfeilers nach lateral durchgebrochen sind (Abb. 7.**49**).
– Der *zweite Spaltraum* liegt zwischen der lateralen Fläche des M. temporalis und der Fascia temporalis profunda. Er hat kaudal eine direkte Beziehung zum Spatium massetericomandibulare und wird vom Jochbogen von kaudal her vollständig abgegrenzt. Die ventrale Begrenzung bildet der Stirnbeinpfeiler bzw. die dorsal und lateral gelegene Fläche des Jochbeinkörpers. Weichteilinfektionen dieser Region entwickeln sich entweder direkt aus massetericomandibulären Weichteilinfektionen oder aus medial zwischen M. temporalis und Schädelknochen (bzw. lateraler Orbitawand) gelegenen Weichteilinfektionen nach Perforation des M. temporalis.
– Der *dritte Spaltraum* liegt ganz medial. Dessen laterale Begrenzung bildet die Medialfläche des M. temporalis und die mediale Begrenzung die Außenfläche des Schädelknochens bzw. die laterale Orbitawand. Das Dach bildet der Rezessus zwischen M. temporalis und Schädelknochen. Kaudal (Regio infraorbitalis) besteht eine Verbindung zum Spatium pterygomandibulare, zum retromaxillären Raum sowie zum pterygopalatinalen Raum. Auch Beziehungen zum parapharynge-

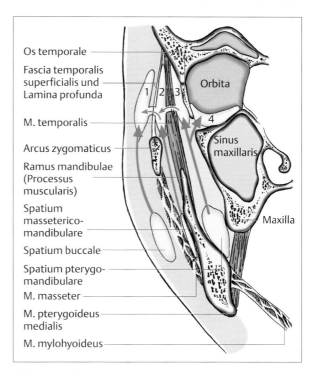

Abb. 7.**49** In drei verschiedenen Schichten (1, 2 u. 3) gelegene Temporalabszesse sowie Abszesse im Bereich des Orbitabodens (4) bzw. Orbitaphlegmonen. Der vertikale Schnitt zeigt ihre Entwicklung aus Abszessen des Spatium buccale, des Spatium massetericomandibulare und des Spatium pterygomandibulare.

alen Raum sind gegeben. Weichteilinfektionen der Infratemporalregion und des medial vom M. temporalis gelegenen Spaltraums entwickeln sich aus den benachbarten Logen. Über die Incisura trochlearis besteht ein weiterer Infektionsweg in und aus der masseterikomandibulären Loge.

Symptome

Abszesse und Infiltrate der Temporalregion sind durch eine *Schwellung* über der Temporalregion gekennzeichnet (Abb. 7.**50**). Wegen der relativ straffen Weichteile der Temporalregion lässt sich klinisch meist nicht sagen, ob der temporal gelegene Abszess bzw. das Infiltrat lateral der Fascia temporalis, lateral des M. temporalis oder medial des M. temporalis liegt. Die genaue Diagnose kann erst intraoperativ gestellt werden.

Therapie

Temporalabszesse werden *kombiniert chirurgisch und chemotherapeutisch* behandelt. Sie werden immer von *extraoral* her durch eine Inzision im Bereich der Schläfe eröffnet. Fast immer ist eine *Gegeninzision* erforderlich. Diese liegt im Bereich der Loge, von welcher der Temporalabszess seinen Ausgang genommen hat. Die durchgehende Drainage verbindet die beiden Inzisionsstellen

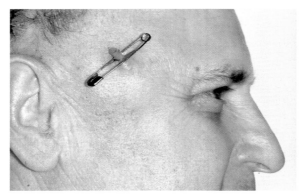

Abb. 7.**50** Eröffneter Temporalabszess nach operativer Entfernung von Zahn 18. Das Drainagerohr reicht bis in die Tuberregion, die von intraoral eröffnet wird (Gegeninzision).

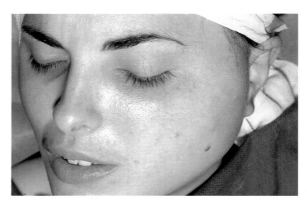

a

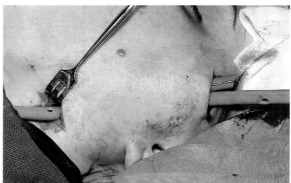

b

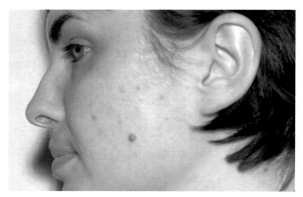

c

Abb. 7.**51 a** Schläfen-Wangen-Abszess links mit Beteiligung der Parotisloge ohne erkennbare odontogene Ursache. **b** Eröffnung durch Submandibularschnitt mit temporaler Gegeninzision. **c** Nach Abheilung.

(Abb. 7.**51**). Auch bei großen Schwellungen der Temporalregion kann ein Pusabfluss fehlen oder nur gering sein.

Infektionen der Orbita

Ursachen

Als Ursache kommen eine *apikale Ostitis oder eine Alveolitis* nach Extraktion im Oberkiefer in Betracht, die via Kieferhöhle oder über die Fossa canina und eine Thrombophlebitis der V. angularis eine Infektion der Orbita hervorrufen. Auch ein Abszess der Fossa canina kann in seltenen Fällen zu einer Pansinusitis mit Orbitabeteiligung führen. Weitere Infektionswege sind über die Fossae pterygopalatina und infratemporalis möglich, die über die Fissura orbitalis inferior Verbindung zur Orbita haben. Allerdings ist dieser Infektionsweg selten, da die Fascia buccotemporalis einen mechanischen Schutz darstellt. Außer Oberkiefermolaren und Prämolaren werden auch traumatisch geschädigte Oberkieferfrontzähne als Ursache für intraorbitale Abszesse angegeben. Verletzungen der knöchernen Orbita können ebenfalls zu Infektionen führen (7.**52**). Eine Orbitainfektion ist auch über die Infratemporalregion möglich, fortgeleitet zunächst als Wangenabszess, der oberhalb des Bukzinatoransatzes in die Wangenweichteile eingedrungen ist. Extrem selten können untere Weisheitszahnentfernungen orbitale Komplikationen mit Erblindung nach sich ziehen, die allerdings Folge einer hämatogenen Aussaat, also nicht direkt fortgeleitet sind.

Eine *odontogene Sinusitis maxillaris* kann direkt über den Orbitaboden auf die Orbita übergreifen, aber auch eine Pansinusitis hervorrufen und via Siebbein die Orbita erreichen. Die *rhinogene Sinusitis* sowie Entzündungsprozesse des Siebbeins haben den gleichen Ausbreitungsweg wie die odontogene, treten aber häufiger auf. Orbitale Komplikationen sollen in 60–80% auf eine Sinusitis zurückzuführen sein. Auf die Gefahr der Erblindung wird in diesem Zusammenhang immer wieder hingewiesen. Den gleichen Infektionsweg in Richtung Orbita wie die odontogene oder rhinogene Sinusitis nehmen auch

odontogene Oberkieferzysten, die in die Kieferhöhle eingewachsen sind bzw. diese verdrängt haben. Es sind hier sowohl radikuläre als auch follikuläre Zysten zu nennen, die nach eingetretener Infektion meist via Kieferhöhlenboden den entzündlichen Prozess in die Orbita weiterleiten. Auch sogenannte Okklusionszysten infolge von Kieferhöhlenoperationen können die Orbita infizieren. Sie treten meist erst mehrere Jahre nach Kieferhöhlen-(Radikal-)Operation auf, wenn sich aus zurückgebliebenen Epithelresten durch Sekretion und Vermehrung des Innendrucks Zysten bilden. Das Gleiche gilt auch für Zystenrezidive, die zu einer Orbitaphlegmone führen können, wenn sie sich infizieren (Abb. 7.**53**).

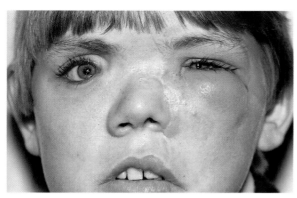

Abb. 7.**52** Orbitabszess nach nasoethmoidaler Trümmerfraktur.

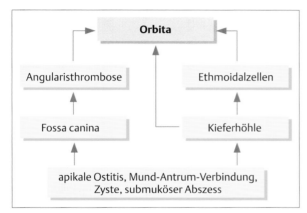

Abb. 7.**53** Infektionswege odontogener Orbitainfektionen.

📖 Topographie der Orbita

Die Orbita wird von fünf Knochen gebildet (Os frontale, ethmoidale, nasale, zygomaticum und Maxilla), die ihrerseits wieder mehr oder weniger dünnwandige Höhlen enthalten. Der Orbitainhalt, bestehend aus Bulbus sowie Muskulatur mit zugehörigen Nerven, Gefäßen und Fett, ist von einer Periostmembran umgeben, die die Orbita auskleidet. Durch das Septum orbitale, das zu den Tarsusplatten verläuft, ist eine Grenzstruktur vorhanden, die eine Unterscheidung in prä- und postseptale Prozesse ermöglicht. Letztere spielen sich im Inneren der Orbita ab.

In der Pars medialis sind Durchgänge zwischen Ethmoid und Orbita durch die beiden Gefäße und Nerven führenden Foramina ethmoidalia vorhanden (Foramen ethmoidale anterius und posterius). Hier werden durch die Vv. ethmoidales Verbindungen zwischen Nasenschleimhaut und Periorbita sowie zum Tränensack hergestellt. Außerdem besteht noch eine Verbindung nach außen durch den Canalis infraorbitalis. Die beiden großen Verbindungen, die Fissurae orbitalis inferior und superior, kommen ebenfalls als Eintrittspforten für entzündliche Prozesse der Orbita in Betracht. Allerdings ist die untere Augenhöhlenspalte durch eine fest gewebte Bindegewebsplatte verschlossen, die durch Faserzüge der Fascia buccotemporalis verstärkt wird.

Für die Ausbreitung krankhafter Vorgänge kommen vor allem die Venen aus der Orbita und ihrer Umgebung in Betracht. Die beiden Vv. ophthalmicae (Vv. ophthalmica superior und inferior) drainieren venöses Blut aus dem Bulbus, der gesamten Orbita und den Lidern. Sie stellen dabei die Verbindungen zwischen den Gesichtsvenen, dem Plexus pterygoideus und dem Sinus cavernosus her. Besondere Bedeutung hat hier als Verbindung zur V. facialis die V. angularis, die aus dem Zusammenfluss der Vv. supratrochleares und der V. supraorbitalis entsteht.

Klinik

Orbitaabszesse, -phlegmonen und -infiltrate zeigen meist ausgeprägte Ödeme des Ober- und Unterlids, Protrusio bulbi, Fixierung des Bulbus, Chemosis und Bulbusdruckschmerz. Komplikationszeichen sind Amaurose, Ophthalmoplegien und Sensibilitätsstörungen. Das Allgemeinbefinden des Patienten ist reduziert, die Körpertemperatur erhöht. Die Weichteilinfektion ist sehr schmerzhaft (starker Kopfschmerz).

Therapie

Orbitale Eiterungen werden *kombiniert chirurgisch und chemotherapeutisch* behandelt. Grundsätzlich liegt die Inzision, die die Eröffnung der Orbita zum Ziel hat, im Bereich der Eiteransammlung. Ist lediglich der Orbitaboden betroffen, wird im Bereich des Unterlids inzidiert. Ist die gesamte Orbita betroffen, muss außerdem im Bereich des Oberlids kaudal vom Supraorbitalrand inzidiert werden. Zusätzlich kann der Orbitaboden transmaxillär eröffnet werden. Wichtig ist auch hier die anschließende Drainage.

Phlegmonen im Kiefer- und Gesichtsbereich

⚠ Phlegmonen sind die gefährlichsten Weichteilinfektionen. Sie treten zwar selten auf, sind aber immer lebensbedrohlich.

Besonders gefährdet sind Patienten mit schlechter Abwehrlage (z.B. Diabetiker, Alkoholiker). Phlegmonen treten vorzugsweise submandibulär, im Bereich der großen Halsgefäße und im Mundboden (Angina Ludovici), aber auch in der Orbita auf (Abb. 7.**54**, 7.**55**, 7.**56**). Lebensgefahr besteht wegen des schrankenlosen Fortschreitens in die Umgebung (*Mediastinum, Schädelbasis*). Im Sinuscavernosus-Abflussgebiet und in der V. jugularis besteht die Gefahr der *Thrombophlebitis*. Eine Halsschwellung kann zum *Ersticken* führen.

Die **Diagnose** stützt sich vor allem auf das *klinische Bild*. Rasche Entwicklung, hohes Fieber, beschleunigter Puls, schlechter Allgemeinzustand mit Einflussstauung und Atemnot, Zyanose der Lippen und Akren, teils verbunden mit Schocksymptomen, sind allgemeine Zeichen. Lokal findet sich ein hartes Infiltrat mit diffuser Abgrenzung zur Umgebung. Daneben bestehen alle lokalen Entzündungszeichen in ausgeprägter Form.

Die **Therapie** muss rasch erfolgen und besteht in der breiten *chirurgischen Eröffnung* aller Gewebsspalten und

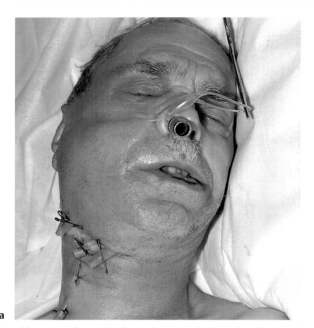
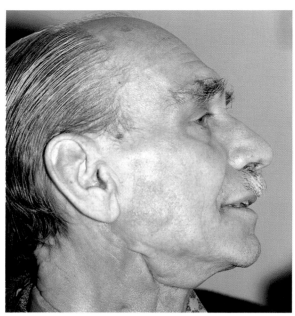

a

b

Abb. 7.**54** Submandibulär und im Bereich der Halsgefäßscheide gelegene Phlegmonen rechts nach breiter Eröffnung und Einlage mehrerer Drainageröhrchen. **a** Der Patient bleibt postoperativ zunächst intubiert. **b** Nach ausgeheilter Phlegmone.

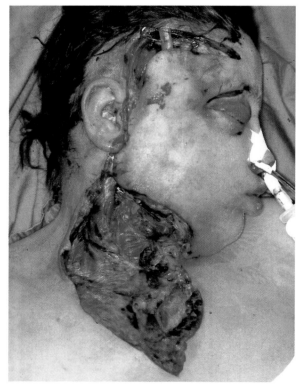
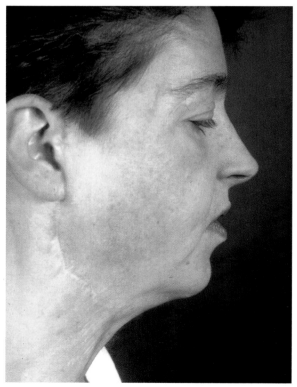

a

b

Abb. 7.**55** Phlegmone bei einer zum Zeitpunkt der Erkrankung 42-jährigen Frau.
a *Anamnese*: Hysterektomie wegen Myomen und Hepatitis A. Es trat plötzlich eine Schwellung unter dem rechten Unterkiefer auf, die hausärztlich beobachtet wurde.
4 Tage später Ausdehnung der Schwellung in die rechte Wange. Nach 3 weiteren Tagen Einlieferung in die Medizinische Klinik des Universitätskrankenhauses Hamburg-Eppendorf bei septischem Schock, Nierenschmerzen und beginnender Gesichtsphlegmone. Wenige Stunden später kam es zum vollständigen Kreislaufversagen trotz maximaler Catecholamindosis. Ausbildung von ausgedehnten Nekrosen der Haut, des Unterhautgewebes und der Muskulatur des Halses; Nekrosen auch im Bereich der Orbita und der Schläfenmuskulatur. Notfalloperation mit breiter Eröffnung der Phlegmone und Resektion der Nekrosen durch die Mund-Kie-

(Forts. Abb. 7.**55 a**)
fer-Gesichtschirurgen. Danach 6 Wochen Behandlung und Beatmung in der Intensivstation der Medizinischen Klinik bei Multiorganversagen, Schocklunge, metastasierender Abszedierung in die Milz, Pneumonie, kurzzeitigem Nierenversagen und Ausbildung trockener Nekrosen sämtlicher Zehenendphalangen. Amputation der Zehenendphalangen in der 5. Behandlungswoche.
Etwa 3 Monate nach Eröffnung der Phlegmone Entfernung einer radikulären Zyste im Unterkiefer bei Zahn 43 und operative Versorgung einer chronischen Sinusitis maxillaris rechts, chirurgische Behandlung einer chronischen apikalen Parodontitis im linken Oberkiefer und Entfernung von Kieferhöhlenpseudozysten links. Etwa 5 Monate nach chirurgischer Behandlung der Phlegmone Exstirpation eines metastatischen, später chronifizierten Hirnabszesses im Temporallappen durch die hinzugezogenen Neurochirurgen.
Bakteriologie: Initial wurden vergrünende Streptokokken und Staphylococcus epidermidis gefunden, später Hefen, Enterokokken, Corynebakterien und koliforme Keime.
Chemotherapie: Fluconazol, Ceftazidim, Clindamycin, Gentamicin, Ciprofloxacin, Amphothericin B, Penicillin G, Metronidazol, Cefadroxil und Tetracyclin. Die Antibiotikakombinationen wechselten; maximal vier Antibiotika gleichzeitig wurden gegeben.
b Zustand bei Entlassung nach etwa 7-monatiger stationärer Behandlung.

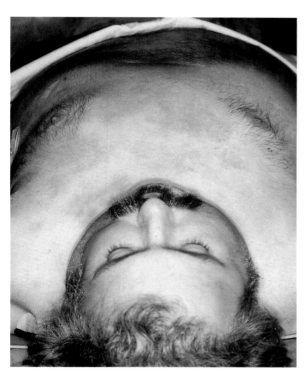

Abb. 7.**56** Phlegmone bei einem zum Zeitpunkt der Operation 47-jährigen Mann mit Adipositas und Diabetes Typ II.
3 Wochen zuvor Extraktion von Zahn 47, 2 Wochen zuvor von Zahn 43. 1 Woche vor stationärer Aufnahme kam es zu einer zunehmenden Schwellung am Unterkiefer rechts, dann an Hals und Thorax. Notfallmäßig wurden drei intraorale und elf extraorale Inzisionen durchgeführt und der Patient mit Drainagen im Bereich der Thoraxvorderwand, des Halses und des Mundes versorgt. So kam es zum raschen Rückgang der ausgedehnten Phlegmone. 9 Tage später wurden subkutane Nekrosen der Thoraxvorderwand entfernt, etwa 4 Wochen später ein temporaler Abszess eröffnet. Postoperativ 24 Tage Intensivtherapie, anschließend Weiterbehandlung auf der peripheren Station bis zur Entlassung 2 Monate nach stationärer Aufnahme.
Bakteriologisch wurden vergrünende Streptokokken, Staphylococcus epidermidis, grampositive Stäbchen, Corynebacterium und Hefen nachgewiesen.
Zur antimikrobiellen Therapie kamen Mezlocillin, Oxacillin, Metronidazol, Trimethoprim, Sulfamethoxazol, Vancomycin, Miconazol, Ampicillin und Erythromycin in wechselnden Kombinationen zum Einsatz, wobei maximal vier Chemotherapeutika kombiniert wurden.

in der Gabe von *Antibiotika* (z.B. hoch dosiert Clindamycin und Cephalosporin in Kombination mit Gentamicin). Bei der Inzision läuft schmutzig-graue Flüssigkeit mit Eiterbeimengungen ab; auch Gasbläschen sind manchmal nachweisbar.
Erreger sind hämolysierende Streptokokken und Anaerobier, aber auch Staphylokokken und gramnegative Stäbchenbakterien. Gasbrand- und Milzbranderreger müssen unbedingt sofort nachgewiesen oder ausgeschlossen werden.

Thrombophlebitis im Kiefer- und Gesichtsbereich

In seltenen Fällen führen Infektionen zu Thrombophlebitis. Rehrmann berichtet über sieben derartige Infektionen (vier Todesfälle). Pyogene Infekte des Oberkiefers, der Fossa canina, der Lippen und der Nasenregion (Furunkel) können zur Thrombophlebitis der V. facialis und V. angularis führen, der sich eine Sinus-cavernosus-Thrombose anschließen kann. Retromaxilläre Infektionen können zur Beteiligung des Plexus pterygoideus führen, Phlegmonen des Mundbodens und Halses sowie die eitrige Lymphadenitis der zervikalen Lymphknoten zur Thrombose der V. jugularis.
Die Therapie besteht in der frühzeitigen *Inzision* der pyogenen Entzündung und in *Breitbandchemotherapie. Ligaturen* der kleinen Venen sind im Allgemeinen nicht nötig; lediglich die V. jugularis interna sollte wegen der Emboliegefahr unterbunden werden.

Odontogene Fisteln

Odontogene Fisteln der Schleimhaut und der Haut sind chronische pyogene Infektionen. Akute Entzündungssymptome fehlen; das Entzündungsgeschehen bleibt auf einen wenige Millimeter großen Bereich beschränkt (vgl. auch Abb. 7.**39**, Abb. 7.**57**). Odontogene Fisteln entwickeln sich intraoral häufig aus submukösen und extraoral aus subkutanen Abszessen. Die Zahnfleischfistel befindet sich oft auf Höhe der Wurzelspitze des erkrankten Zahnes, die Hautfistel im Bereich von Muskellücken der mimischen Muskulatur des Gesichts, aber auch im Bereich des Platysma, submandibulär und am Hals (Abb. 7.**58** u. 7.**59**). Die Therapie besteht in der Be-

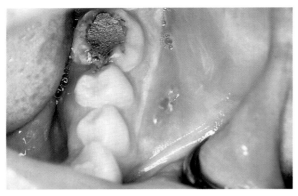

Abb. 7.**57** Intraorale Fistel, ausgehend vom linken unteren 1. Molaren.

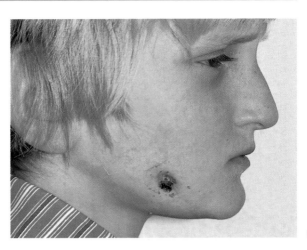

a

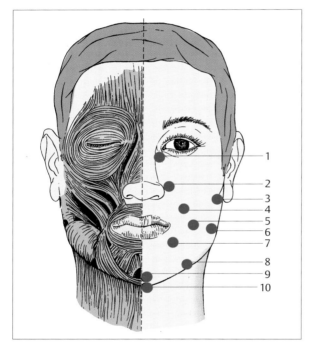

Abb. 7.**58** Lokalisation der odontogenen Fisteln im Gesichtsbereich. Die Fisteln liegen meist im Bereich der Muskellücken der mimischen Muskulatur.
1 Fistel in der Nähe des medialen Lidwinkels
2 Fistel im Bereich des Nasenflügels
3–6 Wangenfisteln
7 Fistel kaudal des Mundwinkels
8 Fistel im Bereich der Mitte des Unterkieferkörpers nahe dem Unterkieferrand
9, 10 kraniale und kaudale Kinnfisteln

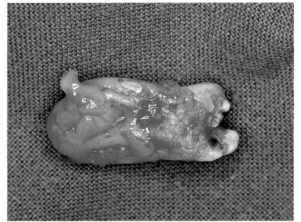

b

Abb. 7.**59 a** Extraorale Fistel an der rechten Unterkieferseite (chronische granulierende Parodontitis nach Partsch). **b** Schuldiger 1. Molar im Unterkiefer. Das Granulationsgewebe sitzt der Zahnwurzel haubenförmig auf.

Nichtodontogene Weichteilinfektionen der Mundhöhle und des Gesichts

Infektionen der Mundschleimhaut und der Gesichtsweichteile sind zwar meist eng mit Erkrankungen der Zähne und des Zahnhalteapparates verknüpft, doch treten daneben auch nichtodontogene, bisher noch nicht besprochene Krankheitsbilder auf.

Differenzialdiagnose

Bei folgenden Krankheitsbildern fehlt eine ursächliche Erkrankung im Bereich der Zähne und der Kiefer:
- entzündliche Schwellungen der Submandibularregion:
  - akute Sialadenitis der Glandula submandibularis
- Wangenschwellung:
  - eitrige Parotitis
  - Lymphadenitis bei Allgemeininfektionen (Abb. 7.**60**)

seitigung der Ursache; danach schließen sich die Fisteln von selbst. Narbenkorrekturen sind mitunter erforderlich.

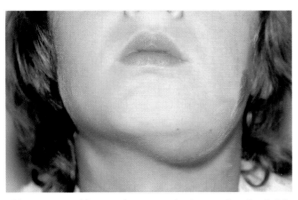

Abb. 7.**60** Lymphknotenabszess nach einem grippalen Infekt bei einem 10-jährigen Mädchen.

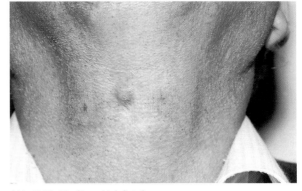

Abb. 7.**62** Mediane Halsfistel.

- entzündliche Schwellung der Gesichtshaut:
  - infiziertes Atherom
  - Furunkel
- Fisteln der Gesichtsregion:
  - angeborene Unterlippenfistel (Abb. 7.**61**)
  - mediane Halsfistel (Abb. 7.**62**)
  - laterale Halsfistel.

Entzündungen der Gingiva

Bakteriell ausgelöste Entzündungen des Zahnfleisches und des Zahnhalteapparates werden als *Gingivitis* bzw. als *Parodontitis* bezeichnet. Hierzu gehören die Gingivitis simplex, ulcerosa und necroticans. Bei fortgeschrittener marginaler Parodontitis kommt es zu einer Granulationsgewebsbildung, die sich bis zum Apex des Zahnes ausdehnt, sodass dieser hochgradig gelockert ist und entfernt werden muss (sog. profunde Parodontitis, Abb. 7.**63**).

Als schwerste Form der Zahnfleischentzündung mit ausgedehnten Nekrosen und Defektbildung im Bereich der Lippen und Wangen ist die Nosokomialgangrän (*Noma*) zu nennen. Hervorgerufen durch anaerobe Stäbchenbakterien, das Fusobacterium fusiforme und Borrelia Vincenti, ist die Erkrankung wegen ihrer Komplikationen (Lungengangrän, Kreislaufversagen) lebensbe-

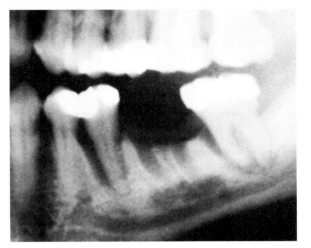

Abb. 7.**63** Röntgenbefund einer profunden Parodontitis im Unterkiefer rechts. Der 2. Prämolar und der 2. Molar lassen eine Verbreiterung des Desmodontalspaltes sowie einen horizontalen Knochenabbau erkennen. Die Zähne waren zum Zeitpunkt der Röntgenuntersuchung vital.

drohlich. Sie tritt vorwiegend in Afrika bei unterernährten Kindern mit schlechter Mundhygiene auf (Abb. 7.**64**). Die verschiedenen Krankheitsbilder der Gingiva und ihre Therapie werden in Kapitel 8 von Bd. 3, Zahnärztliche Chirurgie, eingehend abgehandelt.

Entzündungen der Zunge

Entzündliche Prozesse im Bereich der Zunge können sich sowohl am Zungenrand als auch am Zungengrund manifestieren. Als mögliche nichtodontogene Ursachen kommen Verletzungen in Betracht. Auch Superinfektionen mit Actinomyces isreali sind möglich. Die Therapie derartiger Abszesse besteht in einer Inzision und Drainage (Abb. 7.**65**).

Pyodermien der Mundhöhle

Die Pyodermien der Mundhöhle sind oberflächliche eitrige Schleimhautentzündungen. Sie werden durch

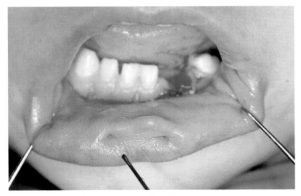

Abb. 7.**61** Angeborene Lippenfistel.

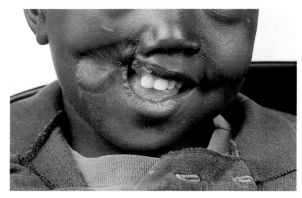

Abb. 7.**64** Oberlippen-Wangen-Defekt nach Noma-Infektion, ausgehend von einer gangränösen Gingivitis im Bereich des oberen seitlichen Schneidezahnes.

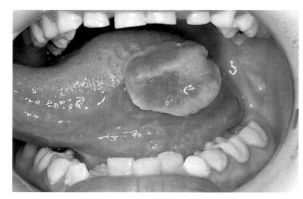

Abb. 7.**66** Sog. Granuloma pyogenicum oder teleangiectaticum am Zungenrand.

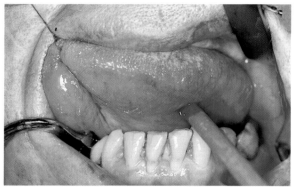

Abb. 7.**65** Zungenrandabszess mit Drainage. Keine odontogene Ursache.

Staphylokokken und Streptokokken verursacht und haben überwiegend keine Beziehung zu den Anhangsgebilden der Haut. Häufig findet man innerhalb der relativ seltenen Pyodermien der Mundhöhle Beteiligungen der Zunge, die besonders im Zungenrandbereich auftreten. Nach Schleimhautläsionen unterschiedlichster Ursache (Trauma, Ulkus u.a.) können *sekundäre bakterielle Infektionen* auftreten, welche wie auch die Pyodermien der Mundhöhle lokal antiseptisch (z.B. Betaisodona) und z.T. antibiotisch behandelt werden (Abb. 7.**66**).

Das unter dem Begriff des *Granuloma pyogenicum* auch an der Zunge entstehende exophytische Gebilde wird heute den echten Angiomen zugeordnet, während man es früher als überschießend wachsendes Granulationsgewebe bezeichnet hat.

Infektionen der Lippen

▼ Infektionen im Bereich der Lippen nehmen anato-
● misch gesehen eine Mittelstellung zwischen Infektionen der Mundhöhle und der Gesichtshaut ein.

Erkrankungen des Mundraumes greifen häufig auf die Lippen über oder nehmen dort sogar ihren Ausgang, was auch analog für Erkrankungen der Gesichtshaut gilt.

Einige wichtige Erkrankungen der Lippen seien nachfolgend kurz erwähnt:

Cheilitis glandularis purulenta superficialis: Diese chronische und schubweise verlaufende Entzündung entwickelt sich aus der Cheilitis glandularis simplex. Eine in der Regel staphylogene Infektion führt zur Cheilitis glandularis purulenta superficialis mit Eiterabfluss aus den Drüsenausführungsgängen, Mikroabszessen, Fistelbildungen, Krustenauflagerungen und Ulzerationen. Die abszedierende Form mit teils ausgeprägten Schwellungen der Unterlippe wird als Cheilitis glandularis apostematosa bezeichnet. Therapeutisch erfolgt die gezielte lokale und systemische (orale) Antibiotikagabe.

Weitere *Cheilitisformen*, die primär keine bakterielle Ursache haben, *können sekundär infizieren*: Cheilitis simplex, die Cheilitis actinica (Keratose durch UV-Einstrahlung, hohe Temperaturen, Trockenheit), die von Manganotti als präkanzerös herausgestellte Cheilitis abrasiva praecancerosa und die Cheilitis exfoliativa, die häufig bei Patienten mit einem seborrhoisch-mikrobischen Ekzem auftritt.

Aus differenzialdiagnostischen Gründen sind ferner die *symptomatischen Cheilitiden* zu nennen, wie sie im Rahmen bestimmter Krankheitsbilder (z.B. Melkersson-Rosenthal-Syndrom) auftreten, daneben auch Makrocheilien, wie das Quincke-Ödem, und Folgen von Infektionskrankheiten (z.B. Tuberkulose, Lepra).

Pyodermien des Gesichts

▼ Pyodermien sind eitrige Erkrankungen der Gesichts-
● haut, die durch Streptokokken und Staphylokokken hervorgerufen werden.

Die Entzündungen liegen epidermal, kutan oder subkutan und haben häufig Beziehung zu den Hautanhangsgebilden; die Lippen sind besonders oft betroffen. Die Einteilung der Pyodermien erfolgt nach ihrer Lokalisation und den Erregern (Staphylodermie, Streptodermie). Die Therapie besteht in antibakteriellen, medikamentösen und chirurgischen Maßnahmen.

Die **Pityriasis alba faciei** tritt fast ausschließlich bei Kindern auf. Sie ist eine oberflächliche, im Bereich der Wangen auftretende Pyodermie, die das Stratum corneum betrifft. Sie zeigt eine fein lamellöse pityriasiforme Schuppung mit teils unter den Schuppen gelegenen, kaum sichtbaren Bläschen und wird als Variante der streptogenen Impetigo contagiosa angesehen.

Die **Impetigo Bockhart** ist eine primär pustulöse, durch Staphylokokken verursachte, ganz oberflächliche Dermatose. Sie kann an die Follikelmündungen (Vorstadium zum Furunkel) oder beim Säugling an die Schweißdrüsenausführungsgänge (ggf. mit Entwicklung eines Schweißdrüsenabszesses) gebunden sein.

Die **Folliculitis staphylogenes superficialis** (Ostiofollikulitis) ist eine an die Follikel gebundene superfizielle pustulöse Erkrankung. Sie kann grundsätzlich an allen behaarten Körperpartien vorkommen und muss differenzialdiagnostisch von der follikulären Mykose abgegrenzt werden. Kennzeichen ist, dass die ca. 1 mm große Pustel von einem Haar perforiert wird.

Die **Impetigo contagiosa** ist eine sehr ansteckende, mit Blasen- und Krustenbildung einhergehende Staphylo- oder Streptodermie bzw. Mischinfektion. Sie befällt meist Kinder, vorwiegend im Gesicht. Aus einem roten Fleck entwickelt sich zunächst eine seröse, dann eitrige Blase. Als Streptodermie sitzt sie oberflächlich (subkorneal) und als Staphylodermie tiefer (subepidermal). Die Therapie besteht in der vorsichtigen Entfernung der Krusten und zusätzlicher lokaler sowie systemischer antibakterieller Chemotherapie.

Bei der **Folliculitis barbae staphylogenes** handelt es sich um entzündlich gerötete schmerzende Knötchen und Pusteln der Bartregion mit daneben auftretenden Borken, Schuppen und nässenden Bezirken. Der Verlauf ist chronisch rezidivierend; die Haare lassen sich leicht und ohne Schmerzen entfernen. Das Nassrasieren kann die Follikulitis begünstigen. Die Therapie hat die Vermeidung der Ursache zum Ziel; evtl. werden lokale und allgemeine antibakterielle Maßnahmen nötig.

Der **Furunkel** entwickelt sich aus einer follikulären Pustel im behaarten Gesichtsbereich mit Perifollikulitis, es bildet sich ein bis mehrere Zentimeter großer schmerzhafter Knoten (Abb. 7.**67**). Im Zentrum des Knotens, der nach einigen Tagen einschmilzt, befindet sich ein Pfropf, der aus nekrotischem Gewebe besteht. Nach dessen Abstoßung und Eiterabfluss erfolgt die narbige Ausheilung. Der Begriff Furunkulose beinhaltet den chronischen und rezidivierenden Krankheitsverlauf.

> Besonders die Furunkel an der Oberlippe können über die V. angularis zur Sinus-cavernosus-Thrombose, zur Meningitis, zum Hirnabszess sowie zu thrombophlebitischer Sepsis mit tödlichem Ausgang führen. Furunkel im oberen Gesichtsbereich müssen sofort lokal und systemisch antibiotisch behandelt werden. Oft ist eine stationäre Aufnahme des Patienten nötig. Nach Ausreifung des Furunkels erfolgt die chirurgische Eröffnung.

Karbunkel sind Häufungen von Furunkeln im Bereich benachbarter Follikel. Sie treten häufig im Nacken und Rücken, aber auch im Gesicht auf. Zu Gefahren und therapeutischen Richtlinien s. Abschnitt Furunkel.

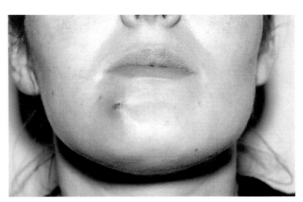

Abb. 7.**67** Furunkel auf der rechten Kinnseite.

Die **Hidradenitis suppurativa** ist eine im Gesicht relativ selten auftretende Abszedierung der Schweißdrüsen, die antibiotisch und chirurgisch behandelt werden muss.

Das **Erysipel** (Wundrose) ist meist streptogen (hämolysierende Streptokokken), manchmal staphylogen. Die Infektion hat phlegmonösen Charakter. Die Erreger dringen über kutane Lymphspalten ein. Es treten, begleitet von hohem Fieber und Schüttelfrost, umschriebene, flammend hochrote, ödematöse, schmerzhafte Infektionsbezirke der Haut auf, die mit Blasenbildung (Erysipelas vesiculosum, Erysipelas bullosum) oder Nekrosen (Erysipelas gangraenosum) einhergehen (Abb. 7.**68**). Beim Erysipelas phlegmonosum kommt es unter Ausbreitung auf subkutane Schichten zu tiefen Nekrosen und Hämorrhagien. Komplikationen sind Folgen der Nekrosen (z.B. im Lidbereich) und der thrombophlebitischen Sepsis. Auch Nephritiden und Pneumonien kommen vor. Es erfolgt eine hoch dosierte antibakterielle Chemotherapie unter stationären Bedingungen und evtl. die Exzision der Eintrittspforte der Mikroorganismen.

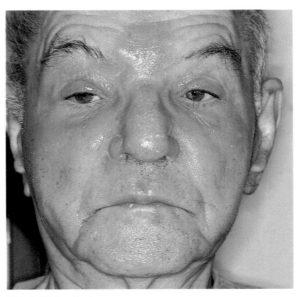

Abb. 7.**68** Erysipel.

Viruserkrankungen

Weniger aus chirurgischer Sicht als unter differenzial-diagnostischen Aspekten sind die Viruserkrankungen und in diesem Zusammenhang auch die Aphthen sowie die wichtigsten Pilzerkrankungen in der Mund-Kiefer-Gesichts-Region zu nennen.

Herpes simplex. (Abb. 7.**69**) Der Erreger ist ein ikosaedrisch gebautes DNS-Virus, das Herpes-simplex-Virus. Auf leicht gerötetem Grund treten unter Juckreiz und Spannungsgefühl gruppierte Bläschen auf, deren zunächst klarer Inhalt eintrübt, eitrig wird und dann schließlich eintrocknet. Nach Abfallen der Krusten heilt der Herpes simplex spurenlos ab. Betroffen sind die äußere Haut und Schleimhäute, besonders die Übergänge von der Haut zur Schleimhaut, z.B. im Bereich der Lippen. Der Verlauf ist häufig rezidivierend (Herpes simplex recidivans). Die Ursachen sind mannigfaltig. So unterscheiden wir *Herpes traumaticus, Herpes solaris, Herpes febrilis* und *Herpes menstruationis*. Der Herpes traumaticus kann nach intraoralen Eingriffen infolge einer Traumatisierung der Lippen auftreten.

Gingivostomatitis herpetica. Die Gingivostomatitis herpetica (Stomatitis aphthosa), die mit den Aphthenerkrankungen *nicht* identisch ist, stellt eine akut ablaufende Herpes-simplex-Erstinfektion dar, die in erster Linie Kinder betrifft. Aus einzelnen Bläschen entstehen wenig über dem Hautniveau liegende rundliche, scharf begrenzte Erosionen. Sie liegen im vorderen Bereich der Mundhöhle in regelloser Anordnung. Foetor ex ore, Speichelfluss, Schwellung der Gingiva und Blutungsneigung sind lokale Symptome. Hinzu kommen schmerzhaft vergrößerte regionäre Lymphknoten und Fieber. Eine Ausbreitung auf andere Körperregionen ist möglich.

Aphthoide Polypathie. Die aphthoide Polypathie („Aphthoid Pospischill-Feyrter") ist die schwere Verlaufsform der Gingivostomatitis herpetica. Sie findet sich häufig als Zweitkrankheit, z.B. nach Masern und Keuchhusten, und ist nicht nur auf die Mundhöhle beschränkt, sondern kann auch Pharynx, Ösophagus, Gesicht, Finger und Genitalbereich betreffen. Die Eruptionen in der Mundhöhle sind bullös-vesikulös und weisen eine dicke Blasendecke auf, wobei mehrere Einzelherde

konfluieren können. Schwere Allgemeinsymptome sind Unruhe, Brechreiz, Krampfneigung und Fieber.

Eczema herpeticatum. Es handelt sich um eine Sekundärinfektion durch die Herpes-simplex-Viren auf ekzematös veränderter Haut. Das Eczema herpeticatum weist in etwa 15% der Fälle aphthoide Veränderungen der Mundschleimhaut auf.

Zoster-Varizellen-Infektionen. Das Varizella-Zoster-Virus (VZV), ein DNS-Virus, erzeugt intraepidermale Bläschen (Virusbläschen). Diese vesikulösen Effloreszenzen sind Folge einer ballonierenden Degeneration mit Zellschädigung im Stratum spinosum. Die Infektion verursacht bei Kindern in der Regel Varizellen (Windpocken) und beim nur teilweise immunisierten Körper des Erwachsenen Herpes zoster (Gürtelrose). Bei den Varizellen finden wir in aller Regel ein Enanthem der Mundschleimhaut, welches dem Exanthem vorausgehen kann. Vesikulöse Eruptionen findet man am Gaumen, an den Wangen, der Gingiva und den Lippen. Bevorzugte Lokalisationen der äußeren Haut sind Gesichts- und Kopfbereich sowie der Rumpf.

Die Erkrankung verläuft in der Regel harmlos. Die Hautveränderungen heilen narbenlos ab, es sei denn, Kratzeffekte oder Sekundärinfektionen führen zu tiefer gehenden Läsionen mit narbiger Ausheilung. Während Varizellen die Erstinfektion mit dem Zoster-Varizellen-Virus darstellen, ist der Herpes zoster die akut verlaufende Zweitinfektion mit demselben Virus (Abb. 7.**70**). Es kommt dabei zu einer selektiven Ganglionitis mit Schmerzen sowie Hyper- oder Parästhesien, die häufig den Hautveränderungen vorausgehen. Immer begrenzt das Ausbreitungsgebiet eines sensiblen Nervs die Ausdehnung der Erkrankung.

Ausnahmen bilden Patienten mit stark reduziertem Allgemeinzustand, bei denen ein *generalisierter Herpes zoster* auftreten kann. Bei Beteiligung des 2. und 3. Tri-

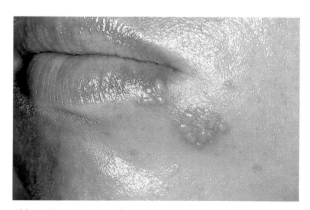

Abb. 7.**69** Herpes simplex.

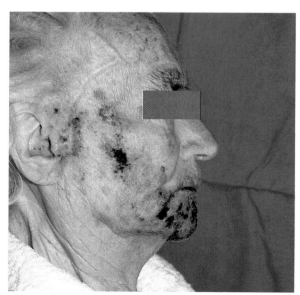

Abb. 7.**70** Herpes zoster des Gesichts im Ausbreitungsgebiet des N. mandibularis.

geminusastes kommt es zu Läsionen der Mundschleimhaut, wobei das einseitige Auftreten der Erkrankung, z.B. im Bereich des harten Gaumens oder der Zunge, charakteristisch ist. Die zunächst etwas erhabenen, dunklen, makulösen Erytheme wandeln sich vesikulös und später pustulös um. Nach Verlust der Epitheldecke findet man konfluierende belegte Erosionen auf erythematösem und entzündlich verändertem Grund. Eine Krustenbildung findet man im Bereich der äußeren Haut. Folge des Herpes zoster können Funktionsstörungen der betroffenen Nerven sein. Im Bereich der äußeren Haut sind Pigmentstörungen die Folge.

 Weitere Virusinfektionen sind für unser Fachgebiet von untergeordneter Bedeutung. Zu nennen seien noch die infektiösen Akanthome. Warzen sind ebenfalls Viruserkrankungen, die jedoch kaum differenzialdiagnostische Schwierigkeiten gegenüber chirurgisch zu behandelnden Infektionskrankheiten bieten können. Erwähnt sei in diesem Zusammenhang nur, dass länger bestehende Warzenbildungen, die therapieresistent sind, auch einer chirurgischen Therapie zugeführt werden können, während die übrigen Viruserkrankungen meist nur symptomatisch behandelt werden, bei zusätzlichen bakteriellen Infektionen manchmal auch unter Verwendung antibakterieller Maßnahmen.

Zusammenfassung

Infektiöse Prozesse im Bereich der Mund-Kiefer-Gesichts-Region sind vielgestaltig und treten mit unterschiedlichen Schweregraden auf. Grundsätzlich können wir dabei Infektionen mit Ursachen im Bereich der Zähne von solchen unterscheiden, die ursächlich nicht mit dem Zahnsystem zusammenhängen.
Die odontogenen Infektionen in Form von Abszessen, Infiltraten und Fisteln sind die häufigsten. Sie reichen von submukösen Abszessen in unmittelbarer Umgebung des Ober- und Unterkiefers bis zu Logenabszessen und lebensbedrohlichen Phlegmonen. Die Mehrzahl der Eiterungen sind Abszesse im Bereich der Mundhöhle.
Als Ursache kommen hier avitale Zähne des Ober- und Unterkiefers in Betracht, wobei im Allgemeinen die in den Wurzelkanälen befindlichen Erreger die Infektion hervorrufen. Die Therapie odontogener Eiterungen besteht in der Abszesseröffnung von innen oder außen, ggf. zusammen mit einer antibiotischen Therapie, und in der Beseitung der Ursache, z.B. der Entfernung eines schuldigen Zahnes bzw. einer chirurgischen oder konservativen Wurzelkanalbehandlung.
Neben den odontogenen Eiterungen finden sich auch nichtodontogene, die wegen ihrer ähnlichen Symptomatik mit den vorgenannten verwechselt werden können. Hier sind Lymphknotenabszesse, Furunkel und Pyodermien zu nennen. Weiterhin können Viren zu Weichteilentzündungen in Mundhöhle und Gesicht führen.

Weiterführende Literatur

Alexander M, Estler CH, Legler F. Antibiotika und Chemotherapeutika. Stuttgart: Wissenschaftl. Verlagsges.; 1995.
Herzog M. Allgemeine Infektionslehre. In: Horch HH, Hrsg. Zahnärztliche Chirurgie. 3. Aufl. (Praxis der Zahnheilkunde. Bd. 9.) München: Urban & Schwarzenberg; 1995:72.
Hoffmann J. Keimspektrum odontogener Abszesse [Dissertation]. Tübingen: Universität Tübingen; 1992.
Körber E, Rotgans J, Schmelzle R, Schwenzer N. Zahnkrankheiten, Mundkrankheiten und Kieferkrankheiten für Mediziner. Stuttgart: Thieme; 1994.
Krüger E. Operationslehre für Zahnärzte. 5. Aufl. Berlin: Quintessenz; 1986.
Maass A. Odontogene Abszesse im Krankengut der Klinik für Kiefer- und Gesichtschirurgie der Universität Tübingen [Med. Dissertation]. Tübingen: Universität Tübingen; 1990.
Machtens E. Spezielle Infektionslehre. In: Horch HH, Hrsg. Zahnärztliche Chirurgie. 3. Aufl. (Praxis der Zahnheilkunde. Bd. 9.) München: Urban & Schwarzenberg; 1995:115.
Neumann HJ, Mertgen PC. Antibiotika in der Zahn-, Mund- und Kieferheilkunde. Gräfelfing: SMV Verlagsges.; 1994.
Schuchardt K, Pfeifer G, Schwenzer N. Septische Mund-Kiefer-Gesichtschirurgie. (Fortschritte der Kiefer- und Gesichtschirurgie. Bd. 29.) Stuttgart: Thieme; 1984.
Schwenzer N. Medikamentöse Unterstützung chirurgischer Eingriffe. In: Horch HH, Hrsg. Zahnärztliche Chirurgie. 3. Aufl. (Praxis der Zahnheilkunde. Bd. 9.) München: Urban u. Schwarzenberg; 1995:25.

8 Spezifische Infektionen, Pilzerkrankungen, Allergie

Aktinomykose

Jürgen Lentrodt

Bei der Aktinomykose werden je nach ihrer Lokalisation drei verschiedene Formen unterschieden:
- die zervikofaziale
- die pulmonale und
- die intestinale Aktinomykose.

Da die Strahlenpilzerkrankung hauptsächlich im Gesichts-Hals-Bereich auftritt und die beiden anderen Formen sehr selten vorkommen, soll hier ausschließlich die zervikofaziale Aktinomykose abgehandelt werden.

Erreger

▼ Die Aktinomykose des Menschen wird hervorgerufen
● durch Actinomyces israeli, ein grampositives anaerobes Bakterium, das im Gewebe und in jungen Kulturen pilzartig verzweigte Filamente bildet. Ältere Kulturen hingegen ähneln denen von Korynebakterien.

Drusen. Im befallenen Gewebe entwickelt Actinomyces häufig, aber keineswegs regelmäßig kompakte Kolonien, die mit ihrer radiären strahlenartigen Konfiguration gewissen Kristalldrusen ähneln und zu der Bezeichnung „Strahlenpilz" geführt haben. Die im Eiter und im Gewebe vorkommenden Drusen sind von weißlicher, selten auch gelblicher Farbe und können als Pünktchen meist eben mit dem bloßen Auge wahrgenommen werden. Sie können aber auch Millimetergröße erreichen. Da jedoch auch andere bei Entzündungen anzutreffende Mikroorganismen derartige Kolonien produzieren können, sind ohne bakteriologische Differenzierung Verwechslungen möglich. In knapp der Hälfte der Actinomyces-Infektionen können keine Drusen gefunden werden, sodass nur der mikrobiologische Nachweis des Erregers im Kulturverfahren die Diagnose sichern kann.

📖 Lange Zeit war man der irrigen Auffassung, dass die beim Rind vorkommende Strahlenpilzerkrankung mit der des Menschen identisch sei. Noch größere Verwirrung entstand dadurch, dass die anaeroben Erreger der Aktinomykose mit den überall anzutreffenden, strahlenpilzähnlichen aeroben Bodenpilzen verwechselt wurden. So glaubte man, dass die Strahlenpilzerkrankung durch Kauen an Getreidegrannen oder Gräsern entstehen würde. Naeslung konnte diese Theorie jedoch 1931 widerlegen, indem er nachwies, dass der Erreger der Aktinomykose als *Saprophyt in der Mundhöhle* lebt. Aus diesem Grund werden heute die apathogenen strahlenpilzähnlichen Mikroorganismen in der freien Natur in einer gesonderten Familie als sog. Streptomyzeten von den pathogenen Strahlenpilzen getrennt.

▼ Der obligat anaerobe Actinomyces israeli wächst nur
● unter Sauerstoffabschluss, weshalb er sich im Gewebe nur dann entwickeln kann, wenn ein sauerstofffreies Milieu mit entsprechender Senkung des Redoxpotentials gegeben ist.

Mischinfektion. Da den Aktinomyzeten proteolytische Fermente (Hyaluronidasen) fehlen und sie deshalb nicht allein in das Gewebe eindringen können, ist für das Zustandekommen einer Infektion immer eine *Begleitflora* erforderlich, wobei sich die Aktinomyzeten primär den unspezifischen aeroben und anaeroben Entzündungserregern anschließen, die den Weg in das Gewebe bahnen. Lentze und Schuchardt hoben in diesem Zusammenhang hervor, dass die Mischinfektion bei der Aktinomykose eine Conditio sine qua non sei.

▼ Die häufigsten Begleitkeime sind Staphylococcus au-
● reus haemolyticus, vergrünend wachsende Streptokokken sowie als Anaerobier Actinobacillus actinomycetem comitans und Bacteroides melaninogenicus.

Darüber hinaus werden jedoch nahezu alle bei odontogenen Entzündungen auftretenden Keime nachgewiesen.

Endogene Infektion. Während der Erreger der Aktinomykose in der freien Natur nicht vorkommt, wird er fast regelmäßig als Parasit in der Mund- und Rachenhöhle gesunder Personen angetroffen. Er findet sich auf den Schleimhäuten, besonders aber in *Schlupfwinkeln*, wie Zahnfleischtaschen bei Parodontitis marginalis und durchbrechenden Zähnen, in kariösen Defekten, in den Wurzelkanälen marktoter Zähne, in periapikalen Prozessen, im Zahnstein sowie in den Tonsillenkrypten. Verletzungen der Schleimhäute durch Fremdkörper, z.B. durch Borsten von Zahnbürsten oder durch Kieferbrüche und Operationen, können den Aktinomyzeten das Einwandern zusammen mit anderen Keimen ermöglichen. Da der Erreger nicht von außen in den Organismus eindringt, sondern von der Mundhöhle aus unter besonderen Umständen in das Gewebe eingeschleppt wird, handelt es sich um eine *endogene* Infektionskrankheit.

In der überwiegenden Zahl der Fälle gehen die aktinomykotischen Entzündungen von avitalen Zähnen, besonders des Unterkiefers, aus. Die Eintrittspforten sind in Abb. 8.1 wiedergegeben

In den letzten Jahren ist, hervorgerufen durch die Zunahme der antibiotischen Therapie, ein deutlicher Rückgang der Erkrankung zu verzeichnen. So konnte in der Tübinger Klinik bei 900 odontogenen Abszessen lediglich in 25 Fällen eine Aktinomykose diagnostiziert werden.

Verlaufsformen

❗ Da sich die Aktinomyzeten im Anfangsstadium der Erkrankung an die unspezifischen Keime anschließen, wird das klinische Bild in der Regel primär von einer unspezifischen Entzündung beherrscht, die entweder akut oder chronisch verlaufen kann.

Akute Verlaufsform. Es bildet sich zunächst ein Weichteilabszess. Die in der vorantibiotischen Zeit häufiger auftretenden multiplen Abszedierungen, bei denen unmittelbar neben einem Subkutanabszess mehrere weitere auftreten (Abb. 8.2), werden heute nur noch selten beobachtet. Während eine unspezifische Entzündung nach Abszessinzision und Beseitigung der Infektionsquelle (z.B. Extraktion des schuldigen Zahnes) rasch ausheilt, ist die Aktinomykose gekennzeichnet durch das Auftreten eines sog. *„unmotivierten Reabszesses"*, ein typisches Anzeichen für die Spezifität des Prozesses. Ohne Behandlung bildet sich später durch Vernarbung eine „bretthärte" Schwellung der befallenen Haut mit blaulivider Verfärbung und dazwischenliegenden eiternden Fisteln sowie subkutanen eitrigen Einschmelzungen aus. Die Entzündung kann sich schließlich in die Tiefe ausbreiten und bei kiefergelenknaher Lokalisation die Schädelbasis durch die Gefäß- oder Nervenforamina durchwandern. Kommt es auf diese Weise zu einer *Meningitis* oder einem *Hirnabszess*, ist der letale Ausgang meist nicht abzuwenden. Bei absteigender Ausbreitung des aktinomykotischen Prozesses können sich *Senkungsabszesse* in das Mediastinum oder zur Wirbelsäule hin

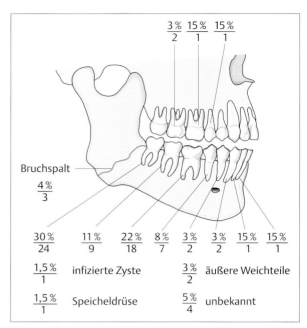

Abb. 8.1 Übersicht der Eintrittspforten bei 79 bakteriologisch gesicherten Aktinomykosen.

entwickeln. Derartige Komplikationen wie auch letale Ausgänge werden durch den Einsatz von Antibiotika heute so gut wie überhaupt nicht mehr beobachtet.

Chronische Verlaufsform. Am Anfang findet sich eine derbe, umschriebene Weichteilinfiltration im Gesicht oder am Hals, meistens in der Umgebung des Unterkiefers und hier besonders in der Nähe des Kieferwinkels. Da die Entzündung häufig von einem avitalen Zahn ausgeht, ist die in der Regel schmerzlose oder nur gering druckschmerzhafte Schwellung breitbasig oder strangförmig mit dem Kieferknochen verbunden.

Manchmal herrscht die Ausbildung chronisch entzündlichen Granulationsgewebes vor. Die brettharten Infiltrate können unbehandelt wochenlang bestehen, ohne Schmerzen zu verursachen. Differenzialdiagnostisch müssen derartige gewebliche Indurationen gegen einen Tumor abgegrenzt werden.

Bei einem Teil der Erkrankungen bildet sich nach mehr oder minder langer Zeit ein Subkutanabszess (Abb. 8.3) aus, der – falls keine Therapie in Form einer Abszessinzision erfolgt – nach außen durchbricht und anschließend eine sezernierende Fistel unterhält. Auch hier kommt es dann in der Folgezeit zu konsekutiven Subkutanabszessen, oder es entstehen bereits im Frühstadium mehrere Subkutanabszesse nebeneinander.

Knochenaktinomykose. In älteren Lehrbüchern finden sich Abhandlungen über die Aktinomykose des Knochens. Diese kommt außerordentlich selten vor und konnte in den letzten 20 Jahren bei unseren Patienten kein einziges Mal beobachtet werden. Sie soll klinisch entweder als aktinomykotische Knochenentzündung oder als Knochenaktinomykom in Erscheinung treten. Als Aktinomykom wird ein umschriebenes, geschwulstartiges aktinomykotisches Infiltrat ohne Einschmel-

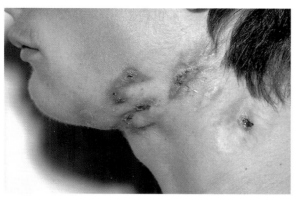

Abb. 8.**2** Rezidivierende Subkutanabszesse der linken Hals- und Wangenregion, ausgehend vom unteren Weisheitszahn.

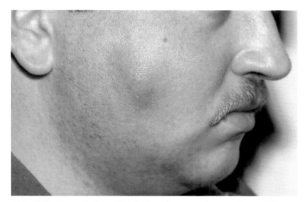

Abb. 8.**3** Chronischer Subkutanabszess der rechten Wange nach einer operativen Weisheitszahnentfernung

zungstendenz bezeichnet, das im Knochen zu einer tumorartigen Auftreibung ohne entzündliche Veränderungen der Haut führt. Röntgenologisch ist das Knochenaktinomykom durch eine zystenartige Aushöhlung des Knochens mit peripherer Knochenneubildung gekennzeichnet. Die aktinomykotische Knochenentzündung kann akut oder chronisch beginnen und soll sich von einer unspezifischen Knochenentzündung nur dadurch unterscheiden, dass weniger Sequester entstehen und die produktive Phase der Knochenneubildung stärker ausgeprägt ist, sodass tumorartige Auftreibungen des Kiefers die Regel sind.

Die **Aktinomykose der Speicheldrüsen** muss ebenfalls als eine Rarität bezeichnet werden. Die Infektion erfolgt von der Mundhöhle aus über den Ausführungsgang. Auch hier kommt es primär zu dem klinischen Bild einer unspezifischen Sialadenitis, deren Spezifität erst dann deutlich wird, wenn sich die Entzündung in die Subkutanschichten der bedeckenden Weichteile entwickelt hat und dort das typische Bild einer Weichteilaktinomykose hervorruft.

Zungenaktinomykose. Eine Sonderform der Aktinomykose stellt der Befall der Zunge dar. Hierbei gelangen die Aktinomyzeten zusammen mit anderen Mundkeimen durch Fremdkörperverletzungen in das Gewebe. Der

Verlauf ist in der Regel chronisch, wobei sich langsam über mehrere Wochen ein Aktinomykom der Zunge (als Infiltrat bzw. Exophyt) bildet, das beim Essen und Sprechen behindert, ohne Schmerzen zu verursachen (Abb. 8.**4**).

Diagnose

Klinik. Da die Aktinomykose in ihrem Initialstadium meist unter den Zeichen einer unspezifischen Entzündung abläuft, ist ihre Erkennung in der Frühphase auf Grund der klinischen Symptomatik schwierig.

 Aktinomykoseverdächtig sind:
- chronische Entzündungsprozesse im Mund-Kiefer-Gesichts-Bereich, die eine subkutane Einschmelzungstendenz aufweisen
- chronische, über Wochen bestehende, „brettharte" Infiltrate
- Abszedierungen, die nach sachgerechter Inzision und Beseitigung der Ursache nicht ausheilen.

Kultur. Da Drusen nur in etwa 60 % der Aktinomykosen vorhanden sind und ihr Nachweis im Granulationsgewebe zudem häufig Schwierigkeiten bereitet, ist eine sichere Diagnostik nur durch das mikrobiologische anaerobe Kulturverfahren möglich. Der hierfür erforderliche Eiter sollte unter sterilen Kautelen durch Punktion oder Inzision *von extraoral* gewonnen werden.

Bei einer intraoralen Inzision zur Gewinnung von Actinomyces-Eiter besteht die Gefahr, dass das Kulturergebnis durch Kontamination mit saprophytär in der Mundhöhle lebenden Aktinomyzeten verfälscht wird.

Liegt bei einem chronischen Infiltrat keine Eiterbildung vor, muss durch Provokation mittels Wärme, z.B. Rotlichtbestrahlung, eine Einschmelzung herbeigeführt werden. Der kulturelle Nachweisversuch muss bei klinischem Verdacht gegebenenfalls *wiederholt* werden, auch wenn er zunächst nicht gelingt bzw. negativ ausfällt. Der *Begleitflora* muss beim mikrobiologischen Kulturverfah-

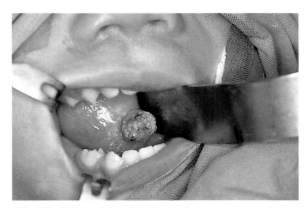

Abb. 8.**4** Aktinomykom der Zunge bei einem 1½-jährigen Mädchen.

ren aus therapeutischen Gründen die gleiche Aufmerksamkeit wie den anaeroben Aktinomyzeten geschenkt werden. Die pathohistologische Untersuchung von exzidiertem Gewebe für die Verifizierung einer Aktinomykose ist weniger zuverlässig, es kann jedoch auch Gewebe für mikrobiologische Untersuchungen asserviert werden.

Therapie

Zur Therapie der Aktinomykose hat sich bei uns das von Schuchardt 1959 propagierte Behandlungsschema bestens bewährt.

> ❗ Neben der Abszessinzision und Beseitigung der Eintrittspforte sind Antibiotikagaben und Iodiontophorese die Methoden der Wahl.

Chirurgische Maßnahmen. Die *Abszesseröffnung* erfolgt wie bei unspezifischen Entzündungen. Ziel dieser chirurgischen Intervention ist zum einen die Ableitung des meist unter Druck stehenden Eiters nach außen. Hierdurch wird ein weiterer Gewebsuntergang verhindert, der bei einem unbehandelten, sich an die Oberfläche arbeitenden Abszess größer ist als bei einem chirurgisch glatten Schnitt. Zum anderen soll der Zutritt von Luft erreicht werden, um das anaerobe Milieu zu beseitigen, das die nur unter Luftabschluss wachsenden Aktinomyzeten benötigen. Deswegen sollte die Inzision beim Verdacht auf Aktinomykose weit genug für die Luftzufuhr sein.

In älteren Lehrbüchern wird die Entfernung der Granulationen mit einem scharfen Löffel empfohlen, um die hier befindlichen Drusen und somit den Keimgehalt des erkrankten Gewebes zu reduzieren. Wegen der Wirksamkeit der ergänzenden therapeutischen Maßnahmen ist dieses Vorgehen heute nicht mehr indiziert, da es hierdurch zu einem unnötigen Gewebsverlust mit daraus resultierender Narbenschrumpfung kommt. Wichtiger ist stattdessen, durch eine großzügige Drainage für eine lang andauernde ausreichende *Belüftung der Wunde* zu sorgen. Die Entfernung des schuldigen Zahnes bzw. die Eröffnung infizierter Zahnfleischtaschen soll zur Verhinderung einer mikrobiellen Weiterbesiedelung möglichst früh erfolgen.

Bei der *aktinomykotischen Knochenentzündung* sowie beim *Aktinomykom des Knochens* werden der erkrankte Knochen und das in den zystenartigen Höhlen liegende aktinomykotische Granulationsgewebe exochleiert; anschließend erfolgt die offene Wundbehandlung mit lockerer Tamponade und täglichen Spülungen. Gleichzeitig zur chirurgischen erfolgt eine gezielte antibiotische Therapie. Die bei der unspezifischen chronischen Knochenentzündung indizierte Dekortikation sollte bei der Aktinomykose nicht durchgeführt werden, da hierdurch das anaerobe Milieu nicht beseitigt wird. Die früher propagierte Kontinuitätsresektion des befallenen Knochens ist wegen der Wirksamkeit der chirurgisch-antibiotischen Kombinationstherapie nicht erforderlich.

Das *Aktinomykom der Zunge* wird in toto exzidiert.

Chemotherapie. Für eine gezielte *antibiotische Therapie* der Aktinomykose sind der kulturelle Nachweis der Begleitkeime und ein entsprechendes Antibiogramm unabdingbare Voraussetzungen, da die Begleitflora erfahrungsgemäß ein höchst unterschiedliches Resistenzverhalten gegenüber den verschiedenen Antibiotika aufweist. Demgegenüber sind die Aktinomyzeten immer *penicillinsensibel*. Aus diesem Grund sollte je nach Ausfall des Antibiogramms der Begleitkeime prinzipiell ein Präparat der Penicillinreihe mit *bakterizider* Wirkung Anwendung finden.

Ampicillin erfasst dabei auch die beiden wichtigsten Begleitkeime, Bacterium actinomycetem comitans und Bacterium melaninogenicum. Weitere auch gegen die Begleitflora wirksame Antibiotika sind Clindamycin, Fluctoxacillin sowie Amoxillin mit Clavulansäure. Die Empfindlichkeitsschwelle der Aktinomyzeten gegen Penicillin liegt etwa zehnmal höher als die von penicillinsensiblen Staphylokokken, da die Antibiotika nur schwer in die kompakten Knäuel von Aktinomyces-Fäden eindringen können. Aus diesem Grund muss das *Antibiotikum hoch dosiert* werden. Dies ist auch deshalb erforderlich, da die Diffusion des Chemotherapeutikums in das schlecht durchblutete aktinomykotische Granulationsgewebe erschwert ist.

Da die Laborzüchtung der Aktinomyzeten und ihr Nachweis oft mehrere Wochen beansprucht, fanden sich in unserem Krankengut etliche Patienten, bei denen zum Zeitpunkt des Eintreffens des positiven Aktinomykosebescheides die gesamte Symptomatik unter dieser Therapie auch ohne weitere Maßnahmen bereits dauerhaft abgeklungen war. Aus dieser Tatsache kann gefolgert werden, dass durch zervikofaziale Aktinomykose hervorgerufene Infiltrate in manchen Fällen mit der gezielten antibiotischen Therapie allein ausreichend positiv behandelt werden können.

Die **Iodiontophorese** ist eine unspezifische Therapie, bei der sich die resorptionsfördernden Wirkungen der Iodionen und des galvanischen Stromes ergänzen (Abb. 8.**5**). Hierdurch kommt es in dem mangeldurchbluteten Infiltratgewebe zu einer aktiven *Hyperämie*, eine Voraussetzung dafür, dass das verabreichte Antibiotikum

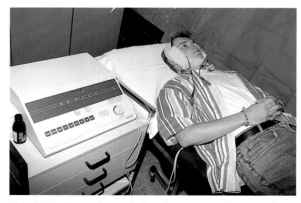

Abb. 8.**5** Iodiontophoresebehandlung mit 10%iger Kaliumiodidlösung. Galvanischer Strom (4–6 mA) bewirkt die Wanderung der negativ geladenen Iodidionen zur positiven Elektrode.

in wirksamen Konzentrationen an den Ort der Entzündung gelangt. Für eine effektive Wirkung ist eine tägliche Anwendung erforderlich. Die Rückbildungsgeschwindigkeit der chronischen Infiltrate ist meist abhängig von deren Ausmaß. Die unterstützende Iodiontophoresebehandlung muss simultan mit der Antibiotikamedikation bis zum völligen Verschwinden aller Infiltratsymptome, d. h. evtl. über die Dauer mehrerer Wochen, durchgeführt werden. Bei protrahierten Verläufen kann ähnlich wie bei der Behandlung von Knocheninfektionen eine hyperbare Sauerstofftherapie indiziert sein (Kapitel 9, S. 205).

Eigenblutinjektionen können als zusätzliche unspezifische Therapie die körpereigenen Abwehrkräfte mobilisieren helfen. Hierzu wird in fünftägigen Abständen Venenblut in steigenden Dosen von 5 über 10, 15 bis 20 ml und dann rückläufig in fallenden Mengen entnommen und vor Einsetzen der Blutgerinnung tief intraglutäal injiziert. Es wird allerdings auch die Meinung vertreten, dass die Eigenblutbehandlung entbehrlich sei.

Unter dieser Kombinationstherapie kommt es meist innerhalb eines Monats zu einer Ausheilung der zervikofazialen Aktinomykose. Bei konsequenter Therapie sind Rezidive nicht zu befürchten. Das angegebene Therapiekonzept kann als so zuverlässig angesehen werden, dass die früher propagierte Röntgenbestrahlung der Aktinomykose als obsolet bezeichnet werden muss. Ebenso sind perorale Iodgaben heute veraltet. Da therapieresistente Strahlenpilzerkrankungen bei den Patienten unserer Klinik in den letzten 30 Jahren nicht beobachtet wurden, haben wir auch die von Lentze empfohlene Auto- oder Heterovakzine nicht eingesetzt.

Tetanus

Jürgen Lentrodt

Tetanus ist eine schwere Wundinfektionskrankheit, die charakterisiert ist durch tonische, häufig auch zusätzlich durch klonische Kontraktionen der willkürlichen Muskulatur. Die deutsche Bezeichnung „Wundstarrkrampf" beschreibt in einfachster Weise Ursache und Symptome der Erkrankung.

▼ Nach dem Bundesseuchengesetz sind die Erkran-
● kung sowie der Tod an Tetanus meldepflichtig.

Erreger

▼ Erreger des Tetanus ist *Clostridium tetani*, ein 3–8 μm
● langes, obligat anaerob wachsendes, grampositives Stäbchen mit Geißeln.

Eigenschaften. Eine endständige, dem Bakterium als kugelförmiges Gebilde aufsitzende Spore verleiht ihm sein charakteristisches Aussehen eines Trommelschlegels bzw. Tennisschlägers. Im Gegensatz zu den Erregern selbst sind die Sporen als deren Dauerformen gegen Hitze, Austrocknung und Desinfektionsmittel außerordentlich widerstandsfähig und können über Jahre und Jahrzehnte infektiös bleiben.

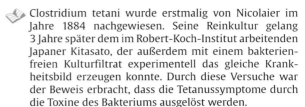 Clostridium tetani wurde erstmalig von Nicolaier im Jahre 1884 nachgewiesen. Seine Reinkultur gelang 3 Jahre später dem im Robert-Koch-Institut arbeitenden Japaner Kitasato, der außerdem mit einem bakterienfreien Kulturfiltrat experimentell das gleiche Krankheitsbild erzeugen konnte. Durch diese Versuche war der Beweis erbracht, dass die Tetanussymptome durch die Toxine des Bakteriums ausgelöst werden.

Clostridium tetani bildet zwei verschiedene Toxine: Das neurotoxische, krampferregende *Tetanospasmin* wird durch Autolyse des Bakteriums freigesetzt und ist 1000-mal wirksamer als die gleiche Menge Strychnin. Das hitzeempfindliche *Tetanolysin* ist hämolysierend und kardiotoxisch.

Vorkommen. Der Tetanuserreger kommt *ubiquitär* vor. Häufig lebt er schmarotzend im Darm verschiedener Haus- und Nutztiere, seltener auch des Menschen, und zwar ohne krank zu machen und ohne Immunität zu erzeugen. Mit dem Kot und Naturdünger gelangt er in die Kulturerde, sodass Garten-, Feld- und Wiesenböden, Straßenstaub, aber auch Zimmerstaub, Stiefel- und Fußschmutz sowie bodennahe Kleidungsstücke häufig mit Tetanuskeimen bzw. deren Sporen behaftet sind. In Gegenwart von Holzteilen gedeiht der Tetanuserreger offenbar besonders gut. In tropischen und subtropischen Ländern ist die Morbidität deutlich erhöht. In unseren Breiten gibt es jahreszeitliche Schwankungen mit einem deutlichen Erkrankungsgipfel in den warmen Sommermonaten. In Deutschland kommt pro Jahr auf 1 Million Einwohner etwa ein Erkrankungsfall; die Letalität beträgt annähernd 50%.

▼ Voraussetzung für eine Tetanuserkrankung beim
● Menschen ist immer das Vorhandensein einer Wunde in Haut oder Schleimhaut, durch die Keime in den Organismus eindringen können. Die lokalen Gewebsveränderungen beruhen auf einer Mischinfektion, nicht auf alleiniger Wirkung des Erregers und seines Toxins.

Infektion. Anaerobe Wundverhältnisse, z. B. in Quetsch- oder Stichwunden durch rostige Nägel, sowie Mischinfektionen mit O_2-Absorption bieten günstige Bedingungen für die Tetanuserreger. Schussverletzungen sowie Holzsplitterverletzungen sind besonders gefährdend, aber auch Verbrennungen, Ulzera und geschwürig zerfallende Tumoren. Häufig dienen auch Bagatellverletzungen als Eintrittspforte, die beim Ausbruch der Erkrankung bereits wieder verheilt sein können, besonders bei Kindern.

▼ Prinzipiell ist jede Wunde tetanusgefährdet. Die In-
● fektion kann auch von kariösen Zähnen oder von Extraktionswunden ihren Ausgang nehmen.

Clostridium tetani bleibt gewöhnlich an der Eintrittsstelle, wobei das Charakteristische das Fehlen von Entzündungserscheinungen in der Wunde selbst ist. Das Tetanospasmin gelangt retrograd entlang der Axone oder über das Blut zentralwärts, um nach Stunden bis Tagen die motorischen Vorderhornzellen und den Hirnstamm zu erreichen. Es kommt zu einer präsynaptischen Hemmung der inhibitorischen Synapsen, wodurch hemmende Einflüsse aus dem Kleinhirn nicht mehr übertragen werden können. Aus der Hyperaktivität der motorischen Endneuronen resultiert ein generalisierter Spasmus (Tetanie) der peripheren Muskulatur.

> Tetanospasmin ist eine zinkabhängige Metallprotease. Es besteht aus zwei Polypeptidketten, die über zwei Disulfidbrücken miteinander verknüpft sind (MG 150.000). Es wirkt proteolytisch auf bestimmte Proteine des Neurozytoseapparats der spinalen Motoneuronen, wodurch die Ausschüttung von Neurotransmittern nicht mehr möglich ist.

Da das Tetanustoxin zu den stärksten Giften gehört (minimale tödliche Dosis bei einmaliger Aufnahme 0,001 µg/kg KG), hinterlässt die Krankheit *keine Immunität*. Die krank machende Dosis ist dafür viel zu gering.

Verlaufsformen

Inkubationszeit

Während der Inkubationszeit wird das Tetanusgift gebildet und im Nervensystem fixiert. Ihre Dauer ist abhängig von der Zahl der eingebrachten Keime, der Schnelligkeit ihrer Vermehrung und der hiervon abhängigen Giftmenge. Sie liegt zwischen 3 und 60 Tagen, in der Mehrzahl der Fälle beträgt sie *zwischen 4 und 14 Tagen*. Von Ausnahmen abgesehen gilt die Regel, dass der Krankheitsverlauf umso ungünstiger und schwerer ist, je kürzer die Inkubationszeit ist.

Der sog. „Spättetanus" mit einer Inkubationszeit von mehr als 6 Monaten bis zu vielen Jahren muss als *Sekundärtetanus* aufgefasst werden. Hierbei wird die Erkrankung durch ein Trauma oder einen operativen Eingriff in Gewebe, die ruhende Bakterien enthalten, aktiviert, z.B. bei der Entfernung von Geschosssplittern oder bei der Mobilisierung von Kontrakturen. Auf die gleiche Weise können Tetanusrezidive auch während des Krankheitsverlaufes entstehen. Bei jedem Eingriff in ein primär infiziertes Gebiet (z.B. alte Kriegsverletzung) sollte deshalb an die Möglichkeit eines Tetanusausbruchs gedacht und die nötigen Schutzmaßnahmen (S. 178) ergriffen werden.

Prodromalerscheinungen

Die Prodromalerscheinungen sind meist gering und uncharakteristisch: Abgeschlagenheit, allgemeine Unruhe, Jucken und Brennen in der Wunde, von Frösteln begleitete Schweißausbrüche, die in keiner Beziehung zur Körpertemperatur stehen, sowie Kopfschmerzen. Ein *Lokaltetanus*, also ein Krampfen der dem Wundgebiet benachbarten Muskelgruppen, ist beim Menschen nur in etwa 30% der Fälle vorübergehend zu beobachten; diese Initialzeichen werden gewöhnlich übersehen. Häufig sind bereits in diesem Stadium die vorderen Masseterenränder als harte, starre Wülste palpabel.

Symptome

Das an den Nervenzellen verankerte Toxin verursacht eine tonische Dauerstarre der befallenen quergestreiften Skelettmuskulatur. Durch die Hyperaktivität der Motoneurone besteht eine stark erhöhte Krampfbereitschaft, sodass bei geringsten äußeren Reizen, wie Berühren, Geräuschen, manchmal auch nur Luftzug, Lichteinfall oder Ansprechen, schwere klonische Krämpfe ausgelöst werden. Die aktivierenden Impulse bewirken bei Agonisten und Antagonisten gleichzeitig eine maximale Kontraktion.

Der Mensch erkrankt fast ausschließlich in Form des generalisierten oder *deszendierenden Tetanus*, bei dem die Muskelgruppen in ganz bestimmter Reihenfolge nacheinander von den Krämpfen ergriffen werden, nämlich Kaumuskeln, Fazialismuskulatur, Nacken, Rücken, Gliedmaßen, Rumpf und schließlich Zwerchfell und Atemmuskulatur.

> **!** Der Hypertonus der Kiefermuskulatur führt zur initialen charakteristischen Kieferklemme, dem Trismus, mit Erschwerung der Mundöffnung bis zu ihrer völligen Unmöglichkeit. Da der Erkrankte aus diesem Grunde nicht selten zuerst einen Zahnarzt aufsucht, muss dieser in allen Fällen von „unmotivierter", d.h. vom Kausystem nicht erklärbarer, plötzlich auftretender Kieferklemme an das Bestehen einer Tetanusinfektion denken und bei geringstem Verdacht die unverzügliche Krankenhausaufnahme veranlassen.
>
> Da beim Tetanus die frühzeitige Diagnosestellung prognostisch wichtig ist, hängt das Schicksal der Patienten oft von der Aufmerksamkeit des Zahnarztes ab!

Als nächstes Symptom folgen Muskelkrämpfe im Fazialisgebiet, die zu einer maskenartig grinsenden Verzerrung der Gesichtsmuskeln, dem *Risus sardonicus* (Teufelsgrinsen, Abb. 8.**6** u. 8.**7**) führen. Dieses ist so typisch, dass gewöhnlich daraus die Diagnose gestellt wird. Hinzu tritt eine Steifigkeit der Zungen-, Gaumen- und Schlundmuskulatur mit Sprech- und Schluckerschwerung.

Die tonische Starre mit überlagernden Krampfparoxysmen greift innerhalb von Stunden auf den ganzen Körper über. Da muskelmechanisch die langen Rückenstrecker im Hals und im Lendenteil überwiegen, kommt es bald zum *Opisthotonus*. Während des Krampfanfalls überstreckt sich der Körper und formt einen starren Bogen, sodass bisweilen der Kranke nur mit Kopf, Nacken und Fersen aufliegt. Die Krämpfe können so stark werden, dass unter dem Druck der sich spannenden Muskeln multiple Wirbelkörpereinbrüche entstehen. Die Arme und Beine werden starr und nehmen an den Krampfparoxysmen teil. Die Krampfanfälle dauern einige Sekunden oder Minuten und können sich in rascher Folge (30-mal und mehr pro Stunde) wiederholen.

Die Krämpfe sind äußerst *schmerzhaft*, die qualvolle Krankheit wird bei völlig klarem Bewusstsein durchlitten. Tritt der Tod nicht durch Ersticken im Krampfanfall ein, führt die Starre der Bauchmuskulatur zur Abflachung

Abb. 8.**6**
a Typischer Risus sardonicus infolge Krampfzustand der Gesichts- und Halsmuskulatur bei einem 58-jährigen Patienten.
b Vor 16 Tagen Verletzung der rechten Ferse durch einen rostigen Nagel bei der Gartenarbeit. 3 Tage später erlag der Patient seiner Tetanusinfektion trotz spezifischer und unspezifischer Intensivbehandlung.

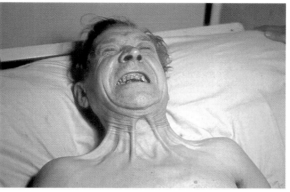
a

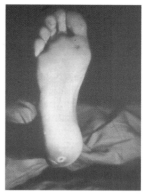
b

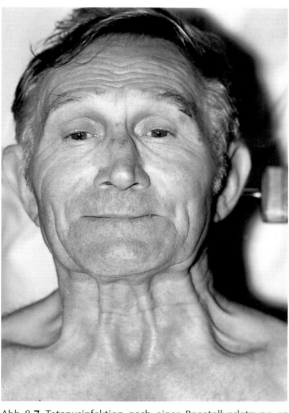

Abb. 8.**7** Tetanusinfektion nach einer Bagatellverletzung an der linken Augenbraue mit typischem Krampfzustand der Gesichts- und Halsmuskulatur.

der Atmung, die chronische Atembehinderung zu *Hypoxämie* und *Azidose*. Die Vermehrung der Muskelarbeit hat eine Überlastung des Herzens bis hin zum akuten Herztod zur Folge. Die Stoffwechselsteigerung bedingt einen *extremen Katabolismus*, sodass die zunehmende Entkräftung und Resistenzschwäche den Patienten weiter gefährden. Das Unvermögen, abzuhusten, hat Sekretverhaltungen und Atelektasen zur Folge, eine *Aspirationspneumonie* durch Erbrechen im Anfall oder beim Trinkversuch ist meist als schicksalbestimmende Komplikation anzusehen. Die *Temperatur*, die anfangs kaum

erhöht ist, steigt im Laufe von Stunden oder Tagen auf hohe Werte von über 41°C; die Haut ist dann schweißbedeckt.

Therapie

> ! Eine erfolgversprechende Therapie des manifesten Tetanus setzt eine frühzeitige Diagnose und die zielstrebige klinische Behandlung auf einer Intensivstation voraus.

Je nach dem Ausmaß der Infektion werden im Verlauf der Erkrankung drei Schweregrade unterschieden, aus denen sich unterschiedliche therapeutische Konsequenzen ableiten lassen:
- *Schweregrad I*: Leichter Tetanus. Muskelrigidität, Trismus, Risus sardonicus, Opisthotonus, Schluckbeschwerden, keine Krämpfe. Therapie: Sedierung.
- *Schweregrad II*: Mittelschwerer Tetanus. Erhebliche Muskelrigidität bis zur Grenze der Ateminsuffizienz, vereinzelt generalisierte tetanische Krampfanfälle. Therapie: Sedierung, Tracheotomie.
- *Schweregrad III*: Starke Muskelrigidität, Ateminsuffizienz, generalisierte Krampfanfälle mit schweren Bronchial- und Zwerchfellkrämpfen sowie Erstickungsanfällen, Kreislauflabilität, Hyperthermie. Therapie: Sedierung, Tracheotomie, Relaxierung, Beatmung.

Wundbehandlung. Die Wunde wird exzidiert und offen behandelt. Die früher propagierten Amputationen bei an den Extremitäten gelegenen Eintrittspforten sind unnötig.
Die *spezifische Therapie* bei ausgebrochener Wundstarrkrampferkrankung besteht in hochdosierten intravenösen und intramuskulären Gaben von Hyperimmunglobulin (Tetagam), deren Dauer sich nach dem Verlauf und dem zu bestimmenden Antitoxintiter im Blut richtet. Simultan mit den Serumgaben muss die aktive Immunisierung mit Tetanusadsorbatimpfstoff (s. Prophylaxe), evtl. als Schnellimmunisierung, durchgeführt werden.
Die *Chemotherapie* mit Penicillinen oder Tetrazyklinen richtet sich vor allem gegen die Begleitinfektion. Bereits gebildetes Toxin bleibt durch Antibiotikagaben unbeeinflusst.

Symptomatische Therapie. Eine kontinuierliche intensiv-medizinische Überwachung ist erforderlich. Wegen des hohen Kalorienverbrauchs wird eine Hyperalimentation empfohlen. Je nach Krankheitsstadium erfolgen Sedierung, Relaxierung und Beatmung. Für den Verlauf der Erkrankung entscheidend sind die ersten 5 Tage nach Auftreten der Initialsymptome. Überlebt der Patient diese Zeit, so werden die Aussichten auf Heilung mit jedem weiteren Tag günstiger. Die Wirkung des Tetanustoxins lässt in der Regel nach 2–4 Wochen nach.

Prophylaxe

Bei der auch heute noch hohen Sterblichkeit des Tetanus ist seine Verhütung weiterhin oberstes Gebot.

⚠ Als prophylaktische Maßnahmen dienen die primäre chirurgische Wundversorgung sowie die passive und aktive Immunisierung.

Die frühzeitige, d.h. innerhalb der ersten 6–8 Stunden nach einer Verletzung vorgenommene Wundexzision nach Friedrich (s. S. 17) hat die Beseitigung des Infektionsherdes zum Ziel. Diese Wundausschneidung wird nicht extensiv durchgeführt. Besonders im gut durchbluteten Gesichtsbereich ist es nicht zu vertreten, einen zusätzlichen Defekt zu setzen. Fremdkörper, gequetschte, nekrotische und stark verschmutzte Gewebsteile werden entfernt. Allerdings ist durch eine alleinige Wundexzision die Gefahr der Tetanusinfektion nicht gebannt. Auch der chemotherapeutische Schutz ist unsicher. Eine spezifische Tetanusprophylaxe ist erforderlich. Man unterscheidet zwischen passiver und aktiver Immunisierung.

Passive Immunisierung

Die passive Immunisierung besteht in der Zufuhr von Antikörpern gegen Tetanustoxin. Die homologe Serumprophylaxe wird durch Injektion von Tetanusimmunglobulin (Tetagam, Tetanobulin) vorgenommen. Diese Antikörper werden von menschlichen Spendern gewonnen, die durch aktive Immunisierung (s. unten) eine Grundimmunität entwickelt haben. Das Antitoxin wird als gereinigtes und konzentriertes Gammaglobulin mit 100–400 I.E./ml verwendet. Der Vorteil der passiven Seruminjektion besteht darin, dass die Antikörper sofort nach der Verabfolgung im Blut nachzuweisen sind und ein unmittelbarer Schutz besteht. Dieser hält allerdings nur für die Dauer von etwa 4 Wochen an. Zirkulierendes, noch nicht fixiertes Toxin wird auf diese Weise gebunden und unschädlich gemacht, während bereits im Zentralnervensystem fixiertes Toxin nicht neutralisiert wird. Auch das während der Schutzdauer von den Tetanusbakterien neu gebildete Toxin wird gebunden. Nach den Empfehlungen der Deutschen Gesellschaft für Chirurgie ist eine einmalige intramuskuläre Dosis von 250 I.E. homologen Tetanusimmunglobulins bei nicht aktiv oder unvollständig Immunisierten als Prophylaxe im Verletzungsfall ausreichend. Lediglich bei großem Plasmaeiweißverlust (z.B. bei ausgedehnten Verbren-nungen, großem Blutverlust) und bei eingesprengten Fremdkörpern und verzögerter Wundbehandlung ist eine höhere Dosis als 250 I.E. erforderlich.

Aktive Immunisierung

Die aktive Immunisierung (Grundimmunisierung) wird durch mehrfache Injektionen von Tetanusadsorbatimpfstoff (Tetanol, T-Immun) durchgeführt. Hierbei handelt es sich um Tetanustoxin, das durch die Behandlung mit Formaldehyd seine Toxizität, nicht aber seine starke antigene Eigenschaft eingebüßt hat. Durch die Injektion wird die körpereigene Antikörperproduktion angeregt, ohne dass es zu toxischen Erscheinungen kommt. Für den vollständigen Impfschutz sind drei intramuskuläre Impfstoffgaben notwendig, wobei die Zwischenräume zwischen den Injektionen nicht kürzer als jeweils 14 Tage gewählt werden sollten. Am besten ist es, die 2. Injektion 4–6 Wochen nach der 1. und die 3. Spritze 1 Jahr nach der 1. Injektion zu verabfolgen.

Wichtig ist es, dem Patienten eine schriftliche Bescheinigung über die erfolgte Impfung auszustellen und ihn eindringlich auf die Notwendigkeit der weiteren Injektionen hinzuweisen. Eine einzige Dosis Tetanusadsorbatimpfstoff kann nicht als ausreichender Impfschutz angesehen werden. Obwohl in der Regel nach einer vollständigen Grundimmunisierung mit einem lebenslangen Schutz gerechnet werden kann, sollte 10 Jahre nach der 3. Impfstoffgabe eine Wiederauffrischungsinjektion zur Vervollständigung der Immunität gegeben werden.

Die Grundimmunisierung gegen Tetanus sollte in Anlehnung an die international gültigen Empfehlungen im Rahmen einer Mehrfachimpfung mit Diphtherie-Tetanus-Pertussis-Impfstoff bzw. auch mit zusätzlicher Haemophilus-Impfstoffkomponente bereits vom 3. Lebensmonat an erfolgen.

Tetanusimmunisierung im Verletzungsfall

⚠ Bei Verletzten, die früher nicht aktiv oder nur unvollständig immunisiert worden sind, ist für eine wirkungsvolle Tetanusprophylaxe eine Simultanimpfung (aktiv und passiv) erforderlich.

Bei der **Simultanimpfung** werden an zwei verschiedenen Körperstellen 250 I.E. Tetanushyperimmunglobulin und 0,5 ml Tetanol injiziert. Die Injektion erfolgt intramuskulär, bei bestimmten Präparaten und bestimmten Indikationen (z.B. unter Antikoagulanzientherapie) ist eine subkutane Verabreichung möglich. Die 2. Tetanolinjektion soll 4 Wochen nach der 1. Impfstoffgabe verabfolgt werden, damit die erzielte aktive Immunität gegen Tetanus vor Abklingen der passiven Schutzwirkung erreicht wird. Die 3. Tetanolinjektion erfolgt nach 6–12 Monaten. Dadurch ist ein voller Impfschutz für mindestens 10 Jahre gegeben. Durch die gleichzeitige Gabe der beiden Impfstoffe kommt es weder zu einer Blockierung bzw. Verzögerung der aktiven Antikörperbildung, noch wird das Antitoxin durch das Toxoid vollständig gebunden. Aus den verschiedensten Gründen sind bindende Vorschriften für eine Vorbeugung gegen Wundstarrkrampf im Verletzungsfalle nicht möglich. Da es in die Entscheidung und damit in die Verantwortung jedes Arztes und Zahnarztes gestellt ist, ob und welche prophylaktischen Maßnahmen gegen Tetanus im Einzelfall zu ergreifen sind, gibt Tabelle 8.**1** die *Empfehlungen zur Tetanusprophylaxe der Deutschen Gesellschaft für Chirurgie* in ihren wesentlichen Punkten für die Praxis wieder.

Chemoprophylaxe. Eine Chemoprophylaxe mit Penicillinen oder Tetrazyklinen kann erwogen werden. Diese Antibiotika haben keinerlei Wirkung auf bereits gebildetes Tetanustoxin. Sie können nur Begleitinfektionen und damit anaerobe Verhältnisse im Wundgebiet verhindern, die ein Manifestwerden des Tetanus begünstigen. Die Chemoprophylaxe soll mindestens 5 Tage lang erfolgen. Die bakteriologische Untersuchung eines Wundabstriches vor Einleitung der Chemoprophylaxe wird dringend angeraten. Ein Antibiogramm ist anzufertigen.

Hinweise. Trotz guter Verträglichkeit des Adsorbatimpfstoffes wird empfohlen, bei Allergikern die Impfstoffdosis fraktioniert zu verabfolgen: zunächst 0,2 ml, den Rest nach 1 Stunde.

Wird in besonderen Ausnahmefällen mit großem Plasmaverlust (z.B. ausgedehnte Verbrennungen, großer Blutverlust) eine *höhere Dosis* als 250 I.E. homologes Tetanusimmunglobulin gegeben, so sind die sich daraus ergebenden immunologischen Konsequenzen zu berücksichtigen. Diese können beispielsweise darin bestehen, dass die höhere Dosis des Antitoxins die Entwicklung der aktiven Immunisierung beeinträchtigt. In diesem Falle wäre daher eine weitere Tetanusadsorbatimpfstoffgabe in einem mehrmonatigen Abstand nach der 3. Dosis zu empfehlen.

Abschließend sei noch einmal hervorgehoben, dass es für den ungeimpften Verletzten keine prophylaktische Methode gibt, die mit Sicherheit den Ausbruch eines Tetanus verhindern kann. Dies gilt für jede Form der passiven Immunisierung einschließlich der Simultanprophylaxe mit Tetanusadsorbatimpfstoff und homologem Tetanusimmunglobulin.

> Der Wundstarrkrampf ist eine nur durch die vollständige aktive Grundimmunisierung zum Zeitpunkt der Wahl vermeidbare Krankheit.

Tuberkulose
Rainer Schmelzle, Norbert Schwenzer

Begriffsbestimmung

Die Tuberkulose (Syn.: Morbus Koch) ist eine infektiöse granulomatöse Entzündung, die durch Mycobacterium tuberculosis (Typus humanus) oder seltener durch Mycobacterium bovis (Typus bovinus) hervorgerufen wird.

> Kennzeichen der Tuberkulose ist die Ausbildung spezifischer Granulome oder „Tuberkel".

Da Tuberkel als Knötchen imponieren, wurde auch der Begriff Knötchenkrankheit geprägt. Neben der produktiven Gewebsreaktion bei hoher Wirtsresistenz ist die exsudative Form bei geringer Wirtsresistenz typisch.

> Beim Erreger handelt es sich um 0,3–0,6 µm breite und 3–4 µm lange, leicht gekrümmte, grampositive Stäbchen ohne Sporen, gelegentlich mit geringgradigen Verdickungen an den Enden. Sie sind säure- und alkoholfest. Die Infektion erfolgt durch Inhalation, peroral durch Milch aus nicht tuberkulosefreien Viehbeständen oder perkutan bei Verletzungen der Haut bzw. Schleimhaut. Heute werden nur noch 0,1% aller Tbc-Infektionen durch den Rindertuberkuloseerreger (Typus bovinus) verursacht.
> Der Erregernachweis erfolgt durch mikroskopischen und kulturellen Nachweis des Bakteriums oder seiner DNA. Häufig angewandt wird die Färbung nach Ziehl-Neelsen, bei der sich die säurefesten Stäbchen deutlich leuchtend rot von dem blauen Untergrund abheben. In den letzten Jahren führte man verschiedene Schnelltests ein, die die Diagnosezeit erheblich verkürzen. Solche Schnelltests sind z.B. Gensonden oder die Analyse zellulärer Fettsäuren mittels Gaschromatographie. Eine Infektion durch das Mycobacterium avium (Typus gallinaceus) erfolgt nur ausnahmsweise.

> Tuberkulose ist eine meldepflichtige Erkrankung. Bei der Meldung der Krankheit beim Gesundheitsamt sind möglichst auch die Ansteckungsquelle und evtl. zusätzlich angesteckte Personen zu vermerken.

Tabelle 8.**1** Tetanusprophylaxe bei Verletzungen

Vorgeschichte der Tetanus-immunisierung (Dosen Impfstoff)	Saubere, geringfügige Wunden		Alle anderen Wunden	
	Tetanustoxoid	Tetanus-Immunglobulin	Tetanustoxoid	Tetanus-Immunglobulin
Unbekannt	ja	nein	ja	ja
0 bis 1	ja	nein	ja	ja
2	ja	nein	ja	nein***
3 und mehr	ja*	nein	ja**	nein

* Nein, wenn die letzte Impfstoffinjektion weniger als 10 Jahre zurückliegt.
** Nein, wenn die letzte Impfstoffinjektion weniger als 5 Jahre zurückliegt.
*** Ja, wenn die Verletzung länger als 24 Stunden zurückliegt.

In der Zahn-Mund-Kiefer-Heilkunde sind in erster Linie die extrapulmonalen Manifestationen in der Mundhöhle, im Gesicht, im Bereich der Speicheldrüsen und regionären Lymphknoten und ganz selten auch im Bereich der Kieferknochen von Interesse. Aber auch der Lungentuberkulose muss in der zahnärztlichen Praxis Aufmerksamkeit geschenkt werden. Patienten mit Lungentuberkulose sollten am Ende der Sprechstunde behandelt werden. Die Dekontamination tatsächlich benutzter Behandlungsräume und Instrumente ist notwendig.

Im Rahmen des Bundesseuchengesetzes oder der Rentengesetzgebung können Bestimmungen zur wirtschaftlichen Hilfeleistung für Patienten wirksam werden.

Häufigkeit

Die WHO schätzte 1997 die Anzahl der mit Tuberkelbakterien infizierten Menschen auf ca. 1,7 Milliarden, das ist ein Drittel der Weltbevölkerung! Nach dem WHO-Report des Jahres 1998 scheint keine Entspannung der Lage in Sicht. Gab es Anfang der 90er Jahre einen Rückgang der Erkrankungen, so hat sich der Trend in den letzten Jahren umgekehrt. Dies resultiert hauptsächlich aus den explosionsartig zunehmenden Neuerkrankungen in Afrika, die auch mit den zunehmenden HIV-Infektionen korrelieren.

Auch die Industrieländer bleiben von diesem Trend nicht unberührt: War die Zahl der Neuerkrankungen jahrelang rückläufig, verlangsamte sich diese Entwicklung in den letzten Jahren oder kehrte sich sogar um. Besonders deutlich wird dies bei der offenen Tuberkulose: Nach Schätzungen der WHO lag die Neuentdeckungsrate in Deutschland im Jahre 1998 bei nur 56%. Die Dunkelziffer ist also beträchtlich. Analysen der Literatur und Beobachtungen von Seeliger und Gebhardt deuten darauf hin, dass etwa die Hälfte aller todesursächlichen Tuberkulosen zu Lebzeiten nicht diagnostiziert wird.

Insgesamt betrug die Zahl der Neuerkrankungen im Jahr 1996 in Deutschland 14,4 pro 100.000 Einwohner. Dies entspricht zwar einem leichten Rückgang gegenüber dem Vorjahr, ist aber keinesfalls als günstig zu betrachten. In Österreich lag die Inzidenz bei 17 pro 100.000 Einwohner pro Jahr. In anderen Ländern Westeuropas, wie z.B. Italien, Dänemark und den Niederlanden, hat die Zahl der Neuerkrankungen zwischen 1990 und 1994 sogar deutlich, d.h. um 30–40%, zugenommen.

▼ Die Tuberkulose gilt auch in Deutschland vor AIDS
● als *Todesursache Nummer eins unter den Infektionskrankheiten* und darf keinesfalls unterschätzt werden. Da die Entdeckung der Erkrankung von größter Bedeutung ist, sind genaue Kenntnisse erforderlich.

Tuberkuloseformen

Primäre Tuberkulose

Die Erstinfektion und ihre Folgen sind der tuberkulöse Primärinfekt bzw. Primärkomplex und die Miliartuberkulose (lat.: *milium*, Hirsekorn). Letztere ist Ausdruck der hämatogenen Generalisierung.

▼ Unter Primärtuberkulose versteht man die Reaktion
● des vorher noch nicht infizierten Organismus auf die eindringenden Tuberkelbazillen an der Eintrittspforte und den regionären Lymphknoten. Der Primäraffekt ist die erste lokale Manifestation an der Erregereintrittsstelle. Der Primäraffekt und der befallene regionale Lymphknoten werden als Ghon-Primärkomplex zusammengefasst.

Der Primäraffekt im Mund ist zwar ein Sonderfall, aber mit 1–4% neben Primäraffekten im Darm die häufigste extrapulmonale primäre Manifestation, wobei in erster Linie das Zahnfleisch betroffen ist.

Die Primärtuberkulose verläuft häufig subklinisch. Klinisch relevant werden die Krankheitszeichen erst durch die am Ende der Inkubationszeit auftretende Allergie mit teils kräftiger Herdreaktion. Wichtiges Symptom kann der Umschlag der Tuberkulinempfindlichkeit von „negativ" auf „positiv" sein. Die *Allgemeinsymptome* sind unspezifisch. Das Initial- oder Invasionsfieber dauert 2–3 Wochen, die *Temperaturen* liegen bei 38–39 °C, können aber auch 40 °C erreichen. Als ebenfalls unspezifisches Phänomen kann ein *Erythema nodosum* auftreten, welches Ausdruck einer Tuberkulinallergie ist. Weiter findet man Müdigkeit, Blässe und Appetitlosigkeit. Die Senkungsreaktion ist unterschiedlich und reicht von geringgradiger bis zu starker Beschleunigung. Die Prognose der Primärtuberkulose ist im Allgemeinen gut. An seltenen Komplikationen sind folgende zu nennen:

● Der *progressive Primärkomplex* tritt meist nur im Vorschulalter auf, er führt besonders im Bereich der Lunge zur Perforation von beteiligten Lymphknoten in die Bronchien.

● Die Tuberkuloseimpfung (BCG-Impfung, Bacillus Calmette-Guérin) mit auf Galle-Glycerin-Kartoffel-Nährböden gezüchteten avirulenten Typus-bovinus-Stämmen kann bei angeborenen *Immundefekten* zu schweren progressiven Erkrankungen führen. Gewöhnlich verursacht die Tuberkulineinspritzung allerdings ein kaum 5 mm großes Infiltrat. Gelegentlich bildet sich ein Abszess oder eine regionale Lymphadenitis aus. Bei HIV-Infizierten kann sich eine progrediente Primärtuberkulose entwickeln.

● Die *hämatogene Frühstreuung* geht meist vom Lymphknotenherd und seltener vom Primärherd aus, wenn Erreger in die Blutbahn gelangen. Schwerwiegende Folgen können die tuberkulöse Meningitis und die Miliartuberkulose sein, welche vor der Chemotherapieära häufig tödlich verliefen.

Postprimäre Tuberkulose

▼ Unter dem neuen Begriff „postprimäre Tuberkulose"
● werden alle diejenigen tuberkulösen Erkrankungen zusammengefasst, welche nicht direkte Folge des Ersteindringens von Tuberkulosebazillen in den Körper darstellen.

Die postprimäre Tuberkulose kann ohne oder mit jahrelangem Intervall aus einer exogenen oder endogenen Reinfektion (Exazerbation eines alten Herdes) entstehen. Früher wurde sie als Sekundärtuberkulose bezeichnet. Nach Lind werden zwei Typen der postprimären Tuberkulose unterschieden: Abhängig von der Reaktionsweise tritt die postprimäre Frühtuberkulose oder die postprimäre Spättuberkulose bzw. Tertiärtuberkulose auf. Die frühe akute Form geht mit allergischen Überempfindlichkeitsreaktionen einher. Die Spätform ist chronisch, progressiv und produktiv.

 Das Skrofuloderm und die Tuberkulide als Hauttuberkulosen, denen eine hämatogene Streuung ohne massive regionäre Lymphknotenbeteiligung zugrunde liegt, rechnet Lind zu der frühen postprimären Form. Aus Gründen der Vollständigkeit sollen noch die Miliartuberkulose, die tuberkulöse Meningitis, die serofibrinöse Pleuritis, die tuberkulöse Peritonitis und die Conjunctivitis phlyctaenulosa erwähnt werden. Zur postprimären Spättuberkulose rechnet Lind die chronische tuberkulöse Erkrankung mit Tendenz zu produktiven Veränderungen, mit Lokalisation in einem bestimmten Organ oder Organsystem sowie mit starker Neigung, per continuitatem fortzuschreiten. Hier sind tertiäre Lungentuberkulose, Knochen- und Gelenktuberkulose sowie Lupus vulgaris zu nennen.
Holzner unterteilt die postprimäre Tuberkulose in Generalisationstuberkulosen und Organtuberkulosen. Diese Einteilung entspricht im Wesentlichen der von Lind, da dieser unter postprimärer Spättuberkulose ebenfalls die Formen mit Organbeteiligung zusammenfasst. Die Organtuberkulosen sind am häufigsten in den Lungen, in den Nieren, den Knochen, aber auch im Mund-Kiefer-Gesichts-Bereich (z.B. Speicheldrüsen) lokalisiert.
Der Verdacht oder die Diagnose einer Tuberkulose im Mund-Kiefer-Gesichts-Bereich erfordert eine gewissenhafte interdisziplinäre Zusammenarbeit mit dem Internisten (bei Kindern mit dem Pädiater), dem Dermatologen, dem Pathologen und dem Hygieniker bzw. Bakteriologen. Diagnostische Maßnahmen wie Röntgenuntersuchungen der Lungen, Sputum- und Magensaftuntersuchungen auf Erreger oder Tuberkulinproben gehören nicht zu den spezifischen Aufgaben der Zahn-Mund-Kiefer-Heilkunde.

Tuberkulose im Mund-Kiefer-Gesichts-Bereich

Die Tuberkulose im Mund-Kiefer-Gesichts-Bereich manifestiert sich an der Mundschleimhaut, der Gesichtshaut, den regionären submandibulären und Halslymphknoten, den Speicheldrüsen und im Knochen. Sämtliche Formen der Tuberkulose können vorkommen.

Die Erstinfektion tritt am häufigsten im Bereich der Schleimhäute, dort im Bereich von Schlupfwinkeln (z.B. Zahnfleischtaschen), und im Bereich der äußeren Haut auf. Die Erstinfektion wird zum Primäraffekt und bei Mitbeteiligung der regionären, meist suprahyoidal gelegenen Lymphknoten zum Primärkomplex. Sehr selten ist die Beteiligung der Mundschleimhaut oder der Gesichts-haut bei der hämatogenen Streuung der Miliartuberkulose. Die Reinfektion, welche vorliegt, wenn schon im Körper vorhandene oder von außen neu hinzugekommene Bazillen (z.B. mit der Milch) in den sensibilisierten Organismus gelangen, führt im Mund-Kiefer-Gesichts-Bereich häufig zu lokalen Tuberkuloseformen mit Ausbildung eines *Lupus vulgaris,* seltener zu Tuberculosis verrucosa, Skrofuloderm (Tuberculosis colliquativa, Tuberculosis gummosa, Scrofula) und Tuberculosis ulcerosa. Lupus vulgaris und Halslymphknotentuberkulose sind die häufigsten Formen, die chirurgisch behandelt werden.

Einteilung. Bezieht man sich auf die immunologische Reaktionslage, so kann man die genannten Krankheitsbilder wie folgt einteilen:
- bei überwiegend *anergischer Reaktionslage:*
  - tuberkulöser Primärkomplex
  - Tuberculosis miliaris ulcerosa cutis et mucosae
  - Tuberculosis miliaris generalisata
- bei überwiegend *normergischer Reaktionslage:*
  - Tuberculosis cutis luposa (Lupus vulgaris)
  - Tuberculosis cutis colliquativa (Skrofuloderm)
  - Tuberculosis cutis verrucosa (Verruca necrogenica)
- bei überwiegend *hyperergischer Reaktionslage:*
  - Tuberculosis cutis lichenoides (Lichen scrofulosorum)
  - Tuberculosis cutis papulonecrotica
  - Tuberculosis cutis indurativa (Erythema induratum [Bazin] und Sarkoid [Darier, Roussy])
  - Tuberculosis cutis lupoides miliaris disseminata faciei (Lupus miliaris disseminatus faciei).

Klinische Erscheinungen, Diagnostik und Therapie

Primäre Tuberkulose

Der **tuberkulöse Primäraffekt** des Mundes tritt selten auf und wird wahrscheinlich noch seltener diagnostiziert. Der Primärherd ist entweder so klein, dass er makroskopisch nicht nachgewiesen werden kann, oder die sichtbare perifokale Reaktion um den tuberkulösen Herd ist schon abgeheilt, wenn der Patient mit sichtbaren, nicht immer schmerzhaften submandibulären oder zervikalen Lymphknoten (Primärkomplex) in Behandlung kommt. Eine weitere Lokalisation für Primäraffekte ist die Gesichtshaut.

 Die Reaktion am Lymphsystem (Lymphangitis, Lymphadenitis) ist meist stärker als die Reaktion am Primärherd, also im Bereich der Eintrittspforte.

 Der tuberkulöse Primärherd an der Gingiva und auch im übrigen Mundbereich verheilt mit kaum erkennbarer Narbe innerhalb von 2–3 Wochen. Gleichzeitig erfolgt eine zunehmende Lymphknotenvergrößerung unter mehr oder weniger ausgeprägten Allgemeinerscheinungen. Die beteiligten Lymphknoten können bei fehlender Therapie innerhalb von Monaten miteinander und mit der Haut verschmelzen. Es kommt teilweise zur Abszedierung ohne oder mit nur geringer Temperaturerhöhung (*kalter Abszess*), zur Erweichung und zum Abszessdurchbruch mit Entleerung käsiger nekrotischer Massen; es folgt das chronische Stadium mit kutanen Fistelbildungen und schließlich Verkalkungen der betroffenen Lymphknoten.

Als Beispiel eines Primärkomplexes mit Primärherd im Bereich der Gingiva fanden wir die Infektion der Gingiva eines zerstörten Milchzahnes im linken Unterkiefer mit Ausbildung eines subkutanen Lymphknotenabszesses bei einem 10-jährigen Mädchen. Die Diagnose erfolgte histologisch aus dem Abszessbereich.

Die **Miliartuberkulose** im Rahmen der primären Infektion mit Befall der Haut und Schleimhäute ist extrem selten. Sie tritt fast ausschließlich bei Kleinkindern als Folge einer hämatogenen Frühgeneralisation mit 1–3 mm großen verkäsenden Granulomen auf. Wir haben in unseren Kliniken keinen derartigen Fall kennen gelernt.

Postprimäre Tuberkuloseformen

Lupus vulgaris

❗ Lupus vulgaris ist eine Organtuberkulose des Koriums, die im Anschluss oder gleichzeitig mit anderen Organtuberkulosen auftritt. Die Entstehung ist hämatogen, selten lymphogen oder per continuitatem.

Der Lupus vulgaris der äußeren Haut und der Mundschleimhaut stellt die häufigste Form der Hauttuberkulose dar. Die *Abwehrkraft* gegenüber Mycobacterium tuberculosis ist herabgesetzt. Es besteht eine ausgeprägte *Hypersensibilität* mit positiver Tuberkulinprobe, aber eine überwiegende normergische Reaktionslage.

Äußere Haut. Der Lupus vulgaris betrifft meist die Nase, die Wangen, die Lippen und die Mundhöhle. Die Tuberculosis cutis luposa sive Lupus vulgaris (Abb. 8.**8**, Abb. 8.**9**) tritt in jedem Lebensalter auf, bei Frauen doppelt so häufig wie bei Männern. Klinisch charakteristisch ist das *Lupusknötchen*, aus dem sich größere Krankheitsherde mit grau-glasigen, bräunlichen, tief sitzenden Knötchen von 1–5 mm Durchmesser auf rotem Grund bilden. Diese umschriebenen papulösen Effloreszenzen liegen meist unter einer verdünnten atrophischen Epidermis. Charakteristisch ist auch der gelblich-bräunliche apfelgeleeartige Fleck, der zurückbleibt, wenn man mit dem Glasspatel auf die Haut drückt (Glasspatelphänomen). Die Knopfsonde bricht ohne besonderen Druck in das Gewebe ein (positive Sondenprobe bzw. Sondenphänomen). Der Verlauf ist chronisch progredient und dauert über Jahre und Jahrzehnte. Die Hautveränderungen sind direkte Reaktionen auf die eingedrungenen oder in der Haut abgelagerten Tuberkelbakterien, wobei es sich fast ausschließlich um das Mycobacterium tuberculosis Typus humanus handelt. Im Lauf der Zeit führt die Erkrankung zu schweren Destruktionen und Veränderungen der Haut, der Schleimhäute, aber auch der Stützgewebe wie der Knochen sowie der Knorpel von Nase und Ohrmuscheln.

Je nach der klinischen Erscheinungsform werden folgende Varianten unterschieden:

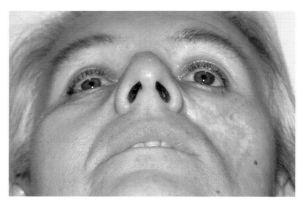

a

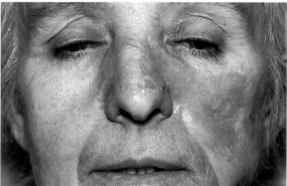

b

Abb. 8.**8** Lupus vulgaris der linken Wange und Nase. **a** Trotz Chemotherapie breitete sich die Tuberkulose über Jahre immer mehr aus (Beginn der Erkrankung im 5. Lebensjahr), sodass die operative Entfernung der erkrankten Haut und der Subkutis notwendig wurde. Die Defektdeckung erfolgte mit einem Wangen-Kinn-Lappen. **b** Zustand 1½ Jahre postoperativ.

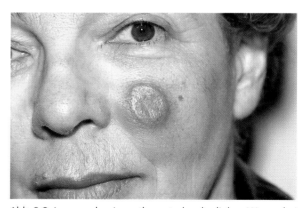

Abb. 8.**9** Lupus vulgaris erythematodes der linken Wange bei einer 59-jährigen Frau.

- Tuberculosis cutis luposa plana (flächenhaft)
- Tuberculosis cutis luposa tumida (knotenartig)
- Tuberculosis cutis luposa verrucosa (warzenartig)
- Tuberculosis cutis luposa exulcerans/mutilans (Geschwürbildungen mit Verstümmelung)
- Tuberculosis cutis luposa serpiginosa (bogenförmig)
- Tuberculosis cutis luposa disseminata (über den ganzen Körper verstreut).

Schleimhaut. Wir unterscheiden die primäre Erkrankung der Schleimhaut und deren Miterkrankung bei primärem Hautherd. Die primären Schleimhautherde liegen an der Gingiva propria der Wangen, an den Lippen, aber auch am weichen und harten Gaumen und im Bereich der Tonsille, selten im Bereich der Zunge. Zum einen kann das Bild einer unspezifischen Gingivitis imitiert werden, zum anderen treten auch im Bereich der Schleimhaut die typischen grau-glasigen, leicht verletzlichen Lupusknötchen auf gerötetem Grund auf. Auch dort findet man das positive Sondenphänomen im brüchigen weichen Gewebe.

Greift die Tuberkulose auf größere Bereiche über, können Ulzera mit weichem, unterminiertem Rand und fein granuliertem, oft schmierigem Grund entstehen. Diese sind wenig schmerzhaft und können dem Karzinomulkus gleichen, sie können jedoch spontan heilen. Greift der Lupus von benachbarten Hautherden auf die Mundhöhle über, sind besonders die Lippen betroffen.

Narbige Verziehungen führen zum charakteristischen Bild der *Mikrostomie*; begleitende Ödeme und Bindegewebsvermehrung können aber auch zur *Makrocheilie* führen. Narbige Verziehungen finden wir auch im Bereich des weichen Gaumens. Die Uvula kann verloren gehen. Auch Übergriffe auf die Nasenschleimhaut sind häufig und führen zur Einengung der Naseneingänge; Übergriffe auf die Bindehaut mit Ektropion sind ebenso charakteristisch. Als Begleiterkrankungen kommen rezidivierende Erysipele und karzinomatöse Entartungen, meist als Plattenepithelkarzinom (Carcinoma in lupo, Abb. 8.**10**), selten als Basaliom oder Sarkom hinzu.

Therapie. Die Tuberculosis cutis luposa wird tuberkulostatisch behandelt. Da sie jedoch gegenüber der Chemotherapie auch resistent sein kann, wird dann die Exzision der erkrankten Gewebsbezirke erforderlich. Plastisch-chirurgische Maßnahmen (Abb. 8.**8**) sind notwendig bei Mutilationen, besonders zur Beseitigung der narbenbedingten funktionellen Störungen im Bereich der Mundöffnung, der Naseneingänge und der Lider. Die Prognose ist bei frühzeitigem Eingreifen günstig; ungünstig sind besonders Krankheitsverläufe, bei denen es zu einer malignen Entartung kommt.

Tuberculosis ulcerosa

⚠ Tuberculosis ulcerosa ist eine postprimäre, hauptsächlich geschwürig verlaufende Tuberkuloseform in einem anergischen Endstadium bei fortgeschrittener offener Organtuberkulose.

Es kommt bei negativer Tuberkulinreaktion und völlig anergischer Abwehrlage über eine Autoinfektion mit erregerhaltigem Sputum aus einer stark fortgeschrittenen offenen Lungentuberkulose zur Entwicklung miliarer Tuberkel, die ulzerieren (Tuberculosis miliaris ulcerosa cutis et mucosae). Die Mundhöhle ist sehr häufig befallen, wobei die Infektion der *Zunge* im Vordergrund steht. Die Ulzera sind bogig oder auch unregelmäßig begrenzt mit weichem und höckrigem Grund und unterminiertem Randsaum. Sie enthalten kleine graugelbe tuber-

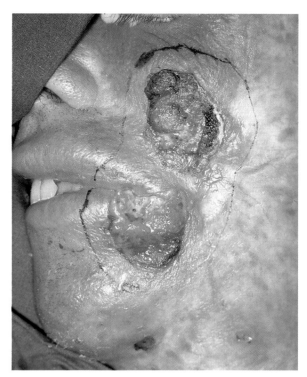

Abb. 8.**10** Carcinoma in lupo bei einem 55-jährigen Mann bei fortgeschrittenem Stadium einer Tuberculosis cutis luposa und einem Krankheitsverlauf von etwa 40 Jahren. Lokalisation im Bereich der krustigen Auflagerungen lateral des linken Mundwinkels.

kulöse Knötchen. Die Ulzerationen sind sehr schmerzhaft.

Es besteht die Möglichkeit, dass sich der Zahnarzt bei der Behandlung eines Patienten mit Tuberculosis ulcerosa eine Tuberculosis verrucosa an der Hand zuzieht, die dann ebenfalls eine postprimäre Erkrankung darstellt, allerdings bei normergischer Reaktionslage. Die Prognose der Tuberculosis ulcerosa ist wegen der schlechten Abwehrlage und der fortgeschrittenen Organtuberkulose ungünstig. Die Behandlung erfolgt medikamentös-tuberkulostatisch.

Tuberculosis cutis verrucosa

⚠ Die Tuberculosis cutis verrucosa trifft die nahezu immune Haut oder Schleimhaut, wobei es sich um eine Reinfektion mit eigenen oder mit fremden Tuberkelbakterien handelt.

Die beschriebenen Schleimhautherde sollten nach Veltman eher den verrukösen Formen einer Tuberculosis mucosae bzw. der Tuberculosis miliaris ulcerosa mucosae zugeordnet werden. Ein Auftreten im Mund-Kiefer-Gesichts-Bereich ist kaum zu erwarten.

Tuberculosis colliquativa (Skrofuloderm) und Lymphknotentuberkulose

! Das Skrofuloderm, die subkutane Manifestationsform der Hauttuberkulose, wird allgemein ebenfalls den postprimären Infektionsformen bei normergischer Reaktionslage zugerechnet.

Skrofuloderm. Bei *lymphogener* Entstehung oder *Ausbreitung per continuitatem* geht das Skrofuloderm meist von tuberkulösen Lymphknoten aus. Es kommt zu strang- oder kettenförmig angeordneten Herden am Hals. Bei der seltenen *hämatogenen* Entstehung können beide Halsseiten befallen sein. In Kutis und Subkutis finden sich wenig schmerzhafte knotige Anschwellungen, die sich langsam vergrößern, erweichen und nach außen durchbrechen, wobei sich dünnflüssiger, gelblicher Eiter entleert. Selten kommt es zu Manifestationen im Bereich der Schleimhaut der Zunge, der Wangen und des harten Gaumens. Die Abheilung erfolgt unter Bildung narbiger Stränge und Verkalkungen.
Therapie. Die chirurgische Ausräumung der abgekapselten verkalkten Herde unter tuberkulostatischem Schutz ist angezeigt. Eine Fortführung der Chemotherapie ist erforderlich.
Halslymphknotentuberkulose. Erwähnenswert ist schließlich die isolierte metastatische Halslymphknotentuberkulose, deren Hauptsitz im Kieferwinkelbereich liegt (Abb. 8.**11** u. 8.**12**). Die Histologie der exzidierten Halslymphknoten zeigt eine teils verkäsende und teils produktiv granulierende Tuberkulose.

Tuberkulide

Unter diesem Begriff werden Krankheitsbilder mit überwiegend hyperergischer Reaktionslage zusammengefasst. Es handelt sich um generalisierte postprimäre Krankheitsbilder, die immer als Hinweis auf Tuberkulose anderer Organe zu werten sind.
Es kommt zur Absiedlung der Tuberkelbakterien in die Gefäße des Papillarkörpers (Tuberculosis cutis lichenoides bzw. lichenscrophulosorum), in Gefäße des mittleren Koriums (Tuberculosis cutis papulonecrotica) und in

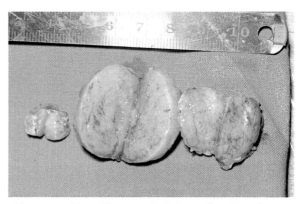

Abb. 8.**12** Halslymphknotentuberkulose (histologisch produktiv granulierende Tuberkulose). Makroskopischer Befund nach Exstirpation mehrerer tuberkulöser Halslymphknoten.

die tiefen kutanen Plexus (Tuberculosis cutis indurativa). Siedeln sich Erreger, von einem inneren Herd ausgehend, in die oberen Gefäßplexus der Haut ab, vor allem in den Bereich der Haarfollikel, kommt es zu einer seltenen Form der Hauttuberkulose, die man als Tuberculosis cutis lupoides miliaris disseminata faciei bzw. Lupus miliaris disseminatus faciei bezeichnet. Bevorzugt befallen sind das gesamte Gesicht sowie das Saumgebiet der Lippen und der Mundschleimhaut mit dort meist tiefer Geschwürbildung. Glasspatel- und Sondenphänomen (S. 182) sind positiv. Die Abheilung erfolgt unter Bildung einer Narbe.
Von manchen Autoren werden die Tuberkulide als allergisch-hyperergische Hautreaktion auf hämatogen gestreute Tuberkelbakterienbestandteile angesehen.
Die *Therapie* besteht in der Gabe von Tuberkulostatika.

Tuberkulose der Speicheldrüsen

Eine Tuberkulose der Speicheldrüsen ist selten. Das gilt nicht nur heute, sondern galt auch in Zeiten höherer Morbidität. So waren nach Bandelier und Roepke bis 1914 nur 20 Fälle von Speicheldrüsentuberkulose bekannt geworden.

✎ Bei unseren Patienten beobachteten wir nur einen Fall einer Speicheldrüsentuberkulose. In der linken Glandula submandibularis einer 67-jährigen Frau fanden wir eine wahrscheinlich postprimäre Tuberkulose. Ob die Glandula submandibularis per continuitatem über einen tuberkulösen Lymphknoten mit beteiligt oder ob die Speicheldrüse primär betroffen war, ließ sich aufgrund der Verschmelzung von Lymphknoten und Speicheldrüse nicht mehr feststellen. Auch fanden wir zum Zeitpunkt der Erstuntersuchung keine Eintrittspforte im Bereich der Mundhöhle.
Die Therapie bestand in der Exstirpation der Glandula submandibularis mit Entfernung der suprahyoidal gelegenen Lymphknoten und einer anschließenden tuberkulostatischen Chemotherapie.

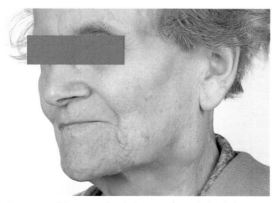

Abb. 8.**11** Lymphknotentuberkulose im Bereich des linken Kieferwinkels.

Tuberkulose der Knochen des Gesichtsschädels

Die Tuberkulose der Kiefer und der übrigen Knochen des Gesichtsschädels ist selten. Die Kieferknochen können über verschiedene Infektionswege erkranken:

- Die Tuberkulose der Schleimhäute greift auf den Knochen über.
- Kariöse Zähne werden von Erregern als Eintrittspforte benutzt.
- Im Blut kreisende Erreger siedeln sich im Kiefer ab (hämatogene Ausbreitung).
- Auch ein Lupus vulgaris der äußeren Haut kann auf die Knochen übergreifen.

Richtlinien für die Tuberkulosetherapie

Chirurgische Therapie. Die Tuberkulose im Mund-Kiefer-Gesichts-Bereich muss zum Teil chirurgisch behandelt werden. Indiziert ist die chirurgische Therapie besonders dann, wenn die Chemotherapie nicht zum erwünschten Erfolg führt. Das operative Vorgehen hat zum Ziel, die erkrankten Gewebsbezirke möglichst im Gesunden zu entfernen. Besonders häufig werden Lupus vulgaris und Lymphknotentuberkulosen (Typus bovinus oder reaktivierter alter Herd) chirurgisch behandelt.

Die **Chemotherapie** der Tuberkulose wird in drei Phasen durchgeführt:

- *Initialphase:* In der Regel Dreifachkombinationsbehandlung entsprechend der vermuteten oder – besser – nachgewiesenen Bakteriensensibilität über 3 Monate oder länger.
- *Stabilisierungsphase:* Zweifachkombinationsbehandlung für 6–9 Monate bis zum Verschwinden klinischer und röntgenologischer Zeichen.
- *Sicherungsphase:* Monotherapie bis zur Gesamtbehandlungsdauer von 18–24 Monaten.

Es ist mit allen Mitteln zu versuchen, den Erregernachweis zu erbringen und einen Sensibilitätstest durchzuführen. Wichtige Medikamente sind Isoniazid (INH), Streptomycin (SM), Rifampicin (RMP) und Ethambutol (EMB).

Die Chemotherapie liegt in der Hand von Internisten, Pädiatern und Dermatologen, die operative Therapie in der Hand des erfahrenen Fachchirurgen, der auch die Richtlinien der regionären plastischen Chirurgie zu beachten hat.

Mykosen

Norbert Schwenzer

> **Definition.** Pilzerkrankungen oder Mykosen sind Schleimhaut- und Hauterkrankungen, die durch niedere Pilzarten, also pflanzliche Lebewesen, hervorgerufen werden.

Erreger. Eine geringe Zahl der vorkommenden Pilze ist für Menschen pathogen. Im Allgemeinen werden die Mykosen nach klinischen Gesichtspunkten eingeteilt, während die Einteilung der Pilze botanischen Richtlinien unterliegt, die auf der Morphologie, der Vermehrungsweise und auf Pilzkulturmerkmalen beruhen. Für den Kopfbereich, insbesondere die Mundhöhle, haben Faden-, Schimmel- und insbesondere Hefepilze praktische Bedeutung.

Die für die Mund-Kiefer-Gesichts-Region relevanten Erkrankungen sind in Europa die Candida- und Aspergillus-Infektionen. Eine weitere in Europa bekannte Pilzerkrankung ist die Kryptokokkose. Außer diesen sind die außereuropäischen Systemmykosen zu nennen, die im Zeitalter der Flugreisen über die Kontinente verbreitet werden: die Coccidioides-Mykose, die Histoplasma-Mykose und die Blastomyces-Mykose.

Infektion. Hinsichtlich ihrer pathogenen Potenz sind die vorgenannten Pilze als opportunistische Infektionserreger einzustufen. Sie verursachen Mykosen nahezu ausschließlich bei Patienten mit lokalen oder allgemeinen Defekten der unspezifischen und spezifischen Abwehrmechanismen, z.B. bei HIV-Infizierten. Unter dem Einfluss von Medikamenten, wie Immunsuppressiva, Antibiotika, Kontrazeptiva und Kortikoiden, kann es zu einer vielfach auch symptomlosen Pilzbesiedlung kommen. Allerdings spielen auch sog. Keimvermittler, wie schlecht gepflegte oder poröse Prothesen, feuchte Waschlappen und Zahnbürsten eine Rolle. Aspergillus- und insbesondere Candida-Mykosen weisen eine steigende Tendenz auf, da die Zahl der für opportunistische Infektionen prädisponierten Patienten zunimmt.

Diagnose. Entscheidend für die Erkennung von Mykosen ist, dass an ihr Vorliegen oder das Risiko ihres Auftretens gedacht wird und labordiagnostische Untersuchungen in die Wege geleitet werden.

Candidiasis (Moniliose, Soor)

Soorinfektionen gibt es im Bereich der gesamten Mundhöhle einschließlich der Mundwinkel. Der Erreger ist Candida albicans. Wir unterscheiden akute (pseudomembranös, erythematös) und chronische Formen (hyperplastisch, nodulär, plaqueartig).

Der Schleimhautsoor kann mit Infektionen des übrigen Körpers kombiniert sein. Es liegt dann eine Organmykose oder eine systemische Mykose vor, die tödlich verlaufen kann. Unter den Organmykosen sind vor allem die Candida-Pneumonie und die Candida-Peritonitis zu nennen. Bevorzugt befallene Organe sind Nieren, Leber, Milz, Gastrointestinaltrakt und Zentralnervensystem.

Klinisches Erscheinungsbild

In den **Mundwinkeln** findet man die sog. Mundwinkelrhagade, die auch als *Faulecke* oder *Perlèche*, Angulus infectiosus, Interlabialmykose oder als intertriginös gelegene Candida-Infektion bezeichnet wird (Abb. 8.**13**). Meist sehen wir die Erkrankung bei älteren Prothesenträgern, wenn infolge der Kieferatrophie eine Biss-Senkung eingetreten ist. Das daraus resultierende Hängen des Mundwinkels führt zu einer Hautfaltenbildung, in

Abb. 8.**13** Soormykose der Unter- und Oberlippe sowie des Mundwinkels.

der durch Feuchtigkeit und Wärme ein ideales Milieu für Pilzinfektionen besteht. Das Pilzreservoir ist häufig die alte und poröse Prothese. Die anguläre Candida-Cheilitis kann auch Begleitsymptom einer Prothesenstomatitis sein.

Die Hautfalte des Mundwinkels ist gerötet, manchmal lackartig glänzend, und blutet leicht. Oft sind weißliche, abwischbare Beläge aufgelagert. Als Sonderform ist die granulomatöse Soor-Perlèche zu nennen. Es kommt dabei zu einem mehrere Millimeter großen exophytisch wachsenden Pseudogranulom mit krustigen Auflagerungen.

Mundhöhle. Weitere Lokalisationen des Soor sind Gaumen, Zunge und Planum buccale. Hier zeigen sich häufig epimukös abwischbare weiße Beläge, sodass die Schleimhaut wie gezuckert aussieht. In der Umgebung der Beläge ist eine entzündliche Rötung vorhanden. Nach Abwischen der Beläge kommt es zu leichten Blutungen. Candida-Infektionen des Gaumens finden sich besonders bei Prothesenträgern. Man unterscheidet dabei die papilläre, mehr in der Gaumenmitte gelegene *hyperplastische Reaktion* und die *chronische atrophische Candidiasis* mit dem klinischen Bild des Erythems der prothesenbedeckten Schleimhaut.

Im Bereich der Zunge findet man Soorinfektionen insbesondere bei Faltenbildung, teils mit Hypertrophie des Epithels. Auch die *Glossitis rhombica mediana* ist häufig mit Candida infiziert. Eine weitere lokale Prädisposition scheint bei der *Haarzunge* zu bestehen.

Diagnostik

Die Gewinnung der Erreger erfolgt bei Mundhöhlenmykosen mit Hilfe von Watteträgern; ein Abstrich wird von Wundsekret, Eiter, Biopsiematerial, Spülflüssigkeit, Sputum, Nahtmaterial und Drains entnommen. Die einfachste diagnostische Maßnahme ist die Herstellung eines Nativpräparates in 10%iger Kalilauge. Das verdächtige Material wird mit Kalilauge auf einem Objektträger unter einem Deckglas kurz erhitzt, wodurch die Wirtszellen hydrolysiert werden, während die Pilzzellen intakt bleiben und mikroskopisch gut zur Darstellung gebracht werden können.

Im Labor erfolgt die Bestimmung der Anzahl der Erreger, ihre Differenzierung und die Prüfung ihrer Sensibilität auf Chemotherapeutika.

Differenzialdiagnose

Differenzialdiagnostisch kommen verschiedene, mit weißlichen Belägen oder Weißfärbungen der Mundschleimhaut einhergehende Erkrankungen in Betracht:
- die verschiedenen Formen der Leukoplakie
- der Lichen der Mundschleimhaut
- unspezifische Stomatitiden mit pseudomembranösen Belägen
- die Mukositis nach Strahlentherapie oder zytostatischer Therapie
- die Papillomatose der Mundschleimhaut
- infizierte periorale Ekzeme
- das Erythema exsudativum multiforme.

Therapie

Neben der Beseitigung oder Behandlung der prädisponierenden Faktoren gibt es spezielle medikamentöse Maßnahmen: Oberflächliche Infektionen werden mit Nystatin und Amphotericin B sowie mit Imidazolabkömmlingen wie Miconazol behandelt. Diese Medikamente sind neben *lokaler Anwendung* auch für die *systemische Therapie* geeignet. Es empfiehlt sich, die Therapie einige Zeit über die klinische Symptomfreiheit hinaus fortzusetzen. Für die lokale Behandlung in der Mundhöhle eignen sich auch Farbstoffe wie Gentianaviolett 2% oder Castellanische Lösung. Bei Prothesenträgern ist bei rezidivierenden Infektionen eine Neuanfertigung des Zahnersatzes empfehlenswert.

Die *schwarze Haarzunge* bedarf mitunter zusätzlich der Vitamin-B-Komplex-Therapie, die Glossitis rhombica mediana als Sonderform kann bei Therapieresistenz unter Umständen durch eine Exzision behandelt werden.

Aspergillose

Erreger. In über 90% werden Aspergillosen durch Aspergillus fumigatus hervorgerufen. Die ersten Veröffentlichungen über die Lungenaspergillose stammen von Virchow (1856). Schubert (1885), Zarniko (1891) und MacKenzie (1893) beschrieben die Aspergillus-Infektion der Nasennebenhöhlen. Der ubiquitäre Schimmelpilz ist häufig in verwesenden pflanzlichen Materialien oder als saprophytärer Bodenbewohner anzutreffen. Hohe Konzentrationen finden sich in Pflanzenerde, Pfeffer, Bioabfällen und Baustaub. Besonders gut gedeiht Aspergillus fumigatus in dunklem, warmem und feuchtem Milieu.

Infektion. Es werden beständig Pilzsporen eingeatmet, wobei jedoch für das Pathogenwerden die Reaktionslage des Wirtes ausschlaggebend ist. Als prädisponierende Faktoren gelten auch hier ein beeinträchtigter Allgemeinzustand, chronische Lungenerkrankungen und Tuberkulose, um nur einige zu nennen. Die Krankheit manifestiert sich vorwiegend im Respirationstrakt, doch können nahezu alle Organe betroffen sein. Eine Übertragung von Mensch zu Mensch ist nicht möglich.

Klinisches Erscheinungsbild

Je nach klinischem Bild unterscheidet man drei Formen der Aspergillose, die allerdings nicht immer scharf voneinander abzugrenzen sind:

Invasive Aspergillose. Sie befällt ausschließlich Patienten mit herabgesetzter Resistenz. Die Invasion des Lungengewebes führt zu einer nekrotisierenden Bronchopneumonie. Durch hämatogene Aussaat kann es zum generalisierten Befall aller Organe mit tödlichem Ausgang kommen. Bevorzugte Organe sind Lunge, Zentralnervensystem, Nebenhöhlen und Haut. Es sind invasive Aspergillosen der Nebenhöhlen mit Einbruch in die benachbarte Orbita oder in die Sellaregion beschrieben worden.

Aspergillom. Die im Mund-Kiefer-Gesichts-Bereich wichtige Aspergillusinfektion ist die *nichtinvasive kolonisierende Form*, die auch als *Aspergillus-Myzetom* oder Aspergillom bezeichnet wird. Ein Aspergillom ist eine lokalisierte Aspergillus-Infektion in einem präformierten Hohlraum bei sonst meist gesunden Patienten. Aspergillus-Infektionen im Nasennebenhöhlenbereich haben im Spiegel der Fachliteratur deutlich zugenommen, wobei überwiegend die Kieferhöhlen betroffen sind (vgl. Kapitel 1, Erkrankungen der Nasennebenhöhlen, in Bd. 2: Spezielle Chirurgie). Ein Befall der Siebbeinzellen und der Keilbeinhöhle wurde bisher nur selten beobachtet. Typisch ist der *einseitige Befall der Kieferhöhle*. Zur Erklärung für den einseitigen Befall werden anatomische Varianten des Nebenhöhlensystems diskutiert.

Klinisch können eitrige Sekretionen aus der Nase, Druck- und Klopfempfindlichkeit im Nasennebenhöhlensystem, Borken, auch Nasenbluten auftreten. Jedoch fehlen mitunter klinische Symptome. Im Sinus fallen *röntgenologisch metalldichte Strukturen* auf (Abb. 8.**14**). Diese röntgendichten Strukturen bei Aspergillus-Infektionen

erwiesen sich als zinkoxidhaltige Wurzelkanalfüllmaterialien, die anlässlich einer zahnärztlichen Behandlung in die Kieferhöhle gelangt waren. Verschiedene Aspergillus-Stämme zeigen unter dem Einfluss von gelöstem Zinkoxid nachweislich eine deutliche Wachstumsbeschleunigung. Es wird allerdings auch die Meinung vertreten, dass die Verschattungen durch nekrotische Pilzmassen hervorgerufen werden, in denen sich tertiäres Calciumphosphat und Calciumsulfat einlagern. Neuere Untersuchungen haben gezeigt, dass unilaterale metalldichte Fremdkörper in der Kieferhöhle in mehr als 80% auf ein Aspergillom hindeuten. Große Aspergillome können auch in die Schädelbasis einwachsen. Eine Verwechslung mit Tumoren ist möglich.

Die **allergische bronchopulmonale Aspergillose** verläuft unter den Zeichen einer allergischen Bronchitis.

Diagnostik

Da die Mehrzahl der Kieferhöhlenaspergillome symptomlos verläuft, wird die Diagnose vielfach zufällig anlässlich einer Röntgenuntersuchung gestellt. Allerdings schließt eine fehlende Verschattung eine Aspergillose nicht aus. Die Diagnose erfolgt nach Entfernung des verdächtigen Materials durch Züchtung in den in der klinischen Mikrobiologie gebräuchlichen Medien. Für die gezielte Kultivierung ist Sabouraud-Agar geeignet.

Systeminfektionen mit Aspergillus können auch durch Nachweis von Antikörpern wahrscheinlich gemacht werden. Allerdings sind mitunter auch beim Gesunden Aspergillus-spezifische Antikörper im Serum vorhanden.

Differenzialdiagnostisch kommen chronische, einseitige Sinusitiden in Betracht. Auch Kieferhöhlenverschattungen mit Fremdkörpern in der Kieferhöhle, z.B. Zahnwurzeln oder Medikamentenrückstände, können das Bild eines Kieferhöhlenaspergilloms vortäuschen.

Therapie

Die Therapie der nichtinvasiven Form besteht in der Entfernung des Aspergilloms aus der Nebenhöhle unter Belassung der Nebenhöhlenschleimhaut.

Die invasive Aspergillose wird systemisch mit Amphotericin B behandelt.

Kryptokokkose

Die Kryptokokkose ist eine seltenere Pilzerkrankung, die sich im Kopfbereich manifestiert. Sie wird durch Cryptococcus neoformans hervorgerufen. Es handelt sich um einen hefeartigen Pilz, der von einer Polysaccharidkapsel umgeben ist. Der Keim findet sich in Vogelmist, vorwiegend in Taubenmist.

Verlauf. Die inhalierten Keime gelangen in die Lunge, wo es zu einer meist inapparent verlaufenden Lungenkryptokokkose kommt. Von primären Lungenherden aus werden die Erreger hämatogen in andere Organe transportiert, vor allem in das Zentralnervensystem. Sie führen hier zu einer Meningoenzephalitis oder einer basalen Meningitis. Die Meningoenzephalitis ist selten: Ihre

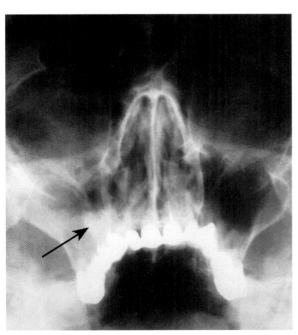

Abb. 8.**14** Aspergillom in der rechten Kieferhöhle (Pfeil).

Häufigkeit wird mit weniger als 1 pro 1 Million Einwohner pro Jahr angegeben. Differenzialdiagnostisch ist auch an eine Meningitis durch Candida albicans sowie eine Meningitis oder eine Herdenzephalitis mit Aspergillus fumigatus zu denken. Patienten mit Malignomen und Steroidtherapie sind ebenso prädisponiert wie Patienten mit AIDS.

Diagnostik. Die Erreger lassen sich mit der Phasenkontrastmikroskopie im Liquorsediment nachweisen. Die Kapsel kann im Tuschepräparat dargestellt werden, die Kultivierung gelingt am besten auf Sabouraud-Agar.

Zur **Therapie** dient als Mittel der Wahl Amphotericin B.

Nordamerikanische Blastomykose

Die nordamerikanische Blastomykose (Syn.: Blastomyces-Mykose) wird durch Blastomyces dermatitidis verursacht. Die Blastomyzeten werden nach Einatmung und primärem Lungenbefall über die Blutbahn verstreut. Es entstehen warzenartige erhabene papulopustulöse Geschwüre im kutanen Gewebe der Lippe, der oberen Gesichtshälfte, des Rückens und des Halses. Bei Vernarbung der Haut kommt es zu Druckulzera. Verwechslungen mit Karzinomen oder Basaliomen sind möglich, insbesondere wenn an das Vorliegen einer Pilzinfektion nicht gedacht wird. Bei der Anamneseerhebung ist daher immer nach Auslandsreisen zu fragen. Die Therapie erfolgt systemisch.

Südamerikanische Blastomykose

Die südamerikanische Blastomykose wird auch als Paracoccidioides-Mykose (Parakokzidioidomykose) bezeichnet. Der Erreger ist der Paracoccidioides brasiliensis. Auch hier erfolgt die Infektion durch Inhalation von sporenhaltigem Staub. Von den Lungenherden aus kann hämatogen oder lymphogen eine Dissemination in Haut und Schleimhäute erfolgen (Abb. 8.15). Die Sporen dringen auch durch die Mundschleimhaut und die Haut in den Körper ein. Eine Übertragung der Erreger von Erkrankten auf Gesunde ist unwahrscheinlich. Tödliche Verläufe kommen vor. Das Krankheitsbild ist charakterisiert durch Schwellungen des Halses, hervorgerufen durch die infizierten zervikalen Lymphknoten.

Die Labordiagnose stützt sich auf den mikroskopischen und kulturellen Erregernachweis sowie auf die Antikörperbestimmung. Die Therapie erfolgt mit Imidazolderivaten.

Histoplasmose

Diese Erkrankung wird durch Histoplasma capsulatum, einen dimorphen Pilz, hervorgerufen. Der natürliche Lebensraum des Pilzes ist der Erdboden. Die Infektion erfolgt aerogen durch Inhalation von Sporen. Sie gelangen in den Respirationstrakt und entwickeln sich zu Hefeformen, die sich durch Sprossung vermehren. Es entstehen kleine granulomatöse Entzündungsherde. Von hier aus können die Erreger hämatogen in andere Organe gelangen. Es kommt zu Lymphadenopathien. Außerdem können Geschwüre im Mund, in der Nase, an der Zunge und im Darm auftreten (Abb. 8.16). Disseminierte Histoplasmosen wurden auch bei AIDS-Patienten gefunden. Die Histoplasmose kommt im mittleren Westen der USA, in Mittel- und Südamerika, Indonesien und auch in Afrika vor. Westeuropa ist frei von Histoplasmose. Eine Übertragung von Mensch zu Mensch ist nicht möglich.

Allergie

Norbert Schwenzer

Da bei der allergischen Krankheit entzündliche Reaktionen verschiedenster Art im Vordergrund stehen, die den in den vorausgegangenen Abschnitten beschriebenen entzündlichen Erscheinungen in vielen Fällen ähneln, seien auch unter differenzialdiagnostischen Aspekten die Grundlagen der allergischen Krankheit kurz dargestellt.

▼ Unter einer Allergie versteht man eine angeborene
● oder erworbene spezifische Änderung der Reaktionsfähigkeit des Immunsystems gegenüber kör-

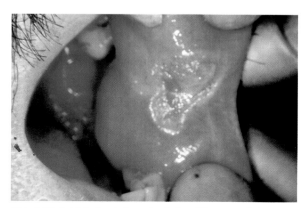

Abb. 8.**15** Schleimhautulkus der linken Wange nach hämatogener Aussaat von Paracoccidioides brasiliensis.

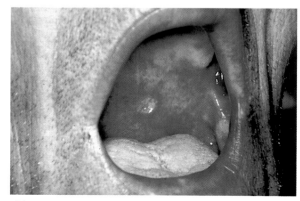

Abb. 8.**16** Ulkus der linken Gaumenseite, hervorgerufen durch Histoplasma capsulatum.

perfremden, eigentlich unschädlichen Substanzen, den Allergenen.

 Antigene und Antikörper

Antigene sind körperfremde Substanzen, die den Organismus zur Bildung von Antikörpern anregen. Die Mehrzahl der Antigene sind Proteine. Jedoch können auch Polysaccharide und Lipide sowie Lipopolysaccharide, Hormone und Nukleinsäuren als Antigen wirken. Es werden Vollantigene und Halbantigene unterschieden. Halbantigene, auch Haptene genannt, sind nicht in der Lage, Antikörper zu provozieren, können jedoch in Verbindung mit einem Makromolekül (Trägersubstanz), z.B. körpereigenen Blutzellen, als Antigen wirken und eine Antikörperbildung auslösen. Antigene, die den Organismus sensibilisieren und bei erneuter Einwirkung auf die spezifischen Antikörper die allergischen Reaktionen hervorrufen, werden als Allergene bezeichnet. Je nach Typ der Antigeninvasion unterscheidet man klinisch:

- *Inhalationsallergene*: Allergene tierischer Herkunft (Haut- und Haarschuppen, Pelzhaare), Staubarten, pflanzliche Antigene (Sporen, Pollen und Bakterien)
- *Ingestionsallergene* (Nahrungsmittel und Konservierungsmittel, Aromazusätze)
- *Invasionsallergene* (Parasiten, operativ eingebrachte Implantate wie Kunststoffe, Nahtmaterialien, Depotmedikamente)
- *perkutane Allergene* (Metallverbindungen wie Chrom und Nickel, Arzneimittel, Kunststoffe, organische Lösungsmittel)
- *Injektionsallergene* (Medikamente, Seren).

Ein **Antikörper** ist das Reaktionsprodukt des Organismus, das nach Zufuhr eines Antigens entsteht und mit diesem reagiert. Antikörper sind Proteine (Immunglobuline, vgl. Abb. 3.1, S. 36) und reagieren spezifisch mit dem Antigen, das für ihre Entstehung verantwortlich ist. Wir unterscheiden zellmembranständige Antikörper und solche, die im Blut oder in der Lymphe zirkulieren, wohin sie nach ihrer Entstehung im retikuloendothelialen System von den Lymphozyten und Plasmazellen abgegeben werden.

Die Allergie entsteht durch Kontakt mit dem Allergen. Die Bereitschaft zu Überempfindlichkeitsreaktionen kann angeboren sein, Allergien können aber auch erst durch länger dauernden Kontakt mit dem Fremdstoff hervorgerufen werden. Die aus der Auseinandersetzung mit dem Fremdstoff resultierende Antwort kann sich in lokalen Entzündungen und Organerkrankungen äußern. Man muss daher bei entzündlichen Erscheinungen, bei denen zunächst eine Ursache zu fehlen scheint, immer an eine allergische Krankheit denken.

Allergien gegen Medikamente verschiedenster Art spielen klinisch eine wesentliche Rolle. Zu den potenziell Allergie auslösenden Medikamenten und Substanzen, die in Zusammenhang mit Erkrankungen und Behandlungen im Mund-Kiefer-Gesichts-Bereich zur Anwendung kommen, gehören: Acetylsalicylsäure, Aminopyrin, Antibiotika, Atropin, Bromide, Barbiturate, Ephedrin, Iod, Lokalanästhetika, Quecksilber, Amalgame, Kunststoffe und Desinfektionsmittel.

Die Überempfindlichkeitsreaktionen werden heute in die Typen I bis V eingeteilt, die sich teilweise überlappen können:

- Eine der häufigsten ist die *Typ-I-Reaktion*, bei der eine Allergisierung vorausgegangen ist. Beim Zweitkontakt kommt es innerhalb von Sekunden oder Minuten zur *Sofortreaktion*, der noch *Spätreaktionen* folgen können.
- Bei der *Typ-II-Reaktion* oder zytotoxischen Überempfindlichkeit sind antigen wirksame Zellen oder Extrazellulärmatrixprodukte die auslösenden Elemente. Eine Zytolyse oder Anämie kann die Folge sein.
- Auslösendes Agens für die *Typ-III-Reaktion* sind Antigen-Antikörper-Komplexe. Typische Symptome sind Arthritis, Urtikaria, Lymphadenopathie und Fieber.
- Die *Typ-IV-Reaktion* als verzögerter Reaktionstyp wird oft durch Erregerproteine, Kosmetika und Pflanzenbestandteile hervorgerufen. Eine typische Reaktion ist die Kontaktdermatitis.
- Die *Typ-V-Reaktion* beruht auf einer Auseinandersetzung mit Autoantikörpern gegen Neurotransmitter oder Hormonrezeptoren.

Sofortreaktion

Die Sofortreaktion (Typ-I-Reaktion), hauptsächlich hervorgerufen durch Inhalations- und Injektionsallergene, tritt innerhalb von Minuten auf, nachdem der Patient einem Antigen ausgesetzt wurde. Es kommt zu Kontraktionen der glatten Muskulatur, zu einer Verengung der Arteriolen und einer erhöhten Durchlässigkeit der Kapillaren mit Plasmaaustritt in das Gewebe. Diese Erscheinungen, die auch bei der bakteriellen Entzündung zu finden sind, können sowohl lokal als auch generalisiert auftreten. Sie werden durch rasche Freisetzung und Neubildung von gefäßaktiven Entzündungsmediatoren aus Mastzellen hervorgerufen.

Anaphylaxie. Eine spezielle Form der Hypersensibilitätsreaktion vom Soforttyp ist die Anaphylaxie. Sie wird dadurch hervorgerufen, dass eine wiederholte rapide Verbreitung eines Antigens, z.B. durch eine i.v.-Injektion, erfolgt. Die schwerste Form ist der *anaphylaktische Schock*. Dieser äußert sich in Muskelkontraktionen am ganzen Körper, insbesondere spastischen Kontraktionen der Bronchiolenmuskulatur, einer Steigerung der Kapillarpermeabilität und der Bildung von Plättchenthromben mit konsekutiv auftretenden Ödemen. Den Kreislaufsymptomen folgen vielfach Schleimhaut- und Hautödeme sowie eine Urtikaria mit den typischen Quaddeln an Haut und Schleimhäuten. Es kommt zum Blutdruckabfall, einer Thrombozytopenie, die zu einer Ungerinnbarkeit des Blutes führt, und zu einer Leukopenie. Erbrechen und Bewusstseinsverlust sind weitere Symptome. Besonders schwerwiegend sind Schwellungen der oberen Luftwege, wobei das Glottisödem wegen seiner mechanischen Verlegung der Atemwege rasch zum Tod unter dem Bild der akuten Asphyxie führen kann.

Quincke-Ödem. Eine weitere klinische Manifestation einer Sofortreaktion (sowohl im Rahmen eines anaphylaktischen Schockes als auch isoliert auftretend) ist das sog. Quincke-Ödem, das neben einem akuten Verlauf auch in chronischen Schüben auftreten kann und sich in ödematösen Schwellungen der Wangen und der Lippen äußert. Hier sind ebenso wie bei der akuten allergischen

Cheilitis Verwechslungen mit entzündlichen Ödemen odontogenen Ursprungs möglich.

Auch plötzlich auftretende *Speicheldrüsenschwellungen* können Sofortreaktionen allergischer Genese sein und müssen bei Schwellungszuständen im Parotis- und Submandibularbereich in die differenzialdiagnostischen Überlegungen mit einbezogen werden.

Spätreaktion

Die Spätreaktion (Typ-IV-Reaktion) tritt nach Stunden, Tagen oder mitunter auch noch nach Wochen auf. Sie wird von angelockten eosinophilen und neutrophilen Granulozyten und IgE (Immunglobulin E) vermittelt. Die entzündlichen Vorgänge spielen sich vorwiegend an der Zelle ab. Es kommt zu einer proliferierenden Entzündung mit einer im Gegensatz zum Soforttyp erst späten Gefäßbeteiligung. Bei Arzneimittelallergien ist das sog. *Arzneimittelexanthem*, das auch in der Mundhöhle als Enanthem auftreten kann, ein häufiges Erscheinungsbild (Abb. 8.**17**). Kontaktallergene sowie Autoallergene und Allergene aus chronisch bakteriellen Entzündungen führen vorwiegend zu Spätreaktionen. Ihre klinischen Manifestationen stellen das Ekzem, die Konjunktivitis und die Dermatitis dar (Abb. 8.**18**). Im Bereich der Mundhöhle und der Gesichtsweichteile sind in diesem Zusammenhang die sog. *Prothesenstomatopathien* sowie die *Cheilitis eczematosa* zu nennen.

Therapie

Das therapeutische Prinzip bei der Allergie besteht in der Beseitigung des Allergens. Bei einer Arzneimittelallergie ist das Medikament sofort abzusetzen. Falls das Allergen nicht bekannt ist, muss es durch entsprechende Testmethoden ermittelt werden. Weiterhin besteht die

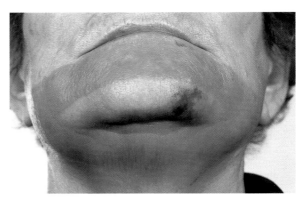

Abb. 8.**18** Pflasterallergie nach Anlegen eines Kinnstützverbandes.

Möglichkeit der Desensibilisierung. Die symptomatische Behandlung beinhaltet die Gabe von Antihistaminika und Glukokortikosteroiden, wodurch die Antigen-Antikörper-Reaktion unterbrochen werden kann. Die therapeutischen Maßnahmen beim anaphylaktischen Schock sind in Kapitel 11, S. 311, dargestellt.

Zusammenfassung

Die *zervikofaziale Aktinomykose* wird durch das anaerobe Bakterium Actinomyces israeli hervorgerufen, das zusammen mit einer Begleitflora akute und chronische Entzündungen hervorruft. Der Erreger lebt als Saprophyt in der Mundhöhle und benutzt Wunden (Extraktionswunden, Zahnfleischtaschen, Frakturspalten) als Eintrittspforte. Klinisch charakteristisch sind vor allem chronische Infiltrate und sog. unmotivierte Reabszesse. Ein sicherer Nachweis ist nur durch das mikrobiologische anaerobe Kulturverfahren möglich, da kompakte Kolonien (Drusen) nur in 60% der Fälle mikroskopisch nachweisbar sind. Die Therapie besteht in der Abszesseröffnung, der Behandlung der Eintrittspforte und einer gezielten antibiotischen Therapie nach Antibiogramm. Die Iodiontophorese ist eine unterstützende physikalische Behandlung.

Unter *Tetanus* (Wundstarrkrampf) versteht man eine zunächst lokale, durch Clostridium tetani hervorgerufene Wundinfektion, die durch Toxinämie zu Lähmungen der quergestreiften Muskulatur führt. Die charakteristische Krampfbereitschaft wird durch Einwirkung des Toxins auf die motorischen Ganglien der Vorderhörner im Rückenmark hervorgerufen. Die Inkubationszeit beträgt 3–60 Tage. Die Letalität liegt bei ca. 30–50%. Klinisch werden drei Formen (leicht, mittelschwer, schwer) unterschieden. Nach einem uncharakteristischen Prodromalstadium kommt es zu Trismus, Opisthotonus und Risus sardonicus, schließlich zu generalisierten Krampfanfällen, Atemlähmung und Tod infolge Herzversagens.

Die Therapie der meldepflichtigen Erkrankung besteht in Wundausschneidung, Gabe von Tetanus-Hyperimmunglobulin, Schnellimmunisierung mit Tetanustoxoid, Chemotherapie mit hoch dosierten Penicillinen und In-

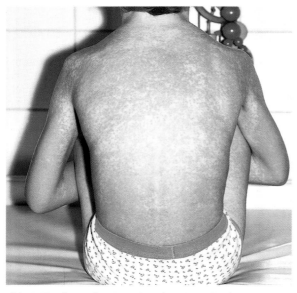

Abb. 8.**17** Allergisches Exanthem bei einem 8-jährigen Jungen nach Penicillingaben.

tensivtherapie, z.B. Muskelrelaxation, Beatmung, Sedierung. Bester Schutz gegen eine Tetanusinfektion ist nach wie vor die vollständige aktive Grundimmunisierung.

Die *Tuberkulose*, hervorgerufen durch Mycobacterium tuberculosis (seltener durch Mycobacterium bovis), ist eine meldepflichtige Infektionskrankheit, die im Mund-Kiefer-Gesichts-Bereich in unterschiedlichen Formen auftritt. Die Erstinfektion erfolgt in Form des Primärkomplexes meist in der Lunge, sehr selten in der Mundhöhle oder der äußeren Haut. Durch lymphogene Streuung, hämatogene Aussaat, aber auch durch örtliche Ausbreitung per continuitatem kommt es zu folgenden postprimären Tuberkuloseformen: Lupus vulgaris, Tuberculosis ulcerosa, Tuberculosis cutis verrucosa, Skrofuloderm, Lymphknotentuberkulose, Tuberkuliden und Tuberkulose der Speicheldrüsen. Ein Befall der Kieferknochen ist äußerst selten. Die Therapie erfolgt vorwiegend medikamentös durch Tuberkulostatika. Allerdings ist bei Befall regionärer Lymphknoten oder bei Speicheldrüsentuberkulose und Lupus eine operative Therapie angezeigt.

Die in unseren Breiten in der Mund-Kiefer-Gesichts-Region vorkommenden *Pilzerkrankungen* (Mykosen) sind die Candidiasis (Moniliose/Soor) und die Aspergillose, seltener die Kryptokokkose.

Prädisponiert für alle Pilzerkrankungen, die als opportunistische Infektionserreger gelten, sind Patienten mit reduziertem Allgemeinzustand und schlechter Abwehrlage, z.B. bei Malignomen, Steroidtherapie, AIDS.

Soorinfektionen, hervorgerufen durch Candida albicans, treten in akuter und chronischer Form im Bereich der gesamten Mundhöhle und der Lippen auf. Sie sind vorwiegend gekennzeichnet durch weiße, abwischbare pseudomembranöse Auflagerungen. Jedoch sind auch hyperplastische noduläre und plaqueartige Formen vorhanden. Neben den lokalen Erscheinungen können Mykosen auch systemisch auftreten. Die Therapie erfolgt mit Antimykotika.

Die durch Aspergillus fumigatus verursachte *Aspergillose* manifestiert sich im Kieferbereich meist als Aspergillom, eine nichtinvasive, kolonisierende Form, wobei vorwiegend die Kieferhöhle betroffen ist. Seltener ist die Schädelbasis befallen. Kieferhöhlenaspergillome werden operativ behandelt. Systeminfektionen sind selten.

Zu den bei uns selten vorkommenden Pilzerkrankungen mit Manifestationen im Kopfbereich gehört die Kryptokokkose, hervorgerufen durch Cryptococcus neoformans, die über eine Lungenaffektion durch Streuung zu einer Meningitis führen kann.

Zu erwähnen sind noch die in Nord- und Südamerika, nicht aber in Europa vorkommende Blastomykose, die Histoplasmose und die Kokzidioidomykose. Sie alle können Tumorerkrankungen in der Mundhöhle simulieren.

Die *Allergie* ist eine besondere Form der Entzündung. Sie beruht auf einer Antigen-Antikörper-Reaktion und kann als Sofort- oder Spätreaktion auftreten. Im schlimmsten Fall kann sie zu einem anaphylaktischen Schock führen.

Weiterführende Literatur

Bauknecht KH, Boese-Landgraf J. Wunde: Behandlung, Heilungsstörungen, Tetanusprophylaxe. In: Häring R, Zilch R, Hrsg. Chirurgie. 4. Aufl. Berlin: de Gruyter; 1997.

Brandis H, Köhler W, Eggers HJ, Pulverer G. Lehrbuch der Medizinischen Mikrobiologie. 7. Aufl. Stuttgart: G. Fischer; 1994.

Cate TC. Clostridium tetani (Tetanus). In: Mandell GL, Douglas RG jr, Bennet JE, eds. Principles and practice of infectious disease. 3rd ed. New York: Churchill Livingstone; 1990.

Fritzemeier CU, Lentrodt J. Zervikofaziale Aktinomykose: Heutiger Stand in Diagnostik und Therapie. In: Schuchardt K, Pfeifer G, Hrsg. Fortschritte der Kiefer- und Gesichtschirurgie. Bd. 21. Stuttgart: Thieme; 1976:87.

Hagedorn M, Thomas C, Gebert G. Haut. Stuttgart: Schattauer; 1993.

Halling F, Merten HA. Die Iodiontophorese als adjuvante Therapie bei Entzündungen im Kiefer- und Gesichtsbereich. Dtsch Z Mund Kiefer Gesichts Chir. 1992;16:310–2.

Hartmann A. Dermatologie für Zahnmediziner. Stuttgart: Thieme; 1996.

Hau T, Heemken R. Infektionen in der Chirurgie. In: Lippert H, Hrsg. Praxis der Chirurgie. Allgemein- und Viszeralchirurgie. Stuttgart: Thieme; 1998.

Heppt W, Bachert C. Praktische Allergologie, Schwerpunkt HNO-Heilkunde. Stuttgart: Thieme; 1998.

Janeway CA, Travers P. Immunologie. 2. Aufl. Heidelberg: Spektrum; 1997.

Kayser FH, Bienz KA, Eckert J, Zinkernagel RM. Medizinische Mikrobiologie. 9. Aufl. Stuttgart: Thieme; 1998:252–4.

Krüger E. Spezifische Entzündungen. In: Krüger E, Hrsg. Lehrbuch der chirurgischen Zahn-, Mund- und Kieferheilkunde. Bd. I. 7. Aufl. Berlin: Quintessenz; 1993.

Lentze F, Schuchardt K. Mikrobiologische und klinische Beobachtungen und Erfahrungen bei der zervikofazialen Aktinomykose. In: Schuchardt K, Hrsg. Fortschritte der Kiefer- und Gesichtschirurgie. Bd. 9. Stuttgart: Thieme; 1964.

Rassner G. Dermatologie. 3. Aufl. München: Urban u. Schwarzenberg; 1990.

Schwenzer N. Die zervikofaziale Aktinomykose. In: Neumann HJ, Mertgen CP, Hrsg. Antibiotika in der Zahn-, Mund- und Kieferheilkunde. Gräfelfing: SM Verlagsges.; 1994.

Seeliger H, Gebhardt W. Die Tuberkulose als Todesursache im klinischen Obduktionsgut. Med Welt. 1978;29:384.

Thiemes Innere Medizin: TIM. Stuttgart: Thieme; 1999.

Velcovsky HG, Seeger W. Tuberkulose. In: Classen M, Diehl V, Kochsiek K, Hrsg. Innere Medizin. 4. Aufl. München: Urban u. Schwarzenberg; 1998.

WHO-Report 1998. Global tuberculosis control. Geneva.

9 Entzündungen des Knochens

Michael Ehrenfeld, Wolfgang Winter

Grundlagen

Definition. Eine Entzündung des Knochens wird in der Literatur oftmals mit dem Wort „Osteomyelitis" bezeichnet, obwohl „Osteomyelitis" streng genommen lediglich eine Entzündung des Knochenmarks bedeutet (griech.: *osteon*, Knochen; *myelon*, Mark). Die korrekte Bezeichnung für eine alleinige Entzündung der knöchernen Hartsubstanz ist „Ostitis". Knochenentzündungen betreffen in der Praxis häufig sowohl das Knochenmark als auch die Kompakta, es handelt sich also um Mischformen aus Osteomyelitis und Ostitis, die in der medizinischen Umgangssprache nicht selten, obwohl sprachlich nicht korrekt, „Osteomyelitis" genannt werden.
Entzündungen der Kieferknochen können als lokales und umschriebenes Geschehen verlaufen, sich jedoch auch in größeren Kieferabschnitten ausdehnen. Die Entzündung kann zudem auf benachbarte Weichgewebe und Skelettanteile, beispielsweise auf die Schädelbasis, übergreifen.
Knochenentzündungen können nach Infektion des Knochens durch pathogene Bakterien entstehen; seltener sind abakteriell entstandene Knochenentzündungen, beispielsweise aufgrund von physikalischen Reizen.
Epidemiologie. Verwertbare Aussagen über Inzidenz und Prävalenz liegen für Entzündungen des Kieferkno-

chens nicht vor. Lokale Entzündungen des Knochens, die sich zumeist in Form apikaler oder profunder marginaler Parodontopathien manifestieren, sind in der Bevölkerung weit verbreitet. Ihre Behandlung ist ein Teil der zahnärztlichen Alltagstätigkeit. Ausgedehntere Entzündungen der Kieferknochen, die früher sehr gefürchtet waren und auch heute noch nicht einfach zu behandeln sind, finden sich zur Zeit eher selten. Möglicherweise steht dieser Umstand mit der Tatsache in Zusammenhang, dass gegenwärtig sehr wirksame Antibiotika zur Verfügung stehen, die bei Entzündungen meist auch frühzeitig eingesetzt werden. Dadurch wird wahrscheinlich vielfach dem Übergriff einer Entzündung auf den Knochen bzw. einer weiteren Ausbreitung vorgebeugt.

Ätiologie und Pathogenese

Auslöser. Die überwiegende Anzahl von Entzündungen der Kieferknochen ist sicher *bakterieller Natur*. Kieferentzündungen können jedoch auch durch *physikalische Reize*, beispielsweise durch Bestrahlung mit energiereichen Strahlen oder durch *mechanische Einwirkungen* wie okklusale Traumen, ausgelöst werden. Bei einer speziellen, seltenen Entzündungsform, der sklerosierenden Knochenentzündung, sind Ätiologie und Pathogenese noch nicht vollständig geklärt; möglicherweise handelt es sich um eine Erkrankung aus dem *immunologischen Formenkreis*.

Reaktion. Neben dem äußeren Reiz entscheiden immer auch die lokale Reaktionslage des Knochens und die allgemeine Reaktionslage des betroffenen Patienten darüber, ob überhaupt eine Erkrankung resultiert. Bei pathologisch verändertem Knochen, beispielsweise angeboren in Form einer Marmorknochenkrankheit oder erworben in Form einer Osteoradionekrose, können sehr viel leichter bakterielle Entzündungen auftreten und sich oft schrankenlos ausbreiten.

Durch Bakterien ausgelöste Knochenentzündungen

Um eine Entzündung des Knochens auslösen zu können, müssen Bakterien in den Knochen eindringen. Dies geschieht meist über eine lokale Eintrittspforte. Nur selten gelangen die Bakterien auf hämatogenem Wege in den Knochen.

Eintrittspforten. Die wichtigsten, gleichsam aus besonderen anatomischen Gegebenheiten präformierten, potenziellen Eintrittspforten im Mund-Kiefer-Gesichts-Bereich stellen die *Zähne* dar, da diese als Hartsubstanzgebilde die integumentale Integrität der inneren Körperoberfläche durchbrechen. Über den Wurzelkanal oder das Parodont können bei avitalen Zähnen oder Zähnen mit fortgeschrittenen Parodontalerkrankungen pathogene Mundhöhlenkeime in den Knochen übertreten. Weitere potenzielle Eintrittspforten stellen *Verletzungen* dar, beispielsweise Kieferbrüche. Auch im Rahmen *chirurgischer Eingriffe* am Knochen kann es infolge einer Infektion der Wunde durch ortsständige Mundhöhlenkeime in seltenen Fällen zu einer Knochenentzündung kommen. Auch können *Weichteilentzündungen* auf Knochenhaut und Knochen übergreifen.

Als Beispiele für Operationen mit der Gefahr einer postoperativen Knochenentzündung seien im Bereich der dentoalveolären Chirurgie operative Zahnentfernungen und das Setzen von enossalen Implantaten, im Bereich der Mund-Kiefer-Gesichts-Chirurgie Dysgnathieoperationen und Knochentransplantationen zum Kieferersatz genannt. Wenn auch das statistische Risiko für die Entstehung einer Knochenentzündung gering ist, besteht es grundsätzlich bei allen Operationen mit Freilegung oder Eröffnung des Knochens. Prinzipiell kann durch eine antibiotische Prophylaxe bei operativen Eingriffen einer Infektionskrankheit vorgebeugt werden, im Einzelfall muss jedoch eine Risikoabwägung vorgenommen und der Patient im Rahmen der Aufklärung in die Entscheidung mit einbezogen werden (s. Abschnitt „Infektionsprophylaxe" in Kapitel 4, S. 71ff).

Prinzipiell bedeutet eine Kontamination des Knochens mit pathogenen Keimen nicht, dass als deren Folge auch eine klinisch manifeste Infektion (Infektionskrankheit), also eine Knochenentzündung, resultiert.

Ähnlich wie im Weichgewebe hängt es von der lokalen zellulären und humoralen Abwehr des Knochens und von der allgemeinen Reaktionslage des Organismus ab, ob aus der Kontamination eine Infektionskrankheit wird. Für die Entstehung einer Knochenentzündung sind darüber hinaus andere Faktoren mit entscheidend. Dazu gehört die Virulenz und Pathogenität der eingedrungenen Bakterien. Auch die lokale Durchblutung des Knochens ist für die Abwehr einer Infektion von Bedeutung, sie kann durch Gefäßprozesse (Rauchen) und angeborene Veränderungen der Knochenstruktur beeinflusst werden.

Lokalisation. Ausgedehntere, über die Periapikalregion von Zähnen hinausgehende Knochenentzündungen treten *häufiger im Unterkiefer* als im Oberkiefer auf. Dies hängt möglicherweise mit dem unterschiedlichen strukturellen Aufbau beider Kiefer zusammen. Der Unterkiefer besitzt im Vergleich zum Oberkiefer einen vermehrten Gehalt anorganischer Substanz und eine ausgeprägte Kompakta. Der Oberkiefer ist weicher und durch einen relativ größeren Anteil intraossären Weichgewebes charakterisiert. Der Oberkiefer ist daher wahrscheinlich weniger anfällig für eine intraossäre Druckerhöhung und besitzt unter den Bedingungen einer Entzündung eine günstigere Durchblutung.

Pathophysiologie. Das Besondere einer bakteriellen Knocheninfektion ist die Tatsache, dass sich die Entzündungsreaktion innerhalb des durch die Hartsubstanz vorgegebenen Rahmens abspielt. Hier kann sich eine für Entzündungsreaktionen im Weichgewebe typische Schwellung nicht ausbilden, da der Knochen nicht nachgibt. Im Knochen kommt es nach Kontamination mit Bakterien zu einer durch Entzündungsmediatoren vermittelten lokalen Steigerung der Durchblutung. Es resultieren ein Ödem, eine pH-Verschiebung und ein Einwandern von weißen Blutkörperchen.

Dieser Vorgang ähnelt zunächst einer entsprechenden Entzündungsreaktion im Weichgewebe. Wegen der Unnachgiebigkeit der knöchernen Strukturen resultiert ein intramedullärer (intraossärer) *Druckanstieg*. Abbau und Anbau mineralischer Substanz halten sich nicht mehr die Waage, sodass es bei akuteren Krankheitsgeschehen zum Überwiegen von Abbauprozessen kommen kann, bei mehr chronisch verlaufenden Erkrankungen, aber auch zu einem Überwiegen von Knochenanbauvorgängen mit vermehrter Sklerosierung (Abb. 9.**1**).

Nekrosen. Aufgrund des intraossären Druckanstiegs können Nekrosen entstehen, zunächst des intraossären Weichgewebes. Dabei spielen pathologische Veränderungen an den intraossären Gefäßen mit Stase, Thrombose, Obliteration sowie nachfolgendem Untergang weiteren Knochengewebes eine wichtige Rolle. Die nekrotischen Knochenanteile, die teilweise mit eitrigem Sekret durchsetzt sein können, bleiben *wie Fremdkörper* liegen, da keine vitalen Osteoklasten und keine Blutversorgung mehr vorhanden sind, über die ein Abbau des avitalen Knochens ablaufen könnte.

Sequestrierung. Im Rahmen der Infektabwehr setzt sich der Organismus mit der Knochenentzündung auseinander. Es hängt aber in jedem Einzelfall von der Pathogenität der eingedrungenen Keime und der lokalen und all-

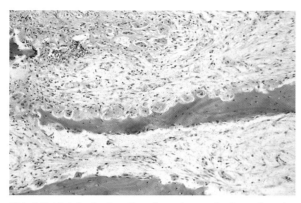

Abb. 9.**1** Histologie einer Gewebeprobe aus der Spongiosa des Unterkiefers bei akuter eitriger Knochenentzündung. Entzündliches Infiltrat des Markraums und ausgeprägte Resorptionszeichen der Knochenbälkchen. Dichter Besatz der Knochenbälkchen mit mehrkernigen Osteoklasten, Resorptionslakunen an der Knochenoberfläche. HE, 10-fach.

gemeinen Reaktionslage des Organismus ab, in welcher Weise sich eine solche Reaktion manifestiert. Entzündete und nekrotische Areale können von der Peripherie her durch *Granulationsgewebe* ausgegrenzt werden. Ein Wall aus Granulationsgewebe kann nekrotische Knochenanteile vollständig umgeben, die damit aus ihrer Verbindung zum übrigen Knochengewebe herausgelöst werden. Dieser Prozess wird als Sequestrierung, ein lose in einem entzündlich veränderten Gebiet liegendes nekrotisches Knochenfragment als *Sequester* bezeichnet. Durch reaktive Knochenneubildung in der Grenzzone zwischen Granulationsgewebe und umgebendem vitalem Knochen kann der Entzündungsprozess praktisch eingemauert werden, man spricht von einer *Totenlade*. Gelingt eine solche Abgrenzung nicht, kann sich eine Knocheninfektion schnell über den ganzen Knochen ausdehnen. Nach Durchbrechen der Kompakta breitet sich die Entzündung auch in die anliegenden Weichteile aus, die dann mit Schwellung, Rötung, Druckdolenz, Überwärmung und ggf. Abszedierung und Fistelung reagieren.

▼ Als Besonderheit der Knochenentzündung kann es
● zu einer Aktivierung von Osteoblasten und Osteoklasten mit der Folge eines verstärkten Knochenumbaus kommen.

Im **Röntgenbild** kann der Verdacht auf eine Sequestrierung diagnostiziert werden, wenn Knochenabschnitte, die aufgrund von Sklerosierungsvorgängen vermehrt radioopak erscheinen, durch eine Aufhellungszone vom übrigen Knochen abgegrenzt sind. Obwohl bei typischem Röntgenbild mit hoher Wahrscheinlichkeit die Verdachtsdiagnose gestellt werden kann, muss betont werden, dass sich die Diagnose „Sequester" letztlich nur klinisch und pathohistologisch nach operativer Exploration sichern lässt (Abb. 9.**2**).
Knochenneubildung. Bei langsamerem klinischem Verlauf können im Röntgenbild nachweisbare Ausgrenzungen nekrotischer Anteile durch Granulationsgewebe und

der Nachweis von osteolytischen Zonen fehlen. Der Knochen kann auch mit einer *Einlagerung von Kalksalzen* und einer Zunahme der Radioopazität durch Ausbildung einer „Knochennarbe" auf die Entzündung reagieren (s. Abschnitt Chronische fokal sklerosierende Knochenentzündung, S. 207). Bei Mitbeteiligung der Kompakta kann eine Knochenneubildung auch subperiostal erfolgen, wodurch neu gebildeter Knochen von außen auf den Kiefer aufgelagert wird und damit zu einer knöchernen Auftreibung führt. Diese Auflagerungen erscheinen im Röntgenbild oftmals zwiebelschalenartig geschichtet (s. Abschnitt Chronische nichteitrige Knochenentzündung, S. 207).

▼ Der reaktive Knochenumbau ruft Veränderungen des
● Kalksalzgehaltes des Knochens hervor, die im Laufe der Entzündungsreaktion im Röntgenbild sichtbar werden. Radiologische Veränderungen der Knochenstruktur sind jedoch erst erkennbar, wenn etwa 30% des Mineralgehaltes herausgelöst oder angebaut sind. Anzeichen einer Knochenentzündung können daher durch eine Röntgenuntersuchung erst zeitversetzt (mindestens einige Tage) nach Beginn der klinischen Entzündungssymptomatik diagnostiziert werden.

Erreger bakterieller Knochenentzündungen

▼ Bakterielle Knochenentzündungen können von allen
● Erregern hervorgerufen werden, die auch für Entzündungen des Weichgewebes verantwortlich sind.

Oftmals sind *mehrere Erreger* am infektiösen Geschehen beteiligt, die Infektionen können auch gemischt aerob und anaerob sein. Speziell bei den chronischen Knochenentzündungen besteht das Problem, dass beim Vorliegen sklerosierter, nekrotischer und schlecht durchbluteter Areale schon eine geringe Keimzahl ausreicht, um die Infektionskrankheit zu unterhalten. Aufgrund der geringen Gewebekonzentration an Erregern ist es schwer, diese anzuzüchten und ein repräsentatives Keimspektrum zu erlangen.

Klinische Verlaufsformen bakterieller Knochenentzündungen

Akute bakterielle Knochenentzündungen

Akute bakterielle Knochenentzündungen können primär akut verlaufen oder als sekundär akute Formen aus chronischen Knochenentzündungen hervorgehen.

Periapikaler Abszess

Der periapikale Abszess ist eine auf die unmittelbare Umgebung der Wurzelspitze eines meist avitalen Zahnes beschränkte, akute bakterielle Knochenentzündung. Die Erreger stammen in einem solchen Fall aus dem *Wurzelkanal* des direkt mit der entzündeten Region in Beziehung stehenden Zahnes. Oftmals handelt es sich

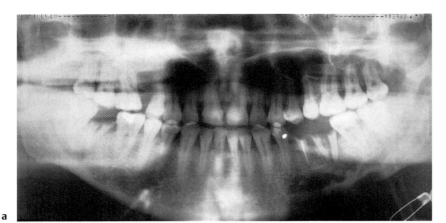

Abb. 9.2
a Orthopantomogramm bei chronischer eitriger Knochenentzündung, ausgehend von den Wurzelresten der Zähne 35 und 36. Ein radioopakes Sequester ist durch einen radiotransluzenten Saum vom umgebenden Knochen abgegrenzt.

a

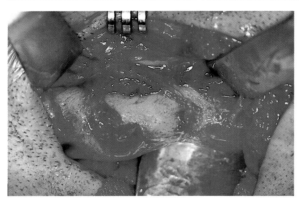

b

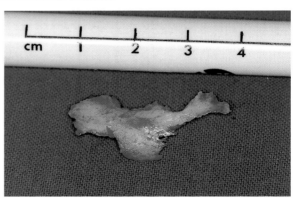

c

b Situs nach Freilegung über einen submandibulären Zugang. Ein hell und eburnisiert wirkendes, nichtdurchblutetes Sequester ist durch eine Resorptionszone vom umgebenden Knochen abgegrenzt.
c Isoliertes Sequester. Es handelt sich um einen nekrotischen, durch einen Wall aus Entzündungsgewebe vom vitalen Nachbarknochen abgegrenzten Knochenabschnitt.

um eine akute Exazerbation eines chronischen periapikalen Entzündungsprozesses. Handelt es sich um eine primär akute Entzündung, muss die periapikale Knochenstruktur im Röntgenbild nicht unbedingt verändert sein. Da periapikale Abszesse aber zumeist auf dem Boden chronischer Entzündungen entstehen, ist in der Regel eine periapikale Osteolyse vorhanden, die im Röntgenbild als periapikale Aufhellung imponiert.

Der periapikale Abszess ist *sehr schmerzhaft*, was auf die damit verbundene Druckerhöhung im Knochen zurückgeführt wird. Bei Durchbruch der Entzündung durch den Knochen und das Periost in die umgebenden Weichteile lässt der Spontanschmerz spürbar und meist plötzlich nach. Klinisch resultiert dann ein Infiltrat oder ein Abszess im benachbarten Weichgewebe.

Akute eitrige Knochenentzündung.

▼ Die akute eitrige Knochenentzündung ist gekenn-
● zeichnet durch schnelle Entstehung, schnelle Ausbreitung, Beteiligung des Weichgewebes, Lockerung von Zähnen und meist erhebliches allgemeines Krankheitsgefühl.

Akute Knochenentzündungen entstehen manchmal derart schnell, dass trotz klinischem Vollbild oftmals initial noch keine Veränderungen im Röntgenbild nachgewiesen werden können. Diese folgen der klinischen Symptomatik nach und sind vorwiegend durch Resorptionszonen mit nur geringen Zeichen des Knochenanbaus gekennzeichnet (Abb. 9.**3**).

Chronische bakterielle Knochenentzündungen

Bei den chronischen bakteriellen Verlaufsformen können primär chronische und sekundär chronische, aus akuten Knochenentzündungen hervorgegangene Formen unterschieden werden. Die primär chronische Knochenentzündung entwickelt sich langsam, wobei sich aktivere Krankheitsphasen, die mit Schwellungen des Weichgewebes und Schmerzen verbunden sein können, mit weniger aktiven, z.T. völlig symptomfreien Phasen abwechseln. Prinzipiell können akute und chronische Knochenentzündungen wechselweise ineinander übergehen.

Abb. 9.**3** Das Orthopantomogramm zeigt eine akute eitrige, von Zahn 38 ausgehende und mit einem perimandibulären Abszess verbundene Knochenentzündung des linken Kieferwinkels und des aufsteigenden Unterkieferastes. Mottenfraßähnliche Resorptionszonen mit nur geringen Zeichen des Knochenanbaus.

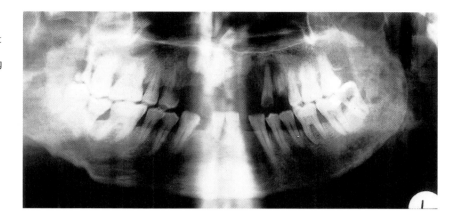

Chronische eitrige Knochenentzündung. Die chronische eitrige Knochenentzündung kann klinisch weitgehend symptomlos verlaufen. In aktiveren Phasen treten Schwellungen des Weichgewebes mit anderen lokalen Entzündungszeichen wie Schmerzen, Rötung und lokaler Überwärmung auf. Der Knochen weist dabei röntgenologisch das für eine chronische Knochenentzündung typische Bild mit einem Nebeneinander von hyperdensen und hypodensen Arealen auf. Die beteiligten Knochenabschnitte können dabei aufgetrieben sein (Abb. 9.**4**). Eine chronische bakterielle Knochenentzündung geht selten in eine akute Knochenentzündung mit eitriger Einschmelzung und den bereits beschriebenen Symptomen über. Dies wahrscheinlich auch deshalb, weil bei chronischen bakteriellen Knochenentzündungen zumeist die Diagnose bekannt ist und ein Wiederaufflammen der Symptomatik schnelle therapeutische Maßnahmen, beispielsweise eine antibiotische Therapie, nach sich zieht.

Chronische nichteitrige Knochenentzündung (Knochenentzündung Typ Garré). Diese Form einer chronischen bakteriellen Knochenentzündung kann sowohl von einem kariösen und avitalen Zahn als auch von einer Infektion des dem Knochen benachbarten Weichgewebes ausgelöst werden. Die Erkrankung kann in jedem Lebensalter auftreten. Betroffen sind vor allem Kinder und

Abb. 9.**4** Chronische eitrige Knochenentzündung des Unterkiefers, ausgehend von Zahn 37.
a Die Entzündung hat sich von der Kinnregion bis in das Kiefergelenkköpfchen der linken Seite ausgedehnt. Es besteht ein Nebeneinander von Zonen vermehrten Knochenabbaus (Radiotransluzenzen) und vermehrten Knochenanbaus (Radioopazitäten).
b Resektionspräparat. An der Außenfläche ist eine Resorptionslakune zu erkennen. Im Anschnitt wird die Auftreibung und Sklerosierung deutlich.

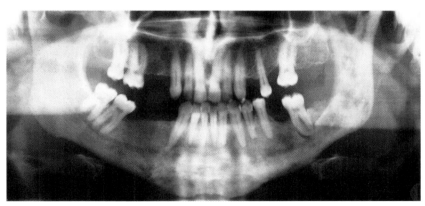

a

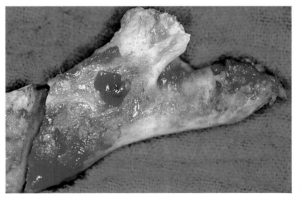

b

Jugendliche mit einer bevorzugten Lokalisation in der Molarenregion des Unterkiefers (Abb. 9.**5**).

Innerhalb einiger Wochen entwickelt sich eine harte *Auftreibung* des Knochens, die dem Patienten keine oder nur geringe Beschwerden bereitet. Röntgenologisch ist in der Aufbissaufnahme meist eine bukkale Knochenauftreibung zu erkennen, die in typischen Fällen zwiebelschalenartig aufgebaut ist.

(Chronische) Fokal sklerosierende Knochenentzündung. Sklerosierungen des Knochens nahe den Wurzelspitzen, meist im Bereich der Molaren des Unterkiefers, stellen keine Seltenheit dar. Ihre Entstehung im jugendlichen Alter wird durch Irritationen des periapikalen Knochens infolge chronischer Pulpitiden oder geringfügiger Okklusionsstörungen erklärt. Die Knochenveränderung selbst bereitet in aller Regel keine Beschwerden und wird in allen Altersgruppen meist zufällig bei Röntgenuntersuchungen entdeckt. Im Gegensatz zu der chronischen Knochenentzündung Typ Garré, die sich ebenfalls auf dem Boden eines besonders reaktionsfähigen Knochens entwickelt, verändert die fokal sklerosierende Knochenentzündung die Außenkontur des Knochens nicht.

Röntgenologisch ist der relativ scharf begrenzte opake Knochenbezirk den Wurzeln des damit in Zusammenhang stehenden Zahnes benachbart und lässt im Gegensatz zu Hartsubstanz bildenden odontogenen Tumoren, vor allem dem Zementom, die Wurzelbegrenzung meist klar erkennen (Abb. 9.**6**).

(Chronische) Diffus sklerosierende Knochenentzündung. Diese besondere Form einer nichteitrigen chronischen Knochenentzündung, die in der Literatur auch als „Osteomyelitis sicca" bezeichnet wird, ist in ihrer Ätiologie nicht sicher geklärt und stellt wegen ihres progressiven Verlaufs für die Behandler eine besondere Herausforderung dar. Als Ursache wird eine Infektion des Knochens durch gering virulente Erreger diskutiert. Diese konnten jedoch bisher nicht zweifelsfrei identifiziert werden. Vieles im klinischen Verlauf spricht für eine Überempfindlicheitsreaktion nichtbakterieller Genese. Dazu gehört auch die Tatsache, dass nebeneinander und hintereinander Herde in unterschiedlichen Skelettabschnitten auftreten können.

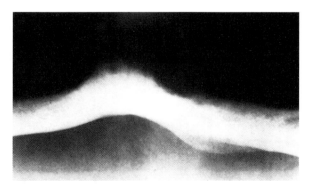

Abb. 9.**5** Knöcherne Neubildung, ausgehend vom Periost. Der Knochen ist an dieser Stelle wie ausgebeult (aus Schilli W. Knocheninfektionen. In: Schwenzer N, Grimm G, Hrsg. Zahn-Mund-Kiefer-Heilkunde. 2. Aufl. Bd. 1. Stuttgart: Thieme; 1988).

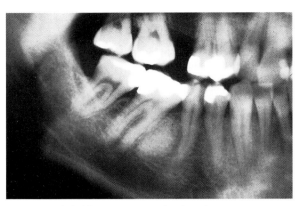

Abb. 9.**6** Fokal sklerosierter Knochenbezirk in Regio 46, Zufallsbefund bei einer Röntgenuntersuchung. Als Ursache kommt eine Pulpitis des Jahre zuvor entfernten Zahnes 46 sowie eine (frühere vorliegende) Okklusionsstörung infrage. Bei Vitalität der Nachbarzähne und klinischer Beschwerdefreiheit besteht keine Indikation zur Therapie.

Klinisch kann diese Erkrankung in jedem Lebensabschnitt in Erscheinung treten. Sie macht sich als schmerzhafte Schwellung bemerkbar, in der Regel im Unterkiefer. Typischerweise sind keine odontogenen Ursachen erkennbar, und oft sind die Zähne in den betroffenen Kieferabschnitten bereits durch Vorbehandler extrahiert worden. Die rezidivierenden Exazerbationen variieren von Fall zu Fall in ihrer Frequenz und treten auffällig häufig bei raschen Witterungsumschwüngen, beispielsweise im Herbst oder Frühjahr, auf.

Röntgenologisch ist eine unscharf begrenzte, sich im Laufe der Jahre allmählich ausbreitende Sklerosierung des Knochens zu erkennen, die zu Beginn auch mit radiotransluzenteren Abschnitten abwechseln kann. In fortgeschrittenen Fällen sind homogene Transparenzminderungen unter Einbeziehung der kompakteren Knochenstrukturen und gleichzeitiger Verplumpung der Knochenform zu erkennen (Abb. 9.**7**).

Diagnostik von Knochenentzündungen

Klinische Symptome und klinische Diagnostik

Die klinischen Symptome hängen von der Ausdehnung und der Aktivität des Entzündungsprozesses ab.

Umschriebene akute Knochenentzündungen, beispielsweise periapikale akute Entzündungen, können mit eitrigen Einschmelzungen einhergehen. Diese beschränken sich initial auf den Knochen, können bei weiterer Ausbreitung der Entzündung jedoch auf das angrenzende Periost und schließlich auf die umgebenden Weichteile übergreifen. Die intraossäre und subperiostale Phase einer solchen lokalisierten Knochenentzündung ist meist mit einem erheblichen *Spontanschmerz* verbunden. Dieser ist oft von klopfender Natur. Bei Palpation der betroffenen Region im Kieferbereich sowie bei Perkussion des sog. schuldigen Zah-

Abb. 9.**7**
a Diffus sklerosierende Knochenentzündung im linken Unterkieferkörper mit unregelmäßig verteilten sklerosierten Abschnitten.
b Zustand 5 Jahre später. Homogene Sklerosierung der Regio 35 bis zum Kieferwinkel, dabei Transformation mit Reduktion der Knochenhöhe auch im gesamten aufsteigenden Ast einschließlich der Kiefergelenkregion.

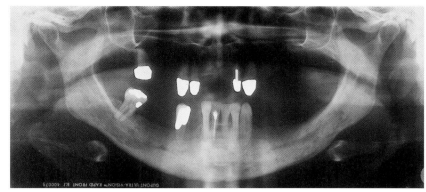

a

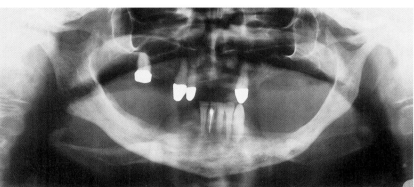

b

nes können erhebliche Schmerzreaktionen ausgelöst werden.
Ausgedehnte, akut verlaufende eitrige Knochenentzündungen zeigen neben der ausgeprägten Schmerzhaftigkeit eine teilweise erhebliche Mitreaktion der umgebenden Weichteile. Hier kommt es zu starker Schwellung, ggf. zum Austritt von Eiter aus den Zahnfächern oder aus Fistelöffnungen. Stehen Zähne in den befallenen Knochenabschnitten, so sind sie häufig stark gelockert und schmerzempfindlich. Auch die Perkussion dieser Zähne ist schmerzhaft. Der Allgemeinzustand der betroffenen Patienten ist meist beeinträchtigt, sie haben febrile Temperaturen oder intermittierende Fieberschübe.
Chronische Formen bakterieller Knochenentzündungen können klinisch symptomlos verlaufen. Dies ist bei lokalisierten periapikalen chronischen Knochenentzündungen nicht selten der Fall. Sind ausgedehnte Anteile eines Kiefers von einer chronischen Knochenentzündung betroffen, so wechseln sich oftmals symptomarme bis symptomfreie Phasen mit Phasen verstärkter Beschwerden ab. Die Letztgenannten sind gekennzeichnet durch lokale Schwellung und Schmerzen. Lockerungen von Zähnen liegen bei der chronischen bakteriellen Knochenentzündung im Gegensatz zur akuten kaum vor. Es kann jedoch durch vermehrten Knochenanbau in der Region des Alveolarkanals zur Kompression des N. alveolaris inferior kommen. Damit können Schmerzen, eine herabgesetzte Sensibilität (Hypästhesie) sowie Fehlempfindungen (Parästhesien und Dysästhesien) verbunden sein. Eine mit allen oder einem Teil der genannten Symptome einhergehende Einbeziehung des N. al

veolaris inferior in ein Entzündungsgeschehen des Knochens wird als Vincent-Syndrom bezeichnet.

Röntgendiagnostik

Konventionelle Röntgenuntersuchung. Entzündungen des Knochens können sowohl mit einem Abbau als auch mit einem Anbau mineralisierter Knochensubstanz einhergehen. Diese Umbauvorgänge laufen später ab als die klinische Symptomatik. Sie sind gekennzeichnet durch eine verminderte oder eine verstärkte Radioopazität des Knochens. Durch das Nebeneinander von Knochenabbau- und -anbauzonen entsteht das für eine Knochenentzündung typische, als „*wattewolkig*" bezeichnete Röntgenbild. Sequester mit ihrem Wall aus Granulationsgewebe sind im Röntgenbild oftmals derartig charakteristisch (Abb. 9.**2a**), dass die (Verdachts-)Diagnose rein röntgenologisch gestellt wird, obwohl es sich hierbei im strengen Sinn um eine klinische und histopathologische Diagnose handelt (vgl. S. 195).
Die **Computertomographie** (CT) gibt ähnlich wie die konventionelle Röntgenuntersuchung Zonen des Knochenabbaus und -anbaus wieder. Die Abbildung erfolgt in Form von Schnittbildern und damit überlagerungsfrei. Die Indikation zur Computertomographie ist daher vor allem die räumliche Darstellung der Knochenveränderungen, was insbesondere im Rahmen von Operationsplanungen, beispielsweise für Unterkieferrekonstruktionen, von Bedeutung ist. Die CT kann zudem zur Differenzialdiagnostik zwischen Knochenentzündungen und Knochentumoren eingesetzt werden (Abb. 9.**8**).

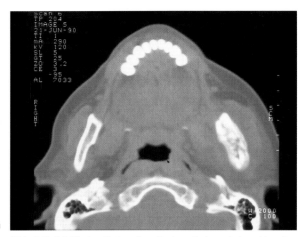

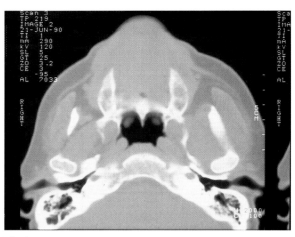

a

b

Abb. 9.8 56-jährige Patientin mit chronischer eitriger Knochenentzündung.
a Computertomographie. Axialer Schnitt knapp oberhalb des Foramen mandibulae. Während rechtsseitig ein regelrechter Aufbau des Knochens mit Kompakta und Spongiosa zu erkennen ist, kommt im Bereich des linksseitigen aufsteigenden Astes ein unregelmäßiger Aufbau mit einem Nebeneinander von radioopaken und radiotransluzenten Arealen zur Abbildung. Der Knochen ist im gesamten Querschnitt aufgetrieben und verplumpt, Spongiosa und Kompakta können nicht voneinander unterschieden werden.
b Ein axialer Schnitt durch das Kiefergelenkköpfchen zeigt auf der betroffenen linken Seite eine homogene Sklerosierung mit geringfügiger Auftreibung. Die Verplumpung des Knochens ist im Bereich des Processus muscularis ausgeprägter.

Nuklearmedizinische Diagnostik (vgl. S. 280ff)

Knochen- oder Skelettszintigraphie. Die bei einer Knochenentzündung gesteigerte Aktivität des Knochenstoffwechsels kann durch Einsatz entsprechender Radionuklide zu diagnostischen Zwecken genutzt werden. Zur Diagnostik von Knochenumbauprozessen eingesetzte Radionuklide müssen die Eigenschaft haben, von Knochenzellen aufgenommen und in den Knochen eingebaut zu werden. In der nuklearmedizinischen Diagnostik von Knochenentzündungen werden Isotope des Technetiums, überwiegend in Form von Technetium-99-Diphosphonaten, eingesetzt. Die Radionuklide verteilen sich nach intravenöser Injektion im Körper und werden in das Knochengewebe aufgenommen. Eine verstärkte Aufnahme erfolgt in Knochenabschnitten mit gesteigerter Umbaurate. Die Verteilung der Radionuklide kann mithilfe einer sog. Gammakamera sichtbar gemacht werden. Gemessen wird die erhöhte Rate radioaktiven Zerfalls in einem betroffenen Knochenabschnitt.

Die nuklearmedizinische Untersuchung gibt Aufschluss über die mit dem Knochenumbau einhergehende Osteoblastenaktivität, wie sie bei entzündlichen Knochenerkrankungen, aber auch bei Verletzungen oder Tumoren zu erwarten sind. Typisch ist die Anreicherung im Knochen etwa 3 Stunden nach Injektion des Radionuklids, in der sog. Knochenphase (Abb. 9.**9**). Eine Anreicherung in der frühen Phase, etwa 10 min nach Applikation des Nuklids, gibt dagegen Aufschluss über die Perfusion des Knochengewebes, die bei chronischen Knochenentzündungen und bei strahlengeschädigtem Knochen von besonderer Bedeutung ist.
Die Aussagekraft des Verfahrens hängt ab von einer gesteigerten *Knochenumbaurate* und nicht von einer Verminderung oder Erhöhung des Mineralsalzgehaltes, wie dies beim Röntgenbild der Fall ist. Es liefert daher in der

Diagnostik von Knochenentzündungen fast zeitgleich mit dem Eintritt der pathophysiologischen Veränderungen verwertbare Resultate – viel früher als das Röntgenbild.
Nuklearmedizinische Untersuchungen sind *sehr sensitiv, jedoch nicht spezifisch*. Sie reagieren allgemein auf Veränderungen des Knochenstoffwechsels, nicht nur auf entzündungsbedingte. So reichert der Knochen vermehrt Radionuklide auch in Abschnitten an, in denen sich beispielsweise Regenerationsvorgänge abspielen. Hierzu zählen u.a. Umbauvorgänge nach operativen Eingriffen, beispielsweise nach Zahnextraktionen, oder in Zusammenhang mit einer Knochenbruchheilung. Nach operativen Eingriffen am Knochen kann über Monate szintigraphisch eine erhöhte Aktivität nachgewiesen werden. Dies kann den Wert der Knochenszintigraphie in der Diagnostik von Knochenentzündungen deutlich einschränken.

Single Photon Emission Computer Tomography (SPECT). Eine Ergänzung der Knochenszintigraphie stellt die SPECT-Untersuchung dar, bei der die Nuklidanreicherungen durch Rechenprogramme in topographischen Schnittbildern dargestellt werden können, ähnlich dem Computertomogramm. Dadurch können umbauaktive Knochenareale dreidimensional abgebildet werden.

Granulozytenszintigraphie. Bei der Granulozytenszintigraphie wird dem Patienten Blut entnommen. Aus diesem Blut werden Granulozyten isoliert und mittels Antikörpern radioaktiv markiert. Danach werden die radioaktiv markierten Granulozyten dem Patienten wieder injiziert. Sie verteilen sich im Körper und reichern sich bevorzugt in Regionen an, in denen sich Entzündungsvorgänge abspielen. Dieses Verfahren ist wesentlich *spezifischer* für den Nachweis von Knochenentzündungen als beispielsweise die konventionelle Knochenszintigra-

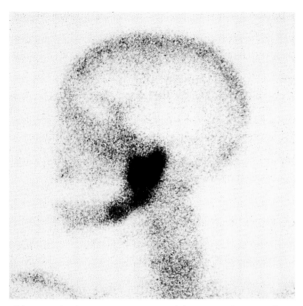

Abb. 9.**9** Gleiche Patientin wie in Abb. 9.**8**. In der Spätphase des Knochenszintigramms mit ^{99}m-Technetium wird die Ausdehnung der Knochenabschnitte mit gesteigerten Umbauvorgängen deutlich.

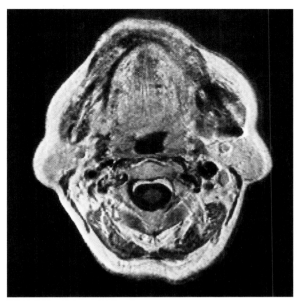

Abb. 9.**10** MRT. 71-jährige Patientin mit chronischer eitriger Knochenentzündung im linken aufsteigenden Unterkieferast. Der Knochen stellt sich im Gegensatz zum CT signalarm dar, das Knochenmark wird jedoch abgebildet. Beim Seitenvergleich zeigt sich eine linksseitige Auftreibung, die kaum Signal gebend ist. Innerhalb der Auftreibung bilden sich ein verbreitertes, Signal gebendes Band und einzelne Signal gebende Inseln ab.

phie, insbesondere in Frühstadien. Das Verfahren ist jedoch sehr *aufwendig* und daher der Diagnostik in Problemfällen vorbehalten.

Magnetresonanztomographie

Die Kernspin- oder Magnetresonanztomographie (MRT) bildet im Gegensatz zur Computertomographie vorwiegend die Weichteile, auch die intraossären Weichgewebe des Knochenmarks, ab. Dies geschieht in Form einer Schnittbilduntersuchung und überlagerungsfrei. Sie ist zur Ausdehnungsdiagnostik einer Knochenentzündung gut geeignet. Die Kernspintomographie kann ähnlich wie die Computertomographie auch zur Differenzialdiagnose gegenüber Tumoren eingesetzt werden (Abb. 9.**10**). Im Unterschied zu dieser ist sie für den Untersuchten nicht mit einer Strahlenbelastung verbunden (s. Kapitel 10, Bildgebende Verfahren, S. 261 ff).

Positronenemissionstomographie

Die Positronenemissionstomographie (PET) stellt Gewebeareale dar, die einen erhöhten Glucosestoffwechsel aufweisen. Sie wird gegenwärtig vorwiegend zur Darstellung von Malignomen und deren Absiedelungen eingesetzt. Über den Wert der PET-Untersuchung zur Charakterisierung von Entzündungsprozessen im Knochen lässt sich noch kein sicheres Urteil fällen, da über diesen Einsatz zu wenig Erfahrungen vorliegen.

Histologische Untersuchung von Knochenproben

Die histologische Untersuchung von Knochenproben hat einen entscheidenden Stellenwert in der Diagnostik von Knochenentzündungen, denn nur durch sie ist eine Diagnosesicherung möglich. Zudem ist sie zum differenzialdiagnostischen Ausschluss anderer Erkrankungen, insbesondere von Malignomen, wichtig.
Die Bestimmung der verschiedenen Formen, insbesondere der chronischen Knochenentzündungen, ist jedoch nicht allein aufgrund des histologischen Bildes möglich. Eine Diagnose kann vielfach nur durch Würdigung aller erhobener Befunde einschließlich der Verlaufsbeobachtung gestellt werden.

Mikrobiologische Untersuchungen

Mikrobiologische Erreger- und Resistenzbestimmungen sind Voraussetzung für eine gezielte antibiotische Therapie von akuten und auch von chronischen Knochenentzündungen. Bei akuten Knochenentzündungen mit eitriger Einschmelzung und Reaktion des Weichgewebes genügt für eine Resistenzbestimmung im Allgemeinen ein *Abstrich* bzw. ein Eiteraspirat aus den Weichteilen. Bei chronischen und chronisch rezidivierenden Verlaufsformen bakterieller Knochenentzündungen reagieren zwar die dem Knochen anliegenden Weichteile durch Schwellung mit, jedoch findet nur selten ein Pusaustritt in die Weichteile statt. Hier kann prinzipiell durch die mikrobiologische Untersuchung von entnommenem *Knochengewebe* eine Erregerbestimmung und Resistenztestung erfolgen. Bei chronischen bakteriellen Knochenentzündungen gelingt jedoch die Erregerbestimmung nicht zuverlässig, da meist die Keimzahl im entzündlich veränderten Knochen gering ist und deswegen die Anzüchtung fehlschlägt. Auch bei antibiotisch behandelten Patienten ist ein Bakteriennachweis oftmals nicht möglich.

Bei der chronischen nichteitrigen Knochenentzündung, der chronischen fokal sklerosierenden Knochenentzündung sowie bei der diffus sklerosierenden Knochenentzündung, die nicht sicher eine bakterielle Ursache hat, kann ein Erregernachweis nicht gelingen. Es besteht sogar die Möglichkeit, dass nach einer Entnahme mikrobiologischen Untersuchungsmaterials über einen intraoralen Zugang nicht mit der Knochenentzündung in Zusammenhang stehende Mundhöhlenkeime entnommen und angezüchtet werden. Trotzdem sollte immer dann, wenn zur Diagnosesicherung eine pathohistologische Untersuchung erfolgt, eine Knochenprobe zur mikrobiologischen Untersuchung mitgegeben werden. Diese muss nativ oder in einem Aufbewahrungsmedium so schnell wie möglich zur Aufarbeitung gelangen.

Blutuntersuchungen

Es existiert bislang kein Faktor, durch dessen Nachweis im Rahmen von Blutuntersuchungen sich eine Knochenentzündung eindeutig und zweifelsfrei diagnostizieren ließe.

Laboruntersuchungen können jedoch zusätzliche Informationen über *Aktivität und Verlauf* einer Knochenentzündung liefern. Bei akuten Knochenentzündungen sind insbesondere die zellulären Bestandteile des weißen Blutbildes erhöht; es liegt zumeist eine deutliche Leukozytose vor. Die Beurteilung des Blutbildes kann zusätzliche Informationen liefern, wenn beispielsweise die Verdachtsdiagnose einer akuten Knochenentzündung gegen mögliche Differenzialdiagnosen, beispielsweise gegen Sarkome und Leukosen, abgeklärt werden soll.

Bei chronischen Knochenentzündungen kann oftmals keine oder keine wesentliche Erhöhung der Zahl der weißen Blutzellen im peripheren Blut nachgewiesen werden. Häufig liegt jedoch eine Erhöhung der Blutkörperchensenkungsgeschwindigkeit (*BSG*) vor. Dieser Parameter reagiert *unspezifisch* bei Entzündungen und Tumoren, sodass aus einer bloßen BSG-Erhöhung nicht auf die zugrunde liegende Krankheit geschlossen werden kann. Bei einer gesicherten Knochenentzündung ist jedoch die Veränderung der BSG im Verlauf ein wichtiger *Beobachtungsparameter* für die Aktivität der Erkrankung und das Ansprechen auf eine Therapiemaßnahme.

Das C-reaktive Protein (*CRP*) reagiert ebenfalls sensibel bei Entzündungsreaktionen. Im Vergleich mit der BSG steigt der CRP-Wert in der Anfangsphase einer Knochenentzündung schneller an.

Bei akuten Knochenentzündungen ist auch die in Osteoblasten angereicherte *alkalische Phosphatase* im Serum erhöht.

Auswahl der diagnostischen Verfahren

Für die Praxis ist es wichtig, aus der Palette möglicher diagnostischer Verfahren die jeweils sinnvollen auszuwählen.

> → **Praxistipp** Für den Fall einer zirkumskripten, beispielsweise auf die apikale Region eines Zahnes beschränkten Knochenentzündung reicht zur Diagnosestellung im Allgemeinen die klinische Untersuchung in Verbindung mit einer konventionellen Röntgenuntersuchung, etwa durch Zahnfilme oder ein Orthopantomogramm, aus.
>
> Bei akuten Knochenentzündungen, die ganze Kieferabschnitte befallen haben, kann oftmals bereits durch die klinische Untersuchung die Verdachtsdiagnose gestellt werden, beispielsweise wenn mit dem Entzündungsgeschehen auffällige Zahnlockerungen oder ein Vincent-Syndrom einhergehen.

Bei *akuten Entzündungen* sollte immer eine *Röntgenuntersuchung* erfolgen, beispielsweise durch ein Orthopantomogramm, damit festgestellt werden kann, ob bereits röntgenologisch erfassbare Knochenabbau- oder -anbauvorgänge stattgefunden haben. Zudem ist es bei gelockerten Zähnen wichtig, eine Abgrenzung gegen andere Krankheitsbilder, etwa eine generalisierte marginale Parodontopathie, zu treffen.

Zur Untermauerung der Diagnose ist in den Fällen, in denen keine operativen Eingriffe in der betroffenen Region stattgefunden haben, ein *Knochenszintigramm* zu empfehlen. Wurde Tage bis Wochen vor Beginn der entzündlichen Erscheinungen ein operativer Eingriff durchgeführt, beispielsweise eine Zahnentfernung, so bedingt dies allein eine Anreicherung im Knochenszintigramm, sodass nicht sicher zwischen Knochenentzündung und reaktiven Umbauvorgängen differenziert werden kann. In solchen Fällen ist eine kernspintomographische Untersuchung, die das Entzündungsgeschehen in den Weichgeweben des Knochens zuverlässig wiedergibt, der Szintigraphie vorzuziehen.

Zu Beginn der speziellen Diagnostik bei einer Knochenentzündung sollten die BSG, das C-reaktive Protein und die alkalische Phosphatase bestimmt werden.

Bei operativen Eingriffen zur Therapie einer akuten bakteriellen Knochenentzündung sollte versucht werden, bei entzündlicher Mitreaktion der Weichteile Erreger für eine *mikrobiologische Untersuchung* durch einen Abstrich, eine Punktion oder eine Gewebeprobe zu asservieren. Dabei muss bedacht werden, dass eine vorausgegangene oder laufende Antibiotikatherapie das Ergebnis verfälschen kann.

Bei *Verdacht auf eine chronische Knochenentzündung* hat neben der Erhebung der Anamnese und der klinischen Untersuchung die konventionelle Röntgendiagnostik nach wie vor große Bedeutung. Zur Abschätzung der Aktivität der Knochenanbau- und -abbauvorgänge ist zusätzlich eine Knochenszintigraphie sinnvoll. Bei unklaren Fällen ist zur Aktivitätsbestimmung auch eine Leukozytenszintigraphie möglich. Die dreidimensionale Ausdehnung der Knochenentzündung kann durch eine

Computertomographie oder Kernspintomographie erfasst werden, was insbesondere im Rahmen von Operationsplanungen Bedeutung hat. Geht es um eine erstmalige Diagnosesicherung, dann ist eine Probeentnahme mit histologischer und mikrobiologischer Untersuchung sinnvoll.

Durch eine SPECT-Untersuchung ist eine dreidimensionale Abbildung umbauaktiver Areale möglich.

Therapie von Knochenentzündungen

▼ Für die Behandlung von bakteriellen Knochenentzündungen stehen verschiedene therapeutische Alternativen zur Verfügung, die auf den individuellen Patienten und auf die jeweils vorliegende spezielle Form der Knochenentzündung abgestimmt sein müssen.

Antibiotische Behandlung

Eine antibiotische Therapie ist *nur bei bakteriellen* Knochenentzündungen sinnvoll und sollte *möglichst spezifisch* auf die für die Knochenentzündung verantwortlichen Erreger wirken. Sie kann prinzipiell sowohl bei akuten als auch bei chronischen oder chronisch rezidivierenden bakteriellen Knochenentzündungen durchgeführt werden. Für die Wirksamkeit eines Antibiotikums ist auch die Tatsache von Bedeutung, dass die antimikrobielle Substanz an den gewünschten Ort ihrer Wirkung gelangt. Dies ist vor allem bei chronischen bakteriellen Knochenentzündungen mit sklerosierten Anteilen oder Sequestrierungen avitaler Knochensegmente problematisch, da in diesen Fällen nicht mehr alle Knochenabschnitte durch den Blutstrom erreicht werden und somit keine ausreichende Antibiotikakonzentration erzielt wird. Die alleinige Diffusion des Antibiotikums reicht in diesen Fällen zum Erreichen einer wirksamen Gewebekonzentration meist nicht mehr aus.

📖 Bei akuten Knochenentzündungen mit erheblicher Symptomatik kann vielfach nicht auf das Ergebnis einer mikrobiologischen Untersuchung gewartet werden, sodass initial eine sog. *kalkulierte antibiotische Therapie* erfolgen muss. Eine initiale antibiotische Therapie kann prinzipiell mit allen Antibiotika durchgeführt werden, die gegenüber dem Spektrum der Mundhöhlenkeime wirksam sind und eine zufriedenstellende Knochengängigkeit aufweisen. Infrage kommen je nach spezieller Situation des Patienten, insbesondere unter Berücksichtigung allergischer Prädispositionen, ein Breitspektrumpenicillin zusammen mit einem Penicillinasehemmer, beispielsweise eine Kombination aus Amoxicillin und Clavulansäure, sowie Clindamycin und Cephalosporine. Eine solche kalkulierte Initialtherapie sollte nach Vorliegen einer Erreger- und Resistenztestung, falls erforderlich, durch eine gezielte antibiotische Therapie ersetzt werden.

Insbesondere bei chronisch rezidivierenden bakteriellen Knochenentzündungen muss oftmals eine *Langzeitantibiotikatherapie* erfolgen, damit eine Ausheilung, zu-

mindest jedoch eine langdauernde Remission unter Symptomfreiheit, erreicht werden kann. Als Parameter für das Ansprechen einer antibiotischen Therapie kann die Blutkörperchensenkungsgeschwindigkeit herangezogen werden. Dabei ist es nicht sinnvoll, diese Untersuchung in kürzeren Abständen als 7–10 Tage zu wiederholen. Auch nach Normalisierung der BSG kann in Einzelfällen ein Fortführen der antibiotischen Therapie zur Gewährleistung eines dauerhaften Behandlungserfolges indiziert sein.

Chirurgische Therapie

Chirurgische Behandlung bei akuter eitriger Knochenentzündung

Bei den genannten Krankheitsbildern kann es zu eitriger Einschmelzung, verbunden mit der Ausbildung von Granulationsgewebe und Sequestern, kommen. Zahnlockerungen können auftreten. Die chirurgische Akutbehandlung besteht in der *Inzision von Abszedierungen*, ggf. der Knocheneröffnung mit Kürettage und *Sequesterentfernung*, Drainage und anschließender Spülung. Gelockerte Zähne sollten durch eine Schienung, beispielsweise durch eine Kunststoff-Säureätz-Schiene oder eine Tiefziehschiene, stabilisiert werden.

Chirurgische Lokalbehandlung kleinerer Knochenabschnitte mit chronischer Entzündung

Das *Ausfräsen* kleinerer entzündlich befallener Knochenabschnitte stellt eine Sonderform der chirurgischen Behandlung von Knochenentzündungen dar, die vor allem bei zirkumskripten Formen eingesetzt wird, meist zur Behandlung periapikaler Entzündungen. Hierbei wird die betroffene Kieferregion in der Regel über einen intraoralen Zugang dargestellt. Entzündlich veränderte Knochenabschnitte werden mit dem scharfen Löffel exkochleiert oder mit dem Rosenbohrer ausgefräst, bis makroskopisch gut durchblutete und von Granulationsgewebe freie Wundränder resultieren.

Da solche zirkumskripten Knochenentzündungen meist in der Umgebung von Wurzelspitzen avitaler Zähne auftreten, ist in solchen Fällen die *Mitbehandlung der Eintrittspforte* notwendig. Dies kann, je nach Erhaltungswürdigkeit des betreffenden Zahnes, entweder eine Zahnentfernung oder eine Wurzelbehandlung, ggf. in Kombination mit einer Wurzelspitzenresektion, sein.

Alternativ werden zur Behandlung periapikaler Knochenentzündungen auch konservative Methoden der *Wurzelkanalbehandlung*, ggf. mit therapeutischer Überstopfung resorbierbaren Wurzelfüllmaterials (Calciumhydroxidpräparate), angegeben.

Dekortikation

Eine Dekortikation wird bei ausgedehnteren chronischen oder chronisch rezidivierenden Verlaufsformen bakterieller Knochenentzündungen angewandt. Sie besteht im Wesentlichen aus einer *breitflächigen Abtra-*

gung der Kortikalis der betroffenen Knochenabschnitte. Hier liegt die Überlegung zugrunde, dass insbesondere sklerosierte, entzündlich veränderte Knochenabschnitte eine zu geringe Blutversorgung haben, um eine suffiziente Infektabwehr und Selbstheilung erreichen zu können.

Durch breitflächige Abtragung der Kompakta bis in das Knochenmark hinein, bei Bedarf auch verbunden mit einer Sequesterentfernung, soll das den Knochen umgebende Weichgewebe in Kontakt mit dem eröffneten Markraum des Knochens kommen. Durch Wegfall der Barriere des sklerotisch veränderten Knochens soll über die anliegenden Weichgewebe eine erneute *Gefäßeinsprossung in den Knochen* ermöglicht werden. Zudem wird die Oberfläche des Knochens durch die Abtragung vergrößert, was eine Gefäßeinsprossung zusätzlich begünstigt. Eine Dekortikation kann sowohl mit einer postoperativen hyperbaren Sauerstofftherapie als auch mit einer Langzeitantibiotikatherapie sinnvoll kombiniert werden (Abb. 9.**11**).

Lokale Antibiotikabehandlung

Bei bakteriellen Knochenentzündungen wird die lokale Antibiotikabehandlung zumeist mit einer Dekortikation kombiniert. Nach der Dekortikation wird in die betroffenen Abschnitte ein Antibiotikum, das an ein Trägersystem gebunden ist, lokal eingebracht. Als Träger werden meistens Polymethylmethacrylat-Ketten eingesetzt. Bei diesen sind kleine PMMA-Kugeln zu einer Kette verbunden. Diese Kugeln sind mit einem Antibiotikum, meist Gentamicin, durchsetzt. Sie geben dann über einen Zeitraum von etwa 3 Wochen das Antibiotikum durch Diffusion an die umliegenden Gewebe ab.

Das Verfahren ist für die Patienten beschwerlich, da die Ketten in einem Zweiteingriff entfernt werden müssen. Wenn kein deutlicher Beschwerderückgang erreicht wurde, sind in der Vergangenheit gelegentlich sogar mehrfache Operationen zum Kettenwechsel durchgeführt worden. Heute ist die lokale Antibiotikaanwendung seit der Verfügbarkeit der hyperbaren Sauerstofftherapie deutlich in den Hintergrund getreten (Abb. 9.**12**).

Partielle Knochenresektion und Rekonstruktion

Die Ultima ratio vor allem bei der Behandlung chronisch rezidivierender bakterieller Knochenentzündungen ist die Resektion befallener Knochenabschnitte. Damit sind in diesem Zusammenhang Knochenentfernungen ge-

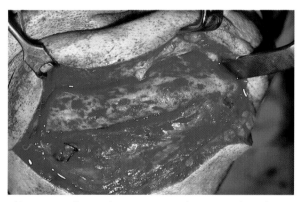 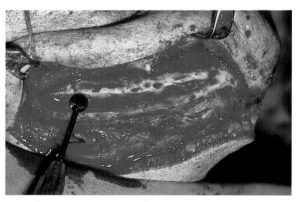

a   b

Abb. 9.11 a Chronische eitrige Knochenentzündung bei einem 57-jährigen Patienten. Freilegung des Unterkieferkörpers über einen submandibulären Zugang. Typisch ist das Nebeneinander von Resorptionszonen und Zonen des Knochenanbaus. **b** Abtragung der Knochenanbauzonen mit dem Rosenbohrer, bis gut durchblutete Knochenabschnitte freiliegen.

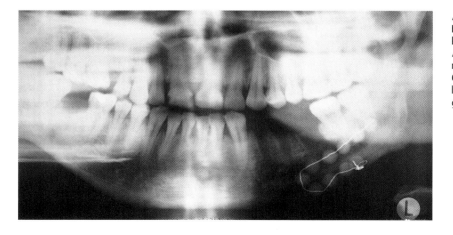

Abb. 9.12 Chronische eitrige Knochenentzündung des Unterkiefers, gleicher Patient wie in Abb. 9.**2**. Nach Sequesterentfernung und Dekortikation ist eine Gentamicin-PMMA-Kette zur lokalen Antibiotikatherapie eingelegt worden.

meint, deren Ausmaß über eine bloße Abtragung der Kortikalis, also eine Dekortikation, hinausgeht, obwohl streng genommen die Dekortikation eine Sonderform der Knochenresektion darstellt.

Ziel einer resektiven Behandlung ist, alle erfassbaren entzündlich veränderten Knochenabschnitte zu entfernen. Je nach Ausdehnung der Knochenentzündung kann die Kontinuität des Kieferknochens nicht immer erhalten bleiben. Häufig ist eine Verpflanzung von gesundem Knochen notwendig, damit die Kieferknochen stabilisiert und funktionelle Einbußen vermieden werden können. Eine Stabilisierung durch *Knochentransplantate* ist vor allem im Unterkiefer öfter notwendig als im Oberkiefer.

 Als Knochentransplantate zur Behandlung entzündlicher Knochenerkrankungen werden bei kleineren Knochendefekten vor allem autogene Spongiosa, bei größeren Kontinuitätsdefekten bevorzugt mikrochirurgisch revaskularisierte Transplantate eingesetzt.

Spongiosatransplantate haben den Vorteil einer großen Oberfläche, die insbesondere im Kontakt mit dem anliegenden Weichgewebe gute Voraussetzungen für eine schnelle Gefäßeinsprossung und Revitalisierung des transplantierten Knochenmaterials bietet.

Mikrochirurgische Transplantate sind Knochentransplantate, die mit ernährendem Blutgefäßstiel und einer dem Knochen anhaftendem Weichteilmanschette entnommen werden (s. Kapitel 11, Plastische und wiederherstellende Chirurgie, in Bd. 2: Spezielle Chirurgie). Die Blutgefäße des Knochentransplantats werden unter dem Operationsmikroskop mit Blutgefäßen des Halses durch Gefäßanastomosen verbunden. Dadurch wird eine sofortige Durchblutung der Transplantate gewährleistet. Sie werden sofort mit zellulären und humoralen Blutbestandteilen der Körperabwehr versorgt; zudem werden in den Knochentransplantaten hohe Konzentrationen von Antibiotika erreicht. Nachteil der mikrochirurgischen Transplantation ist die aufwendige Operationstechnik; des Weiteren müssen die Transplantate eine Mindestgröße aufweisen, damit ihre Durchblutung und der intraossäre Blutfluss gewährleistet sind. Diese Mindestgröße ist nicht genau bekannt, schwankt sicherlich von Patient zu Patient, dürfte jedoch in der Größenordnung von 3–4 cm³ liegen (Abb. 9.**13**).

Behandlung der Eintrittspforte

Was vorher exemplarisch für die apikale Knochenentzündung dargestellt wurde, gilt für alle Formen bakterieller Knochenentzündungen. Sollte es lokale Eintrittspforten bzw. Ursachen einer Knochenentzündung geben, muss die vermutete Eintrittspforte adäquat mit behandelt werden. Als Eintrittspforten kommen beispielsweise avitale Zähne, Zähne mit fortgeschrittenem Parodontalabbau, unversorgte Bruchspalten und Fremdkörper infrage.

Hyperbare Sauerstofftherapie

In jüngerer Zeit wurde die Sauerstoffüberdrucktherapie oder hyperbare Sauerstofftherapie ("hyperbaric oxygen-ation", HBO) in die Behandlung von Knochenentzündungen eingeführt. Sie dient vor allem zur Behandlung chronischer oder chronisch rezidivierender Knochenentzündungen. Dazu werden die Patienten in einer Überdruckkammer einem erhöhten Sauerstoffpartialdruck ausgesetzt. Dies führt zu einer vermehrten Sauerstoffsättigung des Blutes und der Gewebe. Insbesondere in schlechter durchbluteten Gewebeabschnitten wird eine Verbesserung der Gewebeoxygenierung erreicht. Als deren Folge steigt die Aktivität der Zellen der Körperabwehr, zugleich werden Reparationsvorgänge des Gewebes beschleunigt.

Die hyperbare Sauerstofftherapie kann bei bakteriellen Knochenentzündungen sinnvoll mit einer antibiotischen Therapie kombiniert werden. Über ihren therapeutischen Wert in der Behandlung der seltenen diffus sklerosierenden Knochenentzündung liegen noch keine gesicherten Daten vor.

Cortisontherapie

Die Cortisontherapie ist eine allgemeine entzündungshemmende Therapie und wird zur Behandlung von Knochenentzündungen lediglich bei der chronischen diffus sklerosierenden Form eingesetzt.

 Eitrige Knochenentzündungen und Formen mit wahrscheinlicher bakterieller Ursache dürfen nicht mit Kortikoiden behandelt werden, da hierdurch die lokale Infektabwehr beeinträchtigt wird.

Auswahl der Therapie in Abhängigkeit von der jeweiligen Form der Knochenentzündung

Bei den bakteriellen Knochenentzündungen erfolgt die Therapie stufenweise, abhängig vom Typ der Knochenentzündung, dem Schweregrad, der klinischen Symptomatik sowie dem Verlauf.

Bei der chronischen nichteitrigen Knochenentzündung (Garré), der chronischen fokal sklerosierenden sowie der chronischen diffus sklerosierenden Knochenentzündung ist eine antibiotische Therapie nicht sinnvoll. Lediglich die akuten und chronischen eitrigen Knochenentzündungen können durch Antibiotikagabe erfolgreich behandelt werden.

Der Patient sollte vor Therapiebeginn umfassend über die einzelnen Schritte, die prinzipiell schwierige Behandlung insbesondere bei chronischen Knochenentzündungen, über den nicht unbedingt eintretenden Behandlungserfolg sowie über die Therapievarianten aufgeklärt werden.

Periapikaler Abszess

Der periapikale Abszess kann durch alleinige lokale Maßnahmen behandelt werden. Zur *Drainage* der periapikalen Region erfolgt die Trepanation des schuldigen Zahnes

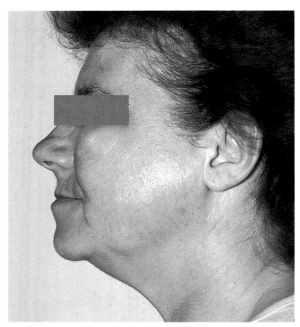

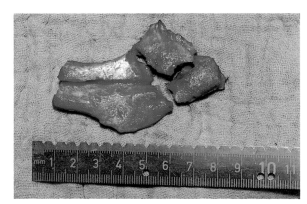

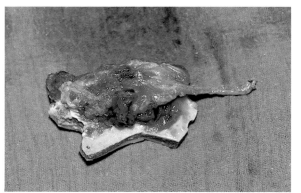

a

Abb. 9.**13** Chronische eitrige Knochenentzündung des Unterkiefers, gleiche Patientin wie in Abb. 9.**8**.
a Wangenschwellung im akuten Schub.
b Teilresektat vom Kieferwinkel bis in die Inzisur. Der N. alveolaris inferior ist freigelegt und aus dem Nervenkanal (Rille) herausgenommen worden. Der Knochen ist aufgetrieben und eburnisiert.
c An A. und V. circumflexa ileum profunda gestieltes, mikrochirurgisches Beckenkammtransplantat vor Einlagerung und mikrochirurgischer Gefäßanastomosierung.
d Eingeheiltes Transplantat, das mit zwei Osteosyntheseplatten am Unterkieferkörper befestigt wurde. Die Kiefergelenkwalze ist erhalten und mit einer Drahtnaht an das Transplantat fixiert.

b

c

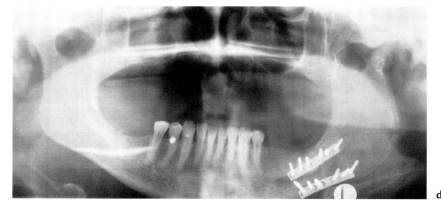

d

mit Kanalaufbereitung. Die Periapikalregion kann auch direkt über eine Schrödersche Lüftung (Trepanation des Knochens) entlastet werden. Ist die Entzündung bereits in die benachbarten Weichgewebe durchgebrochen, kann eine Entlastungsinzision sinnvoll sein.
Eine *Antibiotikatherapie* sollte durchgeführt werden, wenn im Rahmen der Entzündung schwerere Allgemeinsymptome auftreten (beispielsweise Fieber oder Schüttelfrost) oder wenn es sich um Patienten mit besonderen Risiken handelt, beipielsweise mit einer eingeschränkten Funktion des Immunsystems. Eine alleinige Antibiotikagabe ohne lokale Therapie ist nicht sinnvoll. Zahnentfernungen sollten erst dann erfolgen, wenn das akute Stadium in ein chronisches übergegangen ist. Sollten in Einzelfällen Zahnextraktionen im akuten Stadium

sinnvoll sein, beispielsweise wenn Therapiemaßnahmen aus besonderen Gründen (z.B. einer geistigen Behinderung) nur in Narkose durchführbar sind und für eine Zahnextraktion im Intervall eine 2. Allgemeinanästhesie notwendig würde, sollten diese nur unter antibiotischer Abschirmung vorgenommen werden.

Akute eitrige Knochenentzündung

Die akute bakterielle Knochenentzündung wird zunächst mit hoch dosierten intravenösen Antibiotika behandelt. Die Therapie beginnt zunächst kalkuliert (s.o.) und wird nach Vorliegen einer Erreger- und Resistenzbestimmung in eine gezielte Therapie überführt. Nach Abklingen der akuten Symptomatik ist es sinnvoll, die

Antibiotikabehandlung durch orale Gabe zumindest 2–3 Wochen weiterzuführen. Die BSG sollte sich zum Zeitpunkt des Absetzens der Antibiotika normalisiert haben.

In der hoch akuten Phase, die mit Eiteraustritt in die Weichteile verbunden ist, können Entlastungsinzisionen und lokale Spülungen indiziert sein, beispielsweise mit Kochsalz- oder antiseptischen Lösungen (Polyvinyl-pyrrolidon-Iod-Präparate). Durch eine akute Knochenentzündung gelockerte, aber erhaltungswürdige Zähne werden nicht entfernt, sondern durch eine Kunststoff-Säureätz-Schiene oder eine Tiefziehschiene stabilisiert. Oftmals verfestigen sie sich nach Abklingen der akuten entzündlichen Symptome wieder vollständig. Wenn nicht, sollte im Intervall über die Erhaltungsfähigkeit entschieden werden. Lediglich aus kariologischen oder parodontologischen Gründen nicht erhaltungswürdige Zähne und Wurzelreste sollten zur Behandlung möglicher Eintrittspforten entfernt werden.

Nach Abklingen der hochakuten Symptomatik kann dem Patienten angeboten werden, die Heilung zusätzlich durch eine hyperbare Sauerstofftherapie zu unterstützen. Diese soll verhindern, dass die akute in eine chronische Form der Knochenentzündung übergeht.

Chronische eitrige Knochenentzündung

Chronische eitrige Knochenentzündungen können *antimikrobiell* behandelt werden. Der Erfolg einer solchen antibiotischen Behandlung hängt jedoch von der lokalen Durchblutung des Knochens und vom Ausmaß der strukturellen Knochenveränderungen ab. Zudem spielt eine Rolle, ob der erste klinische Schub einer Knochenentzündung behandelt werden soll oder ob es sich um eine bereits seit Jahren bestehende, immer wieder rezidivierende Erkrankung handelt. Bei Verdacht auf eine chronische Verlaufsform einer Knochenentzündung sollte eine histologische Diagnosesicherung herbeigeführt und der Versuch einer mikrobiologischen Erreger- und Resistenzbestimmung unternommen werden.

▼ Die antibiotische Behandlung einer chronischen eitrigen Knochenentzündung kann sinnvoll mit einer hyperbaren Sauerstofftherapie kombiniert werden.

Spricht eine antibiotische Therapie, ggf. in Kombination mit einer hyperbaren Sauerstoffbehandlung, nicht an oder kommt es trotz dieser Behandlung zu Rezidivschüben, so ist als nächste Stufe eine *Dekortikation* des Knochens indiziert. Dekortikationen bei Knochenentzündungen sollten immer in Kombination mit einer antibiotischen Therapie erfolgen. Eine *hyperbare Sauerstofftherapie* kann zusätzlich an eine Dekortikation angeschlossen werden. Bei wiederholten Krankheitsschüben können Dekortikationen auch mehrfach durchgeführt werden.

Bringt auch eine Dekortikation in Kombination mit den genannten adjuvanten Behandlungen keinen dauerhaften Erfolg, muss eine *Resektion* der befallenen Knochenabschnitte erwogen werden. Je nach Umfang sollte in gleicher Sitzung eine Rekonstruktion durch Knochen-

transplantation erfolgen. Die Auswahl und der Typ des Knochentransplantates richten sich nach der Größe des Knochendefektes sowie nach dem Zustand der umgebenden Weichteile.

Chronische nichteitrige Knochenentzündung (Knochenentzündung Typ Garré)

Die Behandlung besteht in der Extraktion des ursächlichen Zahnes, gleichzeitig wird eine Biopsie aus dem aufgelagerten Knochen und dem verdickten Periost entnommen. Die histologische Untersuchung dient dem Ausschluss differenzialdiagnostisch infrage kommender Tumoren, beispielsweise des Ewing-Sarkoms. Auf eine modellierende Osteotomie kann verzichtet werden, da sich der reaktiv entstandene Knochen zumeist nach Entfernung der Ursache spontan zurückbildet.

(Chronische) Fokal sklerosierende Knochenentzündung

Die Behandlung besteht in der Beseitigung der Ursache. Bei typischer Konfiguration im Röntgenbild, fehlender klinischer Symptomatik und fehlender Auftreibung des Knochens kann eine Probeentnahme unterbleiben. Muss der mit dem sklerosierten Abschnitt in Beziehung stehende Zahn entfernt werden, so ist durch den sklerosierten Knochen kein Extraktionshindernis zu erwarten. Der sklerotische Knochen kann belassen werden und bleibt zeitlebens als „Knochennarbe" röntgenologisch sichtbar. Eine Röntgenkontrolle zur Verlaufsbeobachtung kann sinnvoll und indiziert sein.

(Chronische) Diffus sklerosierende Knochenentzündung

Bei der Behandlung der chronischen diffus sklerosierenden Knochenentzündung ist zu bedenken, dass eine Heilung nur schwer zu erreichen ist. Das Ziel der Behandlung besteht daher in der Kupierung der akuten Exazerbationen und dem Versuch der Eindämmung weiterer Ausbreitung.

Die bei länger dauernden *Antibiotikagaben* beobachteten Behandlungserfolge können auch durch spontane Remissionen der entzündlichen Prozesse bedingt sein, während Rezidive durch Antibiotikatherapien nicht verhindert werden können. Dagegen führen kurzzeitig gegebene *Cortisonpräparate* zu einem schnellen Abklingen der Symptomatik im akuten Stadium.

Als *chirurgische Behandlung* wird die Dekortikation des befallenen Knochens empfohlen, um die Blutversorgung des verbleibenden sklerosierten Knochens zu verbessern. Dabei muss beachtet werden, dass der diffus sklerosierte Knochen funktionell schlecht belastbar ist; es muss mit Frakturen nach Substanzverlust gerechnet werden. Die vollständige Resektion des entzündlich veränderten Knochens ist meist wegen der großen Ausdehnung des Prozesses und der unscharfen Abgrenzung nicht möglich. Generell empfiehlt sich daher eine eher konservative Behandlung der aktiven Phasen.

Spezielle klinische Formen der Knochenentzündung des Kiefers

Knochenentzündungen bei Frakturen

▼ Knochenentzündungen bei Kieferfrakturen treten
● überwiegend im Unterkiefer auf. Sie werden häufig auch mit dem Terminus „Bruchspaltosteomyelitis" benannt, obwohl es sich in den meisten Fällen um eine Kombination von Ostitis und Osteomyelitis handelt.

Die Knochenentzündungen infolge von Frakturen haben praktisch immer eine infektiöse und eine biomechanische Ursache. Sie treten typischerweise bei Frakturen auf, die entweder nach intraoral oder extraoral *offen* sind und damit die Möglichkeit einer Kontamination durch Mundhöhlen- oder Hautkeime bieten. Dazu kommt in den meisten Fällen eine *ungenügende Ruhigstellung* der frakturierten Knochenanteile. Ab einem bestimmten Bewegungsumfang der beteiligten Fragmente bleibt der direkte Knochenkontakt im Frakturbereich bzw. die Ausbildung eines stabilen Koagulums mit nachfolgender bindegewebiger Überbrückung aus. Oftmals kommt es durch Bewegungen zu einem fortgesetzten Nachpumpen von kontaminiertem Speichel in den Frakturbereich. Die entstehende lokale Entzündung führt zu weiterer Knochenresorption, sodass die Beweglichkeit verstärkt wird. Dadurch wird ein Circulus vitiosus in Gang gesetzt, der zur Ausbildung einer Knochenentzündung mit Knochenresorption und Pseudarthrosebildung führt. Die Beweglichkeit kann auch durch zu schwaches oder nicht kunstgerecht befestigtes Osteosynthesematerial bedingt sein (Abb. 9.**14**).

✎ Die multifaktorielle Ursache hat Konsequenzen für die Therapie der Bruchspaltosteomyelitis. Neben einer antimikrobiellen Chemotherapie ist die Ruhigstellung der Fragmentenden die wichtigste Maßnahme. Diese Ruhigstellung sollte, wenn möglich, in Form einer funktionsstabilen Osteosynthese erfolgen, wobei ein primärer Knochenkontakt der Fragmentenden erforderlich ist. Sollte die entzündungsbedingte Einschmelzung des Knochens bereits zu einem Kontinuitätsdefekt geführt haben, ist zusätzlich die Versorgung mit einem Knochentransplantat indiziert. Die Knochentransplantation kann dabei je nach Größe des Defektes und Ausmaß der Entzündung entweder primär in gleicher Sitzung mit der Osteosynthese oder sekundär in einer 2. Operation nach Abklingen der infektiösen Zeichen erfolgen.

„Säuglingsosteomyelitis"

▼ Als „Säuglingsosteomyelitis" oder „Zahnkeimosteo-
● myelitis" wird eine Entzündung des Knochens und der Weichgewebe im Bereich des Oberkiefers bei Neugeborenen und sehr kleinen Kindern bezeichnet.

Im Rahmen dieses Entzündungsprozesses kommt es häufig zur Sequestrierung von Zahnkeimen, was die Bezeichnung „Zahnkeimosteomyelitis" erklärt. Tatsächlich handelt es sich weder um eine Osteomyelitis, da in diesem Lebensalter praktisch keine Knochenmarkräume im Oberkiefer vorhanden sind, noch um eine Zahnkeimosteomyelitis, da nicht allein die Zahnkeime, sondern der gesamte Oberkiefer mitsamt den anliegenden Weichteilen in den Entzündungsprozess einbezogen ist (Abb. 9.**15**).
Es handelt sich bei dieser speziellen Entzündungsform um eine bakterielle Entzündung mit nicht vollständig geklärtem Infektionsweg. Denkbar ist, dass die Infektion des Oberkiefers sowohl über Mikroverletzungen der Mundhöhlenschleimhaut bzw. über die noch rudimentär ausgebildeten Nebenhöhlen als auch auf hämatogenem Weg erfolgt. Der Entzündungsprozess breitet sich über die knöchernen Strukturen, die nach der Geburt praktisch nur aus dünnen Kompaktalamellen bestehen, und über die darin enthaltenen Zahnkeime unter Mitbeteiligung der anliegenden Weichteile aus. Der Entzündungsprozess kann auch in die Orbitae einbrechen. Die anliegenden Weichteile weisen alle Zeichen einer akuten Entzündung mit Rötung, Schwellung sowie Überwärmung auf. Zudem kommt es zu heftigen Schmerzen

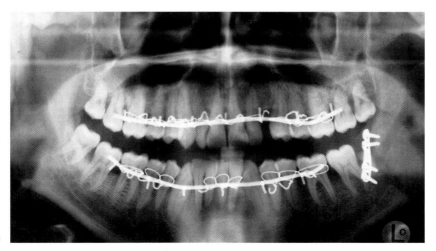

Abb. 9.14
a Kieferwinkelfraktur links. Plattenosteosynthese mit einer monokortikal angebrachten 4-Loch-Miniplatte. Osteolyse in der linken Kiefergelenkregion mit Schrauben- und Plattenlockerung.

a

Abb. 9.**14**
b Freilegung über einen intraoralen Zugang. Gelockertes Osteosynthesematerial.
c Funktionsstabile Reosteosynthese mit Überbrückungs- und Zuggurtungsplatte.

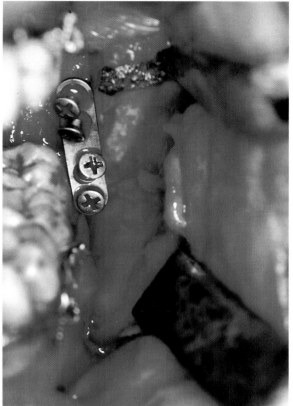

b

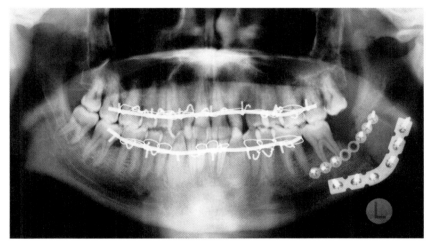

c

und dadurch bedingt oftmals auch zur Beeinträchtigung der Nahrungsaufnahme. Im Rahmen des Entzündungsprozesses kann es zum Durchtritt von Zahnkeimen durch die Mukosa der Mundhöhle kommen.

Das Krankheitsbild ist insgesamt sehr selten. Die Behandlung besteht in einer hoch dosierten antibiotischen Therapie, bei Abszedierungen in die Weichteile oder die Orbita in zusätzlichen kleinen Entlastungsinzisionen mit Drainagen.

Fortgeleitete Knochenentzündung des Unterkiefers nach einer Otitis media

Nach bakteriellen Mittelohrentzündungen kann es per continuitatem zu einer Knochenentzündung der Kiefergelenkregion kommen, die sich in den Unterkieferkörper ausbreiten kann. Typischerweise sind kleine Kinder betroffen. Die Entzündung verläuft primär akut oder chronisch eitrig. Sie wird im akuten Stadium durch hoch dosierte Antibiotikagaben und ggf. durch Inzisionen, Drainagen und Spülungen behandelt. Auch bei Ausheilung

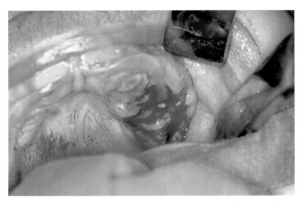

Abb. 9.**15** „Säuglingsosteomyelitis" mit entzündlicher Auftreibung des linken Oberkiefers; beginnender Durchtritt von Zahnkeimen.

der Knochenentzündung können als Langzeitfolgen Wachstumsstörungen im Bereich der Kiefergelenke und aufsteigenden Unterkieferäste und die Ausbildung von Kiefergelenkankylosen und Dysgnathien resultieren.

Entzündung des strahlengeschädigten Knochens

Die Behandlung bösartiger Tumoren im Mund-Kiefer-Gesichts-Bereich erfordert häufig eine Bestrahlung, die als alleinige Maßnahme oder in Kombination mit einer Operation oder Chemotherapie durchgeführt wird. In das Strahlenfeld sind oft Anteile des Ober- und Unterkiefers mit einbezogen.

❗ Die Bestrahlung des Knochens und der Zähne führt zu typischen Strahlenschäden.

Eine **Bestrahlung der Zähne** führt zu ihrer Versprödung. Zudem begünstigt die aus der Bestrahlung resultierende Mundtrockenheit (Xerostomie) sowohl eine Kariesentstehung als auch die Entstehung von Parodontalerkrankungen.
Eine **Bestrahlung des Knochens** ruft eine lokale intraossäre Entzündungsreaktion hervor, die initial durch Mehrdurchblutung, dann aber infolge einer Ödembildung durch Stase des Blutstroms mit Thrombosierungen gekennzeichnet ist. In den kleinen Blutgefäßen kommt es zu einer Verdickung der Gefäßwände. Diese Vorgänge führen insgesamt zu einer *schlechteren Durchblutung* des Knochens. Auf zellulärer Ebene wird die Aktivität der spezifischen Knochenzellen, jedoch auch die Aktivität pluripotenter Bindegewebszellen und der Zellen der Körperabwehr beeinflusst. Es kommt zu vermehrtem Anbau mineralisierter Knochensubstanz bei vermindertem Knochenabbau. Infolgedessen entstehen sklerosierte Knochenabschnitte mit herabgesetzter Vitalität.

📖 Die Veränderung des Gefäßsystems, die Beeinträchtigung ortsständiger Knochenzellen und die eingetretene Sklerosierung führen zu einer reduzierten Reaktionsfähigkeit des Knochens auf äußere Reize, dazu gehört

auch die Abwehr eingedrungener Krankheitserreger. Die morphologischen und funktionellen Veränderungen des Knochens hängen dabei wesentlich von der applizierten Gesamtstrahlendosis ab. Zudem spielt auch der Zustand der Blutgefäße vor Beginn der Bestrahlung eine Rolle.
Bei ausgeprägten Sklerosierungsvorgängen innerhalb des Knochens in Verbindung mit schlechter lokaler Durchblutung kommt es zu umschriebenen Nekrosen. In diesen nekrotischen Kompartimenten des Knochens kann sich eine Infektion ungehindert ausbreiten, da diese nekrotischen Regionen nicht von der zellulären und humoralen Körperabwehr erreicht werden.

Folgende Formen von Strahlenschäden des Knochens werden unterschieden:
● Ein *strahlengeschädigter Knochen* ist gekennzeichnet durch eine Verringerung der Durchblutung, einen vermehrten Knochenanbau und die Schädigung ortsständiger Knochenzellen, ohne dass es zur Ausbildung von Nekrosen kommt.
● Eine *Osteoradionekrose* ist ein Krankheitsbild, bei dem die Bestrahlung des Knochens zur Ausbildung umschriebener Nekrosen geführt hat.
● Eine *infizierte Osteoradionekrose* liegt dann vor, wenn es zu einer Infektionskrankheit auf dem Boden einer Osteoradionekrose gekommen ist.

Die infizierte Osteoradionekrose wird in der Literatur auch als „Strahlenosteomyelitis" bezeichnet. Dieser Begriff ist irreführend, da nicht allein die Strahlung, sondern auch die bakterielle Kontamination ursächlich für dieses spezielle Krankheitsbild ist und es sich nicht um eine reine Osteomyelitis, sondern um eine Kombinationsform von Osteomyelitis und Ostitis handelt. Bei einer infizierten Osteoradionekrose werden häufig *intraoral freiliegende Knochenabschnitte* beobachtet, auch *Fistelbildungen* nach extraoral treten nicht selten auf (Abb. 9.**16** u. 9.**17**).

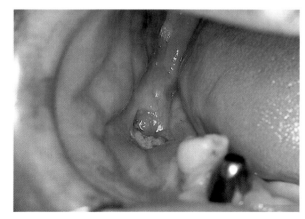

Abb. 9.**16** In Regio 46/47 intraoral frei liegender Knochen bei einem 55-jährigen Patienten mit einer Osteoradionekrose nach Bestrahlung eines Larynxkarzinoms.

Abb. 9.**17**
a Röntgenbild eines 57-jährigen
Patienten mit infizierter Osteoradionekrose im Seitenzahnbereich
des Unterkieferkörpers.
b Fistel nach extraoral.

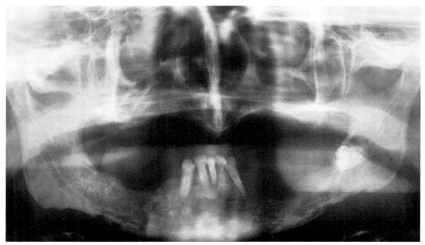

a

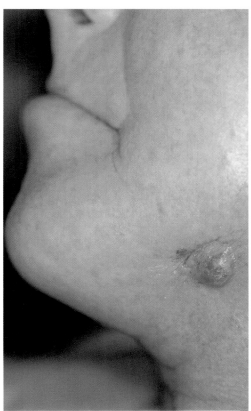

b

Prophylaxe der infizierten Osteoradionekrose

Die Therapie einer infizierten Osteoradionekrose ist sehr
schwierig. Aus diesem Grund kommt der Prophylaxe eine besondere Bedeutung zu.
Je nach Strahlendosis und individueller Ausgangslage ist
die Strahlenschädigung des im Strahlenfeld liegenden
Knochens, ggf. auch die Ausbildung einer Osteoradionekrose, nicht zu vermeiden. Weitgehend *vermeidbar ist jedoch die Infektion* des Knochens durch vorbestehende
Eintrittspforten der Mundhöhle. Dies sind vor allen Din-

gen ausgedehnt kariös befallene Zähne, zerstörte Zähne,
Wurzelreste und Zähne mit ausgedehnten profunden
Parodontitiden. Auch Prothesendruckstellen, Verletzungen und alle Eingriffe, die mit einer Freilegung des Knochens einhergehen, kommen als Ursachen infrage.

→ **Praxistipp** Vor der Einleitung einer Strahlentherapie
sollten eine klinisch-zahnärztliche Untersuchung
und eine Röntgenuntersuchung der Zähne und Kiefer, vorzugsweise eine Panoramaaufnahme, durchgeführt werden.

Es muss entschieden werden, welche Zähne prinzipiell erhaltungswürdig sind und welche vor einer Strahlentherapie entfernt werden sollten. Zähne mit Kronen, kleineren behandelbaren kariösen Läsionen, gut sitzenden Füllungen sowie avitale Zähne mit vollständig aufbereiteten und abgefüllten Wurzelkanälen sind heute entgegen früherer Ansicht prinzipiell erhaltbar. Dies gilt auch für Zähne mit moderaten Parodontalerkrankungen. Entfernt werden sollten alle retinierten oder verlagerten Zähne. Die Indikation zur Zahnentfernung muss auch von der individuellen Zahnpflege und der Einstellung eines Patienten zur Zahngesundheit abhängig gemacht werden. Bestehen Zweifel an der Motivation zur Zahnpflege und der Mitarbeit eines Patienten, sollte die Indikation zur Zahnentfernung weiter gestellt werden.

→ **Praxistipp** Zur Kariesprävention sollten zum Schutz erhaltungswürdiger Zähne vor Bestrahlungsbeginn sog. Bestrahlungsschienen hergestellt werden.

Bestrahlungsschienen sind Tiefziehschienen aus weich bleibendem oder festem Kunststoff. Sie dienen als Abstandhalter sowie als Träger von Fluoridlösungen. Während der Bestrahlung können durch Reflexionen der Strahlung und Brechungseffekte, insbesondere ausgehend von metallischen Restaurationen, lokale Bestrahlungsspitzen, sog. „hot spots", auftreten. Um die Weichteile vor Strahlenschäden zu schützen, werden während der Bestrahlung vor allem die dickeren, weich bleibenden Schienen eingesetzt, die Lippen und Wangen in einem Mindestabstand zu diesen „hot spots" halten. Im Zeitraum zwischen den einzelnen Bestrahlungen werden die dünneren, harten Schienen jede Nacht, nach Abschluss der Bestrahlung 2-mal wöchentlich über Nacht eingesetzt. Die Schienen werden vor dem Einsetzen dünn mit einer Fluoridlösung (z.B. Elmex-Lösung) ausgestrichen (Abb. 9.**18**), was im Gegensatz zur direkten Fluoridapplikation auf die Zähne eine verlängerte Einwirkzeit ermöglicht. Die Patienten sollten nach einer Bestrahlung in ein engmaschiges zahnärztliches Recall- und Prophylaxesystem aufgenommen werden, damit Zahn- und Parodontalschäden möglichst verhindert, zumindest jedoch im Frühstadium erkannt und therapiert werden können.

Zahnextraktionen im strahlengeschädigten Kiefer

⚡ Extraktionswunden im strahlengeschädigten Kiefer, insbesondere in Knochenabschnitten mit Osteoradionekrose, stellen Eintrittspforten in den abwehrgeschwächten Knochen dar.

Bei Zahnextraktionen im strahlengeschädigten Kiefer müssen Maßnahmen ergriffen werden, die das Risiko einer Infektion und der Entstehung einer Infektionskrankheit möglichst gering halten. Dazu gehört die *Entfernung bakterienhaltiger Beläge* und die Spülung der Mundhöhle mit *antiseptischen Lösungen*, beispielsweise mit Chlorhexidinpräparaten oder lokalen Antiseptika auf Polyvinylpyrrolidon-Iod-Basis. Zudem sollten die Patienten

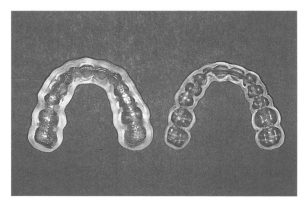

a

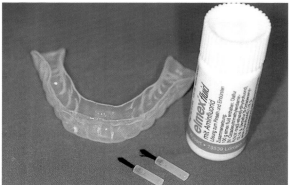

b

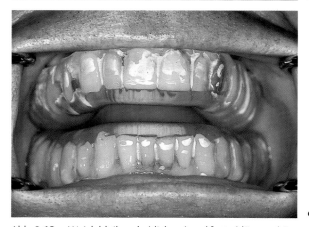

c

Abb. 9.**18 a** Weich bleibende (dickere) und feste (dünnere) Bestrahlungsschienen für den Unterkiefer. **b** Die Bestrahlungsschienen werden vor dem Einsetzen mit einer Fluoridlösung ausgestrichen. **c** Mit Fluoridlösung beschickte weich bleibende Bestrahlungsschienen in situ.

eine antibiotische Infektionsprophylaxe erhalten, die präoperativ beginnen und so lange weitergeführt werden sollte, bis die lokalen Verhältnisse auf eine ungestörte Wundheilung schließen lassen (im Allgemeinen 1 Woche).

Die Extraktion sollte möglichst schonend unter *Vermeidung unnötiger Traumatisierung* des Knochens erfolgen. Die Alveole sollte nicht der offenen Granulation und damit der möglichen lang dauernden Kontamination mit Mundhöhlenkeimen überlassen, sondern durch eine

Weichteilplastik verschlossen werden. Hierzu wird üblicherweise ein vestibulär gestielter *Trapezlappen* eingesetzt. Bei der Präparation dieses Lappens darf der Knochen nicht unnötig deperiostiert werden. Aus diesem Grund wird bei der plastischen Deckung von Alveolen im bestrahlten Kiefer die supraperiostale Bildung eines reinen Mukosalappens und nicht die Präparation eines Mukoperiostlappens empfohlen. Scharfe Knochenkanten sollten unter Vermeidung einer unnötigen Deperiostierung gebrochen werden.

Sind mehrere Extraktionen indiziert und liegen noch keine Erfahrungen mit der individuellen Wundheilung im strahlengeschädigten Kieferbereich eines Patienten vor, dann empfiehlt sich zunächst die Extraktion von nur einem bis zwei Zähnen, um den Wundheilungsverlauf zu prüfen. Andernfalls kann es nach Reihenextraktionen bei ausgeprägt schlechter Wundheilung zum großflächigen Freiliegen des strahlengeschädigten Knochens in der Mundhöhle kommen. Die Ausbildung einer infizierten Osteoradionekrose ist dann kaum noch zu verhindern.

Bei bekannt schlechter individueller Heilungstendenz oder ausgeprägtem Strahlenschaden besteht prinzipiell die Möglichkeit, vor geplanten chirurgischen Eingriffen, auch vor Extraktionen, die Gewebeoxygenierung und damit die Heilungstendenz durch eine *hyperbare Sauerstofftherapie* zu verbessern. Eine solche Behandlung erstreckt sich jedoch auf 20 bis 40 Sitzungen und somit auf einen Zeitraum von 5–10 Wochen, weshalb sie bei dringenden chirurgischen Behandlungen kaum einsetzbar ist.

Therapie einer infizierten Osteoradionekrose

Die Behandlung des infizierten, strahlengeschädigten Knochens kann prinzipiell mit den gleichen Techniken durchgeführt werden, wie dies für die Behandlung der bakteriellen Knochenentzündungen beschrieben wurde. Es kommen somit eine antibiotische Therapie, eine hyperbare Sauerstofftherapie, Dekortikationen sowie Resektion und Rekonstruktion infrage. Allerdings hat die Therapie der infizierten Osteoradionekrose nochmals wesentlich schlechtere Erfolgsaussichten als die ohnehin schon schwierige Behandlung chronischer bakterieller Knochenentzündungen.

Häufig ist durch antibiotische Therapie und hyperbare Sauerstofftherapie allein keine wesentliche Besserung zu erreichen, sodass manchmal nur die Resektion der befallenen Knochenabschnitte, im Idealfall mit mikrochirurgischer Rekonstruktion durch Knochentransplantate, durchgeführt werden muss. Gefäßgestielte Knochentransplantate stellen zwar unter biologischen Gesichtspunkten ideale Transplantate im strahlengeschädigten Gewebe dar. Nicht selten haben bestrahlte Patienten jedoch zusätzlich operative Tumorbehandlungen im Gesichts-Hals-Bereich erhalten, sodass zusätzlich zum Strahlenschaden eine Vernarbung der Halsregion vorliegt. Oft fehlen die Anschlussgefäße für Transplantate. Außerdem steht in einer vernarbten Halsregion oftmals nur wenig Platz zur Unterbringung eines voluminösen Transplantates zur Verfügung.

Mikrochirurgische Transplantationen sind demzufolge nicht bei allen strahlengeschädigten Knochen durchführbar; zudem haben sie im strahlengeschädigten Gebiet erhöhte Komplikationsraten, insbesondere durch Störung der Weichteilheilung über dem Transplantat sowie durch Störung der Anastomosenheilung. Dies ist der Grund, warum manche Autoren eine möglichst konservative Therapie empfehlen.

Differenzialdiagnosen

Knochentumoren. Bei den Zeichen einer akuten Knochenentzündung müssen maligne Tumoren, insbesondere Sarkome, differenzialdiagnostisch ausgeschlossen werden. Sarkome imitieren die lokalen Symptome einer akuten Knochenentzündung (Schwellung und Zahnlockerungen). Lediglich der Eiteraustritt aus den Weichgeweben fehlt, der allerdings auch für eine akute Knochenentzündung nicht obligat ist. Hier muss vor allen anderen Formen das Ewing-Sarkom erwähnt werden, das durch schnelles Wachstum, Schmerzen, Fieber und eine Leukozytose gekennzeichnet ist und somit Entzündungszeichen aufweist. Es müssen jedoch prinzipiell alle Manifestationen maligner Tumoren in der Mund-Kiefer-Gesichts-Region in die Überlegungen einbezogen werden.

Auch bei chronischen Verlaufsformen von Knochenentzündungen muss differenzialdiagnostisch das Vorliegen von Tumoren ausgeschlossen werden. Hier kommen sowohl maligne als auch benigne Knochentumoren, wie beispielsweise das ossifizierende Fibrom, in Betracht.

Bei Osteolysen muss differenzialdiagnostisch auch an Weichgewebetumoren, die wie zentrale Kieferkarzinome primär intraossär entstehen und wachsen können, sowie an eine Fernmetastasierung in die Kieferknochen gedacht werden.

Ähnliches gilt für das Vorliegen einer Osteoradionekrose. Insbesondere wenn das klinische und radiologische Bild sich ändert, beispielsweise wenn eine Spontanfraktur oder eine Schwellung auftritt, müssen Tumorrezidive bzw. Zweittumoren ausgeschlossen werden.

Seltene Knochenerkrankungen. Bei der differenzialdiagnostischen Abklärung müssen auch seltene Knochenerkrankungen in Betracht kommen, beispielsweise die fibröse Dysplasie, die Marmorknochenkrankheit (Osteopetrosis) und die Osteodystrophia deformans Paget (vgl. Kapitel 6 in Bd. 2: Spezielle Chirurgie).

Zusammenfassung

Entzündungen des Knochens können umschrieben sein, beispielsweise auf die Periapikalregion eines Zahnes beschränkt. Sie können sich jedoch auch über ausgedehntere Abschnitte der Kiefer ausbreiten und ernsthafte und schwierig zu therapierende Krankheitsbilder darstellen.

Ausgedehntere Entzündungen der Kieferknochen werden im Unterkiefer wesentlich häufiger als im Oberkiefer beobachtet.

Knochenentzündungen werden in akute und chronische Verlaufsformen eingeteilt. Eine exakte Diagnostik und

Klassifikation der einzelnen Unterformen ist wichtig, da sich daraus therapeutische Konsequenzen ergeben. Zur prätherapeutischen Abklärung werden neben einer obligaten umfassenden klinischen Untersuchung bildgebende Verfahren wie Röntgenuntersuchung, CT, Szintigraphie, MRT sowie histologische und mikrobiologische Diagnoseverfahren eingesetzt.

Die meisten Knochenentzündungen werden durch Bakterien ausgelöst. Ihre Therapie kann lokale und systemische Maßnahmen beinhalten. Zur lokalen Therapie gehören die Behandlung der Eintrittspforte, die Behandlung lokaler, entzündlicher Veränderungen sowie die Dekortikation, die Knochenresektion und rekonstruktive Eingriffe. Systemisch kann durch Antibiotika und Sauerstoffüberdrucktherapie behandelt werden. Die einzelnen Behandlungsmöglichkeiten müssen je nach Art und Ausmaß der Knochenentzündung individuell für den betroffenen Patienten ausgewählt werden.

Besonders anfällig für Entzündungen ist vorgeschädigter Knochen mit schlechter Durchblutung, mangelnder Abwehrfähigkeit gegenüber Bakterien und schlechter Regenerationskraft. Dies trifft insbesondere für Kieferabschnitte zu, die bei einer Strahlentherapie im Bestrahlungsfeld lagen. Bei allen operativen Eingriffen, auch bei Zahnextraktionen, im Bereich vorgeschädigten Knochens müssen spezielle Vorsichtsmaßnahmen ergriffen werden.

Weiterführende Literatur

Burri C. Posttraumatische Osteitis. Bern: Huber, 1974.

Epstein JE, van der Meij M, McKenzie M. Postradiation osteonecrosis of the mandible. Oral Surg Oral Med Oral Pathol. 1997;83:657–62.

Ewers R, Scharf F, Düker J, Pohle W. Diagnose, Verlaufskontrolle und Transplantationsterminierung mit Hilfe des 99m-Tc-Phosphat-Knochenscans. Zahnärztl Welt. 1978;87:914–8.

Farmand M. Bedeutung der Knochenbiopsie bei besonderen Verlaufsformen der Osteomyelitis des Unterkiefers zur mikrobiologischen und histologischen Untersuchung. In: Pfeifer G, Schwenzer N, Hrsg. Fortschritte der Kiefer- und Gesichtschirurgie. Bd. 29. Stuttgart: Thieme; 1984:18.

Grimm G. Klinische und experimentelle Untersuchungen über radiogene Knochenschädigung am Kieferapparat. Nova Acta Leopoldina, Neue Folge Nr. 196. Bd. 36, Leipzig: Barth; 1971.

Luhr HG, Ehrmann NG. Differenzialdiagnose und Therapie der chronischen Unterkieferosteomyelitis. Dtsch Zahnärztl Z. 1976;31:787.

Riediger D, Schmelzle R, Fischbach H. Diagnostische und therapeutische Probleme bei der chirurgischen Behandlung der Osteomyelitis. In: Pfeifer G, Schwenzer N, Hrsg. Fortschritte der Kiefer- und Gesichtschirurgie. Bd. 29, Stuttgart: Thieme; 1984:58.

Spitzer W. Beitrag zur röntgenologischen Diagnostik der Unterkiefer-Osteomyelitis. In: Pfeifer G, Schwenzer N, Hrsg. Fortschritte der Kiefer- und Gesichtschirurgie. Bd. 29. Stuttgart: Thieme; 1984:3.

Wong KJ, Wood RE, McLean M. Conservative management of osteoradionecrosis. Oral Surg Oral Med Oral Pathol. 1997; 84:16–21.

Yamaguchi H. Experimental osteomyelitis induced by repeated administration of soluble immune complexes. Consideration of the fundamental pathogenesis of osteomyelitis. Int Arch Allergy. 1975;49:763.

10 Bildgebende Verfahren

Strahlenbiologische Grundlagen

Lorenz Jäger, Johann Kummermehr,
Maximilian Reiser

Verschiedene Strahlenarten, die medizinisch eingesetzt werden, können aufgrund ihrer Wechselwirkungen mit lebendem Gewebe biologische Veränderungen mit gesundheitlichen Folgen herbeiführen. Dazu gehören neben *ionisierender Strahlung* auch *UV-Strahlen* und *elektromagnetische Felder,* sodass der Begriff Strahlenbiologie weit zu fassen ist. Im Folgenden sollen zunächst die Grundlagen und Wirkungsabläufe für ionisierende Strahlen beschrieben werden. Dabei sollen auch jene biologischen Wirkungen umrissen werden, die aus einer therapeutischen Strahlenanwendung resultieren, da die onkologische Radiotherapie im Rahmen des Fachgebiets eine bedeutsame Rolle spielt.
Angesichts der weit verbreiteten Anwendung der Kernspin- oder Magnetresonanztomographie (MRT) sowie der Magnetresonanzspektroskopie (MRS) in der radiologischen Diagnostik und deren Weiterentwicklung mit immer leistungsfähigeren Systemen soll sodann der mögliche Einfluss der *Magnetfelder* und der *Hochfrequenzenergien* auf den Patienten angesprochen werden.

Wirkung ionisierender Strahlung

Physikalische und chemische Primäreffekte

▼ Die wichtigste Form der Wechselwirkung bei der
● Energiedeposition ionisierender Strahlung im Gewebe sind Anregungen und Ionisationen.

Letztere führen zu einem Aufbrechen kovalenter Atombindungen unter Hinterlassung radikalischer Gruppen, die aufgrund der verbleibenden ungepaarten Elektronen mit gegenläufigem Spin hoch reaktiv sind: Ein Teil dieser molekularen Läsionen kann durch Elektroneneinfang „geheilt" werden, ein Teil wird jedoch durch Peroxidbildung irreversibel fixiert.

▼ Weniger als die Hälfte der Veränderungen an Biomo-
● lekülen wird bei locker ionisierender Strahlung durch direkte Treffer verursacht.

Die Mehrzahl entsteht durch **indirekte Strahlenwirkung** über die Radiolyse des Zellwassers, bei der aus H_2O freie Radikalspezies erzeugt werden, die bei einer Lebensdauer von etwa 10^{-5} s eine Diffusionsreichweite von etwa 1 nm besitzen und mit Biomolekülen interagieren können. Von hervorragender Bedeutung sind hierbei vor allem das Hydroxylradikal ($\cdot OH$), daneben auch $\cdot H$, das hydratisierte Elektron (e^-_{aq}) und andere.
Im Rahmen dieser Primärvorgänge spielt die **Gegenwart von Sauerstoff** eine wichtige Rolle. In Anwesenheit von O_2 werden einerseits zusätzliche Radikalspezies gebildet (O_2^-), vor allem aber wird durch die Bildung relativ stabiler Peroxide eine Schadensfixierung begünstigt. Die peroxidvermittelte Verstärkung biologischer Strahlenwirkungen wird durch den sog. *Sauerstoffverstärkungsfaktor* ausgedrückt.

Wirkung auf DNA und Chromosomen

Zwar interagieren alle Biomoleküle entsprechend ihrer Masse zufällig mit der Strahlung, für die biologisch wichtigen zellulären Strahlenfolgen sind jedoch die **Läsionen der nukleären DNA** ausschlaggebend, also die Schädigung der im Zellkern vorliegenden Erbsubstanz.

▼ Während nach UV-Bestrahlung Basenschäden, wie
● z.B. die Pyrimidindimerisierung, ein häufiges Ereignis darstellen, stehen bei ionisierender Strahlung vor allem Strangbrüche im Vordergrund.

Strangbrüche. Insbesondere *Einzelstrangbrüche* der DNA werden mit hoher Ausbeute erzeugt (ca. 1000 pro Gray [Gy] und Zelle). Aufgrund ihrer weitgehend problemlosen Reparierbarkeit bleiben sie jedoch letztlich für die Zelle im Allgemeinen folgenlos. Relevant für fast alle zellulären Folgeerscheinungen sind dagegen *Doppelstrangbrüche,* die zwar mit deutlich niedrigerer Ausbeute (ca. 50 pro Gy) induziert werden, aber nur teilweise erfolgreich reparabel sind.

Die hierzu in Säugerzellen zur Verfügung stehenden **Reparaturmechanismen** sind nicht völlig aufgeklärt. Relativ gut bekannt ist die *Exzisionsreparatur* von Einzelstrangbrüchen, bei denen nach Ausschneiden der erweiterten Schadensstelle unter Zuhilfenahme der intakten gegensträngigen DNA der fehlende DNA-Abschnitt originalgetreu synthetisiert und nachfolgend eingebunden werden kann. Eine vergleichbar getreue Reparatur von Doppelstrangbrüchen, die unter Zuhilfenahme der entsprechenden allelen Sequenzen bei Bakterien als sog. homologe Rekombination einen hoch effizienten Mechanismus darstellt, ist bei Säugerzellen zwar nachgewiesen, in ihrer Bedeutung aber umstritten.

Die vorrangigen Reparaturmechanismen scheinen sog. *End-Joining-Prozesse* zu sein, bei denen die Bruchstücke nach partieller Resynthese verbunden werden. Sowohl das sog. Non-homologous-End-Joining (NHEJ) wie auch das Direct-Repeat-End-Joining (DREJ) sind jedoch als fehlerbehaftet anzusehen.

Gelingt die Reparatur mit diesen Mechanismen, so wird zwar das Überleben bzw. die Teilungsfähigkeit der Zelle erhalten; da aber andererseits die ursprüngliche Basensequenz nicht sicher wiederhergestellt wird, können *Mutationen* die Folge sein.

Strukturelle Aberrationen. Bei gestörter oder falscher Wiedervereinigung der ursprünglichen Bruchenden bilden sich vielfältige Schäden auf chromosomaler oder Chromatidebene aus.

Solche strukturellen Aberrationen können stabil sein, wie z.B. balancierte Translokationen, und kommen daher ggf. für die Weitergabe von Mutationen infrage. Etwa die Hälfte der strukturellen Aberrationen ist jedoch instabil, d.h. kann nur teilweise in der Mitose weitergegeben werden und führt letztlich zum Zelltod; typische Formen hierfür sind dizentrische Chromosomen, d.h. Chromosomen mit zwei Zentromeren, die regelhaft mit azentrischen Fragmenten kombiniert sind.

Biologische Dosimetrie, Dosisrekonstruktion

▼ Die Induktion solcher strukturellen Veränderungen
● bildet die Grundlage der biologischen Dosimetrie, die zur Dosisrekonstruktion im Fall akzidenteller oder beruflicher Strahlenbelastungen eingesetzt wird.

Hierbei werden Kulturen peripherer *Lymphozyten* einer strahlenexponierten Person zur Zellteilung gebracht und auf die Häufigkeit dizentrischer Chromosomen hin untersucht; unter Zuhilfenahme spezieller DNA-Färbemethoden (Fluoreszenz-in-situ-Hybridisierung) können neuerdings auch stabile Translokationen quantifi-

ziert werden. Die Ausbeute an dizentrischen Chromosomen für Gammastrahlung liegt nach 0,5 Gy bei etwa 2 pro 100 Zellen und steigt nach 2 Gy auf ca. 20 an, folgt also insgesamt einer supralinearen *Dosis-Wirkungs-Beziehung.*

Eine verlässliche Dosisabschätzung im Einzelfall ist ab etwa 0,25 Gy möglich, setzt aber eine sehr sorgfältige methodische Standardisierung voraus.

Wirkung auf die Proliferationsfähigkeit der Zelle

Unmittelbar nach Bestrahlung zu registrierende Änderungen der Zellproliferation betreffen zunächst Störungen der Progression im Zellzyklus. Sie manifestieren sich als reversible, in ihrer Dauer dosisabängige **Blockaden** am Übergang von der G1- in die S-Phase bzw. in der prämitotischen G2-Phase.

▼ Nach neueren Erkenntnissen dienen Zellzyklusun-
● terbrechungen der Erfassung und Reparatur von DNA-Schäden oder der Initiierung eines Selbstzerstörungsprogramms der Zelle (Apoptose), wenn die DNA-Reparatur nicht erfolgreich erscheint.

Diese Störungen in der Zellzyklusprogression sind reversibel und betreffen überlebende und später untergehende Zellen in gleicher Weise. Detaillierte Untersuchungen zum Teilungsschicksal einzelner Zellen haben gezeigt, dass sich das endgültige Überleben der Zelle vor allem nach Einwirkung locker ionisierender Strahlen erst in nachfolgenden Zellteilungen entscheidet und dann als sog. *mitosegekoppelter Zelltod* manifestiert. Ob eine Zelle den Strahleninsult überlebt hat oder nicht, kann daher nur durch den Nachweis ihrer Koloniebildungsfähigkeit festgestellt werden.

Einem solchen *Koloniebildungstest* sind vor allem etablierte Zelllinien in vitro, daneben aber auch einige teilungsaktive Zellpopulationen in vivo zugänglich (z.B. Darmepithel, Epidermis, Knochenmark).

Die mithilfe dieses Kriteriums gemessene **Dosis-Wirkungs-Beziehung** für die Inaktivierung folgt nach locker ionisierenden Strahlen einer exponentiellen Schulterkurve (Abb. 10.**1 a**). Der im höheren Dosisbereich beobachtete exponentielle Abfall deutet darauf hin, dass die Schädigung „Treffercharakter" besitzt und nur von der Akquisition eines letalen Treffers (letale DNA-Läsion) abhängt.

▼ Mit steigender Dosis nimmt die Wahrscheinlichkeit
● einer letalen DNA-Läsion zu und die Wahrscheinlichkeit des Zellüberlebens entsprechend ab.

Die exponentielle Abhängigkeit zeigt, dass die Strahlenempfindlichkeit der jeweils noch überlebenden Zellen unverändert ist. Sie schließt aber andererseits auch aus, dass selbst bei sehr hohen Dosen alle Zellen mit letzter Sicherheit reproduktiv inaktiviert werden. Im Gegensatz dazu drückt die im Anfangsteil der Kurve bestehende Schulter aus, dass die Zelle ihre volle Strahlenempfindlichkeit erst nach Kumulation von ebenfalls dosisabhängigen, aber subletalen Strahlenschäden erreicht.

Dosisfraktionierung. Von überragender Bedeutung für die *Strahlentherapie* ist die Tatsache, dass bei einer Aufteilung der Gesamtdosis in kleine Einzelfraktionen die jeweils überlebenden Zellen den subletalen Schaden reparieren und dadurch die Fähigkeit zur Schadenskumulation zurückgewinnen. Dies drückt sich in einer Wiederherstellung der Kurvenschulter aus. Die fast uneingeschränkte Wiederholbarkeit dieses Vorgangs führt dazu, dass bei der klinisch üblichen *multifraktionierten Bestrahlung* eine Überlebenskurve resultiert, die aus einer Aneinanderreihung der initialen Kurvensegmente besteht.

Niedrige Dosisleistung. Eine vergleichbare Wirkungsabschwächung wie bei Dosisfraktionierung tritt auch bei Bestrahlung mit niedriger Dosisleistung auf, da hier eine effektive Erholung vom subletalen Strahlenschaden bereits unter der Bestrahlung möglich ist.

Teilchenstrahlen. Da durch dicht ionisierende Teilchenstrahlen in Abhängigkeit von der linearen Energieübertragung zunehmend primär irreparable Strahlenschäden induziert werden, zeigen in diesem Fall die Überlebenskurven eine reduzierte oder überhaupt keine Schulter. In Übereinstimmung damit ist auch der Fraktionierungs- und Dosisleistungseffekt jeweils vermindert (Neutronen) oder sogar ganz aufgehoben (Alphastrahlen).

Onkoradiotherapie

Wirkung auf den Tumor

Die kurative Wirkung einer Tumorbestrahlung beruht auf der irreversiblen Zerstörung der Proliferationsfähigkeit. Zielzellen im eigentlichen Sinn sind dabei nur die Tumorzellen mit unlimitiertem Teilungspotenzial, sog. *Tumorstammzellen*, die in Plattenepithelkarzinomen etwa 0,1% der Gesamtpopulation ausmachen. Ihre Inaktivierung im Verlauf einer fraktionierten Strahlentherapie folgt auch in vivo dem in Abb. 10.**1a** gezeigten Verlauf und bewirkt eine schrittweise Verdünnung der überlebenden Stammzellen um etwa den Faktor 10 pro Woche.

Da im Prinzip bereits eine einzige überlebende Stammzelle ein Rezidiv verursachen kann, gelten wie für die Zellinaktivierung auch für die Tumoreradikation wieder probabilistische Prinzipien. Sie beruhen auf der statistisch gegebenen Wahrscheinlichkeit, dass bei einer insgesamt geringen durchschnittlichen Zahl überlebender Zellen im Einzelfall zufällig keine einzige Zelle mehr überlebt. Die Häufigkeit dieses Ereignisses wird erst ab einem Mittelwert von drei Zellen greifbar und folgt dann einem steilen sigmoiden Verlauf. Diese mechanistischen Überlegungen machen deutlich, dass die Kurabilität eines Tumors sowohl von der *Strahlenempfindlichkeit* als auch *der Ausgangszahl der Stammzellen* und damit auch von der Tumorgröße abhängt.

Resistenzfaktoren. Ein viel diskutiertes potenzielles Resistenzproblem stellen *hypoxische Zellen* dar, die als Folge einer anatomisch und funktionell insuffizienten Gefäßversorgung in soliden Tumoren auftreten.

▼ Aufgrund des Sauerstoffeffekts (s. S.215) kommt es
● unterhalb einer O_2-Konzentration von 10 mmHg zu einer Zunahme der zellulären Strahlenresistenz um den Faktor 2–3.

Bereits für kleine hypoxische Fraktionen berechnet sich daraus ein Dosisbedarf für die Tumorheilung, der weit über den klinisch tolerablen Gesamtdosen liegt. In der Regel kommt es im Verlauf der Therapie im Zuge der Zelldepletion aber zu einer Verbesserung des Sauerstoffangebots und damit zur spontanen *Reoxygenierung* hypoxischer Zellen.

Ein weiterer, erst in den letzten Jahren voll erkannter Resistenzfaktor ist die Auslösung einer *beschleunigten Stammzellnachbildung*, die speziell in Plattenepithelkarzinomen gegen Ende der Behandlung als homöostatische Reaktion auf die Zelldepletion auftritt und dann einen großen Teil der eingestrahlten Dosis kompensiert.

▼ Als therapeutische Konsequenz ergibt sich daraus
● die Forderung, die Gesamtbehandlungszeit zu minimieren oder zumindest jede Unterbrechung und damit Verlängerung der Behandlungsdauer zu vermeiden.

Nebenwirkungen

Akute Strahlenfolgen. Auch bei optimaler räumlicher Dosisplanung werden im Zuge einer kurativen Tumorbestrahlung größere Volumina gesunder Organe mit erheblichen Dosen belastet. Bezüglich der Toleranz bestehen große Unterschiede zwischen einzelnen Organen, dagegen hängt der zeitliche Ablauf der Schadensexpression vor allem vom *Proliferationszustand des Gewebes* ab. So entwickeln sich akute Strahlenfolgen vor allem in den Erneuerungsgeweben, die aufgrund ihres physiologischen Zellverbrauchs auf eine hohe Zellproduktion angewiesen sind. Die schrittweise reproduktive Ausschaltung (Sterilisierung) der Stammzellen und die Prolifera-

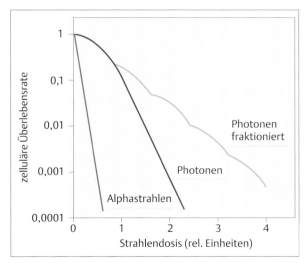

Abb. 10.**1a** Überlebenskurven von Säugerzellen nach Bestrahlung mit Alphastrahlen (dicht ionisierend) oder Photonen (locker ionisierend).

tionsstörung im nachgeschalteten Vermehrungskompartiment führt daher zu einer Hypoplasie.

▼ Ein typisches Beispiel ist die oropharyngeale Mukositis, die nach der 1. Behandlungswoche beginnt und bis zum Ende der 3. Woche zu einer weitgehenden Epitheliolyse fortschreitet, nach Beendigung der Therapie aber in 4–6 Wochen meist problemlos ausheilt.

Diese hohe *Regenerationsleistung* und die Toleranz der Mukosa überhaupt wird wesentlich durch eine *akzelerierte Nachbildung von Stammzellen* unterstützt, die bereits unter Therapie als Reaktion auf die Gewebshypoplasie einsetzt.
Eine grundsätzlich andere Ursache hat die unmittelbar mit Behandlungsbeginn einsetzende Involution der Speicheldrüsen, die nicht auf einem mitosegekoppelten Zelltod, sondern auf dem apoptotischen Untergang der weitgehend ruhenden serösen Parenchymzellen basiert.

⇒ Praxistipp Um eine irreversible Xerostomie mit begleitender Dysgeusie und kariösem Zahnverlust zu vermeiden, sollte bei der Therapieplanung eine Parotis aus dem Bestrahlungsvolumen ausgeblendet werden.

Chronische Strahlenfolgen. Chronische Strahlenfolgen können sich in fast allen Organen über Monate und Jahre nach Therapieende entwickeln, wenn auch die auslösenden Dosen für die einzelnen Organe sehr unterschiedlich sind. Ihre Pathogenese ist komplex und wird wesentlich durch eine Schädigung des Mikrovaskularsystem mitbedingt.
Im Gegensatz zu den Akutfolgen verlaufen die chronischen Strahlenfolgen *progressiv* und führen häufig zu einem fibrotischen Gewebsumbau.
Typische Spätfolge der oropharyngealen Mukosa sind *Indurationen* und *chronisches Ödem* (Larynx), während ausgesprochene *Gewebedestruktionen* bei Gesamtdosen unter 66–70 Gy selten sind.

▼ Eine ähnliche Dosisschwelle gilt für die *Osteoradionekrose* der Mandibula, die bei fehlender prätherapeutischer Zahnsanierung in eine infizierte Osteoradionekrose übergehen kann.

Eine besonders schwerwiegende Komplikation nach Bestrahlung im Kopfbereich ist die *Schädigung des Halsmarks* mit resultierender Paraplegie, die jedoch durch Einhaltung einer Dosis am Halsmark von 50 Gy fast sicher vermeidbar ist.
Die genannten somatischen Strahlenschäden setzen jeweils eine gewisse gewebliche Mindestschädigung voraus, damit es zu klinisch relevanten Strukturveränderungen und Funktionseinbußen kommt. Sie werden daher erst nach Überschreiten einer bestimmten Dosisschwelle ausgelöst, nehmen dann aber mit steigender Dosis sowohl in ihrer Häufigkeit wie auch in ihrem Schweregrad steil zu. Dosis-Wirkungs-Beziehungen dieser Art werden generell als *deterministisch* bezeichnet.

Im Gegensatz dazu spricht man bei Strahlenwirkungen, die bereits durch Veränderungen an einzelnen Zellen hervorgerufen werden, wie Karzinogenese und Veränderung des Erbguts, von *stochastischen* Dosis-Wirkungs-Beziehungen. Hier ist davon auszugehen, dass bereits sehr kleine Dosen – wenn auch mit entsprechend geringer Wahrscheinlichkeit – den Effekt auslösen können und dass mit steigender Dosis die Häufigkeit, nicht aber die Schwere des Effekts zunimmt.

⇒ Praxistipp Vor einer Strahlentherapie im Kiefer-Gesichts- und im Halsbereich müssen die Zähne untersucht und ggf. behandelt werden. Durch Einsetzen von individuell hergestellten Kunststoffschienen, die mit Elmex-Gelee beschickt werden, können strahlenbedingte Zahnschäden vermieden werden (vgl. Abb. 9.**18**, S. 212). Die Schienen werden nach jeder Bestrahlung wieder entfernt.

Karzinogenese

Die Strahleninduzierbarkeit maligner Erkrankungen wurde bereits zu Beginn des 20. Jahrhunderts aus der Verknüpfung beruflicher oder medizinischer Expositionen und dem gehäuften Auftreten vor allem von Hautkrebs und Leukämien vermutet.
Das wissenschaftliche Interesse konzentriert sich heute zum einen auf die epidemiologisch fundierte *Risikoabschätzung,* zum anderen auf die mechanistische Aufklärung der molekularbiologischen Grundlagen.
Ausgangspunkt für das Ingangsetzen des karzinogenen Prozesses sind Veränderungen im Genom somatischer Stammzellen.

▼ Spontane oder chemisch induzierte Malignome gehen vornehmlich auf Punktmutationen zurück. Ionisierende Strahlung verursacht dagegen eher ausgedehntere Läsionen, die mit Doppelstrangbrüchen und deren Fehlreparatur einhergehen.

Die Folge sind vielfältige genomische Veränderungen und Rearrangements wie
- Frameshift
- Deletionen
- Insertionen
- Translokationen mit Genfusion oder Genaktivierung durch einen veränderten Promotor.

Darüber hinaus kann durch eine bleibende genomische Instabilität auch das Auftreten nachfolgender Mutationen begünstigt werden.
Onkogene. Früh fassbare Veränderungen bestehen häufig in der Aktivierung zellulärer Proto-Onkogene (im Gefolge dann als Onkogene bezeichnet), die wie *c-myc* oder *c-ras* an der Regulation des Zellzyklus beteiligt sind. Ihre Überexpression verschafft der Zelle einen proliferativen Vorteil und begünstigt ihre klonale Expansion. Onkogene sind vielfach mit Leukämien und Lymphomen assoziiert.
Eine andere Klasse von Mutationen betrifft dagegen sog. **Tumorsuppressorgene,** deren Ausschaltung mit einem

„loss of function", in diesem Fall einem Verlust ihrer inhibierenden Kontrollfunktionen im Zellzyklus, verbunden ist. Beispiele hierfür sind die Gene *Rb, p53* und *APC*. Da sie im Gegensatz zu den Onkogenen rezessiv sind, verlieren sie ihre Funktion erst mit Verlust beider Allele. Die endgültige Transformation einer normalen Stammzelle zu einer Tumorstammzelle ist jedoch ein mehrstufiger Prozess mit sequenziellen mutativen Ereignissen, mit denen es der Zelle gelingt, sich auch protektiven Selektionsmaßnahmen, etwa der apoptotischen oder immunologischen Kontrolle, zu entziehen. Weder diese Schritte noch die Etablierung eines makroskopischen Tumors über Gefäßinduktion etc. lassen sich derzeit zuverlässig mathematisch modellieren.

Die Abschätzung des **dosisabhängigen Krebsrisikos** stützt sich daher auf die Ergebnisse epidemiologischer Untersuchungen. Das wichtigste Kollektiv sind die Überlebenden der Atombombenabwürfe in Japan, daneben auch Personenkreise, die beruflich oder medizinisch strahlenexponiert wurden (wie z.B. Uranbergbauarbeiter oder wegen benigner Erkrankungen strahlentherapierte Patienten).

 Das absolute Lebenszeitrisiko der strahlenbedingten Krebsmortalität beträgt schätzungsweise 5% pro Sv (Sievert).

Diese Angabe stellt einen auf die Durchschnittsbevölkerung projizierten Wert bei protrahierter Ganzkörperbestrahlung dar, der alle individuellen Unterschiede aufgrund von Alter, Geschlecht und sonstiger Suszeptibilität unberücksichtigt lässt. Für die in der medizinischen Strahlenanwendung ungleich häufigere *Teilkörperbestrahlung* kann das Krebsmortalitätsrisiko durch Verwendung der mittleren Organdosen und organspezifischer Wichtungsfaktoren etwas differenzierter betrachtet werden.

Ein weiteres grundsätzliches Problem jeder Risikobetrachtung ist die Extrapolierbarkeit von Daten, die aus statistischen Gründen nur bei höheren Dosen Signifikanz erreichen, hin zu kleinen und kleinsten Dosen in der Größenordnung von 0,1 Sv und darunter. Hier gilt zumindest für Belange des Strahlenschutzes bisher die konservative Annahme einer linearen Dosisabhängigkeit, mit der das Risiko eher über- als unterschätzt wird.

Genetische Strahlenwirkung

Folge von DNA-Schäden und ihrer Fehlreparatur sind nicht nur somatische Mutationen, sondern im Fall einer Gonadenbelastung auch *erbliche Mutationen in den Keimzellen.* Ebenso wie sich strahleninduzierte Malignome von solchen anderer Ursache weder phänotypisch noch molekularbiologisch abgrenzen lassen, können auch strahlenbedingte erbliche Keimzellmutationen von „natürlichen" nicht unterschieden werden.

In keiner einzigen epidemiologischen Analyse, einschließlich der Daten von Hiroshima und Nagasaki, wurde jedoch bisher für den Menschen eine signifikante Erhöhung von Erbkrankheiten nachgewiesen. Die direkte experimentelle Untersuchung der Mutabilität ergab für die Maus eine *genetische Verdopplungsdosis* von 1 Gy, wodurch nicht eine Verdopplung der Prävalenz an Erbschäden (Erblast), sondern die Verdopplung der pro Generation neu auftretenden spontanen Mutationen definiert ist.

Aus der Annahme einer gleichen Verdopplungsdosis für den Menschen lässt sich daraus indirekt abschätzen, dass die **Gonadenbelastung** eines Elternteils mit 1 Gy (z.B. als Hodendosis bei iliakaler Lymphknotenbestrahlung des Morbus Hodgkin) das Risiko einer manifesten Erbkrankheit in der ersten Generation um absolut 0,1–0,15% erhöht, also um etwa 1–1,5% der Gesamtprävalenz von über 10%.

Pränatales Risiko

 Da somatische Strahlenfolgen im Embryo ungleich leichter ausgelöst werden als im reifen Organismus, ist eine intrauterine Strahlenbelastung auch bei diagnostischen Maßnahmen unbedingt zu beachten.

Im Tierexperiment lassen sich grobe kongenitale Fehlbildungen verschiedener Art jeweils stadienspezifisch in der Organbildungsphase induzieren. Sie weisen erwartungsgemäß eine *Dosisschwelle* auf, die durchschnittlich bei etwa 0,25 Gy und darüber liegt. Im Gegensatz dazu stehen beim Menschen Fehlbildungen am ZNS und Auge im Vordergrund. Störungen der Hirnentwicklung lassen sich wegen der späten Migration periventrikulärer Neurozyten in die kortikale Region unter gleichzeitiger neuronaler Vernetzung bis in die Fetalperiode hinein auslösen und resultieren in schwerer mentaler Retardierung und Mikrozephalie. Nach den Erkenntnissen aus Hiroshima und Nagasaki ist die diesbezügliche Empfindlichkeit zwischen der 8. und 15. Schwangerschaftswoche maximal, und zwischen der 16. und 25. Woche noch deutlich erhöht (Abb. 10.**1b**).

 Mit einer Inzidenz von 40% bei 1 Gy ist dieses pränatale Risiko somit wesentlich höher als das der Krebsinduktion (5%) oder gar das der Zunahme erblicher Defekte.

Bioeffekte und technisches Gefährdungspotenzial der MRT

Ein wichtiger Vorteil der MRT gegenüber der Projektionsradiographie, der Computertomographie (CT) und der digitalen Subtraktionsangiographie (DSA) ist, dass sich die MRT nicht auf ionisierende Strahlung stützt. Zur Bildakquisition benötigt die MRT stattdessen

- statische Magnetfelder
- zeitlich veränderliche Magnetfelder (Gradientenfelder) und
- Hochfrequenz- oder HF-Felder.

Entsprechend dieser physikalischen Voraussetzungen für die MRT gilt es, *spezifische Bioeffekte* und *technische Gefährdungspotenziale* zu berücksichtigen.

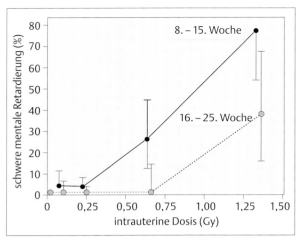

Abb. 10.**1 b** Häufigkeit einer schweren mentalen Retardierung bei Kindern der Atombombenopfer von Hiroshima und Nagasaki in Abhängigkeit von intrauteriner Dosis und Schwangerschaftsalter zum Zeitpunkt der Exposition.

Bioeffekte der statischen Magnetfelder

Statische Magnetfelder werden in den physikalischen Einheiten Gauss [G] oder Tesla [T] angegeben (1 T = 10.000 G). In der Medizin, d.h. in der diagnostischen Bildgebung, werden Magnetresonanztomographen mit Feldstärken von 0,2–2 T verwendet. In den letzten Jahren wurden bei zahlreichen In-vivo- und In-vitro-Untersuchungen keine objektiven, reproduzierbaren negativen Auswirkungen von statischen Magnetfeldern auf biologische Organismen nachgewiesen. Es zeigte sich aber auch, dass die Ergebnisse aus Zellkulturen und Tierversuchen nicht notwendigerweise auf den Menschen übertragbar sind. So wurde bei Ratten eine Steigerung der Nervenerregbarkeit nach einem Aufenthalt von 30 s in einem statischen Magnetfeld von 0,5 T beobachtet. Diese Beobachtung konnte jedoch beim Menschen bei einem statischen Magnetfeld von 1,5 T bisher nicht bestätigt werden.

Bioeffekte der magnetischen Gradientenfelder

Die Ortskodierung (Schichtselektion) erfolgt durch die sich zeitlich ändernden Magnetfeldgradienten. Diese werden in den drei Raumrichtungen X, Y und Z geschaltet und überlagern das statische Hauptmagnetfeld. Gemäß dem Faraday-Gesetz wird in jedem Leiter, der sich in einem zeitlich sich ändernden Magnetfeld befindet, eine *Spannung* induziert, die senkrecht zu diesem Magnetfeld steht. Dabei ist die induzierte Spannung umso größer, je schneller die Magnetfeldänderung auftritt. Folglich wird in jedem biologischen Organismus während einer MRT-Untersuchung durch die sich zeitlich schnell ändernden Magnetfeldgradienten ein *Strom* induziert.

Die Intensität des Stromes wird von drei Faktoren bestimmt:
– von der elektrischen Leitfähigkeit des Gewebes

– vom Radius der Leiterschleife und
– von der Änderungsgeschwindigkeit der Magnetfeldgradienten, d.h. von der Anstiegs- und Abfallgeschwindigkeit der Gradientenfelder.

Je kürzer die Anstiegszeit der Gradienten, d.h. die Zeit, welche die Gradienten benötigen, um ihren Maximalwert zu erreichen, desto stärker ist der im Gewebe induzierte Strom.
Weitere Faktoren für mögliche Bioeffekte durch induzierte Ströme sind
- die Orientierung der Magnetfeldgradienten zum untersuchten Gewebe
- der größte Durchmesser des untersuchten Gewebes sowie
- die Frequenz und Dauer der Induktion.

Die Größe des zu untersuchenden Gewebes ist deshalb relevant, da die Amplitude der Magnetfeldgradienten und damit die Änderung der Magnetfeldgradienten pro Zeiteinheit mit der Entfernung vom Zentrum des Magneten zunimmt.
Die durch sich zeitlich ändernde Magnetfeldgradienten hervorgerufenen Ströme können **theoretisch zu zwei Bioeffekten** führen.
- Durch die induzierten Ströme kann *Energie* im Gewebe deponiert werden und zu einem konsekutiven Temperaturanstieg führen. Dieser Effekt ist jedoch im Frequenzbereich der in der diagnostischen MRT verwendeten Gradienten vernachlässigbar klein und gilt als klinisch nicht bedeutsam.
- Die im Gewebe induzierten Ströme können zu einer *neuronalen Stimulation* führen. Neben einer neuromuskulären Stimulation wären Arrhythmien, Änderungen der Nervenleitgeschwindigkeit, zerebrale Anfälle und magnetische Phosphenerscheinungen (Lichterscheinungen durch Stimulation des N. opticus und der Retina) denkbar. Um die Gefahr des Auftretens dieser Stimulation beurteilen zu können, sollen im Folgenden die aus der Literatur bekannten Schwellenwerte angeführt werden.

Schwellenwerte. Im Rahmen der klinischen Diagnostik werden z.B. *Stromdichten* von 1 μA/cm^2 für eine Magnetfeldänderung pro Zeiteinheit (dB/dt) von 1 T/s angenommen. Dies entspricht einer Stromdichte von 30 μA/cm^2 für eine dB/dt von 30 T/s.
Die in der klinischen Diagnostik induzierten Stromdichten liegen in der Regel unter denen, die zu unerwünschten Nebenwirkungen führen. Jedoch können vereinzelt Stimulationen peripherer Nerven beobachtet werden. Für eine klonische Kontraktion der *Atemhilfsmuskulatur* werden Stromdichten von 15–100 μA/cm^2 benötigt. Das Risiko des *Kammerflimmerns* besteht erst ab Stromdichten von 0,1–1 mA/cm^2. Dieser Schwellenwert liegt umso höher, je kürzer die Stimulationszeitdauer ist. *Zerebrale Anfälle* sind erst ab Stromdichten von 3 mA/cm^2 zu erwarten. Mit reversiblen *Nervenschädigungen* ist erst ab einer induzierten Stromdichte von 1 A/cm^2 zu rechnen. Dieser Wert liegt um einen Faktor von etwa 10^6 höher als der in der klinischen Diagnostik zur Zeit erzielte.

▼ Die zeitlich veränderlichen Magnetfeldgradienten,
● die gegenwärtig in der diagnostischen Patientenversorgung verwendeten werden, führen zu keiner Gefährdung des Patienten.

Daher hat die US-amerikanische Food and Drug Administration (FDA) in den 1988 erlassenen allgemeinen Sicherheitsrichtlinien, die 1995 durch das Office of Device Evaluation (Center for Devices and Radiological Health) ergänzt wurden, nichtschmerzhafte nervale Stimulationen als unbedeutend gewertet; diese müssten deshalb nicht zum Abbruch einer MRT-Untersuchung führen. Da jedoch die schnelle Entwicklung der Magnetresonanztomographen zu immer leistungsfähigeren Systemen und zu sog. Dedicated-Systemen (z.B. Kopf- oder Herz-Magnetresonanztomographen) führt, wird der Sicherheitsaspekt bezüglich der zeitlich veränderlichen Magnetfeldgradienten und der induzierten Ströme an Bedeutung gewinnen.

Bioeffekte der Hochfrequenzfelder

Die in der MRT verwendeten Hochfrequenzen liegen im Bereich der Radiowellen. Da hoch frequente elektromagnetische Wellen Moleküle im Gewebe zu Schwingungen anregen können, kann dies zu einer **Erwärmung** des Gewebes führen. In der diagnostischen MRT wird diese Gewebetemperaturerhöhung primär durch magnetische Induktion hervorgerufen.

▼ An der Körperoberfläche oder an den am weitesten
● vom Körperzentrum entfernt liegenden Körperteilen ist die Temperaturerhöhung am stärksten ausgeprägt.

Dosimetrisch wird die im Körper absorbierte Hochfrequenzstrahlung als *spezifische Absorptionsrate* (SAR) mit der Einheit [W/kg] erfasst.
Von der FDA werden als Grenzwert 0,4 W/kg für den Ganzkörperbereich und 3,2 W/kg für den Kopfbereich angegeben. Für die Temperaturerhöhung gibt die FDA weitere Grenzwerte an. Die Körperkerntemperatur sollte nicht über 1 °C, die regionale Temperatur im Kopf nicht über 38 °C und in den Extremitäten nicht über 40 °C.

▼ Im Rahmen der klinischen MRT sind signifikante
● Temperaturanstiege, die zu einer Gefährdung des Patienten führen könnten, nicht zu erwarten.

Sogar SAR-Werte von 4 W/kg, die den Grenzwert der FDA um das 10-fache überschreiten, sollen keinen signifikanten Anstieg der Körperkerntemperatur bewirken. Lediglich die Hauttemperatur zeigt bei diesem SAR-Wert einen signifikanten Anstieg, der aber klinisch nicht relevant ist. Bei Studien an Probanden konnte bei einem SAR-Wert von 1,1 W/kg ein Anstieg der Hauttemperatur des Skrotums von maximal 2,1 °C nachgewiesen werden, und der maximale Absolutwert betrug 34,2 °C. Diese Temperaturwerte liegen jedoch deutlich unter dem testikulären Schwellenwert von 38 °C bis 42 °C,

der zu biologischen Effekten (z.B. Beeinträchtigung der Spermatogenese) führt.
Neben einem Anstieg der skrotalen Hauttemperatur und einer damit verbundenen möglichen Beeinträchtigung der *Testis* ist das *Auge* als zweite kritische Region der Körperoberfläche für die Beurteilung des thermalen Effektes der Hochfrequenzfelder von besonderem Interesse. Aufgrund der geringen Vaskularisation des Auges ist kein ausreichender Wärmeabtransport gewährleistet, sodass die Hochfrequenzstrahlung infolge des Gewebetemperaturanstiegs im Auge eine Linsentrübung (Katarakt) hervorrufen könnte. Bei MRT-Untersuchungen des Kopfes mit SAR-Werten von bis zu 3,1 W/kg ist ein Temperaturanstieg der Kornea von maximal 1,8 °C mit einer maximalen Temperatur der Kornea von 34,4 °C beobachtet worden.

▼ Die kritische Hornhauttemperatur, bei der eine Kata-
▼ rakt entstehen kann, liegt zwischen 41 und 55 °C.

Mehrere Studien konnten zeigen, dass bei MRT-Untersuchungen im Rahmen der klinischen Diagnostik bisher keine Gefahr einer klinisch relevanten Temperaturerhöhung durch Hochfrequenzfelder besteht. Dies gilt sowohl für die Körperkerntemperatur als auch für die Körperoberflächentemperatur und insbesondere für die kritischen Bereiche. Jedoch gilt für die Beurteilung der thermalen Effekte der Hochfrequenzfelder das Gleiche wie für die zeitlich veränderlichen Magnetfeldgradienten: Die **Weiterentwicklung** der MR-Sequenzen und die Einführung neuer Magnetresonanztomographen kann eine Zunahme der SAR-Werte mit sich bringen. FSE-Sequenzen (Fast Spin Echo) bzw. TSE-Sequenzen (Turbo Spin Echo), RARE-Sequenzen (Rapid Acquisition Relaxation Enhanced), MTC-Sequenzen (Magnetization Transfer Contrast), Gradientenechosequenzen und EPI-Sequenzen (Echo Planar Imaging) erreichen als Ganzkörperdosis bereits SAR-Werte von 4–8 W/kg. Auch die Tatsache, dass Magnetresonanztomographen mit einer Feldstärke von 3–4 T eine ca. 7- bis 15-fach höhere Hochfrequenzenergie abgeben können als Magnetresonanztomographen mit 1,5 T, zeigt, dass die thermalen Auswirkungen durch Hochfrequenzfelder genau berücksichtigt werden müssen.

Schwangerschaft und MRT-Untersuchung

Es ist nur schwer zu beurteilen, ob die MRT bei Schwangerschaft eine Gefährdung darstellt; entsprechende Daten fehlen. Die beim Menschen mit ca. 30% hohe Rate an Spontanaborten wurde durch MRT-Untersuchungen nicht erhöht. Es wurde auch bisher keine signifikant erhöhte Fehlbildungsrate beobachtet.

▼ Bei folgenden Indikationen wird die MRT während
● der Schwangerschaft für berechtigt und gefahrlos angesehen:
    – therapierelevante Fragestellung, die den Fetus oder die schwangere Patientin betrifft
    – Vermeidung einer Untersuchung mit ionisierenden Strahlen.

Dies gilt unabhängig vom jeweiligen Schwangerschaftsstadium. Da bisher keine systematischen Untersuchungen darüber vorliegen, ob die Anwendung von **MRT-Kontrastmitteln** den Fetus schädigen kann, und da bislang kein MRT-Kontrastmittel für den Einsatz bei Schwangeren zugelassen wurde, sollte die Applikation von MRT-Kontrastmitteln während der Schwangerschaft unterbleiben.

Technisches Gefährdungspotenzial der MRT

Metallische Gegenstände. Das technische Gefährdungspotenzial der MRT ist vielfältig. Zunächst muss der Einfluss von Magnetfeldern auf magnetische Materialien berücksichtigt werden.

⬇ Größere Eisenmassen, wie z.B. Sauerstoffflaschen, oder aber auch kleinere, wie z.B. Reflexhämmer, Injektionsnadeln, Skalpelle oder Kugelschreiber, werden vom statischen Magnetfeld des MRT angezogen und zu diesem hin beschleunigt. Liegt ein Patient mit solchen Gegenständen im MRT, ist er vital gefährdet.

Aber auch *Fremdmaterialien im oder am Körper des Patienten*, wie z.B. Schrauben, Prothesen, Gefäßclips oder Metallsplitter, können vom Magnetfeld angezogen werden mit solchen Gegenständen bzw. ein Drehmoment erfahren. Infolgedessen kann es zu einer Prothesenlockerung oder zu Gefäß- und Nervenverletzungen kommen. Eine *Erwärmung metallischer Implantate* durch die Hochfrequenzstrahlung ist ebenfalls möglich.
Elektronische Implantate. Besonders kritisch zu bewerten sind elektronische Implantate im Patienten, wie Herzschrittmacher, Insulinpumpen oder Cochlear Implants. Diese können nicht nur durch das statische Magnetfeld in ihrer Funktion beeinträchtigt werden, sondern auch durch die zeitlich veränderlichen Magnetfelder und die eingestrahlten elektromagnetischen Hochfrequenzfelder.
Streufelder. Auch außerhalb des Tomographen bzw. des Untersuchungsraumes muss an die Streufelder gedacht werden, die zu einer Funktionsstörung oder zu einer dauerhaften Dejustage von Überwachungsgeräten, Beatmungsgeräten, Infusionspumpen oder Uhren führen können.
Insgesamt ist festzustellen, dass das Ausmaß der Bioeffekte und das technische Gefährdungspotenzial von der Leistungsfähigkeit des MR-Tomographen und den verwendeten Pulssequenzen abhängt. Angesichts des weiteren technischen Fortschritts mit immer leistungsfähigeren Systemen muss die Frage der Bioeffekte und des technischen Gefährdungspotenzials immer wieder neu erforscht und beantwortet werden.

Zusammenfassung

Angesichts der zunehmenden Bedeutung von MR-Tomographie und -Spektroskopie ist die Thematik der Strahlenbiologie nicht mehr nur allein auf den Einfluss von ionisierender Strahlung auf den biologischen Organismus zu beschränken, sie muss auch die Wirkung von statischen Magnetfeldern, magnetischen Gradientenfeldern und von Hochfrequenzfeldern einbeziehen.
Die Energiedeposition ionisierender Strahlung im Gewebe erfolgt primär in Form von Ionisationen und Anregungen. Diese bedingen Molekülschäden, von denen vor allem Doppelstrangbrüche der DNA von biologischer Bedeutung sind. Sofern sie von zellulären Reparaturmechanismen nicht behoben werden, führen sie dosisabhängig zu strukturellen Chromosomenveränderungen, somatischen und genetischen Mutationen oder zum Zelltod.
In der Tumorbehandlung wird die zellabtötende Wirkung ionisierender Strahlen genutzt. Sie kann in ihrer Wirksamkeit durch eine persistierende Hypoxie sowie vor allem durch eine beschleunigte Stammzellnachbildung gegen Ende der Therapie beeinträchtigt sein. Die unerwünschten geweblichen Nebenwirkungen der Strahlentherapie lassen sich in akute (z.B. Mukositis, Epitheliolyse) und in chronische (z.B. fibrotische Induration, Myelopathie) unterteilen.
Die in der diagnostischen MRT verwendeten statischen Magnetfelder haben keinen Einfluß auf den biologischen Organismus. Sich zeitlich schnell ändernde Gradientenfelder können durch eine Stromduktion zu einer Energiedeposition im Gewebe führen. Folge können dann Temperaturerhöhung und neuronale Stimulation sein. Unter dem Einfluss von Hochfrequenzfeldern kann es ebenfalls zu einer Gewebeerwärmung kommen. Sowohl die sich zeitlich schnell ändernden Gradientenfelder als auch die Hochfrequenzfelder haben in der diagnostischen MRT keinen signifikanten negativen Einfluss auf den Patienten. Da die MRT mit Magnetfeldern und Hochfrequenzfeldern arbeitet, ist dies bei Patienten mit metallischen Implantaten zu berücksichtigen, denn diese können sich lockern und erwärmen. Elektronische Implantate (z.B. Herzschrittmacher, Cochlear Implants, Insulinpumpen) sind in ihrer Funktion ebenfalls gefährdet.

Weiterführende Literatur

Budinger TF. Nuclear magnetic resonance (NMR) in vivo studies: Known thresholds for health effects. JCAT. 1981;5:800–11.
Fry RJM, Hagen UFW, Kummermehr J, Preston RJ. Radiation. In: Marquardt H, Schäfer SG, MacClellan R, Welsch F, eds. Toxicology. San Diego: Academic Press; 1999:945–58.
Hall EJ. Radiobiology for the radiologist. Philadelphia: Lippincott; 1988.
Herrmann T, Baumann M. Klinische Strahlenbiologie, 3. Aufl. Jena: G. Fischer; 1997.
Richter J, Flentje M, Hrsg. Strahlenphysik für die Radioonkologie. Stuttgart: Thieme; 1998.
Shellock FG, Kanal E. Magnetic resonance: Bioeffects, safety, and patient management. Philadelphia: Lippincott-Raven; 1996.
Tubiana M, Dutreix J, Wambersie A. Introduction to radiobiology. London: Taylor & Francis; 1990.
Wilcox A, Weinberg C, O'Connor J et al. Incidence of early loss of pregnancy. N Engl J Med. 1988;319:189–94.

Zahnärztliche Röntgenologie

Wolfgang Spitzer, Martin Rücker

Im Jahre 1895 entdeckte W.C. Röntgen eine neue Art von Strahlen, die er X-Strahlen nannte. Diese wurden 1912 als elektromagnetische Strahlen identifiziert und werden meist als Röntgenstrahlen bezeichnet. Heute beträgt der Anteil der Röntgendiagnostik an der gesamten bildgebenden Diagnostik immer noch 70%. Auch in der modernen Zahnheilkunde sind Röntgenstrahlen ein wichtiges diagnostisches Medium. So sind Parodontologie, dentale Implantologie und Früherkennung von Karies als Anwendungsbereiche zu nennen. Die Ergebnisse der Röntgenuntersuchung müssen mit Anamnese, klinischem Befund und Laborbefunden in Verbindung oder Übereinstimmung gebracht werden. Aus der Diagnose werden dann die Richtlinien für die Therapie abgeleitet. Neben der Diagnostik dienen Röntgenaufnahmen der Kontrolle des Therapieerfolges, z.B. nach Wurzelspitzenresektion, endodontischer Therapie oder dentaler Implantation.

Seit 1987 findet in der zahnärztlichen Röntgenologie anstelle des Röntgenfilms ein neuartiges Bildempfängersystem in Form spezieller Sensoren Anwendung (digitale Röntgenologie). Außer bei Zahnaufnahmen kann diese Technik mittlerweile auch bei Panoramaschichtaufnahmen und Fernaufnahmen eingesetzt werden.

 Etwa 23% sämtlicher Röntgenaufnahmen werden von Zahnärzten durchgeführt. Nach einer Schätzung machten im Jahre 1980 von den 8.778.550 zahnärztlichen Röntgenaufnahmen die intraoralen Zahnfilme 80% aus. 8,5% waren Panoramaschichtaufnahmen, 2,5% Okklusalaufnahmen, 3,0% Fernröntgenaufnahmen, 4,5% Schädelaufnahmen, 1,0% Bissflügelaufnahmen und 0,5% Kiefergelenkaufnahmen.
Neuerdings wird versucht, die röntgenstrahlengestützte Diagnostik durch eine lasergestützte Technik zu ersetzen. Mit diesen Verfahren gelingt der Nachweis von Fissurenkaries mit gleicher Zuverlässigkeit wie mit der Röntgenaufnahme.

Physikalische Grundlagen

Erzeugung von Röntgenstrahlen

Röntgenstrahlen sind *elektromagnetische Strahlen* mit einer Wellenlänge von weniger als 0,1 nm. (Zum Vergleich: Die Wellenlänge des sichtbaren Lichtes beträgt ca. 400–800 nm.)
Röntgenstrahlen entstehen, wenn im elektrischen Feld hoch beschleunigte Elektronen auf eine geeignete Bremsfläche auftreffen (Abb. 10.**2**). Die Bewegungsener-

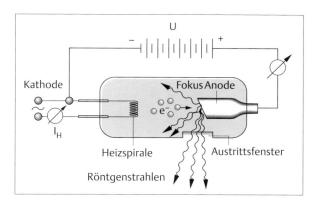

Abb. 10.**2** Erzeugung von Röntgenstrahlen. In der Röntgenröhre werden durch den Heizstrom (I_H, bis ca. 2.000°C) aus dem Wolframdraht der Heizspirale (H) Elektronen (e^-) durch „Glühemission" erzeugt. Durch eine angelegte Spannung (U) werden die aus der Heizspirale austretenden Elektronen in Richtung Anode beschleunigt. Das gewählte Produkt aus Stromstärke (Ampère, A) und Belichtungszeit (ms) entscheidet über den Schwärzungsgrad des Röntgenbildes. Dabei führt eine Erhöhung der Heizstromstärke (I_H) an der Kathode zu einer Vermehrung der Röntgenphotonen pro Zeiteinheit. Eine Erhöhung der Spannung führt zu energiereicheren (kurzwelligeren) und damit durchdringungsfähigeren Röntgenphotonen. Die gewählte Spannung entscheidet über den erzielten Bildkontrast. Die Röntgenbremsstrahlung verlässt die Röntgenröhre durch das Strahlenaustrittsfenster.

gie der Elektronen, die in der Röntgenröhre als Kathodenstrahlen auf das Metall der Anode treffen, wird jedoch nur zu einem kleinen Teil (etwa 1%) in Röntgenstrahlung umgewandelt. Der Hauptteil wird zu Wärme. Die Umwandlung in Röntgenstrahlung beruht auf der Wechselwirkung der Elektronen mit den Atomkernen des Anodenmaterials. Dabei entsteht ein Strahlengemisch verschiedener Wellenlängen, das sog. *Röntgenbremsspektrum* (Abb. 10.**3**). Dieses ist abhängig von der Energie der auf die Anode prallenden Elektronen und damit von der angelegten Beschleunigungsspannung. Wird die zwischen Anode und Kathode angelegte Spannung erhöht, so erhalten die Elektronen eine größere Bewegungsenergie, und beim Aufprall auf die Anode können energiereichere und kurzwelligere Röntgenquanten erzeugt werden. Vermindert man hingegen die Spannung, ist energieärmere und langwelligere Strahlung die Folge, deren Durchdringungsfähigkeit für Materie entsprechend geringer ist. Neben der *Wellenlänge* der Röntgenstrahlen ist die *Strahlungsintensität* von Bedeutung. Als Intensität von Röntgenstrahlen bezeichnet man die in 1 Sekunde von ihnen transportierte Strahlungsenergie. Bei konstanter Spannung ist sie proportional zum Röhrenstrom (Abb. 10.**4**).

Wechselwirkung von Röntgenstrahlen

Beim Durchgang durch Materie wird Röntgenstrahlung geschwächt. Schwächungsursachen sind *Absorption und Streuung*. Bei der Absorption überträgt ein Photon seine gesamte Energie auf ein Elektron und erlischt (Photo-ionisation, Abb. 10.**5**). Das Elektron verlässt seine Schale und erhält den die Ionisationsenergie (Bindungsenergie) überschreitenden Betrag als kinetische Energie (Photoelektron). Bei der Streuung unterscheidet man die klassische Streuung, bei der die Flugrichtung des Röntgenphotons nach Zusammenprall mit einem Elektron aus einer Atomhülle ohne Energieverlust verändert wird (Abb. 10.**6**), vom Compton-Effekt, bei dem es zusätzlich zur Flugrichtungsänderung zu einer Energiereduktion des Röntgenphotons kommt (Abb. 10.**7**). Eine Schwächung der Röntgenstrahlen (Abb. 10.**8**) tritt auch in Luft mit zunehmendem Abstand von der Strahlenquelle auf.

▮ Die Intensität der Strahlung nimmt umgekehrt proportional zum Quadrat des Abstands vom Fokus ab.

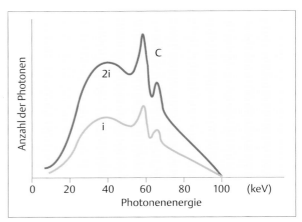

Abb. 10.**4** Intensitätsverdoppelung eines Bremsspektrums durch Verdoppelung des Röhrenstromes (i). Die Eigenstrahlung (C) der Wolframanode bedingt einen charakteristischen doppelgipfligen Kurvenverlauf.

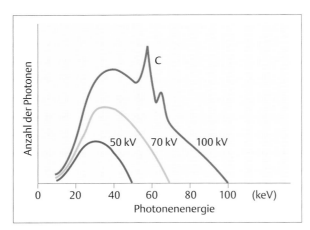

Abb. 10.**3** Bremsspektren verschiedener Beschleunigungsspannungen. Die Elektronen mit ihrer negativen Ladung werden von den positiv geladenen Atomkernen angezogen und von ihrer Bahn abgelenkt. Dabei werden die Kathodenstrahlelektronen unterschiedlich stark abgebremst und geben entsprechende Energiebeträge ab. Diese breiten sich direkt als Röntgenphoton aus oder können auf Hüllelektronen des Wolframs übertragen werden, die dann beim Zurückfallen aus ihrem angeregten Zustand Röntgenphotonen definierter Wellenlänge abgeben. Dieser Anteil der Röntgenstrahlung wird als charakteristische Eigenstrahlung bezeichnet. Dem Spektrum bei 100 kV ist die charakteristische Eigenstrahlung (C) der Wolframanode überlagert (Röhrenstrom ist konstant).

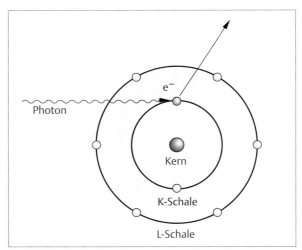

Abb. 10.**5** Absorption (Photoeffekt). Das Photon überträgt seine gesamte Energie auf ein Elektron (e⁻) der durchstrahlten Materie, das dadurch aus seinem Atomverbund herausgelöst wird. Das Atom ist nach Abgabe des Photoelektrons positiv geladen.

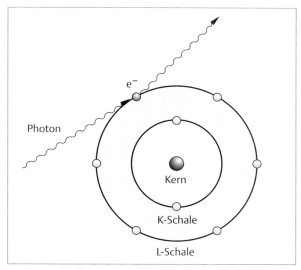

Abb. 10.**6** Klassische Streuung (Thomson-Effekt). Ein Röntgenquant wird beim Zusammenstoß mit einem Hüllenelektron (e⁻) ohne Energieverlust aus seiner ursprünglichen Richtung abgelenkt. Diese Streuung tritt vor allem bei langwelligen Röntgenstrahlen auf.

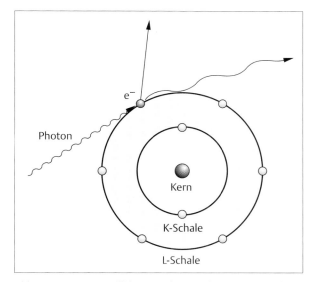

Abb. 10.**7** Compton-Effekt. Das Photon gibt nur einen Teil seiner Energie an ein Elektron der bestrahlten Materie ab und fliegt mit verminderter Energie und geänderter Richtung weiter (Streuquant).

Eigenschaften von Röntgenstrahlen

Durchdringung. Röntgenstrahlen sind in der Lage, Materie zu durchdringen. Das Durchdringungsvermögen ist abhängig von der Energie (Wellenlänge) der Strahlung, von der Dichte und Dicke der durchstrahlten Schicht und von der Ordnungszahl der in der betreffenden Schicht vorhandenen chemischen Elemente. Ein bezüglich dieser Eigenschaften inhomogenes Objekt erzeugt im Strahlengang ein „*Schattenbild*".

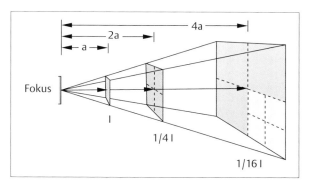

Abb. 10.**8** Abnahme der Intensität von Röntgenstrahlen. Die Strahlungsintensität (I) nimmt mit zunehmender Entfernung (a) von der Strahlenquelle durch Schwächung und durch kegelförmige Ausbreitung ab. Die Abnahme der Strahlungsintensität erfolgt mit dem Quadrat der Entfernung. Bei Verdoppelung des Abstands verringert sich somit die Strahlungsintensität auf ein Viertel.

Es gelten folgende Gesetzmäßigkeiten:
- Je kurzwelliger die Strahlung ist, umso größer ist ihr Durchdringungsvermögen und umso geringer die Schwächung. Aufgrund der Energieabhängigkeit des Schwächungsvermögens (Abb. 10.**9**) werden die verschiedenen Bereiche eines Röntgenbremsspektrums beim Durchgang durch eine Gewebeschicht unterschiedlich stark geschwächt. Der weiche Anteil der einfallenden Strahlung wird überproportional reduziert. Die aus der Schicht austretende Restintensität besitzt einen relativ höheren Anteil an energiereichen Photonen, sie ist härter. Man bezeichnet diesen Effekt als Aufsteilung des Spektrums.
- Die Absorption der Röntgenstrahlen steigt mit zunehmender Schichtdicke und Dichte der Materie.
- Je höher die Ordnungszahl eines Elementes im Periodensystem ist, umso stärker ist die Absorption der Röntgenstrahlung durch das Element. Die vorwiegend aus organischen Verbindungen mit Elementen niedriger Ordnungszahl bestehenden Weichteile des menschlichen Körpers absorbieren also Röntgenstrahlung in geringerem Ausmaße als die Knochen, die viel Calcium mit einer höheren Ordnungszahl enthalten.

Weitere Eigenschaften von Röntgenstrahlen sind:
- geradlinige Ausbreitung
- Unsichtbarkeit für das menschliche Auge
- Ionisation von Atomen
- photochemische Wirksamkeit, d.h. die Fähigkeit, photographische Filme zu schwärzen oder Sensoren zu aktivieren
- Fluoreszenzwirkung (für die Belichtung von Verstärkerfolien von Bedeutung)
- Veränderung der Aufladung von Selenschichten und der Leitfähigkeit von Halbleitern
- biologische Wirksamkeit. Daraus ergibt sich die Notwendigkeit von Schutzmaßnahmen bei der Anwendung von Röntgenstrahlen.

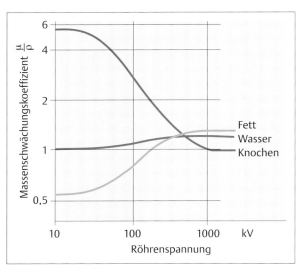

Abb. 10.**9** Mit zunehmender Photonenenergie nehmen die Unterschiede der Massenschwächungskoeffizienten verschiedener Gewebe ab, sodass der Kontrast mit zunehmender Spannung geringer wird. Durch geeignete Wahl der Beschleunigungsspannung kann der gewünschte Schwächungsunterschied und somit der optimale Kontrast erreicht werden.

Streustrahlung

Durch Wechselwirkungen der Röntgenstrahlung mit Materie entsteht in erheblichem Umfang Streustrahlung. Die in der Bildebene registrierte Streustrahlung bewirkt eine Aufhellung. Sie beeinträchtigt den Kontrast und damit den Informationsgehalt des Röntgenbildes. Quellen für Streustrahlung sind Röhrenfenster, Filter, Blende, Tubus, Luft, Patient und Film. Der größte Anteil der Streustrahlung geht vom Patienten aus. Er kann durch eine größtmögliche Einblendung des Strahlenbündels verringert werden. Mit zunehmender Objektdicke und zunehmender Energie der Strahlung nimmt die Streustrahlung zu. Da sie einen hohen Anteil langwelliger Strahlung enthält, erhöht sie die Strahlenbelastung des Patienten.

▼ Die Verringerung bzw. Begrenzung der Streustrah-
● lung ist eines der wichtigsten Ziele in der Röntgendiagnostik.

Strahlenschutz

Bei der medizinischen Strahlenanwendung erstreckt sich der Strahlenschutz auf den zu untersuchenden Patienten, den Untersucher und auf Dritte, die sich zufällig in der Umgebung der Strahlenquelle aufhalten.

▼ Grundsätzliche Strahlenschutzmaßnahmen sind Ab-
● deckung, Einblendung und Abstand halten.

Verantwortlich für den Strahlenschutz ist der Betreiber einer Röntgeneinrichtung. Entsprechende Vorgaben sind in der seit 1.1. 1988 gültigen Neufassung der Verordnung über den Schutz vor Schäden durch Röntgenstrahlen (RöV) niedergelegt.

Strahlenexposition

Zur Abschätzung der Strahlenexposition müssen folgende Parameter bekannt sein: Art der Strahlung, Energiedosis, Dauer der Straleneinwirkung, durchstrahltes Körpervolumen und betroffenes Organ. Folgende Dosisgrößen zur Beschreibung der Strahlenexposition sind in Gebrauch (Tabelle 10.**1**):

Energiedosis (D). Die Energiedosis ist definiert als die in einer betrachteten Masse aufgenommene Energie. Sie ist mit Dosimetern direkt messbar. SI-Einheit: Gray; 1 Gy = 1 J/kg.

Ionendosis (I). Die Ionendosis gibt an, wieviele Ionen eines Vorzeichens pro Masse Luft unter bestimmten Bedingungen gebildet werden. SI-Einheit: C/kg.

Äquivalentdosis (H). Die Äquivalentdosis berücksichtigt, dass verschiedene Strahlenarten bei gleicher Energiedosis unterschiedliche Ionisationsdichten hervorrufen können, von denen die biologische Strahlenwirkung abhängig ist. Die Äquivalentdosis ist definiert als die mittlere Energiedosis für Gewebe, gewichtet für die jeweilige Strahlenqualität. Es gilt: Äquivalentdosis = Energiedosis × Bewertungsfaktor (WR). Die Werte für WR sind dimensionslos und variieren zwischen 1 und 20. Die Röntgenstrahlung besitzt eine relative biologische Wirksamkeit von 1. SI-Einheit: Sievert; 1 Sv = 1 J/kg.

Organdosis. Für den Strahlenschutz ist es nützlich, eine mittlere Energiedosis im Gewebe oder Organ zu definieren. Die Organdosis ist definiert als der Quotient aus der

Tabelle 10.**1** Größen und Einheiten im Strahlenschutz

Größe	Gesetzliche Einheit (SI-Einheit)	Alte Einheit	Umrechnung (alt/neu)
Energiedosis (D)	Gray [Gy] (1 Gy = 1 J/kg)	Rad [rd]	1 rd = 10^{-2} Gy
Ionendosis (I)	Coulomb pro kg [C/kg]	Röntgen [R]	1 R = 2,58 × 10^{-4} C/kg
Äquivalentdosis (H)	Sievert [Sv]	Rem [rem]	1 rem = 10^{-2} Sv = 10 mSv
Effektive Dosis (E)	Sievert [Sv] (1 Sv = 1 J/kg)	–	–

gesamten deponierten Energie im Organ und der Masse dieses Organs.

Effektive Dosis (E). Die Wahrscheinlichkeit des Auftretens von Strahlenschäden ist abhängig von der im betrachteten Organ absorbierten Energie (Organdosis). Die effektive Dosis erlaubt diese Risikoabschätzung. Sie ist definiert als die Summe der mit den zugehörigen Gewebewichtungsfaktoren (wT) multiplizierten mittleren Äquivalentdosen (HT) der jeweiligen Organe:

$$E = wT \times HT$$

Die Gewebewichtungsfaktoren (wT) geben dabei die relative Wahrscheinlichkeit der unterschiedlich empfindlichen Organe für einen Strahlenschaden an (Tabelle 10.**2**).

Dosimeter. Zur Messung der *Personendosis* werden mehrere, nach verschiedenen Messverfahren arbeitende Dosimetertypen verwendet. Es handelt sich dabei um Filmdosimeter, Stabdosimeter, Phosphatglasdosimeter, Thermolumineszenzdosimeter und elektrische Dosimeter.

▼ Dosismessungen in der Röntgendiagnostik müssen
● für das Personal nur durchgeführt werden, wenn es sich im Kontrollbereich aufhält.

Strahlenbelastung. Die Strahlenexposition des Patienten setzt sich aus der natürlichen und der künstlichen Strahlenbelastung zusammen (Tabelle 10.**3**). Die durchschnittliche Strahlenexposition durch die Röntgendiagnostik beträgt ca. 0,5 mSv/Jahr. Die bei Zahnfilmaufnahmen anfallenden mittleren Dosisbelastungen sind in Tabelle 10.**4** dargestellt.

Trotz relativ großer Untersuchungsfrequenz ist der Anteil des somatischen Strahlenrisikos durch zahnärztliche Röntgenaufnahmen am gesamten röntgendiagnostisch verursachten Strahlenrisiko in der Bundesrepublik Deutschland verhältnismäßig gering. Vor allem durch die Verwendung von Patientenschutzeinrichtungen (Schürze, Schild), durch den Gebrauch von Verstärkerfolien und durch den Einsatz der digitalen Röntgenologie wird die Strahlenexposition des Patienten stark verringert.

Patientenschutz

Indikation. Die Indikation für eine Röntgenuntersuchung muss gewissenhaft geprüft werden.
Auswahl des geeigneten Untersuchungsverfahrens. Stehen mehrere röntgenologische Verfahren mit gleichem Informationsgehalt zur Verfügung, so ist jenes mit der geringsten Strahlenexposition des Patienten vorzuziehen. Die Strahlenexposition des Knochenmarks beträgt beispielsweise beim Röntgenstatus mit Zahnfilmen etwa 7090 µSv. Im Vergleich dazu führt die Panora-

Tabelle 10.**2** Gewebewichtungsfaktoren der wichtigsten Organe und Gewebe

Wichtungsfaktor	0,01	0,05	0,12	0,2
Organ bzw. Gewebe	Knochenoberfläche Haut	Blase Brust Leber Speiseröhre Schilddrüse Rest	Dickdarm Lunge rotes Knochenmark Magen	Keimdrüsen
Summe	0,02	0,30	0,48	0,20

Tabelle 10.**3** Strahlenexposition der Bevölkerung der Bundesrepublik Deutschland

Strahlenquellen	Genetisch signifikante Dosis (mSv/Jahr)	Mittlere effektive Dosis (mSv/Jahr)
Natürliche Strahlenquellen:	**ca. 1,1**	**ca. 2,4**
– kosmische Strahlung	ca. 0,3	ca. 0,3
– terrestrische Strahlung von außen	ca. 0,5	ca. 0,5
– Inhalation von Radon in Wohnungen	0	ca. 1,3
– inkorporierte natürliche radioaktive Stoffe	ca. 0,3	ca. 0,3
Zivilisatorische Strahlenquellen:	**ca. 0,6**	**ca. 1,55**
– kerntechnische Anlagen	< 0,01	< 0,01
– Anwendung radioaktiver Stoffe und ionisierender Strahlung in der Medizin	ca. 0,5	ca. 1,5
– Anwendung radioaktiver Stoffe und ionisierender Strahlung in Forschung, Technik und Haushalt	< 0,02	< 0,02
– berufliche Strahlenexposition (Beitrag zur mittleren Strahlenexposition der Bevölkerung)	< 0,01	< 0,01
– Fallout von Kernwaffenversuchen	< 0,01	< 0,01

Tabelle 10.**4** Äquivalenzdosen in µSv für verschiedene Organe bei verschiedenen Aufnahmen unter Verwendung eines Rundtubus (○) oder Rechtecktubus (□) (Fokus-Haut-Abstand jeweils 40 cm) und unter den Standardbedingungen der Parallelprojektion bei 70 kV Spannung und 2,5 mm Aluminiumeigenfilterung (modifiziert nach Pasler 1995)

	Gonaden		Rotes Knochenmark		Schilddrüse		Speicheldrüse		Augenlinse		Hautoberfläche	
	○	□	○	□	○	□	○	□	○	□	○	□
Oberkiefer												
Molaren	< 0,01		6	1,2	34	8	230	38	32	12	14	4
Prämolaren	< 0,01		4	1,2	36	8	130	30	36	16	14	6
Eckzähne	< 0,01		6	1	46	6	120	26	52	8	14	4
Frontzähne	< 0,01		8	1	18	2	88	8	48	10	10	2
Unterkiefer												
Molaren	< 0,01		8	2	88	12	356	72	32	4	14	4
Prämolaren	< 0,01		8	2	130	12	230	54	32	6	14	4
Eckzähne	< 0,01		8	1,4	54	8	132	14	30	4	14	2
Frontzähne	< 0,01		10	2	58	8	142	14	22	2	10	1,6
Bissflügelaufnahme												
Molaren	< 0,01		6	1,6	40	6	296	44	26	8	14	4
Prämolaren	< 0,01		6	1,6	38	6	178	32	20	8	14	4

maschichtaufnahme mit etwa 587 µSv zu einer wesentlich geringeren Strahlenexposition.

Sorgfalt. Die gewissenhafte Einstellung des Zentralstrahles und die korrekte Filmverarbeitung sind wichtige Strahlenschutzmaßnahmen.

Schutzschürze. Bei Röntgenuntersuchungen im Bereich des Kopfes ist dem Patienten eine Schürze von mindestens 0,4 mm Bleigleichwert zum Schutz vor einer Röntgenbestrahlung des übrigen Körpers anzulegen. Von der Verwendung von Schutzschilden ist abzusehen, da eine ausreichende Streustrahlenabschirmung nicht gewährleistet ist.

Bei bestehender *Schwangerschaft* sind alle Möglichkeiten einer Herabsetzung der Strahlenexposition der Leibesfrucht auszuschöpfen. Unter einer Patientenschutzschürze mit einem Bleigleichwert von 0,5 mm wird, gemittelt über die wichtigsten Aufnahmearten, eine Uterus-Organdosis von 0,2 µSv erreicht. Damit weisen die zahnärztlichen Röntgenuntersuchungen eine extrem geringe Strahlenexposition für den Uterus und damit den Embryo bzw. Fetus auf.

Filmempfindlichkeit. Die Verwendung hoch empfindlicher Filme bzw. Film-Folien-Systeme senkt die Strahlenbelastung des Patienten.

Langtubus. Durch Vergrößerung des Abstands zwischen der Strahlenquelle und dem Patienten kann die Strahlenbelastung vor allem der Hautoberfläche vermindert werden. Zwar muss mit zunehmendem Fokus-Objekt-Abstand die Strahlenintensität (Belichtungszeit) erhöht werden, jedoch nicht in dem Ausmaß, wie die Strahlenintensität pro Flächeneinheit durch den vergrößerten Abstand vermindert wird. Gleichzeitig kommt es auch zu einer Verbesserung der Bildqualität. Limitiert wird die Abstandvergrößerung durch die Belastbarkeit des Anodenmaterials und die Verlängerung der Belichtungszeit.

Einblendung. Ein rechteckiger Kleinfeldtubus verringert die Strahlenexposition im Vergleich zum erlaubten Durchmesser des Rundtubus von 6 cm bei Zahnfilmen im Format von 3×4 cm um ca. 44% und bei Filmen im Format von 2×3 cm um ca. 70% (Tabelle 10.**4**). Neben der Reduzierung der Strahlenbelastung bewirkt ein kleineres Nutzstrahlenbündel auch eine Verringerung der Streustrahlung.

Filterung. Die weichen Anteile des aus der Röntgenröhre austretenden Röntgenbremsspektrums werden im oberflächennahen Gewebe praktisch völlig absorbiert und tragen nicht zur Filmschwärzung bei. Sie sind als unnütze Strahlenbelastung auszufiltern.

Kontrollbereich

Die Röntgenverordnung unterscheidet je nach der möglichen Belastung den Kontroll- und Überwachungsbereich. Im *Kontrollbereich* besteht die Möglichkeit, höhere Körperdosen als 15 mSv/Jahr zu erhalten. Im *Überwachungsbereich* sind Körperdosen über 5 mSv/Jahr möglich. Umfangreiche Dosismessungen zeigten, dass die Ganzkörperdosis von mehr als 15 mSv/Jahr nicht überschritten wird, wenn bei einer Aufnahmefrequenz von 150 Aufnahmen/Tag während der Exposition ein Mindestabstand von 1,5 m von zahnärztlichen Strahlenquellen eingehalten wird. Aus diesem Grunde kann der Kontrollbereich in der zahnärztlichen Röntgenologie auch mit der Maßangabe von 1,5 m beschrieben werden. Der Kontrollbereich muss während der Einschaltzeit und der Betriebsbereitschaft mindestens mit den Worten „Kein Zutritt – Röntgen" gekennzeichnet sein. Der Kontrollbereich gilt nur während der Einschaltzeit (§ 19/1 und 5 RöV).

Nach § 22/1 RöV darf Personen der Zutritt zum Kontrollbereich nur erlaubt werden, wenn

- sie zur Durchführung oder Aufrechterhaltung der darin vorgesehenen Betriebsvorgänge tätig werden müssen
- ihre Ausbildung einen Aufenthalt in diesem Bereich erfordert
- ihr Aufenthalt in diesem Bereich als Patient zur Untersuchung erforderlich ist.

Nach § 22/2 RöV darf schwangeren Frauen und Personen unter 18 Jahren der Zutritt zum Kontrollbereich nur erlaubt werden, wenn sie ärztlich untersucht werden. Nur Personen, die sich im Kontrollbereich beruflich aufhalten, werden als strahlenexponierte Personen bezeichnet.

▼ Da zahnärztliches Personal keine Veranlassung hat,
● sich im Kontrollbereich aufzuhalten, gehört es nicht zu den beruflich strahlenexponierten Personen.

Schwangere und Personen unter 18 Jahren dürfen durchaus Röntgenaufnahmen in der zahnärztlichen Praxis anfertigen. Auch ist das Tragen von Dosimetern nicht erforderlich.

▼ Bei Zahnaufnahmen hat der zu Untersuchende, so-
● fern keine Hilfsmittel Anwendung finden, den Film selbst zu halten.

Für *Kinder* kann der Röntgenfilm von einem Elternteil gehalten werden. In diesem Fall muss diese Person, die sich dann im Kontrollbereich aufhält, eine Strahlenschutzschürze tragen.

Belehrung

Nach § 36/1 RöV sind Personen, die Röntgenstrahlen anwenden, vorher über die Arbeitsmethoden, die möglichen Gefahren, die anzuwendenden Schutzmaßnahmen, den für ihre Tätigkeit wesentlichen Inhalt dieser Verordnung und erteilte Genehmigungen zu belehren. Die Belehrung ist halbjährlich, auf Anordnung der zuständigen Behörde in kürzeren Zeiträumen zu wiederholen. Nach Absatz 3 sind über den Inhalt und den Zeitpunkt der Belehrung Aufzeichnungen zu machen, die von der belehrten Person zu unterzeichnen sind. Die Aufzeichnungen sind 5 Jahre aufzubewahren und der zuständigen Behörde auf Verlangen vorzulegen.

Dokumentation

Ein *Röntgennachweisheft* (Röntgenpass des Patienten) soll die Erfüllung der Aufzeichnungspflicht bei der Anwendung von Röntgenstrahlen erleichtern (§ 28 RöV). Vor der Anwendung von Röntgenstrahlen in Ausübung der Heilkunde oder Zahnheilkunde sind aufzuzeichnen:
● frühere Anwendungen von ionisierenden Strahlen, soweit sie für die vorgesehene Anwendung von Röntgenstrahlen von Bedeutung sind
● bei weiblichen Personen im gebärfähigen Alter: Angaben über das Bestehen einer Schwangerschaft.

Für die Aufzeichnung über frühere Anwendungen von Röntgenstrahlen muss nach dem Röntgennachweisheft gefragt werden. Wird ein Röntgennachweisheft vorgelegt, sind die darin vorgesehenen Eintragungen vorzunehmen (§ 28/3).
Nach § 28/4 sind Röntgenaufnahmen 10 Jahre lang aufzubewahren.

In § 25/5 ist die Dokumentationspflicht bei der Anwendung von Röntgenstrahlen in Verbindung mit *modernen Datenträgern* (Magnetspeicher, Mikrofilm) geregelt.
Bei der elektronischen Datenspeicherung muss sichergestellt sein, dass die gespeicherten Aufnahmen
● bildlich oder inhaltlich mit dem Original übereinstimmen
● innerhalb der vorgeschriebenen Aufbewahrungsfristen haltbar sind
● innerhalb einer angemessenen Zeit (1 Tag) verfügbar sind.
Nach § 28/6 sind Röntgenaufnahmen dem Patienten zur Weiterleitung an einen später untersuchenden oder behandelnden Arzt oder Zahnarzt zu übergeben, wenn dadurch voraussichtlich eine Doppeluntersuchung vermieden werden kann. (Weiteres zum Thema Dokumentation s. Kapitel 5.)

Qualitätssicherung

Eine neue Anforderung der Röntgenverordnung sind die *Qualitätssicherungsmaßnahmen* (§ 16 RöV) bei Röntgeneinrichtungen zur Untersuchung von Menschen (Tabelle 10.**5**). In den Richtlinien zur Durchführung der Röntgenverordnung und in der DIN-Norm 6868, Teil 5, sind die Einzelheiten der Qualitätssicherung in der zahnärztlichen Röntgenaufnahmetechnik festgelegt. Sie beinhalten zum Beispiel die regelmäßige Konstanzprüfung von Röntgengerät, Filmverarbeitung und Dunkelkammerbelichtung sowie die Überprüfung der Röntgeneinrichtungen im 5-Jahres-Rhythmus durch zugelassene Sachverständige (§ 18, 4).

▼ Die Qualitätssicherung kann einen erheblichen Bei-
● trag sowohl zur Steigerung der Bildqualität als auch zum Strahlenschutz leisten.

Zahnärztliche Röntgenapparate

Dentalröntgengeräte

Röntgenröhre und Hochspannungstransformator befinden sich aus Gründen der Bruchsicherung und des Hochspannungs- und Strahlenschutzes in einem Metallgehäuse (Einkesselbauweise, Abb. 10.**10**).
Die **Röntgenröhre** (Glühkathodenröhre) besteht aus einem Glaszylinder, in dem sich zwei Metallelektroden in einem Vakuum befinden. Bei der *Kathode*, die die Elektronenquelle darstellt, handelt es sich um einen spiralig gewundenen hoch schmelzenden Wolframdraht. Dieser wird über einen gesonderten Heizstrom (5–10 A) zum Glühen gebracht. Dabei werden Elektronen freigesetzt. Die Zahl der pro Zeiteinheit emittierten Elektronen steigt mit der Temperatur der Wendel. Die *Anode* besteht aus hoch schmelzendem Wolfram.
Brennfleck. Die Fläche der Anode, auf welche die hoch beschleunigten Elektronen aufprallen, nennt man Brennfleck oder Fokus. Aufgrund der thermischen Belastung des Anodenmaterials mit bis zu 2.000°C bei feststehenden Anodentellern erfordert der Brennfleck eine bestimmte Ausdehnung. Eine Verkleinerung des Brenn-

Tabelle 10.**5** Prüfungen zur Qualitätssicherung von Röntgenaufnahmen

Art der Verpflichtung	Zeitpunkt der Durchführung	Durchführender
Abnahmeprüfung § 16, Abs. 1	vor Inbetriebnahme; nach Änderungen, welche die Bildqualität beeinflussen	Hersteller oder Lieferant
Kontrolle der Abnahmeprüfung § 4, Abs. 1, Ziff. 1 d	vor Inbetriebnahme	Sachverständiger
Konstanzprüfungen § 16, Abs. 2	Filmverarbeitung: wöchentlich; Röntgeneinrichtung: monatlich	Betreiber oder von ihm bestimmte Stelle/Person
Begutachtung der Aufzeichnungen der Qualitätskontrolle § 16, Abs. 3	unregelmäßig; auf Anforderung	zahnärztliche Stelle
Wiederholungsprüfung § 18, Ziff. 4	alle 5 Jahre	Sachverständiger

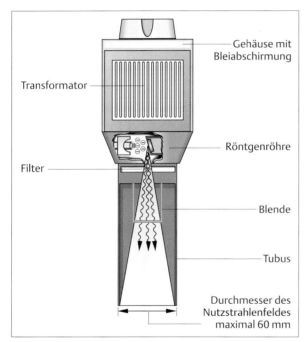

Abb. 10.**10** Aufbau eines Dentalröntgengerätes. Röntgenröhre und Transformator befinden sich in einem Gehäuse. Durch einen Aluminiumfilter von mindestens 1,5 mm Dicke wird der Nutzstrahl „aufgehärtet". Eine Blende aus Blei reduziert das Bestrahlungsfeld. Der bei den meisten Zahnröntgengeräten fest mit dem Röhrengehäuse verbundene Tubus dient als Abstandhalter, als Zieleinrichtung und z. B. bei der Rechtwinkeltechnik auch zur Befestigung einer Film- beziehungsweise Sensorhaltevorrichtung. Die Verlängerung des Fokus-Objekt-Abstands verbessert die Abbildungsgeometrie und die Abbildungsschärfe bei intraoralen Zahnaufnahmen. Sie vermindert die Strahlenbelastung der Haut.

flecks ist aber perspektivisch möglich. Man unterscheidet deshalb den *wahren Brennfleck* vom optisch wirksamen Brennfleck. Der wahre Brennfleck ist durch die Abmessungen der gesamten Aufprallfläche der Elektronen bestimmt. Die der Glühkathode zugewandte Anodenoberfläche ist um 19° geneigt. Infolge dieser Neigung re-

sultiert der *optisch wirksame Brennfleck* aus der perspektivischen Verkürzung, die der wahre Brennfleck in der Richtung des Röntgenstrahlbündels erfährt (Abb. 10.**11**). Die kleineren Dimensionen des optisch wirksamen Brennflecks sind entscheidend für die Zeichenschärfe. Dentalröntgenröhren besitzen sog. Festanoden-Strich-Fokusröhren mit einer flächenhaften Brennfleckgröße von ca. 0,8 × 0,8 mm. Dieser flächenhafte Fokus bewirkt jedoch eine Bildunschärfe durch Halbschattenbildung. Diese *Brennfleckunschärfe* (Halbschattenbreite) wirkt sich bei gegebener Fokusgröße umso weniger aus, je größer der Fokus-Objekt-Abstand und je kleiner der Objekt-Film-Abstand ist. In Hochleistungsröhren, z. B. für die Schädel- oder Thoraxdiagnostik, werden *Drehanoden* verwendet, bei denen sich der Fokus am Rand eines

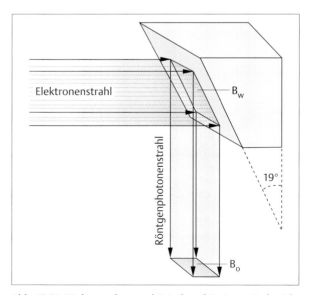

Abb. 10.**11** Wahre und perspektivisch verkürzte, optisch wirksame Brennfleckgröße. Die etwa 2 mm² große Fläche, die von Elektronen an der Anode getroffen wird, ist der „wahre" Brennfleck (B_w) oder Fokus. Durch Neigung der Anodenfläche entsteht der nur noch etwa 1 mm² große, optisch wirksame Brennfleck (B_o).

sich mit mehreren Tausend Umdrehungen pro Minute exzentrisch zum Elektronenstrahl drehenden Tellers mit kegelförmig abgeschrägtem Rand befindet. Die effektive thermische Belastung des Anodenmaterials verteilt sich damit bandförmig auf dem Kegelmantel und erlaubt eine weitere Verkleinerung des wahren und damit auch des optisch wirksamen Brennflecks.

Transformator. Die für die Beschleunigung der Elektronen notwendige *Hochspannung* wird über einen Transformator erreicht, der die Wechselspannung des Lichtnetzes auf die gewünschte Hochspannung (bei Dentalröntgengeräten 60–70 kV) umwandelt. Während Einpulsgeneratoren inhomogene, vorwiegend weiche Strahlung abgeben, erzeugen Multipulsgeneratoren wesentlich energiereichere und somit härtere Strahlung. Dadurch genügt unter sonst gleichen Bedingungen eine bis zu 20% geringere Einfallsdosis (Hautoberflächendosis). Multipulsgeneratoren sind gegenüber Schwankungen der Netzversorgung im Bereich von +10 bis –15% stabilisiert und besitzen veränderbare Röhrenspannungen.

Eine ideale Kontrastanpassung an die jeweilige Fragestellung ist möglich:

- *niedrige Spannung (weiche Strahlung)* für die Diagnostik im Parodontalbereich und bei endodontischen Messaufnahmen bzw. generell bei strahlendurchlässigerem Objekt
- *höhere Spannung (harte Strahlung)* für die Kariesdiagnostik bzw. bei strahlenundurchlässigerem Objekt.

Filter und Blende. Bei zahnärztlichen Röntgenapparaturen ist zur Absorption der im Bremsspektrum auftretenden langwelligen Röntgenstrahlen hinter dem Strahlenaustrittsfenster eine mindestens 1,5 mm starke *Aluminiumfolie* (für Geräte bis zu 70 kV) fest montiert (Abb. 10.**10**). Im Filter wird vorwiegend der weiche, nicht bildwirksame Anteil des Röntgenbremsspektrums absorbiert und der Nutzstrahl „aufgehärtet". Durch eine Blende aus stark absorbierendem Material (*Blei*) wird das Bestrahlungsfeld auf das erforderliche Minimum reduziert. Dies vermindert die Strahlenexposition. Außerdem wird durch die Blende die Bildqualität durch Ausschaltung schräger Randstrahlen und durch Reduktion der Sekundärstrahlen verbessert.

Tubus. Dem Strahlenaustrittsfenster ist ein zylindrischer oder rechteckiger Tubus aus Kunststoff vorgelagert (Abb. 10.**10**). Dieser Tubus sichert zum einen den *Mindestabstand* zwischen Brennfleck und Hautoberfläche. Zum anderen dient er dem Strahlenschutz durch *Einblendung des Nutzstrahlenfeldes* auf der Hautoberfläche auf maximal 6 cm Durchmesser.

Bei Panoramaschichtaufnahmegeräten engen die Primär- und Sekundärblenden den divergierenden Röntgenstrahl auf eine Breite von wenigen Millimetern ein. Bei Fernaufnahmen dienen entsprechende Rechteckblenden oder bewegliche Schlitzblenden dem gleichen Zweck.

Störstrahlung. Während des Betriebes einer Röntgenröhre existiert in ihrer Umgebung außer dem Nutzstrahlenfeld ein weiteres Strahlenfeld infolge *Störstrahlung.* Sie entsteht durch *Leckstrahlung* der Röntgenröhre

(praktisch vernachlässigbar) und vor allem durch *Streustrahlung* (Röhrenfenster, Filter, Blende, Tubus, Luft, Patient, Film).

▼ Streustrahlung ist bildqualitätsmindernd und kann
• durch konsequente Einblendung des Nutzstrahlenfeldes verringert werden.

Dentalröntgengeräte stehen als fahrbare oder fest montierte Geräte zur Verfügung (Abb. 10.**12**). Die Expositionszeit wird bei ihnen über *elektronische Zeitschalter* gewählt.

Panoramaschichtaufnahmegeräte

Das **Prinzip** des Panoramaschichtaufnahmeverfahrens basiert auf der Verwendung einer Schlitzblende und der koordinierten Bewegung des Fokus-Bildträger-Systems (Abb. 10.**13**). Die Nutzstrahlung wird durch eine fokusnahe vertikale Schlitzblende (Primärblende) zu einem schmalen Strahlenbündel eingeengt (Abb. 10.**14**). Die Maße der filmnahen Sekundärblende entsprechen der perspektivischen Verlängerung jener der Primärblende und bestimmen das Bildträgerformat in der Höhe (12 oder 15 cm). Der Bildträger wird bei Rotation des Systems an der Sekundärblende vorbeigeführt. Die Exposition dauert 12–15 s. Die Steuerkurve von Strahlenquelle sowie von Primär- und Sekundärblende verläuft elliptoid (parabelförmig) oder auch elliptisch. Es existiert eine Ebene, in der die Winkelgeschwindigkeiten von Strahlenquelle und Bildträger am geringsten diffe-

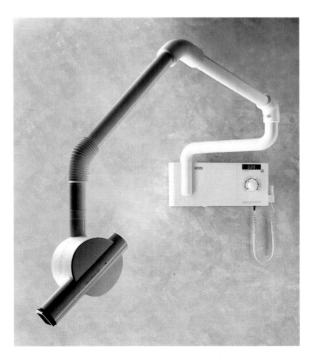

Abb. 10.12 An der Wand montiertes Dentalröntgengerät. Es kann zur konventionellen und zur digitalen Aufnahme verwendet werden und besitzt einen Kombidrehschalter zur Objektwahl.

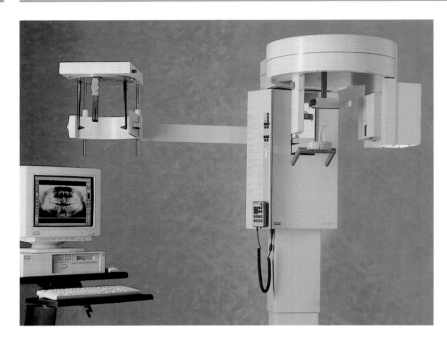

Abb. 10.**13** Panoramaschichtgerät. Mit ihm können Panoramaschicht- und Fernaufnahmen angefertigt werden. Auf dem Bildschirm werden die Aufnahmen bei Verwendung eines Sensors als Bildträger direkt sichtbar gemacht.

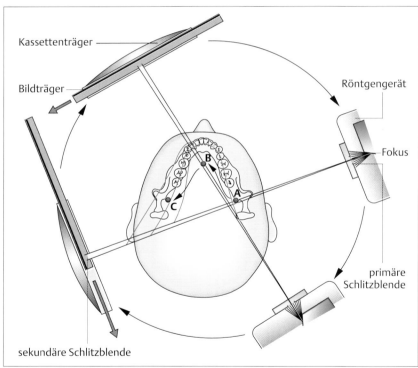

Kassettenträger

Bildträger

Röntgengerät

Fokus

primäre Schlitzblende

sekundäre Schlitzblende

Abb. 10.**14** Bewegungsablauf bei einem Panoramaschichtgerät (nach Pasler 1995). Der im Fokus entstehende Röntgenstrahl verlässt die vertikale primäre Schlitzblende, passiert am Beginn der Umlaufbahn den Punkt A und trifft, eingeengt durch die vertikale sekundäre Schlitzblende des Kassettenträgers, auf den Bildträger. Während Röhre und Kassettenträger im Uhrzeigersinn über die Drehpunkte B und C um den Kopf des Patienten rotieren (dünne Pfeile), läuft der Bildträger in der Gegenrichtung aus dem Kassettenhalter heraus (dicke Pfeile). Es wird eine Schichtaufnahme mit einer in den einzelnen Kieferabschnitten unterschiedlichen Schichtdicke angefertigt. Sie kann dem Zahnbogenverlauf bei Kindern und Erwachsenen angepasst werden.

rieren. Für den auf dem Bildträger dargestellten Objektbereich bedeutet dies ein Minimum an Bewegungsunschärfe. Dieser Bereich wird als Schichtmitte oder als zentrale Schichtebene bezeichnet. Film- und fokuswärts schließt sich der Bereich der relativen Unschärfe an. Er variiert im Rahmen der anatomischen Grenzen von Fabrikat zu Fabrikat geringfügig und beeinflusst den Bildcharakter. Der Schärfentiefenbereich liegt im Frontzahnbereich bei 15 mm, im Seitenzahnbereich bei ca. 20–25 mm. Die Schichtdicke beträgt bei den meisten Geräten in der Frontzahnregion 5–10 mm und in der Seitenzahnregion 15–20 mm. Dies macht auch verständlich, dass ein eugnather Zahnbogen nicht immer in allen Bereichen scharf abgebildet werden kann. Aufgrund des großen Objekt-Film-Abstands werden die Strukturen vergrößert abgebildet.

▼ Der Vergrößerungsfaktor einer Panoramaschichtauf-
● nahme liegt zwischen 1,2 und 1,5 und ist in den einzelnen Kieferabschnitten nicht einheitlich.

Rotationsachsen. Bei den heutigen Geräten verändert
sich die Lage der Rotationsachsen während der Aufnahme kontinuierlich. Auf diese Weise kann die Lage und
Ausdehnung der scharf dargestellten Schicht besser der
Kieferform angepasst werden. Ein weiterer Vorteil der
Bewegung mit mehreren Rotationsachsen liegt darin,
dass das Strahlenbündel in allen Bereichen des Zahnbo-
gens etwa orthoradial verläuft, sodass die Darstellung
der Zähne ohne gegenseitige Überlagerung der Zahnkronen möglich ist. Entsprechend der Neigung der Zahnach-
sen wird der Zentralstrahl in der Vertikalebene von kaudal nach kranial in einem negativen Winkel von 6–8° zur
Horizontalebene eingerichtet. Der Wechsel zwischen
den einzelnen Rotationsachsen erfolgt nicht abrupt, sondern fließend, sodass trotz dieses Wechsels eine kontinuierliche Darstellung möglich ist. Seit einiger Zeit kann
der Bewegungsablauf von einem Mikroprozessor über
einen Schrittmotor frei koordiniert werden (freie Bahn-
steuerung). Zur Vermeidung von Fehlbelichtungen gibt
es bei einigen Geräten eine automatische Expositions-
steuerung.

Röntgenaufnahmematerial

Das in der zahnärztlichen Röntgenologie gegenwärtig
noch häufig benutzte Strahlenempfängersystem ist der
Röntgenfilm. Andere Konvertermedien sind Sensoren
(direkte digitale Röntgenologie) und Speicherleucht-
stofffolien (indirekte digitale Röntgenologie oder Lumi-
neszenzradiographie). Die Xeroradiographie und die
Durchleuchtung mittels Bildverstärker besitzen in der
zahnärztlichen Röntgenologie praktisch keine Bedeutung.

Filmbasierende Bilderzeugung

Bei den Röntgenfilmen werden folienlose Filme und Filme mit Verstärkerfolie (Folienfilme) unterschieden.

▼ Röntgenfilme, die in die Mundhöhle des Patienten
● eingebracht werden, besitzen keine Verstärkerfolie.

Je nach Aufnahmeart und abzubildendem Objekt stehen unterschiedliche Filmmaße zur Verfügung (Tabelle
10.**6**).

Intraorale Filme

Die folienlosen intraoralen Filme sind aus hygienischen Gründen in eine Kunststoffhülle eingeschweißt
(Abb. 10.**15**).

→ **Praxistipp** In einer Ecke des intraoralen Films befindet sich eine kleine Erhebung. Ist die Ausrichtung
dieser Erhebung bei der Exposition standardisiert
(z.B. mesial und fokusnah), erlaubt sie eine schnelle
Orientierung am entwickelten Film.

Tabelle 10.**6** Dimensionen der folienlosen Zahnfilme

Film	Dimension
Zahnfilm	2 × 2,5 cm, 2 × 3 cm, 3 × 4 cm
Bissflügelfilm	2 × 3 cm, 2,5 × 5,5 cm
Aufbiss-/Okklusalfilm	7,5 × 5,5 cm

Jeder Röntgenfilm besteht aus einem Träger, der auf beiden Seiten mit einer lichtempfindlichen Emulsion beschichtet ist (Abb. 10.**16**). Diese ist verantwortlich für die
Empfindlichkeit des Films gegenüber Röntgenstrahlung.
Die folienlosen intraoralen Filme benötigen zur Strahlenabsorption einen 3- bis 5-mal höheren Silbergehalt
als folienhaltige Filme. Mit zunehmender Größe der in
der Emulsion enthaltenen Silbersalzkörner steigt die
Empfindlichkeit. Empfindliche Filme sind erwünscht,
weil eine geringe Strahlungsintensität die Strahlenbelastung des Patienten reduziert und eine kurze Belichtungszeit die Gefahr einer Bewegungsunschärfe vermindert. Allerdings sind bei hoch empfindlichen Filmen Zeichenschärfe und Bildkontrast vermindert.
Bei den intraoralen Filmen werden heute zwei **Empfind-
lichkeitsklassen** unterschieden:
● Empfindlichkeitsklasse D für normale Zahnfilme und
● Klasse E für höchste Empfindlichkeit.

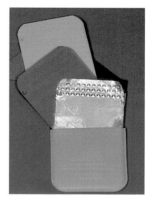

Abb. 10.**15** Aufbau einer
Zahnfilmpackung. In der Pa-
pier- oder Kunststoffverpa-
ckung liegt zuoberst die Bleifolie und darunter der von Papier umhüllte Film. Die einge-
legte Bleifolie verringert die
Strahlenexposition der hinter
dem Film liegenden Weichgewebe. Die Zahnfilme werden
je nach Fabrikat und Format
in Einzelbild- oder Doppel-
bildverpackung geliefert.

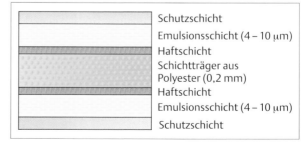

Schutzschicht
Emulsionsschicht (4 – 10 μm)
Haftschicht
Schichtträger aus
Polyester (0,2 mm)
Haftschicht
Emulsionsschicht (4 – 10 μm)
Schutzschicht

Abb. 10.**16** Schematischer Aufbau eines Röntgenfilms. In die
Emulsionsschicht sind Silberbromidmoleküle eingebettet; bei
der sog. T-Grain-Technik sind die Silberbromidkristalle nicht
mehr in Körnerform, sondern als dünne Blättchen in die Emulsionsschicht eingelagert. Hierdurch wird die Strahlenempfindlichkeit des Films gesteigert.

Extraorale Filme

▼ Extraorale Filme werden grundsätzlich mit Verstär-
● kerfolien verwendet.

Der Film befindet sich zwischen zwei Verstärkerfolien,
die im Inneren einer Aluminiumkassette an Boden und
Deckel eingeklebt sind. Die Folien sind mit einem
Leuchtstoff, z.B. Calciumwolframat oder Bariumfluor-
chlorid (Kristalldurchmesser etwa 5–10 μm) belegt.
Röntgenstrahlen regen den Leuchtstoff zur Aussendung
elektromagnetischer Strahlung geringer Energie an, für
welche die Röntgenfilme wesentlich empfindlicher
sind als für die Primärstrahlung. Bei Folienfilmen wird
die Schwärzung zu etwa 10% durch Röntgenstrahlen
und zu etwa 90% durch Fluoreszenzlicht bewirkt
(Abb. 10.17). Es ist eine Vielzahl verschiedener Leucht-
stoffe bekannt, wobei man das orthochromatische und
das UV-System unterscheidet (Tabelle 10.7). Durch Verwendung von Verstärkerfolien wird vor allem eine erhebliche Reduktion der Belichtungszeit und somit der
Strahlenexposition erreicht. Durch die Verstärkerfolie
kommt es jedoch zu einer Verschlechterung der Abbildungsschärfe, da durch das von den Leuchtstoffkristal-
len bei Röntgenbestrahlung emittierte Licht immer ein
Bezirk auf dem Film belichtet wird, der etwas größer ist
als die Kristalle. Mit zunehmender Kristallgröße und
zunehmender Schichtdicke der Folie nimmt einerseits
die Verstärkungswirkung, andererseits aber auch die
Abbildungsunschärfe zu. Verstärkerfolien verbrauchen
sich nicht durch ihre Funktion, wohl aber in mechani-
schem Kontakt mit den Filmen. Der Zeitpunkt zum
Austausch der Folien wird durch die Konstanzprüfung
festgestellt.

Lagerung von Röntgenfilmen

Röntgenfilme sollten trocken und kühl (nicht über 18°C)
gelagert werden. Günstig ist eine Luftfeuchtigkeit von
30–50%. Röntgenfilme müssen durch bleiummantelte
Behälter vor Umgebungsstrahlung geschützt werden. Da
die Röntgenfilme gegen Druck empfindlich sind, ist eine
Hochkantlagerung zu empfehlen.

 Durch unsachgemäße Lagerung des Röntgenfilms
wird der durch Spuren von „Silberkeimen" gebildete
„Grundschleier", den jeder Film aufweist, verstärkt.

Filmverarbeitung

Latentes Bild. Bei der Bestrahlung des Röntgenfilms (Belichtung) kommt es zu einer Neutralisation von Brom-
ionen, wobei Elektronen frei werden, die Silberionen zu
metallischem Silber reduzieren. Metallisches Silber ist in
der vorliegenden feinen Verteilung zwar schwarz, doch
reicht die bei der Exposition entstandene Schwärzung
zur Visualisierung nicht aus. Man spricht daher von einem latenten Bild. Die anschließende chemische Entwicklung wandelt dann weiteres Silberbromid um.
Entwicklung. Durch die Entwicklung wird das auf dem
Film infolge der Belichtung bereits vorhandene latente

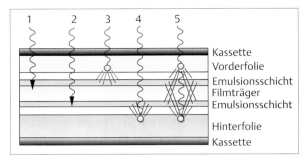

Abb. 10.**17** Schematischer Aufbau eines folienhaltigen Films.
In einer Metallkassette sind Röntgenfilm und Verstärkerfolien
untergebracht (Vorder- und Hinterfolie). Die Röntgenstrahlen
regen die fluoreszierenden Kristalle der Vorder- und Hinterfolie
(3, 4) zur Aussendung von Fluoreszenzlicht an. Da die Silberbromidkristalle der Filmemulsion für die von diesen Leucht-
stoffen emittierten Wellenlängen besonders empfindlich sind,
wird die Schwärzung des Films zu 90% durch Fluoreszenz (3, 4)
und nur noch zu 10% durch Röntgenlicht (1, 2) bewirkt. Dabei
entsteht ein mehr oder minder starker „Cross-over-Effekt" (5),
der die Bildschärfe beeinträchtigt (Folienunschärfe).

Tabelle 10.**7** Einige Beispiele für Film-Folien-Kombinationen für
Panoramaschichtaufnahmen (Filmgröße 12,7 × 30,5 cm und
15 × 30 cm)

Folie	Film	Verstär-kungs-faktor	Emission
Lanex Medium	T-Mat G	250	grün
X-Omatic Regular	Ektamat G	140	blauviolett
Ortho-Medium	St 8G	220	grün
blue R4	RP6	400	blau
Ultra-Vision Rapid	UV-G	400	ultraviolett

Bild sicht- und haltbar gemacht. Zunächst wird der Film
in eine Entwicklerlösung gebracht, in der die chemische
Umsetzung der Halogenidkörner zu elementarem Silber
erfolgt. Die chemische Reaktion verläuft dabei umso
schneller, je höher in ihm die Konzentration der bereits
durch Photonenwechselwirkung entstandenen Silber-
atome ist. Auf diese Weise werden die am stärksten belichteten Bereiche des Films am ehesten geschwärzt.
Entscheidend ist folglich, den chemischen Prozess, der
letztendlich zur Reduktion aller Halogenidkristalle führen würde (totale Schwärzung), rechtzeitig zu unterbrechen. Da die Entwicklung ein rein chemischer Prozess
ist, ist seine Dauer entscheidend von der Entwicklertem-
peratur abhängig: So beträgt die Entwicklungszeit bei
einer Temperatur von 18°C 5 min; sie kann bei Erhöhung
der Temperatur erheblich verkürzt werden (25 s bei
34°C). Der Temperaturerhöhung sind jedoch durch die
Hitzeempfindlichkeit des Films (vor allem der Gelatine)
Grenzen gesetzt. Nach der Entwicklung schließt sich eine Spülung im Zwischenwasserbad an. Dies ist notwendig, weil die dem Film anhaftende Entwicklerlösung das
Fixierbad verunreinigen und unbrauchbar machen würde.

Fixierung. Der gereinigte Film wird dann in das *Fixierbad* überführt, das die im Entwickler nicht geschwärzten Bromidsilberkörnchen bindet und in Lösung bringt, sodass nur noch metallisches Silber zurückbleibt. Damit wird der Film gegen Licht unempfindlich. Wie die Entwicklung ist auch der Fixiervorgang temperaturabhängig. Die Fixierdauer beträgt zwischen 45 s und etwa 3 min.

Anschließend wird die *Schlusswässerung* zur Beseitigung aller in die Filmemulsion eingedrungenen Chemikalien vorgenommen und der Film getrocknet. Da Entwickler und Fixierlösung nur eine begrenzte Leistungsfähigkeit besitzen, ist für eine regelmäßige Erneuerung je nach Arbeitsanfall zu sorgen.

Aufgrund der besseren Standardisierbarkeit sollten vollautomatische Entwicklungssysteme vorgezogen werden. Dabei sollte auf Schnell- und Einbadsysteme verzichtet werden. Von den verschiedenen zur Verfügung stehenden Filmtransportsystemen eignet sich der Rollentransport gleichermaßen für intra- und extraorale Filme.

Entsorgung. Gebrauchte Fixierbäder, die pro Liter bis zu 13 g aus dem belichteten Filmmaterial herausgelöstes Silber enthalten, sollten nicht über die öffentliche Kanalisation entsorgt, sondern einer Silberrückgewinnung zugeführt werden.

Filmverarbeitungsfehler und ihre Ursachen werden in Tabelle 10.**8** aufgeführt.

Digitale Röntgenologie

Technik. Als Strahlenempfängersystem kann auch ein *Sensor* dienen. In der zahnärztlichen Röntgenologie stehen vor allem für intraorale Aufnahmen Sensoren verschiedener Größe zur Verfügung (Tabelle 10.**9**). Auch für die Panoramaschichtaufnahme wurde mittlerweile ein Sensor entwickelt. Das System besteht aus Röntgengenerator, Sensor, Zentraleinheit mit Bildwandler und einem Archivierungsmedium (z.B. Videodrucker). Das Prinzip besteht darin, dass ein Röntgengenerator Strahlung auf einen Sensor sendet. Die Rezeption der Strahlung erfolgt dabei entweder direkt mit strahlungsgehärteten Charge-coupled-Device-Chips oder indirekt nach Umwandlung mittels einer Leuchtfolie in sichtbares Licht. Die Sensoren direkt belichteter strahlungsgehärteter CCD-Chips sind wesentlich flacher und liefern völlig verzerrungsfreie Abbildungen mit gleichmäßiger Empfindlichkeit über das ganze Aufnahmeareal. Nachteil ist bislang ein höheres „Bildrauschen".

Vorteile. Die Strahlenexposition ist im Vergleich zum konventionellen Zahnfilm um 60–70 % niedriger bei gleichzeitig günstigerer Übersetzung von Dichteunterschieden der Körpergewebe in Grauwertunterschiede. Weitere Vorteile sind die sofort vorliegende Bildinformation, die Möglichkeit der *Bildfernübertragung* und der Wegfall von Film und Filmentwicklung sowie damit verbundener Lager- und Bearbeitungsfehler. Darüber hinaus ist eine *Bildnachbearbeitung* wie Filterung, Änderung der Farb- oder Intensitätsskala, Vergrößerung, Kontrastverstärkung und elektronische Speicherung möglich. Die Kontrastverstärkung vergrößert Grauwertunterschiede und lässt den Beobachter Detailstrukturen besser erkennen. Auf einem Film können Grauwertunterschiede dagegen nicht mehr verändert werden. Die Auflösung direkter digitaler Systeme ist gegenwärtig noch geringer als bei einem herkömmlichen Zahnfilm. Sie ist jedoch ausreichend für die klinische Anwendung: Mit einer Auflösung von acht Linienpaaren pro Millimeter könnten noch Details mit einer Breite von 60 μm dargestellt werden.

Tabelle 10.**8** Qualitätsminderung von Röntgenaufnahmen durch Fehler bei der Filmverarbeitung

Qualitätsminderung	Ursache
Glasklare Flecken auf dem Film	Kontamination des unentwickelten Films mit Fixierlösung
Schwarze Flecken auf dem Film	Kontamination des unentwickelten Films mit Entwicklerlösung
Bild zu hell	Film wurde zu kurz entwickelt bzw. Entwickler zu kalt oder verbraucht
Bild zu dunkel (kann mit Farmer-Abschwächer aufgehellt werden)	Film wurde zu lange entwickelt bzw. Entwickler zu warm oder zu konzentriert
Grauschleierbildung	Film wurde im Bereich ionisierender Strahlung gelagert und dabei vorbelichtet
Bildteile fehlen	Film wurde nicht vollständig ins Entwicklerbad getaucht
Bild zerkratzt (Abb. 10.**18**)	Film wurde unachtsam mit Pinzette oder Fingernägeln angefasst
Grauschleier über dem ganzen Film	Entwickler zu warm, Film zu alt, zusätzliche Belichtung, Lichteinfall, Dunkelkammerbeleuchtung nicht in Ordnung
Dichroitischer Farbschleier über dem ganzen Bild	Fixierlösung verbraucht, Zwischenwässerung ungenügend, Entwickler durch Fixierbad verunreinigt
„Entladungsblitze" auf dem Film (Abb. 10.**19**)	Film wurde bei niedriger Luftfeuchtigkeit zu rasch aus der Packung gezogen
Schwarze „Bruchlinien" im Film	Film wurde vor der Aufnahme geknickt, dadurch Bruch der Emulsionsschicht
Fingerabdrücke Schwarze Linien	Film wurde angefasst Verletzung der Emulsionsschicht des Films oder der Verstärkerfolie

Tabelle 10.**9** Intraorale Sensoren (nach Kaeppler 1996)

System	Größe des sensiblen Areals (mm)	Auflösung in Linienpaaren (mm)	Graustufen, dynamischer Bereich
Visualix (Gendex)	17,6 × 23,3	7,7	64 aus 256
Radio-Visio-Graphie (Trophy)	18,5 × 27,5	8,3	64 aus 256
Flash Dent (Villa Sistemi Medicali)	30,8 × 39,2 bzw. 20,4 × 23,6	5,9 bzw. 7,5	64 aus 256
Sense-A-Ray 2 (Regam)	17,2 × 25,7	< 10	64 aus 256
Sidexis (Siemens)	18,3 × 29,5	10	256 aus 4096

Allgemeine Regeln der Bildprojektion

Abbildungsgeometrie

Röntgenstrahlen breiten sich geradlinig von einer theoretisch punktförmigen Strahlenquelle aus. Innerhalb des Strahlenkegels werden Zentralstrahl, Achsenstrahl und Senkrechtstrahl unterschieden (Abb. 10.**20**):

- Der *Zentralstrahl* verläuft von der Fokusmitte durch die Mitte des Strahlenaustrittsfensters.
- Der *Achsenstrahl* verläuft von der Fokusmitte durch die Mitte der Blendenöffnung. Er ist bei symmetrischer Einblendung identisch mit dem Zentralstahl.
- Der *Senkrechtstrahl* trifft senkrecht von der Fokusmitte auf die Abbildungsebene.

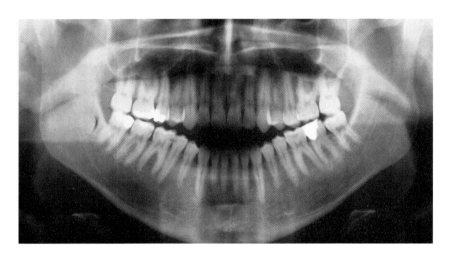

Abb. 10.**18** Halbmondförmige Aufhellung (Unterkiefer retromolar rechts) infolge mechanischer Beschädigung der Filmemulsion vor der Belichtung.

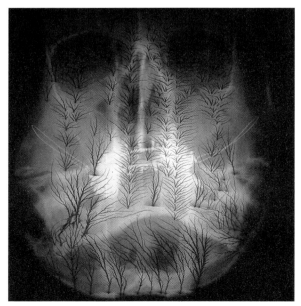

Abb. 10.**19** Entladungsblitze. Der Film wurde bei niedriger Luftfeuchtigkeit zu rasch aus der Packung gezogen.

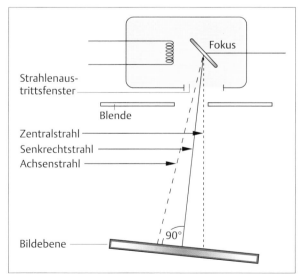

Abb. 10.**20** Strahlentypen. Der Zentralstrahl verläuft von der Fokusmitte durch die Mitte des Strahlenaustrittsfensters. Der Achsenstrahl verläuft von der Fokusmitte durch die Mitte der Blendenöffnung. Er ist bei symmetrischer Einblendung identisch mit dem Zentralstahl. Der Senkrechtstrahl trifft senkrecht von der Fokusmitte auf die Abbildungsebene. Bei der Rechtwinkeltechnik ist er ebenfalls identisch mit dem Zentralstrahl

Bei symmetrischer Einblendung und Rechtwinkelprojektion sind alle drei Strahlen identisch.

Abbildung. Bei den Aufnahmebedingungen für eine möglichst scharfe und maßstäbliche Objektabbildung sind zu berücksichtigen:

- Je kleiner der Fokus ist, desto kleiner fallen die Halbschattenbreiten aus und umso schärfer wird die Abbildung (Abb. 10.21).
- Für eine maßstäbliche Abbildung ohne Verzeichnung ist die Bildebene parallel zur Objektebene anzuordnen (Abb. 10.22) und zusätzlich der Zentralstrahl senkrecht auf die Objektebene auszurichten (Abb. 10.23).
- Der Fokus-Objekt-Abstand ist möglichst groß und der Objekt-Bildträger-Abstand möglichst klein zu wählen, um die Abbildungsvergrößerung zu minimieren (Abb. 10.22).

Bei der Abbildung von Zähnen versucht man mithilfe von drei **Projektionstechniken,** diesen idealisierten Aufnahmebedingungen möglichst nahe zu kommen. Dies sind:

- Halbwinkeltechnik
- Paralleltechnik und
- Rechtwinkeltechnik.

Halbwinkeltechnik

▼ Bei der Halbwinkeltechnik wird der Zentralstrahl
● senkrecht auf die Winkelhalbierungsebene von Objekt- und Bildebene gerichtet.

Der Zentralstrahl durchläuft in der Regel die apikale Region. Bei parodontologischer Indikation beispielsweise kann er jedoch auch limbal geführt werden. Für die

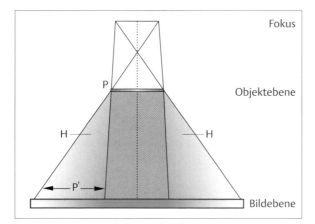

Abb. 10.**21** Abbildungsschärfe und Halbschattenbreite. Je größer die Halbschattenbreiten (H) sind, umso unschärfer erfolgt die Darstellung (P') des Objektpunktes (P). Die Halbschattenbreiten werden umso größer, je kleiner der Abstand zwischen Fokus und Objekt, je größer der Abstand zwischen Objekt und Bildebene und je größer der Fokus selbst ist. Großer Abstand zwischen Fokus und Objekt sowie kleiner Abstand zwischen Objekt und Bildebene führen dagegen zu kleinen Halbschattenbreiten und zu einer Verbesserung der Abbildungsschärfe. Das Gleiche gilt für einen punktförmigen Fokus.

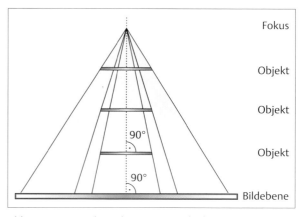

Abb. 10.**22** Zentralprojektion. Eine Objektvergrößerung ist unvermeidbar. Sie ist jedoch umso geringer, je größer der Abstand zwischen Fokus und Objekt und je geringer der Abstand zwischen Objekt und Bildebene ist. Das Objekt wird dann gleichmäßig vergrößert, wenn die Bildebene parallel zur Objektebene gelagert ist und der Zentralstrahl senkrecht auf beide einfällt.

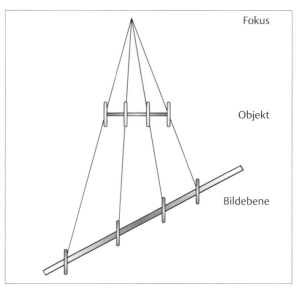

Abb. 10.**23** Objektverzerrung. Wenn die Objektebene oder die Bildebene oder beide nicht senkrecht zum Zentralstrahl platziert sind, tritt eine ungleichmäßige Vergrößerung der einzelnen Objektabschnitte ein (Verzerrung). Das Gleiche tritt bei gebogener Bildebene auf.

Halbwinkeltechnik sollte die Okklusionsebene des Kiefers, in dem die Aufnahme anzufertigen ist, parallel zum Fußboden ausgerichtet werden. Die Halbwinkeltechnik bietet den Vorteil, dass sie ohne Einsatz von Hilfsmitteln wie Filmhalter und Langtubus in allen Kieferbereichen anwendbar ist. Sie ist demzufolge eine die individuellen anatomischen Verhältnisse berücksichtigende, ohne spezielle Ausrüstung arbeitende Methode, die bei richtiger Anwendung eine weitgehend maßstäbliche, nur minimal verzerrte Darstellung des Objektes liefert.

Projektion. Grundsätzlich wird zur Untersuchung eines Zahnes der Zentralstrahl in horizontaler Richtung orthoradial und in vertikaler Richtung apikal oder limbal (koronal) geführt (Abb. 10.**24**).

Bei der orthoradialen Projektion verläuft der Zentralstrahl senkrecht zu einer an den Zahnbogen angelegten Tangente und schneidet die Längsachse des zu untersuchenden Zahnes (Abb. 10.**25**). Trifft der Zentralstrahl in der Horizontalachse nicht senkrecht auf die Tangente – in praxi also auf den Bildträger –, so bezeichnet man dies als exzentrische Projektion. Man unterscheidet *mesial-* und *distalexzentrische Projektionen.*

→ **Praxistipp** Bei Übereinanderprojektionen im orthoradialen Strahlengang können exzentrische Aufnahmen eine überlagerungsfreie Abbildung ermöglichen, z.B. der beiden mesialen Wurzeln von Unterkiefermolaren (Abb. 10.**25**).

Exzentrische Aufnahmen werden auch zur Lokalisation von Objekten herangezogen (vgl. S. 245).

Die Schwierigkeit bei der Abschätzung der Winkelhalbierungsebene ist zweifellos ein Nachteil der Halbwinkeltechnik (Abb. 10.**26** u. 10.**27**). Die Anwendung der Halbwinkeltechnik führt häufig auch zu Überlagerungen der oberen Molarenwurzeln durch das Jochbein.

→ **Praxistipp** Mit der Halbwinkeltechnik wird bei zu großem vertikalem Winkel das Objekt verkürzt, bei zu kleinem vertikalem Winkel verlängert dargestellt.

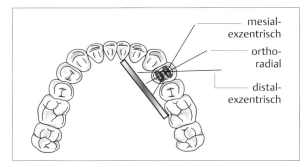

Abb. 10.**25** Horizontale Zentralstrahlführung am Zahn. Bei der orthoradialen Projektion erfolgt die Einstellung des Zentralstrahles senkrecht auf eine Tangente an den Zahnbogen. Dies ist vor allem für die überlagerungsfreie Abbildung im Approximalbereich erforderlich. Von dieser Standardprojektion abweichende Aufnahmen sind die distal- oder mesialexzentrischen Projektionen. Sie werden immer dann benötigt, wenn es darum geht, eine bestimmtes Detail überlagerungsfrei zu projizieren oder ein Objekt durch Strahlenverschiebung zu lokalisieren.

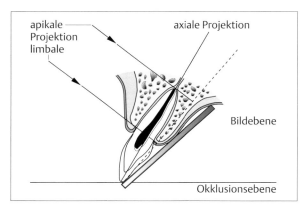

Abb. 10.**24** Vertikale Zentralstrahlführung am Zahn. Wird der Zentralstrahl auf die Wurzelspitze gerichtet, bezeichnet man dies als apikale Projektion. Bei der limbalen Projektion wird der Zentralstrahl auf den Limbus alveolaris gerichtet, und bei der axialen Projektion folgt er der Längsachse des Zahnes.

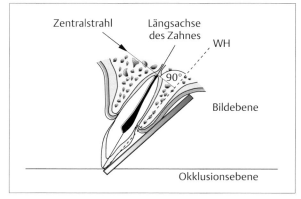

Abb. 10.**26** Halbwinkeltechnik in der Oberkiefer-Frontzahn-Region. Der Zentralstrahl wird durch den Apex senkrecht auf die Winkelhalbierungsebene (WH) geführt, die den Winkel zwischen der Längsachse des Zahnes und der Bildebene teilt. Dadurch ist eine isometrische Abbildung des Zahnes möglich.

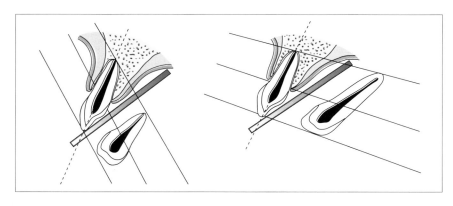

Abb. 10.**27** Abweichung bei der Halbwinkeltechnik. Bei zu steiler Projektion wird das Objekt verkürzt (links), bei zu flacher Projektion verlängert (rechts) abgebildet.

Paralleltechnik

▼ Bei der Paralleltechnik wird der Zentralstrahl senk-
● recht auf den Bildträger gerichtet, der mittels eines
Filmhalters parallel zum abzubildenden Objekt angeordnet wird.

Es wird ein isolierter Filmhalter verwendet, der nicht
mit dem Röntgengerät verbunden ist und eine parallele Einstellung des Films zur Zahnachse ermöglicht
(Abb. 10.**28**). Ein Halten des Films durch den Patienten
entfällt. Mittels der Paralleltechnik ist auch eine limbale
Projektion mit regelrechter Wiedergabe der aufgenommenen Strukturen bei nur minimaler Vergrößerung ohne Verzerrung möglich. Zwar stehen für die Anfertigung
von Messaufnahmen in der Endodontie spezielle Filmhalter zur Verfügung, eine Abbildung der Wurzelspitze
ist jedoch nach den Regeln der Parallelprojektion nicht
immer möglich.

Rechtwinkeltechnik

▼ Bei der Rechtwinkeltechnik wird der Zentralstrahl
● im Winkel von 90° auf die Filmmitte gelenkt. Dies geschieht mithilfe einer starren Fixierung des Bildträgers am Röntgengerät.

Der **Bildträger** wird möglichst parallel zur Zahnachse
angeordnet (Abb. 10.**29**). Bei der Rechtwinkeltechnik
vergrößert sich zwangsläufig der Objekt-Film-Abstand.

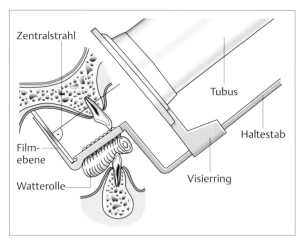

Abb. 10.**29** Bildträgerlage und Zentralstrahlführung bei der
Rechtwinkeltechnik. Bei der Rechtwinkelprojektion ist der Bildträger in einer mit dem Tubus starr verbundenen Halterung so
im rechten Winkel zum Zentralstrahl fixiert, dass der Zentralstrahl stets auf die Mitte des Bildträgers trifft. Der Haltestab
dient als Zielvorrichtung und sichert gleichzeitig die Fokus-
Bildträger-Distanz.

Um die daraus folgende Objektvergrößerung und die
geometrische Unschärfe zu kompensieren, empfiehlt
sich auch ein größerer Fokus-Objekt-Abstand (Langtubus). Ein längerer Tubus macht zwar längere Exposi-
tionszeiten erforderlich, ändert jedoch die Gesamtdosis-
belastung des Patienten kaum.
Der Einsatz von *Film- bzw. Sensorhaltern* ermöglicht die
Reproduzierbarkeit der Aufnahmebedingungen. Sie erlauben eine exakte Lage des Bildträgers, unabhängig von
der manuellen Geschicklichkeit des Patienten beim Halten der Films und der Einschätzung des Untersuchers.
Nur so können nahezu identische Aufnahmen auch nach
längerer Zeit angefertigt werden.
Neben der besseren Projektion ist ein weiterer Vorteil
von Filmhaltern, dass die Strahlenbelastung des den
Bildträger haltenden Patientenfingers entfällt.

Spezielle Aufnahmetechniken

Für alle Aufnahmetechniken gilt: Grundvoraussetzung
für eine gute Bildqualität ist die umfassende Orientierung und Information des Patienten über das Vorgehen.
Weitere Voraussetzungen sind die Entfernung aller im
Strahlengang befindlichen Fremdkörper (Brille, Ohrschmuck, Prothese), die sorgfältige Positionierung von
Patient, Bildträger und Zentralstrahl, die sorgfältige
Wahl der Aufnahmeparameter (Belichtungszeit) und die
konsequente Durchführung der Qualitätssicherungsmaßnahmen. Allerdings spielen **Expositionsfehler** (Tabelle 10.**10**) bei den heute üblichen Belichtungsautoma-
tiken eine untergeordnete Rolle.
Bei Röntgenaufnahmen der Zähne und der Kieferknochen werden je nach Lage des Bildträgers intraorale und
extraorale Aufnahmeverfahren unterschieden.

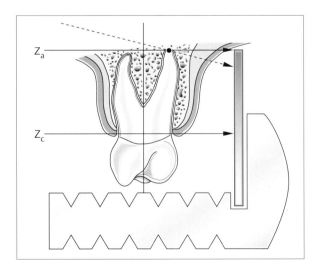

Abb. 10.**28** Bildträgerlage und Zentralstrahlführung bei der
Paralleltechnik. Der Bildträger wird mithilfe eines Halters, der
keine feste Verbindung zum Tubus aufweist, parallel zur Ob-
jektachse eingestellt. Bei der koronaren Projektion trifft der
Zentralstrahl (Z_c) in der Mitte der Zahnlänge senkrecht auf die
Zahnachse und auf die Bildebene. Bei apikaler Projektion (Z_a)
können die Wurzeln oft nur dann auf die Bildebene projiziert
werden, wenn der Zentralstrahl schräg einfällt (gestrichelt). Eine Parallelisierung von Bild- und Objektebene im Oberkiefer-
seitenzahnbereich kann auch mittels einer koronar eingelegten Watterolle erzielt werden (Technik nach Le Master).

Tabelle 10.**10** Qualitätsminderung von Röntgenaufnahmen durch Fehler bei der Exposition

Qualitätsminderung	Ursache
Film zu hell	Belichtungszeit zu kurz
Film zu dunkel	Belichtungszeit zu lang
Halbmondförmige Verschattung	Fehlerhafte Einblendung
Konturen der Zähne und Knochenzeichnung verwischt	Patient, Röntgenröhre oder Film haben sich bei der Aufnahme bewegt
Zähne bzw. Konturen sind mehrfach abgebildet	Doppelbelichtung, ein belichteter Film wurde ein 2. Mal verwendet
Unerklärliche Verschattungen auf der Panoramaschichtaufnahme	Phantombilder durch anatomische Strukturen der Kiefergegenseite, durch Fremdkörper, Ohrringe (vgl. Abb. 10.**54**)
Film zu hell, zeigt Bleifolie	Film wurde von der falschen Seite belichtet
Film nur teilweise belichtet	Belichtungsvorgang zu früh beendet

Intraorale Aufnahmeverfahren

Bei den intraoralen Aufnahmeverfahren befindet sich der Bildträger im Mund des aufrecht sitzenden Patienten. Zu den intraoralen Verfahren zählen:
- die laterale Zahnaufnahme
- die Bissflügelaufnahme und
- die Okklusalaufnahme.

Laterale Zahnaufnahme

Zur Abbildung des gesamten Gebisses sind je nach Alter des Patienten und Anzahl der Zähne bis zu 14 einzelne laterale Zahnaufnahmen erforderlich. Bei Anwendung der Rechtwinkeltechnik sind in den verschiedenen Kieferregionen für die Zentralstrahlführung in apikaler Projektion folgende Regeln zu beachten:
Oberkiefer-Frontzahn-Region. Der Bildträger wird im Hochformat eingesetzt. Der Zentralstrahl tritt an der Nasenspitze ein und verläuft in der Mediansagittalebene. Die Unterkante des Bildträgers verläuft parallel zur Schneidekante der Frontzähne (Abb. 10.**30**).
Oberkiefer-Eckzahn-Region. Der Bildträger wird im Hochformat eingesetzt. Ansatzpunkt für den Zentralstrahl ist die Fossa canina bei apikaler Projektion. Der horizontale Winkel ist so zu wählen, dass der Eckzahn vom ersten Prämolaren freiprojiziert wird (Abb. 10.**31**).
Oberkiefer-Prämolaren-Region. Zahnfilme werden im Querformat und Sensoren im Hochformat eingesetzt.

Der Eintrittspunkt des Zentralstrahles befindet sich zwischen den Wurzeln der beiden Prämolaren (Abb. 10.**32**).
Oberkiefer-Molaren-Region. Der Bildträger wird im Querformat eingesetzt. Der Zentralstrahl tritt flach (25° und weniger zur Okklusionsebene) und unterhalb des Jochbeines ein, um eine Überlagerung der Molarenwurzeln durch das Jochbein zu verhindern (Abb. 10.**33**).
Unterkiefer-Frontzahn-Region. Der Bildträger wird im Hochformat eingesetzt. Der Zentralstrahl verläuft in der Mediansagittalebene durch die apikale Region der unteren Schneidezähne (Abb. 10.**34**).
Unterkiefer-Eckzahn-Region. Der Bildträger wird im Hochformat möglichst weit zungenwärts platziert. Durch leichten Kieferschluss wird der Mundboden entspannt und die korrekte Positionierung des Bildträgers erleichtert (Abb. 10.**35**). Der Eintrittspunkt für den Zentralstrahl befindet sich weniger Millimeter kranial des Unterkiefers der Mandibula. Bei der Einstellung des horizontalen Winkels ist eine Überlagerung durch den 1. Prämolaren zu vermeiden.
Unterkiefer-Prämolaren-Region. Zahnfilme werden im Querformat und Sensoren im Hochformat eingesetzt. Der Eintrittspunkt für den Zentralstrahl befindet sich eine Fingerbreite vom Unterrand der Mandibula entfernt zwischen den Wurzeln der beiden Prämolaren (Abb. 10.**36**).
Unterkiefer-Molaren-Region. Zahnfilme werden im Querformat und Sensoren im Hochformat eingesetzt. Der Zentralstrahl tritt eine Fingerbreite oberhalb des Un-

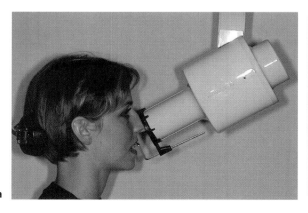

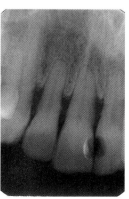

Abb. 10.**30** Apikale Projektion der Oberkiefer-Frontzahn-Region.
a Klinische Ansicht.
b Röntgenaufnahme.

a

b

Abb. 10.**31** Apikale Projektion der Oberkiefer-Eckzahn-Region. Der horizontale Winkel ist so zu wählen, dass der Eckzahn vom 1. Prämolaren freiprojiziert werden kann.
a Klinische Ansicht.
b Röntgenaufnahme.

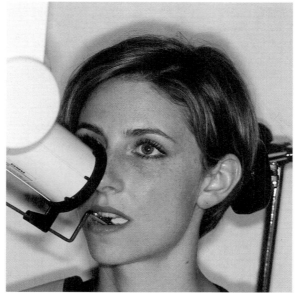

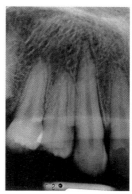

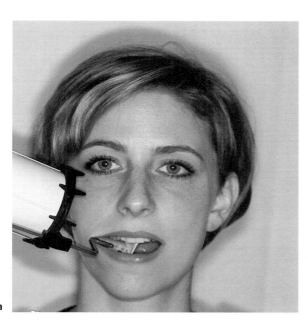

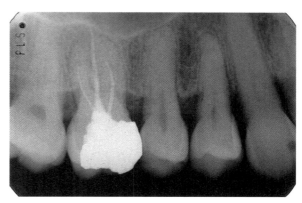

Abb. 10.**32** Apikale Projektion der Oberkiefer-Prämolaren-Region.
a Klinische Ansicht.
b Röntgenaufnahme.

terrandes der Mandibula ein und ist beim 1. Molaren im Winkel von etwa 5° und beim 2. Molaren von 0° gegen die Okklusionsebene gerichtet (Abb. 10.37). Sieht man auf dem Röntgenbild einen Abstand zwischen den Wurzelspitzen und dem Kanal des N. mandibularis, so entspricht dies der Realität.

⇒ **Praxistipp** Ist der Kanal des N. mandibularis an oder über die Wurzelspitzen projiziert, so kann mit einer um mindestens 30° kranialexzentrischen Aufnahme geklärt werden, ob es sich um eine linguale Lagerung des Kanals handelt. Dagegen bedeutet die Abbildung des Kanals entgegen der Röhrenbewegung einen vestibulären Kanalverlauf.

Die Folgen fehlerhafter Einstellungstechniken sind in Tabelle 10.**11** dargestellt. Wurde der Zahnfilm nicht ausreichend nach kranial im Oberkiefer oder nicht ausreichend nach kaudal im Unterkiefer eingelegt, so können die Wurzelspitzen fehlen. Das Gleiche gilt für eine nicht ausreichende apikale Einstellung des Zentralstrahles. Wurde der Zahnfilm von der falschen Seite belichtet, so ist er zu hell und zeigt zusätzlich das Muster infolge der abgebildeten Bleifolie (Abb. 10.**39**).

Okklusalaufnahme (Aufbissaufnahme)

Bei der Okklusalaufnahme wird der Bildträger zwischen die Zahnreihen gelegt und vom Patienten durch sanften

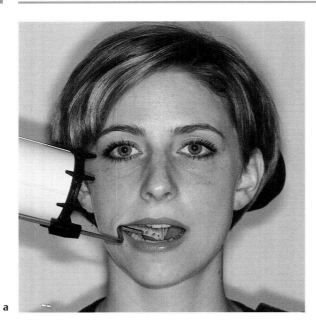

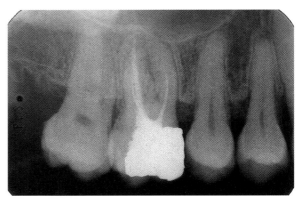

Abb. 10.**33** Apikale Projektion der Oberkiefer-Molaren-Region. Der Zentralstrahl tritt flach (25° und weniger) und unterhalb des Jochbeines ein. Bei zu steiler Projektion wird die apikale Region der oberen Molaren vom Os zygomaticum überlagert.
a Klinische Ansicht.
b Röntgenaufnahme.

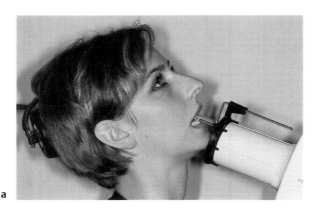

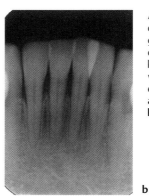

Abb. 10.**34** Apikale Projektion der Unterkiefer-Frontzahn-Region. Die korrekte Platzierung des Bildträgers wird im Unterkiefer generell erleichtert, wenn der Patient den Mund etwas schließt.
a Klinische Ansicht.
b Röntgenaufnahme.

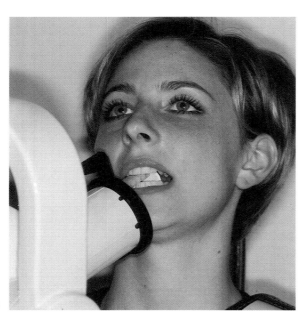

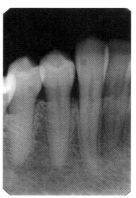

Abb. 10.**35** Apikale Projektion der Unterkiefer-Eckzahn-Region.
a Klinische Ansicht.
b Röntgenaufnahme.

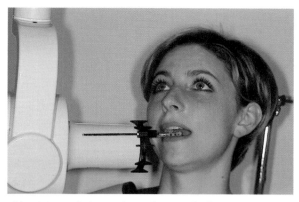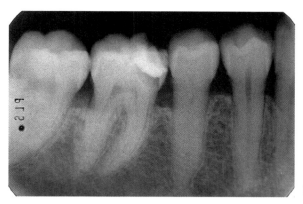

a
b

Abb. 10.**36** Apikale Projektion der Unterkiefer-Prämolaren-Region. Steht der 1. Prämolar sehr weit mesial, so muss der Bildträger in einem nach vorne offenen Winkel zum Prämolaren platziert werden, um ihn durch etwas mesialexzentrische Projektion einwandfrei abzubilden. **a** Klinische Ansicht. **b** Röntgenaufnahme.

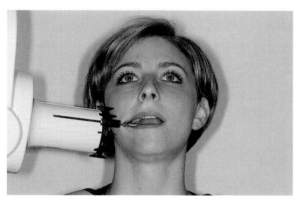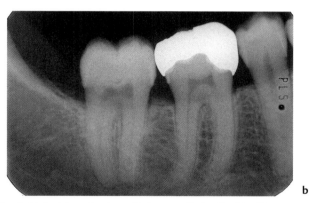

a
b

Abb. 10.**37** Apikale Projektion der Unterkiefer-Molaren-Region. Der 1. Molar ist am besten mit einer vertikalen Strahlenführung von etwa 5° von unten und der 2. Molar mit einer solchen von 0° darzustellen. **a** Klinische Ansicht. **b** Röntgenaufnahme.

Tabelle 10.**11** Qualitätsminderung von Röntgenaufnahmen durch fehlerhafte Einstellungstechnik bei lateralen Zahnaufnahmen

Qualitätsminderung	Ursache
Zähne zu lang (Abb. 10.**38**)	Einstellung des Zentralstrahles zu flach
Zähne zu kurz	Einstellung des Zentralstrahles zu steil
Zähne erscheinen verzerrt und unscharf	Der Film war gebogen; die Projektion erfolgte nicht orthoradial, sondern schräg
Wurzelspitzen fehlen	Zahnfilm im Oberkiefer nicht ausreichend nach kranial eingelegt Zahnfilm im Unterkiefer nicht ausreichend nach kaudal eingelegt
Zahnfilm zu hell, zeigt Muster der Bleifolie (Abb. 10.**39**)	Film von der falschen Seite belichtet
Film nicht oder nur teilweise belichtet	Projektion exzentrisch, Bildteile verschwinden im Tubusschatten
Zähne übereinander projiziert, Wurzelspitzen fehlen bei apikaler Einstellung	Zentralstrahl nicht tangential zur Approximalfläche eingestellt (mesial- oder distalexzentrische Einstellung)
Knochenstruktur verwaschen	Film gebogen
Strichförmige Aufhellung auf dem Bild	Film abgeknickt
Tubuseinblendung sichtbar	Zentralstrahl nicht auf Objektmitte eingestellt.
Film zu hell	Film von der falschen Seite belichtet

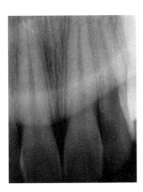

Abb. 10.**38** Verlängerte Abbildung der Zahnwurzel. Bei der Aufnahme der Oberkiefer-Frontzahn-Region mittels Halbwinkeltechnik wurde der Zentralstrahl zu flach eingestellt.

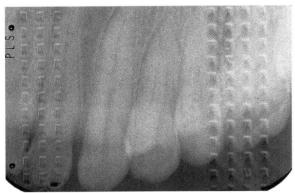

Abb. 10.**39** Abbildung der Bleifolie. Bei Belichtung des Films von der Gegenseite erfolgte die Abbildung der eingelegten Bleifolie mit der entsprechenden Musterung. Gleichzeitig wurden Röntgenstrahlen absorbiert, sodass der Film weniger belichtet werden konnte.

Zubiss fixiert. Im Unterkiefer lässt sich durch Zurückneigen des Kopfes leicht eine axiale Projektion erreichen. Der Zentralstrahl wird dorsal unterhalb des Kinns angesetzt (Abb. 10.**40**). Im Oberkiefer ist die axiale Projektion praktisch nicht möglich, da die Zahnachsenverlängerung hinter dem Haaransatz enden würde. Hierfür reicht die Leistungsfähigkeit der Dentalröntgengeräte nicht aus. Man wählt daher die sog. halbaxiale Projektion, wobei der Zentralstrahl etwa auf der Mitte des Nasenrückens eintritt und bei einem vertikalen Einstellwinkel zwischen +55° und +70° die Filmmitte erreicht (Abb. 10.**41**).

Bissflügelaufnahme

Der Bildträger wird mittels einer an ihm befestigten Fixierhilfe (z.B. Papierflügel) zwischen den Zahnreihen durch leichten Zusammenbiss des Patienten fixiert. Der Zentralstrahl wird im vertikalen Winkel bei Kleinkindern waagerecht und bei Erwachsenen mit ca. 7° Neigung senkrecht auf die Bildträgerebene gerichtet (Abb. 10.**42**). Im horizontalen Winkel wird der Zentralstrahl senkrecht auf die Bildträgermitte eingestellt. Die Belichtungsdaten sollten etwa der apikalen Aufnahme der oberen Molaren vergleichbar sein. Es werden dadurch die für die Kariesentstehung wichtigen Koronarbereiche, vor allem die Approximalflächen, gleichzeitig

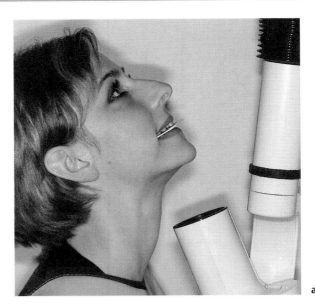

a

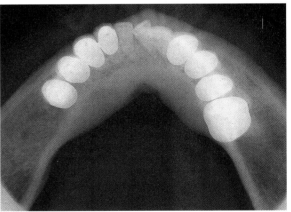

b

Abb. 10.**40** Unterkiefer-Aufbissaufnahme (Okklusalaufnahme). Der Kopf des Patienten wird möglichst weit rekliniert. Der Zentralstrahl wird senkrecht auf die Bildträgerebene eingerichtet und verläuft kiefermittig auf Höhe des Approximalraums zwischen 1. und 2. Prämolaren.
a Klinische Ansicht. **b** Röntgenaufnahme.

in Ober- und Unterkiefer dargestellt, wodurch eine Dosiserparnis gegenüber lateralen Zahnaufnahmen von 50% ermöglicht wird. Im Vergleich zur klinischen Untersuchung mit der Sonde, deren Sensitivität 30–40% beträgt, können röntgenologisch 55–85% der Karies der äußeren Dentinhälfte erkannt werden.

▼ Das wahre Ausmaß der Karies wird auch röntgenologisch unterschätzt.

Lagebestimmung von Objekten

Technik. In der Praxis ist die Aufbissaufnahme eine häufig eingesetzte Technik zur Darstellung in der zweiten Ebene. Im Unterkiefer ist dabei die Lokalisation

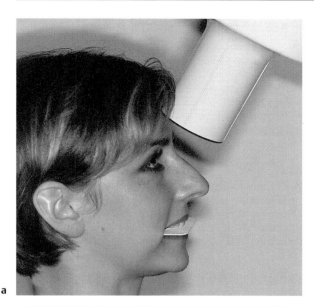

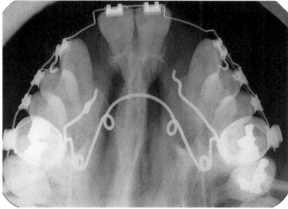

Abb. 10.**41** Oberkiefer-Aufbissaufnahme (Okklusalaufnahme). Die Kauebene des Patienten liegt horizontal. Beim Erwachsenen wird der Bildträger quer und bei Kindern der Länge nach eingelegt. Der Zentralstrahl wird in der Mediansagittalen geführt. Er tritt am Os nasale ein und verläuft durch die Region der 1. Molaren. **a** Klinische Ansicht. **b** Röntgenaufnahme.

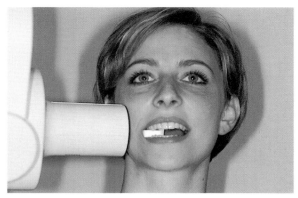

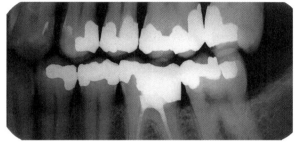

Abb. 10.**42** Bissflügelaufnahme. Der Zentralstrahl sollte beim Erwachsenen mit ca. 7° Neigung durch den Approximalraum zwischen dem 2. Prämolaren und dem 1. Molaren des Oberkiefers in Höhe der Okklusalebene geführt werden. Die Okklusalebene sollte dabei waagrecht eingestellt sein. Im horizontalen Winkel wird der Zentralstrahl senkrecht auf die Bildträgermitte eingestellt. Der Bildträger sollte nicht zu nahe an den Zahnkronen aufgestellt werden, da er sonst während der Schließbewegung des Unterkiefers verschoben werden kann. **a** Klinische Ansicht. **b** Röntgenaufnahme.

meist eindeutig möglich. Im Oberkiefer sind dagegen aufgrund der durch die Anatomie des Gesichtsschädels erzwungenen Schrägprojektion Fehlinterpretationen denkbar. Vor allem hoch und vestibulär liegende Objekte können im Röntgenbild in palatinaler Lage erscheinen. Die Lagebestimmung von Objekten kann auch durch eine sog. *Strahlenparallaxe* in Zahnaufnahmen erfolgen. Dabei wird die in Frage kommende Region bei einer ersten Aufnahme orthoradial projiziert, bei einer zweiten Aufnahme wird die Projektion horizontal oder vertikal verschoben. Die horizontale Strahlenverschiebung kann je nach Fragestellung aus einer mesial- oder distalexzentrischen Position vorgenommen werden. Der Exzentritätswinkel sollte dabei größer als 33° gewählt werden.

! Ein nahe der Bildebene liegendes Objekt bewegt sich auf der Abbildung mit der Röhrenbewegung, ein fern der Bildebene liegendes entgegengesetzt zu ihr.

Kriterien. Zusätzlich zur unterschiedlichen *Verschiebung* (Abb. 10.**43**) kann der *Schärfen- und Größenvergleich* zur Lokalisation herangezogen werden. Was schärfer ist, liegt näher zur Bildebene und ist daher auch größenrichtiger dargestellt; was unschärfer ist, wird wegen der Nähe zum Fokus vergrößert wiedergegeben. Schließlich können die *projektorische Verformung* des gesuchten Objektes und der Schärfenvergleich auf Panoramaschichtaufnahmen zur Lagebestimmung eines Objektes herangezogen werden. Befindet sich ein kugelförmiges Objekt zur Gänze vor der Schicht, so wird es unscharf, verschmälert und hochoval abgebildet. Steht es hinter (oralwärts) der Schicht, so wird es unscharf, verbreitert und queroval wiedergegeben.

Hygiene

Die intraoralen Aufnahmen stellen die gleichen Anforderungen an die Hygiene, die auch sonst bei der zahnärztlichen Tätigkeit gelten. Die Filmhalter sollten nach jeder

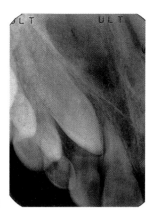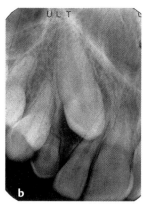

a

b

Abb. 10.**43** Lokalisation eines retinierten Zahnes durch horizontale Strahlenverschiebung. **a** Mesialexzentrische Projektion. **b** Distalexzentrische Projektion. Es zeigt sich, dass sich der verlagerte Zahn gleichsinnig mit der Röhrenbewegung von mesial nach distal bewegt. Er liegt also filmnah und somit palatinal.

Anwendung mit der üblichen Instrumentendesinfektion behandelt und regelmäßig sterilisiert werden. Weiterhin ist eine Wisch- oder Sprühdesinfektion der Geräteflächen nach jeder Anwendung erforderlich; vor der Entwicklung sollten die Filme in einem Tauchbad desinfiziert werden. Übliche Instrumentendesinfektionsmittel sind bereits nach 2 min gegen HBV und HIV wirksam, ohne dass die Zahnfilme beschädigt werden.

Extraorale Aufnahmeverfahren

Unter den extraoralen Aufnahmeverfahren haben in der zahnärztlichen Röntgenologie eine besondere Bedeutung:
- die Panoramaaufnahme
- die Kiefergelenkaufnahme
- die Fernaufnahme und
- die Handaufnahme.

Panoramaaufnahme

Zur Panoramadarstellung der Zähne und der Kieferknochen stehen Verfahren mit einer (Panoramaschichtaufnahme) und mit zwei Aufnahmen (Panoramavergrößerungsaufnahme) zur Verfügung. Das Panoramaschichtaufnahmeverfahren ist das häufiger eingesetzte.

Panoramavergrößerungsaufnahme

Die Panoramavergrößerungsaufnahme ist eine Summationsaufnahme, bei der die Röntgenröhre in der Mundhöhle des Patienten liegt (Abb. 10.**44**).
Die Röntgenstrahlen divergieren in einem Raumwinkel von 270°. Die Filme werden für den Ober- und Unterkiefer getrennt von außen an den zu untersuchenden Kieferbereich angelegt und vom Patienten gehalten. Bei diesem Verfahren besteht ein kurzer Fokus-Objekt-Abstand und ein weiter Objekt-Film-Abstand. Diese Untersuchungssituation hat eine *Vergrößerung* des Objektes zur

Abb. 10.**44** Panoramavergrößerungsaufnahme im Oberkiefer mit spezieller Darstellung der Frontzahnregion. Die divergierende Strahlung bedingt eine Vergrößerung der Objekte, was dem Abbildungsverfahren seinen Namen gegeben hat.
a Klinische Ansicht.
b Röntgenaufnahme.

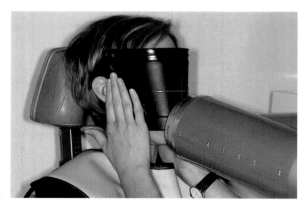

a

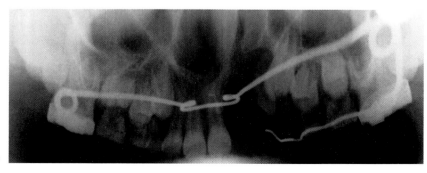

b

Folge, wobei die beiden letzten oberen Molaren meist vom Jochbein überlagert werden. Wegen der intraoralen Applikation des Fokus kommt es bei dieser Aufnahmetechnik zu einer vergleichsweise hohen Strahlenbelastung der Schleimhaut. Durch zusätzliche Filterung und Verringerung des Röhrenstromes kann der Dosisbedarf bei mindestens gleicher Bildqualität um 95% gesenkt werden.

Panoramaschichtaufnahme

Technik. Die Panoramaschichtaufnahme (Orthopantomogramm, OPG) findet in der zahnärztlichen Praxis zunehmend Verwendung. Zur exakten Einstellung des Patientenkopfes im Gerät dienen verschiedene Einstellhilfen und Lichtvisiere (Abb. 10.**45**). Stirnstütze und seitliche Haltevorrichtungen sorgen für eine sichere Fixierung des Kopfes. Die Schutzschürze bedeckt den Körper in Strahlrichtung. Die exakte Ausrichtung der Mediansagittalebene des Schädels in der Mittelachse des Gerätes und die präzise Horizontallage der Frankfurter Horizontalen bei gestreckter Halswirbelsäule sind die Grundpositionen. Durch Einbiss der Schneidezähne in eine eingekerbte, auswechselbare Kunststoffhalterung werden die Frontzähne in Kopfbissstellung und damit in die Zone der Schärfenschicht gebracht. Die Kauebene sollte nach dorsal leicht ansteigen. Zahnlose Patienten lagern ihr Kinn auf eine Kinnstütze.

⇒ **Praxistipp** Durch das feste Andrücken der Zunge an den Gaumen während der Aufnahme kann vermieden werden, dass Luft zwischen dem Zungenrücken und dem Gaumendach einen störenden Subtraktionseffekt verursacht, der die Beurteilung der apikalen Regionen erschweren kann.

Während der Exposition soll der Patient möglichst bewegungslos verharren und nur flach atmen. So können Zahn- und Kieferbögen in Form einer fast überlagerungsfreien Schichtaufnahme dargestellt werden (Abb. 10.**46**). Neben der Standardübersichtsaufnahme in Normposition ermöglicht das Panoramaschichtgerät die Programmierung verschiedener Varianten, z.B. eine Abbildung der Kiefergelenke (Abb. 10.**47**). Darüber hinaus gibt es die Kombinationen mit einer Fernröntgeneinheit oder einem Tomographen. Panoramaschichtaufnahmen werden in der Regel am stehenden und gelegentlich auch am sitzenden Patienten angefertigt. Mit dem Zonarc-Gerät sind Panoramaschichtaufnahmen sogar am liegenden Patienten möglich.

Interpretation. Bei der Panoramaschichtaufnahme muss berücksichtigt werden, dass eine gekrümmte Schicht in einer Ebene abgebildet wird, sodass in der Mitte des Bildes eine *frontale* und auf den Seiten eine *laterale* Ansicht des Kiefer-Gesichts-Schädels erscheint. Zudem werden auf einer Panoramaschichtaufnahme alle Strukturen scharf abgebildet, die sich innerhalb der Schicht befinden, ohne dass die ausserhalb der Schicht liegenden Objekte gänzlich verwischt werden können. Auf einer Panoramaschichtaufnahme sind reale und imaginäre Bilder zu sehen. Ein *reales Bild* entsteht dann,

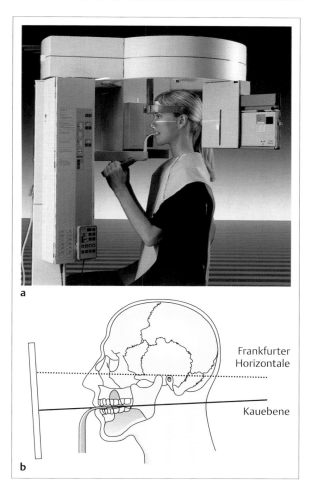

a

b

Abb. 10.**45** Panoramaschichtaufnahme, Standardposition. Der Patient wird aufrecht mit gestrecktem Hals und gestreckten Schultern kreuzhohl im Gerät platziert. Die Füße stehen geschlossen vor dem Körperschwerpunkt. Der Patient hält sich an den Haltegriffen fest. Er beißt mit den Frontzähnen in die Kerbe der Positionierungshilfe. Die Mediansagittale wird in das vertikale und die Frankfurter Horizontale in das horizontale Lichtvisier eingeordnet. Die Kauebene darf nach dorsal nur leicht ansteigen. Das seitliche vertikale Lichtvisier wird bei Kindern durch die Eckzahnregion und bei Erwachsenen mesial des Eckzahnes eingerichtet. Während der Exposition muss der Patient die Zunge dem Gaumendach anpressen.
a Klinische Ansicht.
b Schemazeichnung.

wenn das Objekt sich zwischen Rotationszentrum des Fokus und Film befindet (Abb. 10.**48**). Befindet sich das Objekt zusätzlich im Zentrum der Kiefer-Gesichts-Region, wird es doppelt abgebildet. Beispiele dafür sind der harte Gaumen, der Zungenbeinkörper, die Epiglottis, Naso- und Oropharynx und die Wirbelsäule. Ein *imaginäres Bild* entsteht dann, wenn das Objekt sich zwischen Strahlenquelle und Rotationszentrum befindet (Abb. 10.**48**). Imaginäre Bilder sind dadurch gekennzeichnet, dass sie auf der dem realen Bild gegenüber liegenden Seite des Films abgebildet werden. Sie erscheinen, verglichen mit dem realen Bild, auf dem Film

Abb. 10.**46** Anatomische Strukturen auf einer Panoramaschichtaufnahme in Normposition (Standardaufnahme). **a** Röntgenaufnahme. **b** Schemazeichnung.

1 Halswirbelsäule
2 Orbita
3 Processus styloideus
4 Porus acusticus externus
5 Zungenbein
6 Processus condylaris
7 Processus coronoideus
8 Canalis mandibulae
9 Foramen mandibulae
10 Foramen mentale
11 basale Kompakta
12 Linea obliqua
13 Crista zygomaticoalveolaris
14 Spina nasalis anterior
15 Nasenscheidewand
     (Septum nasi)
16 Concha nasalis inferior
17 Tuber maxillae
18 Sinus maxillaris
19 Boden der Kieferhöhle
20 Hinterwand der Kieferhöhle
21 nasale Wand der Kieferhöhle
22 Infraorbitalrand
23 Canalis infraorbitalis
24 Linea innominata
25 Os zygomaticum
26 Arcus zygomaticus
27 Tuberculum articulare
28 Siebbeinzellen
29 Lamina dura
30 Pharynxschatten

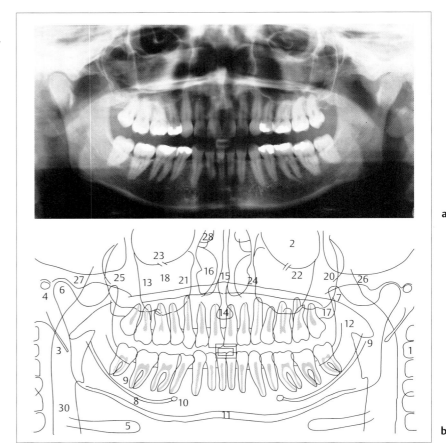

a

b

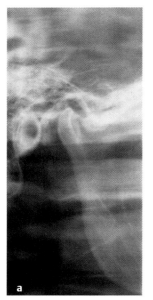
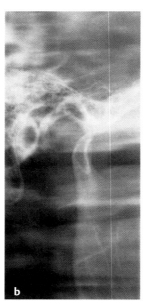
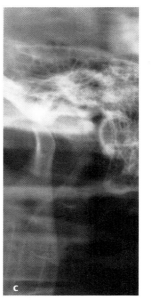
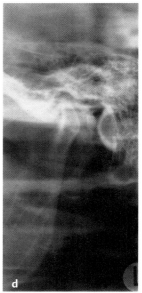

Abb. 10.**47** Darstellung der Kiefergelenke mit dem Orthopantomographen (Programm PG).
a Rechtes Kiefergelenk geschlossen, **b** geöffnet. **c** Linkes Kiefergelenk geöffnet, **d** geschlossen.

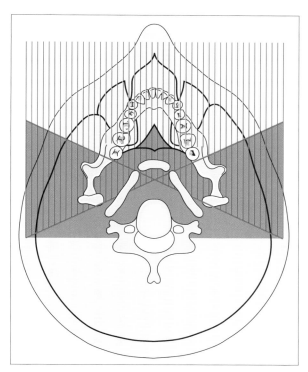

Abb. 10.**48** Schädelregionen, in denen reale und imaginäre Bilder erzeugt werden. Reale Bilder entstehen, wenn die Objekte sich im längsschraffierten Bereich befinden (Beispiele: Epiglottis, Zungenbein, Nase). Imaginäre Bilder entstehen, wenn sich die Objekte im rot markierten Areal befinden (Beispiele: Kieferwinkel, Ohrschmuck; vgl. Abb. 10.**54**).

höher gelegen, unschärfer und vertikal vergrößert. Imaginäre Bilder entstehen von paarig angelegten Strukturen wie Kieferwinkel, Kondylen, Osteosynthesematerialien und nicht abgelegten Ohrringen und Halsketten.

❗ Reale und imaginäre Bilder können die in der Schicht gelegenen und damit scharf abgebildeten dentalen und skelettalen Strukturen überlagern und zur Abbildungsunschärfe führen (Abb. 10.**49**).

Abb. 10.**49** Weichteilschatten und imaginäre Bilder auf einer Panoramaschichtaufnahme. Aufgrund der Aufnahmetechnik werden Weichteilschatten und imaginäre Bilder doppelt abgebildet.

Weichteilschatten: 1 Nasopharynx, 2 Oropharynx, 3 Ohrläppchen, 4 Pharynx, 5 weicher Gaumen, 6 Epiglottis, 7 Nase.

Imaginäre Bilder: 8 kontralateraler Kieferwinkel, 9 Halswirbelsäule, 10 kontralateraler harter Gaumen.

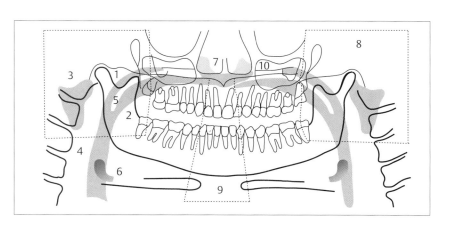

Überlagerungen finden sich vor allem im unteren Frontzahnbereich infolge des Wirbelsäulenschattens. Der harte Gaumen wird quer über den Oberkiefer projiziert. Dabei werden zwei Linien abgebildet, von denen die untere dem Gaumendach und die obere dem hinteren Anteil des Nasenbodens entspricht. Des Weiteren können Kieferwinkel, Ramus mandibulae, Zunge, Gaumensegel und lufthaltige Räume von Kieferhöhlen, Naso- und Oropharynx zu Überlagerungen führen.
Indikation. Die Panoramaschichtaufnahme ermöglicht eine umfassende zahnärztliche Befunderhebung. Bei ihrem Einsatz wird die Einzelzahnaufnahme in vieler Hinsicht zur ergänzenden Spezialaufnahme.

❗ Die Bedeutung der Panoramaschichtaufnahme liegt vor allem in der umfassenden Darstellung des Kausystems mit der Möglichkeit des Seitenvergleichs.

Sie liefert neben der Abbildung der Zähne einen panoramaartigen Überblick über den gesamten Ober- und Unterkiefer einschließlich der Kiefergelenke. Im Oberkiefer gelangen auch angrenzende Regionen des Mittelgesichtes, insbesondere die Kieferhöhlen, zur Darstellung.
Aufgrund der Schichtaufnahmetechnik sind *periapikale osteolytische und osteoblastische Prozesse,* die nur in der Spongiosa lokalisiert sind, auf Panoramaschichtaufnahmen eher nachzuweisen als auf Einzelzahnaufnahmen. Zum Nachweis *zystischer, tumoröser oder infektiöser Prozesse* sowie von *Frakturen* liefert die Panoramaschichtaufnahme einen umfassenden Überblick.
In der Diagnostik von Parodontalerkrankungen gilt die Panoramaschichtaufnahme als dem sog. Zahnstatus nahezu gleichwertig. Dabei ist die Strahlenexposition bei der Panoramaschichtaufnahme deutlich geringer. Auch beim Nachweis von Approximalkaries, vor allem im Seitenzahnbereich, besitzt die Panoramaschichtaufnahme eine hohe Treffsicherheit. Die Panoramaschichtaufnahme besitzt auch eine große Bedeutung beim Nachweis von Zufallsbefunden, wie z.B. retinierten, verlagerten oder überzähligen Zähnen, apikalen Ostitiden und Wurzelresten.
Einstellfehler machen sich bei der Panoramaschichtaufnahme (Tabelle 10.**12**) aufgrund der geringen Schichtdicke in der Regel im Frontzahnbereich am stärksten be-

Tabelle 10.**12** Qualitätsminderung von Röntgenaufnahmen durch fehlerhafte Einstelltechnik bei Panoramaschichtaufnahmen

Qualitätsminderung	Ursache
Die Seitenzähne einer Kieferhälfte erscheinen kleiner als die der anderen, die Konturen sind beidseits weniger scharf gezeichnet (Abb. 10.**50**).	Die mediane Sagittalebene des Schädels ist zur Seite der kleinen Zähne verschoben.
Die Zahnreihen scheinen zusammengeschoben, Front- und Eckzähne im Ober- und Unterkiefer sind unscharf wiedergegeben. In allen Abschnitten finden sich approximale Überlagerungen (Abb. 10.**51**).	Der Kopf ist zu weit nach vorn verlagert. Die Zahnreihen stehen bukkal von der Schichtebene.
Die Zahnreihen erscheinen auseinandergezogen, die Zähne sind vergrößert. Die Wurzeln der Unterkieferfrontzähne erscheinen verkürzt (Abb. 10.**52**).	Der Kopf ist zu weit nach hinten verlagert. Die Zahnreihen stehen lingual von der Schichtebene.
Die Zahnreihen werden in einem nach oben offenen Bogen dargestellt. Die Wurzeln der Unterkieferfrontzähne sind verkürzt wiedergegeben.	Der Kopf ist nach vorn gekippt.
Die Zahnreihen werden als Wellenlinie oder als nach unten offener Bogen dargestellt. Die Wurzeln der Oberkieferfrontzähne verschwinden im Schatten des harten Gaumens. Die Wurzeln der Unterkieferfrontzähne sind verkürzt.	Der Kopf ist nach hinten gekippt.
Die Okklusionsebene verläuft mehr oder weniger stark geneigt. Ein Gelenkkopf steht höher als der der Gegenseite. Die Hinterkante des aufsteigenden Astes der höher stehenden Seite verläuft flach, die Achse der Frontzähne verläuft schräg.	Der Schädel ist zur Seite des tiefer stehenden Gelenkkopfes geneigt.
Die Wurzeln der Oberkieferfrontzähne sind überstrahlt und nicht zu erkennen (Abb. 10.**53**).	Die Zunge wurde nicht an den Gaumen angelegt. Der luftgefüllte Raum zwischen Gaumen und Zungenoberfläche hat einen Subtraktionseffekt verursacht.
Überlagerung durch Phantombilder (Abb. 10.**54**).	Ohrringe, Haarnadeln oder andere Fremdkörper wurden nicht abgenommen.

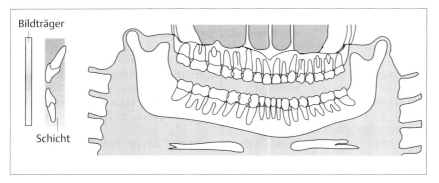

Abb. 10.**50** Eine unzureichende Positionierung des Schädels bei der Panoramaschichtaufnahme in der Mediansagittalen führt dazu, dass eine Kieferhälfte kleiner abgebildet wird als die andere. Die Mediansagittalebene des Schädels ist zur Seite der kleineren Zähne verschoben.

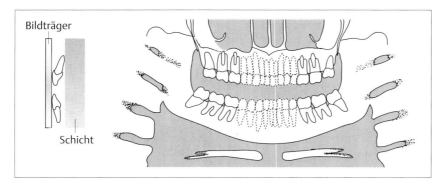

Abb. 10.**51** Eine Stellung der Frontzähne vor der Schicht bedingt eine verkleinerte und unscharfe Abbildung der Frontzähne.

Abb. 10.**52** Eine Stellung der Frontzähne hinter der Schicht bedingt eine vergrößerte und unscharfe Abbildung der Frontzähne.

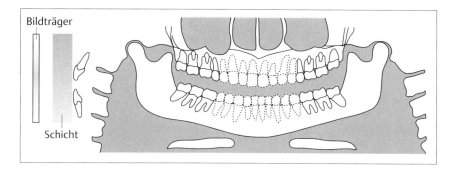

Abb. 10.**53** Legt der Patient die Zunge nicht flächenhaft an den Gaumen, so bleibt darüber ein luftgefüllter Hohlraum, der die Strahlung kaum schwächt. Durch Überexposition kommt es zur „Auslöschung" des Abbildes der Frontzahnwurzeln im Oberkiefer (Subtraktionseffekt).

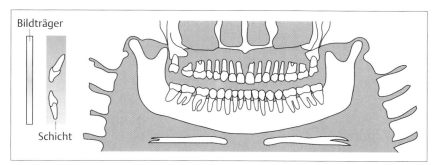

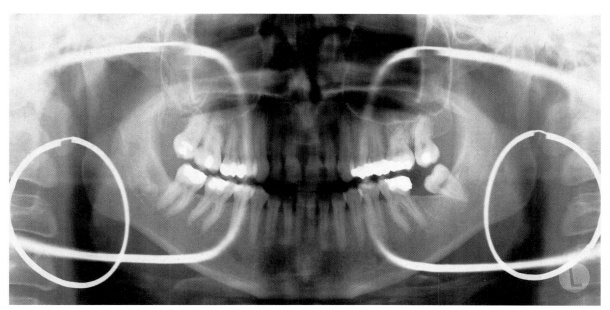

Abb. 10.**54** Imaginäres Bild des Ohrschmuckes. Er wird auf der gegenüber liegenden Seite des Röntgenfilms vergrößert, verzerrt und mehr kranial abgebildet.

merkbar. Dort ist die Bildqualität am geringsten, bedingt durch das Aufnahmeverfahren und störende Überlagerungen auch bei korrekter Einstellung.

Transkraniale Gelenkaufnahme nach Schüller

Eine überlagerungsfreie Darstellung von filmnahem Kiefergelenk und Felsenbein gelingt durch kranial- (25°) und dorsalexzentrische (10°) transversale Ausrichtung des Zentralstrahles (Abb. 10.**55**). Die Aufnahme wird zur Bestimmung der Lage des Gelenkkopfes in Relation zur Gelenkgrube bei geschlossenen Zahnreihen ausgeführt. Für eine hohe Diagnosesicherheit und zum Seitenvergleich sind standardisierte Aufnahmebedingungen erforderlich.

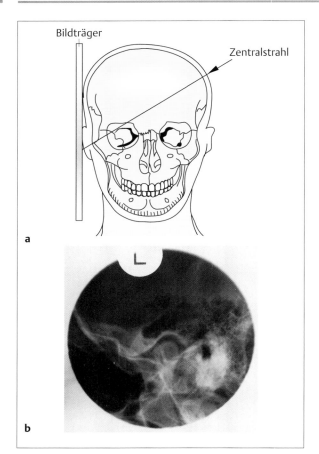

Abb. 10.**55** Bildträgerlage, Kopfhaltung und Zentralstrahlführung bei Kiefergelenkaufnahme nach Schüller.
a Projektion (schematisch). **b** Röntgenaufnahme.

Fernaufnahme

Bei den Fernaufnahmen (Abb. 10.**56**) handelt es sich meistens um seitliche Schädelaufnahmen, die durch solche in sagittaler und axialer Projektion ergänzt werden können.

> Das Prinzip der Fernaufnahme ist, durch einen möglichst großen Fokus-Objekt-Abstand bei kleinem Objekt-Bildträger-Abstand eine nahezu maßstabgetreue, größengleiche Abbildung des Objektes zu erzielen.

Technik. Die heute weit verbreiteten Kombinationsgeräte, mit denen Panoramaschichtaufnahmen und Fernaufnahmen angefertigt werden können, arbeiten mit einem Fokus-Bildträger-Abstand von 1,5–2 m. Für die Herstellung exakter, auch metrisch auswertbarer Fernaufnahmen ist eine möglichst genaue und wiederholbare Einstellung des Kopfes zum Bildträger und zum Fokus wichtig. Daher wird der Kopf des Patienten mittels Stirnstütze und Ohroliven in einem Kopfhalter (Cephalostat) definiert positioniert. Zur Darstellung des Weichteilprofils kann man Bariumbrei auf Nasenrücken, Lip-

pen und Kinn auftragen und Folien mit abgestuftem Verstärkungseffekt oder einen Kupferstufenfilter verwenden.
Auswertung. Die Fernaufnahme erlaubt die Messung von Distanzen und Winkeln. Als Hauptreferenz dient bei den meisten fernröntgenologischen Analyseverfahren die Strecke zwischen Sella und Nasion. Aus der Vielzahl der zur Verfügung stehenden Analysemethoden werden heute meist die korrelativen Auswertungsverfahren angewandt, bei denen die wesentlichen kraniofazialen Parameter in gegenseitiger Abhängigkeit gewertet werden. Trotz gelegentlicher Unsicherheiten bei der Lokalisierung von Referenzpunkten ist die diagnostische Fernröntgenanalyse eine zuverlässige Methode zur Ermittlung dentofazialer und kraniofazialer Beziehungen.

Handröntgenaufnahme

Eine Aufnahme der Handwurzelknochen im dorsopalmaren Strahlengang (Abb. 10.**57**) dient der Bestimmung des skelettalen Entwicklungsstandes. Beurteilt wird die Ossifikation der einzelnen Handwurzelknochen.

Okzipitofrontale Aufnahme des Unterkiefers (Schädelaufnahme p.-a. 15° nach Clementschitsch)

Bei dieser Aufnahme verläuft der Zentralstrahl vom Nacken zur Nasenwurzel in der Mediansagittalebene (kaudalexzentrische Projektion der Kiefergelenke unterhalb der Schädelbasis). Zweck der Aufnahme ist die symmetrische Darstellung beider Kiefergelenkköpfchen und die vergleichende Darstellung des Ramus mandibulae. Um eine Überlagerung der beiden Gelenkköpfchen durch die Schädelbasis zu verhindern, ist eine weite Mundöffnung erforderlich (Abb. 10.**58**).

Weitere Aufnahmen zur Darstellung des Gesichtsskelettes

Hierzu gehören halbaxiale und axiale Aufnahmen des Schädels, vorwiegend zur Darstellung des Mittelgesichtes, sowie die seitliche Aufnahme des Nasenskelettes. Alle vorgenannten Aufnahmen werden meist als Teilaufnahmen erstellt.
„Nasennebenhöhlenaufnahme" (halbaxiale Schädelaufnahme, okzipitonasomental). Der Mund des Patienten ist maximal geöffnet, Kinn und Nase liegen dem Bildträger an. Der Zentralstrahl verläuft okzipitodental und ist gegenüber der Deutschen Horizontalen um 30° in der Mediansagittalebene angehoben (Abb. 10.**59 a–c**). Aufgrund der gebotenen Übersicht eignet sich diese Aufnahme sowohl zur Frakturdiagnostik im Mittelgesicht als auch zur Beurteilung der Kieferhöhlen.
„Henkeltopfaufnahme" (axiale Schädelaufnahme). Sie dient der symmetrischen Darstellung der Jochbögen. In Rückenlage des Patienten mit nach hinten geneigtem oder hängendem Kopf zielt der Zentralstrahl ventral des Zungenbeines senkrecht auf die Frankfurter Horizontale. Der Fokus-Film-Abstand beträgt ca. 75 cm. Die Auf-

Abb. 10.**56** Seitliche Fernaufnahme. Durch den großen Fokus-Objekt-Abstand und den kleinen Objekt-Bildträger-Abstand erfolgt nur eine geringe Objektvergrößerung auf der Bildträgerebene. Durch Verwendung eines ausgleichenden Kupferfilters werden auch die Weichteile sichtbar gemacht.
a Projektion (schematisch).
b Röntgenaufnahme.
c Anatomische Strukturen (schematisch):
  1 Sella
  2 Nasion
  3 Artikulare
  4 Spina nasalis anterior
  5 Maxilla apikal
  6 Mandibula apikal
  7 Pogonion
  8 Gnathion
  9 Infraorbitale
10 Stirnstütze des Kopfhalters
11 Ohrolive des Kopfhalters mit Metallringen

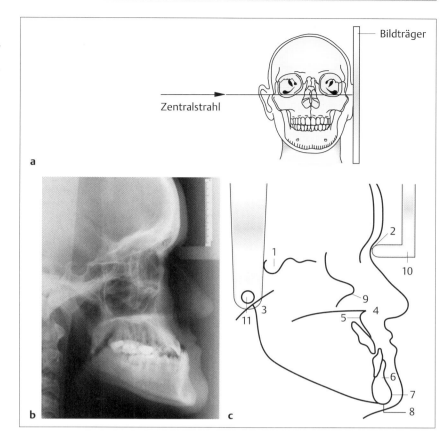

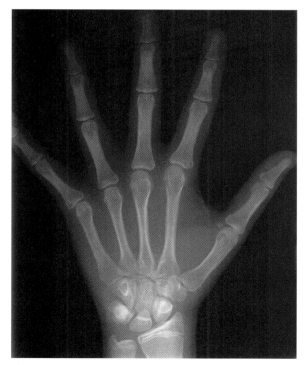

Abb. 10.**57** Handröntgenaufnahme.

nahme wird vor allem zur Darstellung der Jochbögen benutzt, während die Schädelbasisstrukturen nicht scharf abgebildet werden (Abb. 10.**59 d–f**).

Seitliche Nasenskelettaufnahme. Sie stellt einen Ausschnitt aus der seitlichen Schädelaufnahme dar und kommt vorwiegend in der Frakturdiagnostik zur Anwendung. Das Filmformat beträgt 13 × 18 cm oder auch kleiner. Die Einstellung ist die gleiche wie bei der seitlichen Schädelaufnahme.

Kontrastmitteldarstellungen

Bei fehlendem Mindeströntgendichteunterschied ermöglichen Kontrastmittel nach oraler, intravenöser, intraartikulärer, intrakavitärer oder intraduktaler Verabreichung die Darstellung von Hohlräumen, z.B. von Gefäßen, Kiefergelenkkammern und Speicheldrüsengangsystemen. Bei Injektionen ist ein wasserlösliches Kontrastmittel (Gastrographin) zu verwenden, da durch wasserunlösliche Kontrastmittel (Bariumbrei) Fremdkörperreaktionen nach Extravasation verursacht werden können.

   Bei bekannter Kontrastmittelallergie sind Kontrastmittelgaben kontraindiziert.

Arthrographie der Kiefergelenke. Durch Injektion von wasserlöslichem Kontrastmittel, ggf. zusammen mit Luft

(Doppelkontrastverfahren), in eine oder beide Gelenk-kammern wird die indirekte Darstellung nicht röntgen-dichter Gelenkkörper sowie des Discus articularis er-möglicht. So können Diskusverlagerungen und, anhand von Kontrastmittelübertritt von der unteren in die obere Gelenkkammer, Perforationen des Discus articularis dia-gnostiziert werden. Die Technik der Arthrographie wird heute zunehmend durch die Magnetresonanztomogra-phie ersetzt, die eine direkte Darstellung des Discus arti-cularis ermöglicht.

Sialographie. Nach Injektion von wasserlöslichem Kon-trastmittel in die Ausführungsgänge großer Speichel-drüsen können die Ausführungsgänge beurteilt und an-hand der dargestellten Gangmorphologie auf die zu-grunde liegenden Parenchymveränderungen geschlos-sen werden.

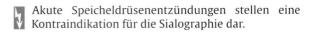 Akute Speicheldrüsenentzündungen stellen eine Kontraindikation für die Sialographie dar.

Röntgenbildinterpretation

Auf dem Bildträger wird die unterschiedlich starke Strahlendurchlässigkeit eines dreidimensionalen Objek-tes zweidimensional abgebildet. In der medizinischen Bildgebung ist ein Rückschluss auf die dreidimensionale Ausdehnung einer Struktur mit einer einzigen Aufnah-me nicht möglich. Jede Veränderung der Projektions-richtung führt zu einer veränderten Wiedergabe im Ver-hältnis der Strukturen zueinander. Auch ist zu unter-scheiden, ob eine Summationsaufname (z.B. Zahnfilm) oder eine Schichtaufnahme (z.B. Panoramaschichtauf-nahme) vorliegt.

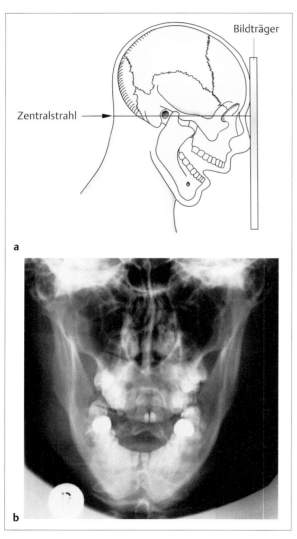

Abb. 10.**58** Unterkieferübersichtsaufnahme nach Clement-schitsch. Der Unterkiefer ist maximal geöffnet, der Zentral-strahl verläuft nuchonasal.
a Projektion (schematisch). **b** Röntgenaufnahme.

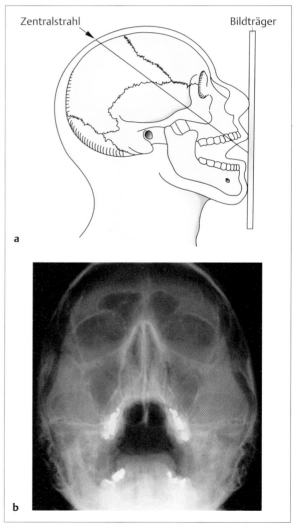

Abb. 10.**59 a–c** Halbaxiale Schädelaufnahme (Nasenneben-höhlenaufnahme). **a** Projektion (schematisch), **b** Röntgenauf-nahme, **c** s. nächste Seite.

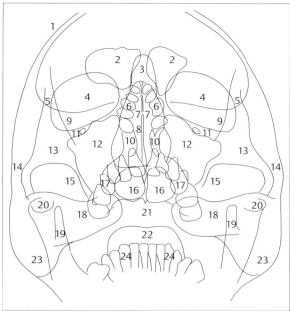

c

Abb. 10.**59 c** Anatomische Strukturen:
 1 Os frontale
 2 Sinus frontalis
 3 Os nasale
 4 Orbita
 5 Fossa cranii media
 6 Sinus ethmoidalis
 7 Cavum nasi
 8 Septum nasi
 9 Linea innominata
10 Concha nasalis inferior
11 Foramen infraorbitale
12 Sinus maxillaris
13 Os zygomaticum
14 Arcus zygomaticus
15 Crista zygomaticoalveolaris
16 Sinus sphenoidalis
17 Oberkieferzahnreihe
18 Pars petrosa ossis temporalis
19 Processus muscularis mandibulae
20 Processus condylaris mandibulae
21 Spina nasalis posterior
22 Zunge
23 Processus mastoideus
24 Unterkieferzahnreihe

▼ Während bei der Summationsaufnahme sämtliche
● Strukturen des zu untersuchenden Objektes in
Strahlenrichtung aufeinander projiziert werden,
wird bei einer Schichtaufnahme nur eine bestimmte
Objektschicht scharf abgebildet.

Die Interpretation eines Röntgenbildes sollte vor einer
guten Lichtquelle und ggf. unter Zuhilfenahme einer Lu-
pe (mindestens 1½fach) vorgenommen werden.

→ **Praxistipp** Erst wenn das Röntgenbild vor störenden
Lichteinflüssen, z.B. Tageslicht, abgeschirmt wird,
erlangt es seine volle Aussagekraft.

Abb. 10.**59 d–f** Axiale, exzentrische Schädelaufnahme.
d Projektion. **e** Röntgenaufnahme. **f** Anatomische Strukturen.

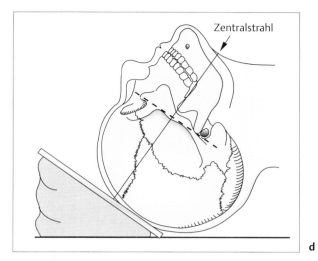

d

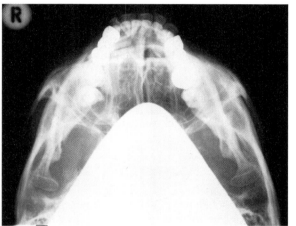

e

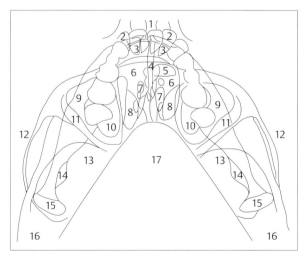

f

1 Weichteilschatten der Nase	11 laterale Orbitawand
2 Oberkieferfrontzähne	12 Arcus zygomaticus
3 Unterkieferfrontzähne	13 Fossa cranii media
4 Septum nasi	14 Processus muscularis mandibulae
5 Sinus frontalis sinister	15 Processus condylaris mandibulae
6 Cavum nasi	16 Processus mastoideus
7 Labyrinthus ethmoidalis	17 Filter aus Aluminium
8 Conchae nasales	
9 Sinus maxillaris	
10 Tuber maxillae	

Ein optimales Röntgenbild weist ein Höchstmaß an Zeichenschärfe und Kontrast auf. Zusätzlich sollte das Objekt in seinem ganzen Umfang maßstabgetreu und artefaktfrei abgebildet sein.

Kontrast

Kontrast ist der Gegensatz zwischen helleren und dunkleren Zonen des Röntgenbildes. Der Kontrast zweier Objektstrukturen ist umso stärker, je größer die Unterschiede bezüglich *Dicke*, *Dichte* und *Ordnungszahlen* sind. Besonders ausgeprägt sind die Strahlkontraste zwischen Knochen (Dichte 1,9) und Weichgewebe (Dichte etwa 1,0) sowie zwischen Weichgewebe und Luft (Dichte 0,0012). Daher sind auf der Röntgenaufnahme Knochen und gasgefüllte Hohlräume gut zu erkennen. Neben diesen Objekteigenschaften beeinflussen auch Energie (Röhrenspannung) und Intensität (Röhrenstrom) der Strahlung den Kontrast. Weiter ist der Kontrast abhängig vom Röntgenaufnahmematerial und vom Entwicklungsprozess. Kontrast mindernd wirkt Streustrahlung, die auf den Bildträger trifft.

Bei der Betrachtung eines Röntgenbildes ist darüber hinaus zu beachten, dass ein scharfes Bild subjektiv kontrastreicher empfunden wird als ein unscharfes. Bei digitalen Aufnahmen kann der Kontrast von Bilddetails durch aufnahmetechnische und rechnerische Verfahren in einem weiten Bereich verändert werden kann (contrast enhancement).

Bildschärfe

Unter Bildschärfe wird die Genauigkeit der Objektdarstellung verstanden. Ein Bild von idealer Schärfe entsteht, wenn ein Objektpunkt wiederum als Punkt abgebildet wird. Dies ist technisch jedoch nicht möglich. Die Bildschärfe ist anhand der ausmessbaren Auflösung einzelner Bildelemente objektivierbar. Im Auge des Betrachters ist die Bildschärfe vom Kontrast abhängig. So erscheinen kontrastreiche Abbildungen *subjektiv* schärfer als kontrastarme.

Bildunschärfen haben folgende *objektive* Ursachen:

- **Materialunschärfe** (innere Unschärfe). Sie ist vor allem durch die Körnigkeit der Silberbromidkristalle in der Filmemulsion bzw. der Calciumwolframatkristalle in Verstärkungsfolien begründet. Ein grobkörniger Film ist zwar empfindlicher, jedoch weniger feinzeichnend als ein feinkörniger.
- **Geometrische Unschärfe.** Sie beruht darauf, dass der Brennfleck der Röntgenröhre kein Punkt, sondern eine Fläche ist. An den Bildrändern eines Objektes entstehen Halbschatten, die sich mit zunehmender Brennfleckgröße ausdehnen. Die Halbschattenbildung kann mit größer werdendem Fokus-Objekt-Abstand verringert werden.
- **Streustrahlenunschärfe.** Vor allem die an den filmnahen Objektteilen entstehenden Streustrahlen bewirken eine Verminderung der Abbildungsschärfe, während die an den filmfernen Objektteilen entstehenden Streustrahlen eher eine Verminderung des Kontrastes zur Folge haben.

- **Bewegungsunschärfe.** Sie entsteht durch Relationsbewegung zwischen Strahlenquelle, Patient und bildwandelnder Schicht während der Aufnahme. Die Bewegungsunschärfe kann insbesondere durch kurze Belichtungszeiten, durch Feststellen des Gerätes und durch sichere Patientenpositionierung verringert werden.

Schwärzung (optische Dichte)

Die Bildschwärzung wird wesentlich durch das Objekt beeinflusst. Durch die unterschiedliche Strahlenabsorption in einzelnen Gewebeabschnitten ergibt sich hinter dem bestrahlten Körper das „Relief" der Strukturen und Organe als „Schattenbild" auf dem Bildträger (Abb. 10.**60**).

▼ Stärker geschwärzte Abschnitte werden als *Aufhellungen* bezeichnet, verursacht von vermehrt röntgenstrahlendurchlässigen Objektstrukturen, hellere Bezirke als *Verschattungen*, verursacht von vermindert röntgenstrahlendurchlässigen Objektstrukturen.

Die Begriffe stammen von der Leuchtschirmtechnik. Bei Aufhellung werden auch die Termini *Radioluzenz* und *Transparenz* verwandt, bei Verschattung spricht man auch von *(Radio-)Opazität*.

Neben Objektdicke und -dichte können auch Röhrenheizstrom und Belichtungszeit die Filmschwärzung beeinflussen. Die Erhöhung der vom Brennfleck ausgehenden Röntgenstrahlendosis intensiviert die Schwärzung des Bildes ohne Beeinflussung des Kontrastes. Eine Ver-

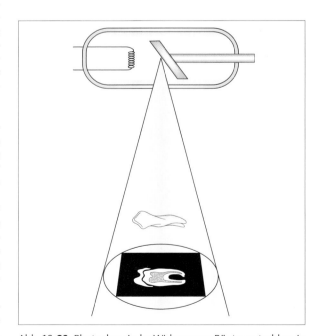

Abb. 10.**60** Photochemische Wirkung von Röntgenstrahlen. Je nach Dicke und Dichte des Objektes durchdringen Röntgenstrahlen das Objekt unterschiedlich stark und erzeugen so ein „Strahlenrelief" des Objektes.

ringerung des Fokus-Film-Abstands bewirkt ebenso eine Erhöhung der Strahlendosis und damit eine Zunahme der Filmschwärzung. Auch steigende Spannung hat eine Verstärkung der Bildschwärzung zur Folge, ist aber mit einem Verlust an Kontrast verbunden.

Überlagerungen von Knochen durch eine strahlendichte Struktur führen zu einer Verstärkung der Verschattung (*Additionseffekt*). So erscheint die Knochenstruktur auf der Panoramaschichtaufnahme durch Summation des weichen Gaumens und der Zungenwurzel dichter. Die Überlagerung einer strahlendurchlässigen Struktur (z.B. lufthaltiger Raum) auf eine zu beurteilende Knochenstruktur führt dagegen zu einer Aufhellung (*Subtraktionseffekt*).

Physiologische Morphologie von Zahn, Zahnhalteapparat und Knochen

Schmelz bewirkt wegen seiner Dichte (hohe Ordnungszahl des Hydroxylapatits) die stärkste Strahlenabsorption und somit eine Verschattungszone, die sich gerade bei den Molaren zumeist deutlich von der Abbildung des Dentins abhebt (Abb. 10.**61**).

Dentin weist einen höheren Anteil an organischen Substanzen auf und bewirkt somit eine geringere Strahlenabsorption. Dentin und Zahnzement werden mit dem gleichen Helligkeitswert dargestellt und sind röntgenologisch nicht zu unterscheiden.

Die **Zahnpulpa** besteht aus Weichgewebe und ist für Röntgenstrahlen gut durchlässig. Dies führt zu einer stärkeren Belichtung des Röntgenfilms und damit zu einer Aufhellung. Zwei hintereinander liegende Wurzelkanäle (z.B. beim oberen 1. Prämolar) werden bei orthoradialer Projektion oft wie ein einziger Kanal dargestellt. Klarheit über den Wurzelverlauf, die Zahl der Wurzelkanäle und ihre Form kann nur durch die Anfertigung weiterer, exzentrischer Aufnahmen erhalten werden (Abb. 10.**25**).

Burn-out-Effekt. An den mesialen und distalen Aufhellungsbändern, die den Zahnhals abzeichnen, entsteht ein verstärkter Aufhellungseffekt, der sog. „Burn-out-Effekt" (Abb. 10.**62**). Ursache hierfür ist, dass die Zahnhalsregion für die Röntgenstrahlen leichter durchdringbar ist, da sie weder vom Alveolarknochen noch vom Zahnschmelz überlagert wird. Zusätzlich vermögen die Röntgenstrahlen die Peripherie des Wurzelquerschnittes besser zu durchdringen als die Mitte. Dadurch wird röntgenologisch eine approximale Zahnhalskaries vorgetäuscht. Bei entsprechender Drehung eines Zahnes, z.B. bei oberen Prämolaren, kann ein solcher „Burn-out-Effekt" auch innerhalb des Schmelzkörpers beobachtet werden.

> Ein „Burn-out-Effekt" darf nicht mit einer Zahnhalskaries verwechselt werden.

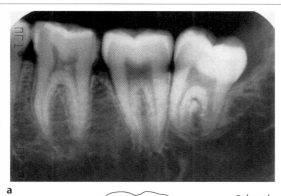

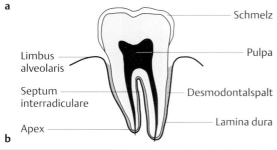

Abb. 10.**61** Röntgenmorphologie der dentoalveolären Einheit. **a** Röntgenaufnahme. **b** Schemazeichnung. Die Zahnwurzel ist vom Aufhellungssaum des Desmodontalspaltes und der daran anschließenden Verschattungslinie der Lamina dura umgeben. Nach apikal wird der Desmodontalspalt schmaler, da er von dem apikal dicker werdenden Alveolarknochen überlagert wird. Das normale Niveau des Limbus alveolaris verläuft etwa in Höhe der Schmelz-Zement-Grenze. Durch Veränderung der Expositionsdaten wird der Limbus alveolaris im Bild sichtbar. Bei Verwendung der Schrägprojektion werden die vestibulären Anteile des Alveolarkammes kronenwärts und die oralen wurzelwärts projiziert.

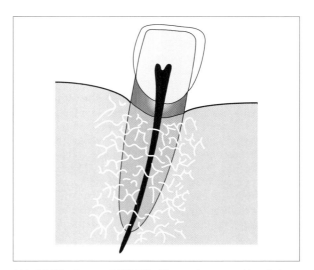

Abb. 10.**62** „Burn-out-Effekt". Die weder vom Alveolarknochen noch von der Schmelzkappe bedeckte Zahnhalszone ist transparenter als der übrige Zahn. Zudem wird die Randzone des Zahnhalses von den Röntgenstrahlen leichter durchdrungen; dadurch imponiert in der Zahnhalszone eine Aufhellung („Burn-out-Effekt"), und eine approximale Zahnhalskaries wird imitiert.

Desmodontalspalt. Zwischen Zahnwurzel und Knochen erkennt man einen schmalen dunklen Streifen, die linienförmige Transparenz des Desmodontalspaltes. Je nach Stellung des Zahnes, je nach Wurzelquerschnitt, Projektionsrichtung und Position in der Bildebene bei Schichtaufnahmen können sehr verschiedene Bilder des Desmodontalspaltes entstehen. So kann eine scheinbare Desmodontalspaltverbreiterung durch die Projektion hervorgerufen werden. Der Desmodontalspalt desjenigen Zahnes, der orthoradial vom Zentralstrahl getroffen wird, ist am deutlichsten abgebildet. Unter normalen Umständen erscheint er im Bereich der feinen Septumspitzen am Zahnhals erweitert, weil hier die überlagernde Knochenmasse weniger dick ist als apikal. Eine Unschärfe des Desmodontalspaltes der Apexregion hat nur dann pathologische Bedeutung, wenn die Wurzelspitze selbst scharf abgebildet ist. Bei entsprechender Wurzelanatomie, z. B. der mesialen Wurzel des oberen 1. Prämolaren und der mesialen Wurzel des unteren 1. Molaren, können entlang der Wurzel mehrere Aufhellungslinien über- oder nebeneinander abgebildet werden.

Kompakta. An den Desmodontalspalt schließt sich nach außen eine helle Linie an, die von der Alveolarinnenkompakta (*Lamina dura*) herrührt. Die Kompakta tritt im Röntgenbild stets als eine mehr oder weniger dichte, strukturlose Verschattung auf. Die Lamina dura setzt sich normalerweise als Abschluss der Septumspitze fort. Die Septumspitze entspricht dem Limbus alveolaris zwischen den Zähnen. Beide Röntgenzeichen sind nicht immer und an jeder Stelle gleich stark ausgeprägt zu erkennen, weil die anatomische Form der Zähne und der Mineralisationsgrad des Knochens individuell und auch innerhalb einzelner Zahngruppen großen Unterschieden unterworfen sind. Das normale Niveau des gesunden Limbus alveolaris verläuft etwa in Höhe der Schmelz-Zement-Grenze. Während die oral und vestibulär gelegenen knöchernen Strukturen des Zahnhalteapparates überlagert werden, sind die interdentalen, interradikulären und periapikalen Abschnitte der Zahnumgebung meistens deutlich abgebildet.

Spongiosa. Sie weist eine Strukturzeichnung auf, die infolge der Abbildung von Knochenbälkchen und Markräumen entsteht. Im Oberkiefer liegt überall eine sehr typische engmaschige Zeichnung der Spongiosa vor. Im Unterkiefer finden sich Abschnitte mit relativ engmaschiger Zeichnung der Spongiosa im Alveolarfortsatz sowie in Corpus und Angulus mandibulae. Auch kann im Unterkiefer die Linea mylohyoidea, die Insertionsstelle des M. mylohyoideus, bei entsprechender Ausprägung zur Darstellung gelangen (Abb. 10.**63**). Nur millimetergroße kreisrunde Aufhellungsbezirke sowie verschieden lange, scharf begrenzte Aufhellungsbänder sind ein Hinweis auf Ernährungsgefäße (Vasa nutrica, Abb. 10.**64**). Generell ist die Spongiosazeichnung bei jugendlichen Patienten deutlicher als bei älteren Patienten. Hier kommt es infolge einer verminderten Osteoblastenfunktion zu einer Rarifizierung der Spongiosabälkchen, was eine vermehrte Strahlendurchlässigkeit des Knochens zur Folge hat.

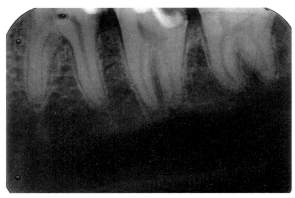

Abb. 10.**63** Projektion der Linea mylohyoidea auf die Wurzeln der Unterkieferseitenzähne.

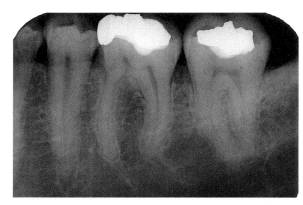

Abb. 10.**64** Vasa nutrica. Darstellung der Knochenkanälchen, die vom Canalis mandibulae zu den dentalen Apices verlaufen und die Gefäß-Nerven-Bündel enthalten.

Pathomorphologie von Zahn, Zahnhalteapparat und Knochen

Einteilungskriterien. Ein pathologischer Prozess zeigt sich in Abhängigkeit vom Hartgewebeabbau oder -anbau entweder als Aufhellung (Transparenz) oder als Verschattung (Opazität) bzw. als Kombination von beiden. Über 90% der pathologischen Veränderungen in den Kieferknochen sind Aufhellungen. Aufhellungen und Verschattungen werden beurteilt bezüglich:

- Größe
- Begrenzung
- Lokalisation
- Verbindung mit einem Zahn oder einer Zahnanlage
- Reaktion des angrenzenden Knochengewebes und
- ihres Verhaltens gegenüber Zahn und Knochenstrukturen.

Von großer Bedeutung sind die Grenzen des pathologischen Prozesses. Dieser wächst entweder raumfordernd mit Verdrängung oder raumfordernd invasiv-unterminierend und ist demnach scharf oder unscharf begrenzt. Relativiert wird diese Einteilung dadurch, dass eine Läsion häufig unter verschiedenen röntgenologischen Erscheinungsbildern aufgrund verschiedener Reifungs- oder Entwicklungsstadien auftreten kann. So zeigt das zementierende Fibrom anfänglich eine umschriebene periapikale Transparenz, die über Monate bis Jahre allmählich in eine periapikale Opazität mit transluzenter Begrenzung übergeht.

Transparenz. Eine radiologisch nachweisbare Veränderung des marginalen Parodontiums ist der *Knochenabbau*, wobei ein horizontaler von einem vertikalen Knochenabbau unterschieden wird:

Als *horizontal* wird ein Abbau des Alveolarknochens angesehen, wenn er ohne kleinräumige Einbrüche weitgehend parallel zur Kauebene erfolgt. Ein solcher Abbau kann auf einzelne Zähne beschränkt sein (Parodontitis marginalis localisata) oder viele Zähne betreffen (Parodontitis marginalis generalisata). Fehlt Knochen überwiegend auf nicht mehr als einem Drittel der Wurzellänge (dem Abstand zwischen Wurzelspitze und Schmelz-Zement-Grenze), so spricht man von einer Parodontitis marginalis superficialis, bei größeren Defekten von einer Parodontitis marginalis profunda. Ein Furkationsbefall besteht, wenn der interradikuläre Raum mehrwurzeliger Zähne freigelegt wird.

Als *vertikal* wird ein Knochenabbau bezeichnet, der weitgehend parallel zur Wurzeloberfläche erfolgt. In der Regel tritt ein vertikaler Knochenabbau in Form von Kratern und Einbrüchen an einzelnen Zähnen auf. Je nach der Zahl der Knochenwände spricht man von ein-, zwei- und dreiwandigen Knochentaschen. Abhängig von der Projektionsrichtung kann es schwierig sein, am Röntgenbild zu unterscheiden, ob es sich um eine oder um zwei aufeinander projizierte Knochenwände handelt. Die *Parodontitis apicalis* erscheint im Röntgenbild als rundlich-ovale Aufhellung von meist wenigen Millimetern Durchmesser, die in Kontakt mit der Wurzelspitze steht. Der Parodontalspalt ist an dieser Stelle unterbrochen. Die apikale Parodontitis ist die häufigste periapikale Radioluzenz. Als Abgrenzung zur Kieferhöhle weist sie einen kortikalisierten Randsaum, den sog. Halo, auf.

Opazität. Bei der *periapikalen kondensierenden Ostitis* kommt es infolge der Zunahme der Trabekel und Einengung der Spongiosaräume zu einer verminderten Strahlendurchlässigkeit. Röntgenologisch zeigt sich die Lamina dura unterbrochen, im Gegensatz zur Hyperzementose. Bei der *Hyperzementose* tritt eine der periapikalen kondensierenden Ostitis vergleichbare Verschattung auf. Der Zahn reagiert dabei jedoch pulpasensibel. Bei der *idiopathischen Osteosklerose* handelt es sich um im Knochen auftretende Bereiche verminderter Strahlendurchlässigkeit. Besteht eine derartige Osteosklerose in Verbindung mit der Kompakta, so spricht man von einer *Enostose*. Bei einer Auflagerung an die Kompakta wird sie als *Exostose* bezeichnet. Exostosen sind beispielsweise der Torus mandibularis bzw. Torus palatinus. *Wurzelreste* unterscheiden sich von einer idiopathischen Sklerose dadurch, dass sie ein Wurzelkanallumen sowie eine Lamina dura und einen Parodontalspalt aufweisen. Fehlen diese Kennzeichen, so ist die Abgrenzung zur idiopathischen Sklerose schwierig.

Zusammenfassung

Die in Röntgengeräten generierte elektromagnetische Strahlung wird beim Durchtritt durch Materie in Abhängigkeit von deren Dichte und Dicke unterschiedlich stark geschwächt. Diese Schwächungsunterschiede können durch nachfolgende Belichtung und anschließende Entwicklung eines Röntgenfilms in sichtbare Kontrastunterschiede umgewandelt werden. Bei der digitalen Röntgenologie wird der Röntgenfilm durch einen Sensor oder eine Leuchtstofffolie ersetzt.

Bei Beachtung der Strahlenschutzvorschriften ist die Strahlenbelastung bei zahnärztlichen Röntgenaufnahmen sowohl für die Patienten als auch für das Personal gering. Unter den intra- und extraoralen Aufnahmeverfahren haben in der zahnärztlichen Röntgendiagnostik die Panoramaschichtaufnahme und ergänzende laterale Zahnaufnahmen besondere Bedeutung. Da bei intraoralen Aufnahmeverfahren eine hohe Detailerkennbarkeit erforderlich ist, kommen Verstärkerfolien nur bei extraoralen Filmen zur Anwendung, da sie zwar eine Reduktion der Strahlenexposition ermöglichen, aber auch die Abbildungsschärfe verringern.

Stärker geschwärzte Abschnitte des Films, verursacht durch erhöhte Strahlentransparenz, werden als Aufhellungen bezeichnet, weniger geschwärzte Bezirke, verursacht durch verminderte Strahlentransparenz, als Verschattungen. Die Qualität von Röntgenaufnahmen ist abhängig von der Position des Patienten, der richtigen Wahl der Strahlenexpositionsparameter sowie der Filmlagerung und -bearbeitung.

Vorteile bietet daher die digitale Röntgenologie. Bei ihr entfallen Fehler der Filmbearbeitung, zusätzlich kann die Strahlenexposition reduziert werden. Zur Gewährleistung von Bildqualität und Strahlenschutz sind Qualitätssicherungsmaßnahmen gemäß der Verordnung zum Schutz vor Röntgenstrahlen vorgeschrieben.

Weiterführende Literatur

Düker J. Röntgendiagnostik mit der Panoramaschichtaufnahme. Heidelberg: Hüthig; 1992.

Hirschfelder U. Symptomatik im Fernröntgenseitbild. In: Miethke RR, Drescher D, Hrsg. Kleines Lehrbuch der Angle-Klasse II/1 unter Berücksichtigung der Behandlung. Berlin: Quintessenz; 1996:35.

Kaeppler G. Digitale Röntgentechniken im Zahn- und Kieferbereich – eine Übersicht. Dtsch Zahnärztl Z. 1996;51:194–205.

Langlais RP, Langland OE, Nortjé CJ. Diagnostic imagings of the jaws. Baltimore: Williams & Wilkins; 1995:615.

Meiners H. Röntgenphysik und Strahlenschutz für Zahnmediziner. München: Hanser; 1981.

Pasler FA. Zahnärztliche Radiologie. 3. Aufl. Stuttgart: Thieme; 1995.

Pasler FA, Visser H. Zahnmedizinische Radiologie. Bildgebende Verfahren. 2. Aufl. (Rateitschak KH, Wolf HF, Hrsg. Farbatlanten der Zahnmedizin. Bd. 5.) Stuttgart: Thieme, 2000.

Scheutzel P. Wilhelm Conrad Röntgen – Unsichtbares wird sichtbar. Berlin: Quintessenz; 1995.

Sonnabend E, Benz C. Röntgentechnik in der Zahnheilkunde. In: Ketterl W, Hrsg. Praxis der Zahnheilkunde. Bd. 1. München: Urban & Schwarzenberg; 1994:96–146.

Spitzer WJ, König H, Meissner R. Hochauflösende Kernspin-tomographie des Kiefergelenks mit Oberflächenspulen. Fortschr Kiefer Gesichts Chir. 1987;32:113–5.

Wörner H. Röntgen beim Zahnarzt. 2. Aufl. Köln: Deutscher Ärzte-Verlag; 1990:85.

Computertomographie, Magnetresonanztomographie und Angiographie

Lorenz Jäger, Maximilian Reiser

Die diagnostische Bildgebung des Viszerokraniums durch die **Computertomographie** (CT) gilt als etablierter Standard. Durch die Erzeugung überlagerungsfreier Schnittbilder mit hoher Ortsauflösung ist die CT hervorragend zur *Beurteilung ossärer Strukturen,* wie z.B. der Mandibula, Maxilla, des Nasennebenhöhlensystems sowie der Frontobasis, geeignet.

Weichteilprozesse sind in der CT in Form von weichteildichten Raumforderungen, die mit angrenzenden Knochenarrosionen, Demineralisierungen oder reaktiven Sklerosen einhergehen können, zu diagnostizieren. Die intravenöse Gabe von *Kontrastmitteln* führt sowohl bei Tumoren als auch bei entzündlichen Prozessen zu einer Kontrastmittelaufnahme, die als *Enhancement* bezeichnet wird. Mithilfe der **CT-Angiographie**, bei der im schnellen Spiralmodus die gesichtsversorgenden arteriellen Gefäße dargestellt werden, lassen sich die A. carotis communis, A. carotis interna und die A. carotis externa mit ihren großen Abgängen verfolgen.

❗ Neben der primären koronaren oder axialen Schichtführung sind mithilfe der multiplanaren Rekonstruktion auch sagittale, koronare oder schräge Bildebenen rekonstruierbar.

Durch Verwendung einer „Dental-Software" lassen sich Panoramaaufnahmen sowie maßstabgetreue Projektionen des Kiefers in drei Ebenen erzeugen.

Wesentliche *Vorteile der CT* gegenüber der Magnetresonanztomographie sind die exzellente Darstellbarkeit von Verkalkungen und Knochen und die sehr kurze Untersuchungszeit.

Die **Kernspin-** oder **Magnetresonanztomographie** (MRT) zählt heute ebenfalls zu den Routineverfahren in der Diagnostik des Ober- und Unterkiefers, des Nasennebenhöhlensystems sowie der Frontobasis. Dabei sei darauf hingewiesen, dass CT und MRT nicht konkurrierende, sondern sich ergänzende Untersuchungsmodalitäten sind. Die *Vorteile der MRT* gegenüber der CT sind ein deutlich besserer Weichteilkontrast, die primäre freie Wahl der Schichtebenen und die fehlende Exposition ge-

genüber ionisierender Strahlung. Die hoch auflösende MRT bietet mittlerweile auch eine exzellente Ortsauflösung, die eine morphologische Feindiagnostik erlaubt. Neuere Entwicklungen in der MRT ermöglichen die angiographische Darstellung der Gefäße (Magnetresonanzangiographie = MRA), eine ultraschnelle Bildgebung für funktionelle Untersuchungen sowie für MR-gesteuerte Interventionen.

Die **digitale Subtraktionsangiographie** (DSA) ist zur Beurteilung der Gefäßversorgung von Tumoren und insbesondere der zuführenden Gefäße aus der A. carotis externa als Standarduntersuchungstechnik etabliert. *Vorteile* dieses Verfahrens gegenüber der herkömmlichen Blattfilmangiographie sind die überlagerungsfreie Darstellung der Gefäße und die Möglichkeit zur gleichzeitigen Intervention (z.B. Embolisation, Coiling, Chemoperfusion).

Indikation der Computertomographie

❗ Die Diagnostik von Traumata, Entzündungen (z.B. Abszess, Phlegmone) (Abb. 10.**65**) und Tumoren in der Gesichtsregion gelten als typische Indikationen zur CT-Untersuchung.

Insbesondere bei Prozessen des Zungengrundes, des Mundbodens (Abb. 10.**66**) und des Pharynx, bei denen

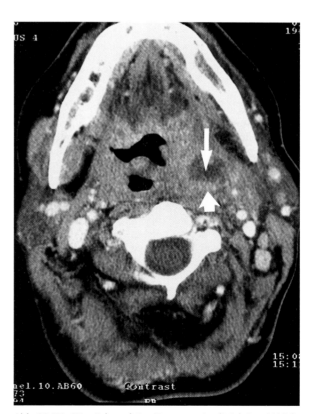

Abb. 10.**65** CT, axial, nach i.v. Kontrastmittelinjektion, Weichteilfenster. Parapharyngealabszess links mit zentraler flüssigkeitsäquivalenter Hypodensität (langer Pfeil) und randständigem Enhancement (kurzer Pfeil).

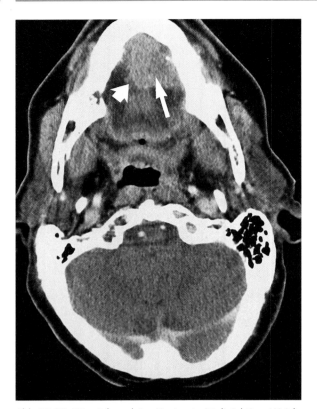

Abb. 10.**66** CT, axial, nach i.v. Kontrastmittelinjektion, Weichteilfenster. Im vorderen Abschnitt des Mundbodens stellt sich ein Mittellinien überschreitendes Plattenepithelkarzinom mit deutlichem Enhancement dar (langer Pfeil). Der Tumor ist unscharf begrenzt und zeigt ein infiltratives Wachstum (kurzer Pfeil).

die Kooperationsfähigkeit der Patienten überwiegend eingeschränkt ist, sollten die Untersuchungszeiten möglichst kurz sein, da wiederholtes Schlucken oder Bewegungen des Patienten zu erheblichen Artefakten in der Bildgebung führen.

Knochenarrosionen lassen sich mit der CT (im Knochenfenster) leicht nachweisen. Weitere Indikationen zur CT sind die Diagnostik in der *Traumatologie,* bei der Frakturen und Blutungen genau erfasst werden können, und die Beurteilung von Anomalien, z.B. von Gaumenspalten oder Zephalozelen.

Beim Nachweis von Zelen lassen sich mit der CT neben ossären Defekten der Frontobasis – den Durchtrittsstellen der Zelen – umschriebene Weichteilvermehrungen feststellen. Zur Differenzierung des Zeleninhalts ist die MRT allerdings besser geeignet. Für die Planung der osteoplastischen Versorgungen ossärer Defekte, z.B. bei Gaumenspalten, ist die dreidimensionale Computertomographie erfolgreich einsetzbar.

Metallische Implantate, prothetische Versorgungen oder Füllungen führen zu Aufhärtungsartefakten, die die diagnostische Aussagekraft der CT erheblich beeinträchtigen können.

So kann es unmöglich sein, Frakturen in der koronaren Schichtebene nachzuweisen oder auszuschließen, da derartige **Metallartefakte** auftreten. Es empfiehlt sich in solchen Fällen, zunächst axiale Schichten zu akquirieren und aus diesen sekundär koronare Bilder zu rekonstruieren.

Die **Indikationen zur Dental-CT** sind vielfältig und beruhen auf der gegenüber der Orthopantomographie (OPG) überlegenen Darstellung von Anatomie und Pathologie des Ober- und Unterkiefers. Dies gilt insbesondere für die Beurteilung der Alveolarkammhöhe und -breite sowie die genaue Erfassung des Mandibularkanals mit dem Gefäß-Nerven-Bündel. Bei einer fortgeschrittenen *Kieferatrophie* kann es zu einer transversalen Knochenreduktion kommen, die nicht mit dem OPG erfassbar ist. Diese ist mit dem Dental-CT genau darstellbar, sodass die Dental-CT zur *Planung implantologischer Versorgungen* empfohlen wird. Zur Beurteilung der Ausdehnung der Nasenhaupthöhle und insbesondere der Form und Ausdehnung der Kieferhöhle sowie der Dichte und Struktur des Kieferknochens ist die Dental-CT bestens geeignet.

Die Dental-CT wird vorwiegend in der präimplantologischen Planung zur Quantifizierung des Knochenangebots eingesetzt. Auch lässt sich mit der Dental-CT der Schwund des Alveolarknochens bei Zahnbetterkrankungen bestimmen.

Indikation der Magnetresonanztomographie

Die MRT des Gesichtsschädels ist bei zahlreichen Fragestellungen indiziert. Sie reicht von der Abklärung entzündlicher Prozesse über benigne und maligne Tumoren bis zum Nachweis frontobasaler Liquorfisteln oder Zephalozelen. Beim Nachweis von *Knochenentzündungen*, der Differenzierung zwischen radiogenen Veränderungen und Tumorinfiltration des Knochenmarks bzw. dem Nachweis von initialen *Knocheninfiltrationen* durch Tumoren ist die MRT der CT überlegen.

Die bildgebende Diagnostik von *Arthropathien des Kiefergelenkes* ist weitgehend der MRT vorbehalten (Abb. 10.**67**). Neben dem Nachweis arthrotischer Veränderungen (Volumenminderung des Gelenkbinnenraums, subchondrale Sklerose, Osteophythen und Abflachung des Caput mandibulae und der Fossa mandibularis) können mit funktionellen MRT-Untersuchungen auch Diskopathien erfasst werden.

Durch die Entwicklung ultraschneller Sequenzen gewinnt die MRT auch zunehmend für die Diagnostik der *obstruktiven Schlafapnoe* (OSA) (Abb. 10.**68**) an Bedeutung.

Als weitere, neue Indikation wird die MRT zur *Steuerung der laserinduzierten interstitiellen Thermotherapien* (LITT) von Tumoren eingesetzt. Bei diesem Verfahren werden Lichtleiter unter MR-Bildgebung platziert und ihre Lage zu vitalen Strukturen, z.B. Hirnnerven, größeren Gefäßen und der Orbita, überprüft. Darüber hinaus können mit thermosensitiven MR-Sequenzen Temperaturverläufe in dem zu behandelnden Gewebe und seiner Umgebung kontinuierlich dargestellt werden. Unmittelbar im Anschluss an die Intervention kann die laserinduzierte Nekrose zuverlässig bestimmt werden (Abb. 10.**69**).

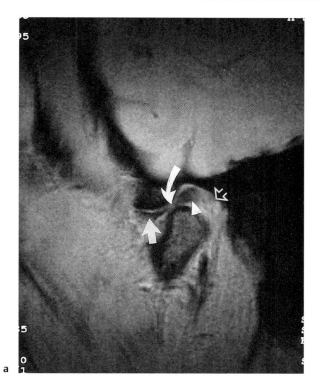

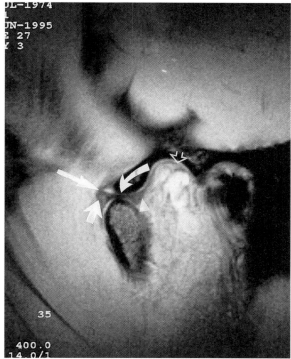

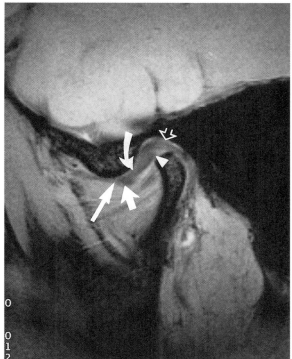

Abb. 10.**67** MRT-Aufnahmen des Kiefergelenks, jeweils sagittal, T1-gewichtete 2D-Flash-Sequenz.
Regelrechte Position des Discus articularis im Kiefergelenk bei geschlossenem (**a**) und bei geöffnetem Mund (**b**). Der anteriore (kurzer Pfeil) und posteriore (Pfeilspitze) Diskuspol lassen sich ebenso erkennen wie die Intermediärzone des Diskus (gebogener Pfeil), die bilaminäre Zone (offener Pfeil) und die Insertion des Caput superior des M. pterygoideus lateralis am anterioren Diskuspol (langer Pfeil).
c Partielle anteriore Diskusverlagerung bei geschlossenem Mund.

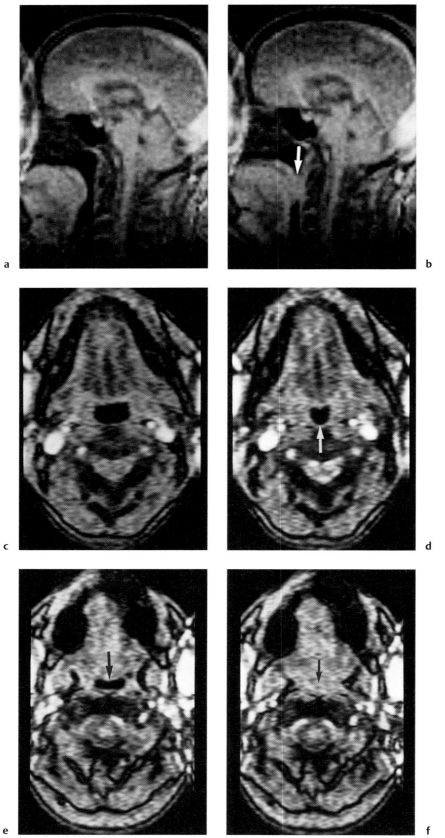

Abb. 10.**68** Patient mit obstruktiver Schlafapnoe (OSA). MRT, sagittal, protonengewichtete 2D-Flash-Sequenz. Zeitliche Auflösung von 5 Bildern/s.

a Unter ruhiger Nasenatmung bei geschlossenem Mund ist der Pharynxschlauch frei.

b Während eines Müller-Manövers (Inspirationsversuch bei geschlossenem Mund und verschlossener Nase) ist eine deutliche Einengung des Pharynx erkennbar (Pfeil).

c Bei der axialen Darstellung des Oropharynx in Höhe des Zungengrundes zeigt sich während der ruhigen Nasenatmung ein weites Lumen.

d Unter Müller-Manöver ist jedoch eine zirkuläre Einengung des Pharynx erkennbar (Pfeil).

e Bei der axialen Darstellung des Velopharynx ist bereits unter ruhiger Nasenatmung das Pharynxlumen eingeengt (Pfeil).

f Während des Müller-Manövers zeigt sich ein vollständiger Verschluss des Velopharynx (Pfeil).

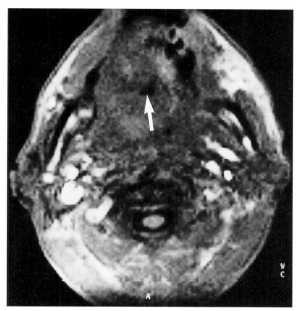

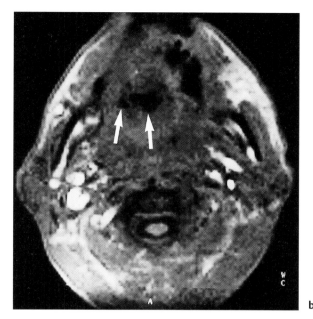

a

b

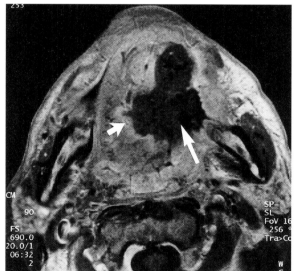

c

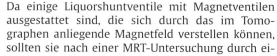

Abb. 10.**69**
a u. **b** MRT mit axialer, T1-gewichteter 2D-Flash-Sequenz. Darstellung der Temperaturverteilung in einem Plattenepithelkarzinom der Zunge während einer laserinduzierten interstitiellen Thermotherapie (LITT).
a 1 min nach Therapiebeginn zeigt sich infolge des Temperaturanstiegs im Tumorgewebe eine Hypointensität (Pfeil). Diese entwickelt sich um die Spitzen der Glasfaserlichtleiter.
b Nach 10 min hat die Hypointensität (Pfeile) an Größe deutlich zugenommen.
c MRT, axial, T1-gewichtete SE-Sequenz nach i.v. Gadolinium-DTPA-Injektion. Unmittelbar nach Beendigung der LITT stellt sich die induzierte Tumornekrose hypointens dar (langer Pfeil) und weist ein randständiges Enhancement auf (kurzer Pfeil).

Bei der Indikationsstellung zur MRT-Untersuchung ist es wichtig, sich immer das Prinzip der MRT, die auf starken Magnetfeldern und Hochfrequenzenergie beruht, zu vergegenwärtigen.

> Daher müssen Patienten mit elektrisch gesteuerten Hilfsmitteln (z.B. Herzschrittmacher, Cochlear Implants, Insulin- oder Zytostasepumpen) von einer MRT-Untersuchung bis jetzt weitgehend ausgeschlossen werden.

Neue Entwicklungen dieser Geräte führen dazu, dasssie zunehmend mit der MR-Tomographie kompatibel sind. *Metallimplantate*, z.B. Endoprothesen, Schrauben und Osteosynthesematerialien, können zu lokalen Überwär-

mungen führen oder durch die magnetischen Kräfte bewegt werden (Gefäßclips). Dies gilt besonders für eisenhaltige Fremdkörper, z.B. Granatsplitter. Edelmetalllegierungen und insbesondere Titan verursachen dagegen wenig Artefakte oder mechanische bzw. thermische Nebenwirkungen. Die bei zahnärztlichen Behandlungen eingebrachten Metalle führen aufgrund ihrer Suszeptibilität zu örtlich begrenzten Signalauslöschungen.

> Da einige Liquorshuntventile mit Magnetventilen ausgestattet sind, die sich durch das im Tomographen anliegende Magnetfeld verstellen können, sollten sie nach einer MRT-Untersuchung durch einen entsprechenden Fachkollegen kontrolliert werden.

Indikationen der Angiographie

Die Indikation der Angiographie in der Gesichtsregion, die heute generell als digitale Subtraktionsangiographie (DSA) durchgeführt wird, hat sich in den letzten Jahren gewandelt. Die DSA wird für die *Beurteilung der Gefäß-versorgung stark vaskularisierter Tumoren* (z.B. juvenile Nasenrachenfibrome, Hämangiome, Glomustumoren oder Ästhesioneuroblastome) genutzt.

Mit modernen Kathetern und der koaxialen Mikrokathertertechnik können auch kleine periphere Gefäße superselektiv sondiert werden. So können stark vaskularisierte *Tumoren* (Abb. 10.**74**, S. 275), *Angiome* und *Aneurysmen* embolisiert werden. Je nach der entsprechenden Ebene des Gefäßsystems können zur *Embolisation* unterschiedliche Materialien zur Anwendung kommen (Polyvinylalkohol-Partikel, Ethibloc, Gewebekleber, Mikrospiralen oder Ballons). Auch bei unstillbarem *Nasenbluten* kann durch die superselektive Embolisation häufig ein Sistieren der Blutung erreicht werden. Bei fortgeschrittenen Tumoren und Tumorrezidiven des Naso- und Oropharynx kann durch lokoregionäre Perfusion mit Zytostatika noch eine Rückbildung der Tumoren erreicht werden, die mit systemischer Chemotherapie nicht mehr möglich ist.

Grundlagen der CT

Prinzip. Bei der Computertomographie kreist eine Röntgenröhre um den Patienten. Die von dieser Röhre ausgesandten Röntgenstrahlen werden von Detektoren registriert. Diese rotieren in fester mechanischer Kopplung mit der Röntgenröhre um den Patienten (Geräte der sog. 3. Generation) oder sie sind als Detektorenkranz um den Patienten montiert (Geräte der sog. 4. Generation). Als *Gantry* wird die apparative Einheit aus Röntgenröhre, Kühlsystem, Hochspannungsgenerator und Detektoren bezeichnet. Die Gantry ist in der Vertikalen von –30° bis +30° um den Patienten angulierbar. Während des Abtastvorganges wird die zu untersuchende Region des Patienten aus verschiedenen Richtungen von einem fokussierten, fächerförmigen Röntgenstrahl durchdrungen. Je nach der Gewebedichte wird der einstrahlende Röntgenstrahl unterschiedlich stark geschwächt.

Bildentstehung. Die gewebsspezifisch geschwächten Röntgenstrahlen treffen auf die Detektoren und werden dort in elektrische Impulse umgewandelt, um dann durch eine *mathematische Nachbearbeitung* (Fourier-Transformation) in Bildinformationen transformiert zu werden.

Somit wird die gewebsspezifische Strahlenabsorption im CT-Bild mit unterschiedlichen Grauwerten dargestellt. Der Grauwertumfang bzw. Dichteumfang ist dabei auf 4000 Einheiten (Hounsfield-Units = HU) festgelegt.

Charakteristische Dichtewerte sind:
- Luft: –1000 HU
- Wasser: 0 HU
- Fett: ÷100 HU
- Muskelgewebe: ca. 45 HU
- Blut: ca. 65 HU
- Knochenspongiosa: ca. 150 HU
- kompakter Knochen: ca. 250 HU.

Aufnahmemodus. CT-Bilder können entweder *sequenziell,* d.h. Schicht für Schicht, akquiriert werden oder aber in einem *Spiralmodus,* d.h. ein Volumen wird durch den kontinuierlich und spiralig umlaufenden Fächerstrahl der Röntgenröhre erfasst. Vorteile des Spiralmodus sind die wesentlich kürzere Untersuchungszeit und eine lückenlose Datenerfassung, aus der multiplanar Schichten rekonstruiert werden können.

Grundlagen der MRT

Magnetresonanztomographen setzen sich aus einem Magneten, einem Gradientensystem dem Hochfrequenz-(HF-)System sowie einer Rechneranlage zusammen. Man unterscheidet je nach Feldstärke des Magneten (angegeben in Tesla):
- Niedersysteme (0,2–0,5 T)
- Mittelsysteme (0,5–1 T) und
- Hochfeldsysteme (1–2 T).

Dabei können Permanentmagneten, Elektromagneten („Widerstandsmagneten") oder supraleitende Magneten zur Anwendung kommen.

Geräteform. Man unterscheidet zwischen *offenen* und *geschlossenen* (tunnelförmigen) MR-Tomographen. Mit geschlossenen Hochfeldgeräten wird die höchste Ortsauflösung erreicht, und aufgrund des höheren Signal-Rausch-Verhältnisses ist eine kürzere Messzeit erforderlich. In den letzten Jahren ist es gelungen, Geräte mit weiterer Öffnung des Magneten und kürzerer Baulänge zu konstruieren, sodass während der Untersuchung weniger Patienten unter Klaustrophobie leiden. Die offenen MR-Tomographen gewährleisten zumindest von einer Seite einen unbehinderten Zugang zum Patienten, sodass sie Vorteile in der MRT-gesteuerten Intervention besitzen.

Die **Ortskodierung** der Bildgebung in den Raumrichtungen X, Y und Z erfolgt durch die Gradienten. Somit lassen sich Projektionsebene und Schichtselektion in der MRT primär frei wählen. Das HF-System sendet definierte Anregungspulse aus, die anschließend als Echosignal wieder empfangen werden. Dieses Signal wird dann durch mathematische Algorithmen (Fourier-Transformation) in Bildinformationen umgerechnet. Die so gewonnen Bilder haben im Vergleich zur CT einen deutlich höheren Weichteilkontrast.

Die MRT beruht auf dem **Grundprinzip**, dass alle Atome (z.B. Wasserstoffkerne) mit einer ungeraden Nukleonenzahl (Summe aus Protonen und Neutronen) eine Kernresonanz aufweisen. Diese Atomkerne besitzen aufgrund ihrer Rotation um die eigene Achse (Kernspin) und ihrer Ladung ein magnetisches Moment M_0, das mit einem Dipolmagneten verglichen wird (Abb. 10.**70**).

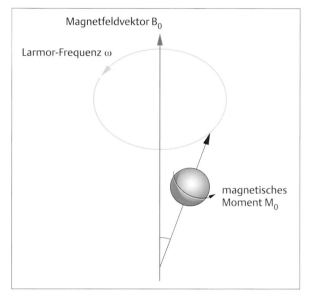

Abb. 10.**70** Präzession von Dipolmagneten (Atomkernen) an den Magnetfeldvektor.

Werden nun diese Dipolmagneten (Atomkerne) in ein Magnetfeld B_0 gebracht, richten sie sich entsprechend dem äußeren Magnetfeld aus und weisen eine ungeordnete, d.h. normalverteilte, Kreiselbewegung (Präzession) um die Feldachse des äußeren Magnetfeldes auf. Die Frequenz dieser Präzession ist für jeden Atomkern spezifisch und wird als *Larmor-Frequenz* bezeichnet. Um die Atomkerne in einen Zustand der Kernresonanz zu überführen, wird eine Hochfrequenz-(HF-)Energie eingestrahlt, wobei die HF-Wellen der Larmor-Frequenz entsprechen müssen. Die Atomkerne präzedieren nun nicht mehr ungeordnet, sondern *synchron* in Phase und nehmen eine höher energetische, zum äußeren Magnetfeld antiparallele Stellung ein. Nach Abschluss der HF-Einstrahlung kehren die Atomkerne aus ihrem angeregten Zustand unter Abgabe von HF-Energie wieder in ihren Ruhezustand zurück. Diese von den Atomkernen ausgestrahlte HF-Energie wird durch geeignete Antennen (Empfangsspulen) registriert, um dann der Fourier-Transformation zwecks Bildberechnung zugeführt zu werden.

Die **Bildkontraste** werden durch die Bildgewichtung bestimmt. Man unterscheidet:
- eine T1-Gewichtung
- eine T2-Gewichtung sowie
- eine Protonen-(PD-)Gewichtung.

Bei T1-gewichteten Bildern entsteht der T1-Kontrast durch die T1-Unterschiede der Gewebe. T2- und PD-Kontrast sind dabei minimiert. Entsprechendes gilt für den T2- und den PD-Kontrast. Der **T1-Kontrast** eines Bildes wird durch die *Repetitionszeit* (TR) und die *Echozeit* (TE) vorgegeben, d.h. für einen optimalen T1-Kontrast werden für Spin-Echo-Sequenzen TR-Zeiten zwischen 400–800 ms gewählt. Folglich sind Gewebe mit langen T1-Zeiten dunkel (z.B. wasserreiches Gewebe) und Gewebe mit kurzen T1-Zeiten sehr hell (z.B. fettreiches Gewebe). Der T2-Kontrast lässt sich auf den T1-gewichteten Bildern durch kurze Echozeiten (z.B. TE < 30 ms) reduzieren.

Um einen optimalen **T2-Kontrast** zu erreichen, muss der T1-Kontrast eines Bildes minimiert werden. Dies wird durch entsprechend lange TR-Zeiten (TR > 2000 ms) erzielt. Die TE-Zeit (70–140 ms) gibt im Wesentlichen den T2-Kontrast vor. (Flüssigkeitsgefüllte) Gewebe mit langen T2-Zeiten (z.B. Abszesse, Zysten) stellen sich auf den T2-gewichteten Bildern signalintensiv, d.h. hell, dar und Gewebe mit kurzen T2-Zeiten (z.B. Muskulatur) signalarm, d.h. dunkel.

Für einen guten **PD-Kontrast** wird der T1- und T2-Einfluss durch lange TR-Zeiten (TR > 2500 ms) und kurze TE-Zeiten (TE < 30 ms) minimiert. Gewebe mit einer hohen Protonendichte (z.B. Fett) sind auf PD-gewichteten Bildern signalintensiv, und Gewebe mit einer niedrigeren Protonendichte (z.B. Muskulatur) sind signalarm.

▼ Die MRT gestattet, anders als die Computertomographie, durch die Wahl unterschiedlicher Untersuchungsparameter die Bildkontraste und damit die diagnostische Information zu variieren.

Über die endogenen Kontrasten der normalen und pathologischen Gewebe hinaus kann, ebenso wie bei der Computertomographie, durch die intravenöse Injektion von **Kontrastmittel** der Bildkontrast noch verbessert werden. Dazu werden in der MRT *paramagnetische Substanzen,* vor allem Gadolinium-Chelate wie Gadolinium-DTPA (0,1–0,2 mmol/kg KG), verwandt. Die Gadolinium-Chelate diffundieren relativ schnell aus dem intravasalen in den interstitiellen Raum. Sie werden nicht messbar metabolisiert und durch glomeruläre Filtration unverändert über die Nieren ausgeschieden. Die intakte Blut-Hirn-Schranke vermögen die Gadolinium-Chelate nicht zu überwinden.

▼ Über eine Verkürzung der T1-Zeit führt Gadolinium-DTPA zu einem Signalanstieg im T1-gewichteten Bild.

Dieser Effekt ist in Geweben mit einer starken bzw. vermehrten Vaskularisierung oder aber in Geweben mit einer gesteigerten Kapillarpermeabilität zu beobachten. Als nichtpathologisch ist die Kontrastmittelaufnahme in der Schleimhaut der Nase, der Nasennebenhöhlen, des Pharynx und der Speicheldrüsen zu werten, da diese Gewebe gut vaskularisiert sind. Entzündungen und Tumoren zeigen eine vermehrte Vaskularisation sowie eine erhöhte Kapillarpermeabilität und damit eine deutliche pathologische Kontrastmittelaufnahme, d.h. ein deutlicher Signalintensitätsanstieg, nach intravenöser Gabe von Gadolinium-DTPA.

Grundlagen der Angiographie

Die Digitaltechnik wurde für die Angiographie früher eingeführt als für die projektionsradiographische Aufnahmetechnik. Bereits seit den 80er Jahren steht die digitale Subtraktionsangiographie (DSA) zur Verfügung, die gegenüber der Blattfilmangiographie einige wichtige Vorteile besitzt: geringerer Kontrastmittelbedarf und sofortige Verfügbarkeit der angiographischen Bildinformation.
Prinzip. Der Patient wird für die Untersuchung auf einem Untersuchungstisch gelagert, der frei beweglich („schwimmend") ist. Die DSA-Anlage besteht aus einem Hochfrequenzgenerator mit Röntgenröhre, einer Videofernsehanlage mit Verstärker, Analog-Digital-Wandler und Bildspeicher und aus einem Rechnersystem sowie Bildschirmen. Heute werden C-Bogen-Systeme benutzt, die frei um den Patienten drehbar sind, sodass sehr schnell und ohne Bewegung bzw. Umlagerung des Patienten jede gewünschte Projektionsrichtung eingestellt werden kann.
Durch zusätzliche Optionen, wie Last-Image Hold (LIM), strahlungsfreie Einblendung, Vorfilterung und gepulste Durchleuchtung, kann die Strahlenexposition mit modernen DSA-Anlagen deutlich reduziert werden.

Untersuchungstechnik der CT

⚠ Die Untersuchung des Viszerokraniums erfolgt in axialer und/oder koronarer Schichtführung.

Für die **axiale Schichtung** liegt der Patient in entspannter Rückenlage. Die Gantry wird parallel zum harten Gaumen anguliert, sodass die Schichtführung idealerweise senkrecht zur koronaren Projektion erfolgt. Wenn der Patient die Lagerung zur koronaren Schichtung nicht toleriert, können aus den primär axialen Bildern koronare Schichten rekonstruiert werden (multiplanare Rekonstruktion = MPR).

Tabelle 10.**13** Wichtige Abkürzungen und Definitionen in der Computertomographie

Abkürzung	Bezeichnung
AH	Bildrekonstruktionsalgorithmus
C	Center
GT	Gantry-Kippung
HU	Hounsfield Unit(s)
kV	Kilovolt-Einheit der Röntgenröhrenspannung
mA	Milliampère-Einheit des Röntgenröhrenstroms
SL	Schichtdicke
SP	Schichtposition
TI	Rotationszeit des Spiralscans für einen Umlauf
W	Window (Fenster)

Für die **koronare Schichtung** wird der Patient entweder in Bauchlage mit rekliniertem Kopf oder in Rückenlage mit überhängendem Kopf gelagert. Die Schichtebene soll dabei möglichst senkrecht zum harten Gaumen ausgerichtet sein.
Es werden kontinuierlich anschließende, 3–4 mm dicke Schichten akquiriert. Wenn feine Frakturlinien nachgewiesen oder ausgeschlossen werden sollen bzw. wenn ein Datensatz für anschließende Sekundärrekonstruktionen benötigt wird, empfiehlt es sich, im **Spiralmodus** mit 2 mm dicken Schichten zu untersuchen.
Zur optimalen Darstellung der Weichteilstrukturen wird ein sog. *Weichteilfenster* (W: 250–350 HU, C:40–50 HU) gewählt. Ossäre Strukturen lassen sich am besten im sog. *Knochenfenster* (W: 2500–4000 HU, C: 500–800 HU) beurteilen (Abkürzungen s. Tabelle 10.**13**). Die Indikation zur intravenösen Applikation eines iodhaltigen, nichtionischen Kontrastmittels ist bei entzündlichen Prozessen (z.B. Phlegmonen, Abszesse) und bei Tumoren gegeben.
Für die **Dental-CT** wird der Patient in Rückenlage und ohne Kippung der Gantry untersucht. Es werden kontinuierliche Schichten von 1 mm Schichtdicke im Spiralmodus gewonnen. Die Bilder werden mit einem Knochenalgorithmus rekonstruiert. Sollen Ober- und Unterkiefer beurteilt werden, so sind dafür zwei getrennte Messungen erforderlich. Die dünne Schichtdicke (1 mm) und die hohe Ortsauflösung (15 cm Field of View – FoV – und 512 × 512-Matrix) erlauben eine Rekonstruktion von koronaren Projektionen und von Projektionen, die einem Orthopantomogramm (OPG) entsprechen. Somit stehen durch die Dental-CT für jeden Zahn des Ober- und Unterkiefers hoch auflösende axiale, koronare und OPG-Projektionen zur Verfügung (Abb. 10.**71**).

Abb. 10.71
a Dental-CT. In der axialen Schicht des Oberkiefers sind die für die zu rekonstruierenden Panoramaschnitte und die paraxialen Projektionen dargestellt.
b CT, rekonstruierte Panoramaprojektionen des Oberkiefers. Aufhärtungsartefakte durch metallische Zahnprothetik (Pfeile).
c (Siehe nächste Seite) CT, rekonstruierte paraxiale Projektionen des Oberkiefers. Aufhärtungsartefakte durch metallische Zahnprothetik (Pfeile).

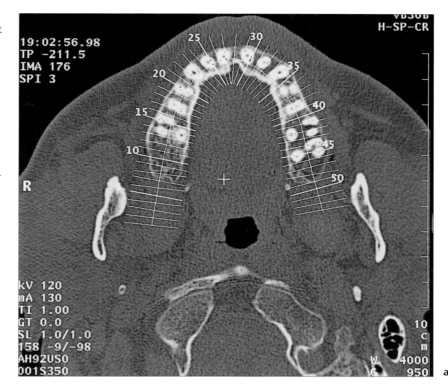

a

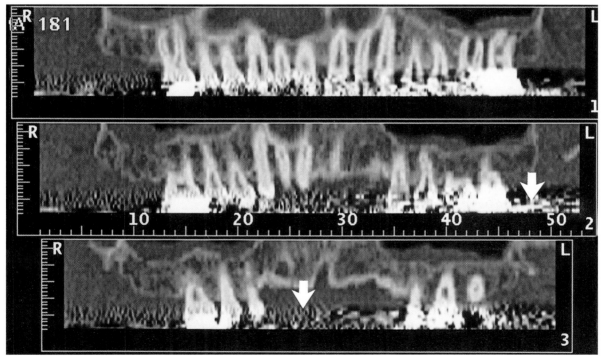

b

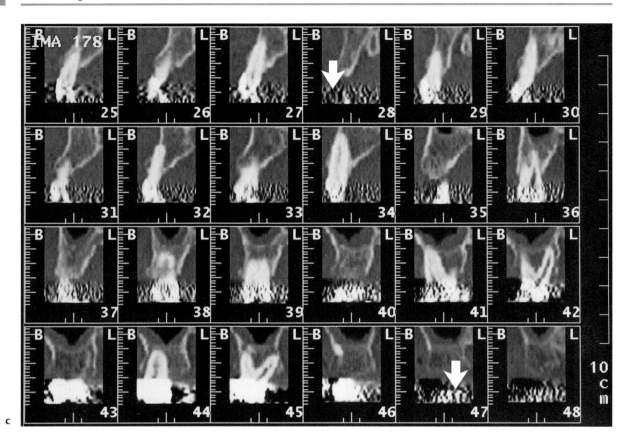

c

Untersuchungstechnik der MRT

⚠ Die Beurteilung des Viszerokraniums erfolgt, wie in der CT, zunächst in axialer und koronarer Projektion. Ergänzend kann die sagittale Projektion die Untersuchung vervollständigen, insbesondere zur Beurteilung der Kiefer- und Stirnhöhlenhinterwand, der Fossa pterygopalatina und des Zungengrundes.

Die **Standarduntersuchung** umfasst eine T2-gewichtete Turbo-Spin-Echo-Sequenz und eine T1-gewichtete Spin-Echo-Sequenz vor und nach i.v. Kontrastmittelinjektion in axialer Ebene sowie eine kontrastverstärkte T1-gewichtete Aufnahme in koronarer Ebene.

Die *STIR-Sequenz* (Abkürzungen s. Tabelle 10.**14**) hat einen additiven T1- und T2-Kontrast, d.h. Verlängerungen der T1- und T2-Zeit tragen zu einer Zunahme des Signals bei, und das Fettsignal wird unterdrückt. Infolgedessen werden Lymphknoten, Tumoren, Entzündungen und Flüssigkeiten sehr hell dargestellt, während alle übrigen Gewebe signalarm erscheinen. Wegen des ungenügenden Signal-Rausch-Verhältnisses der STIR-Sequenz ist die Detailerkennbarkeit herabgesetzt.

Im Bereich des Viszerokraniums liegen wichtige nervale und vaskuläre Strukturen auf engem Raum zusammen, sodass eine möglichst hohe **Ortsauflösung** in der MRT-Bildgebung anzustreben ist. Da sich die Ortsauflösung als Quotient des Quadrates des Field of View (FoV) und der Matrix (Pixelzahl entlang der Frequenz- und Phasenkodierachse) definiert, kann eine hohe Ortsauflösung durch eine 512 × 512-Matrix oder durch die Wahl eines kleinen FoV bei einer 256 × 256-Matrix erzielt werden. Die Schichtdicke sollte 4 mm nicht überschreiten, und der Schichtabstand sollte nicht mehr als 0,6 mm betragen.

Tabelle 10.**14** Wichtige Abkürzungen und Definitionen in der Magnetresonanztomographie

Begriff	Definition
AC	Anzahl der Akquisitionen
AT	Akquisitionszeit
FLASH	Fast Low Angle Shot
GE	Gradienten-Echo
Hyperintens	erhöhte Signalintensität im Vergleich zum umgebenden Gewebe
Hypointens	verminderte Signalintensität im Vergleich zum umgebenden Gewebe
IR	Inversion Recovery
Isointens	gleiche Signalintensität wie das umgebende Gewebe
MIP	Maximum Intensity Projection
MPR	Multiplanare Rekonstruktion
SE	Spin-Echo
SL	Schichtdicke
STIR	Short Tau Inversion Recovery
T1-gewichtet	Betonung des T1-Kontrastes
T2-gewichtet	Betonung des T2-Kontrastes
TE	Echozeit
TI	Inversionszeit
TR	Repetitionszeit
TSE	Turbo-Spin-Echo

Untersuchungstechnik der Angiographie

Technik. Bei der arteriellen DSA wird der Katheter überwiegend über einen transfemoralen Zugang in Seldinger-Technik eingebracht. Wenn dies nicht möglich ist, z.B. bei Verschluss der Beckenarterien, kann ein transbrachialer Zugang gewählt werden. Es werden heute überwiegend 5-French-Katheter (1 F = $^1/_3$ mm) verwendet, durch die koaxiale Mikrokatheter mit einem Durchmesser von 1–2,7 F zur superselektiven Sondierung von peripheren Gefäßen vorgeschoben werden können.

Embolisation

Für die Embolisationstherapie stehen unterschiedliche Techniken zur Verfügung.

▷ **Praxistipp** Grundsätzlich gilt, dass vor jeder Embolisation eine superselektive Angiographie der zu embolisierenden Region durchzuführen ist, um arteriovenöse Shunts bzw. arterielle Kollateralen zwischen der A. carotis externa und derjenigen der Gegenseite und Anastomosen zwischen den arteriellen fazialen Gefäßen und der A. ophthalmica bzw. A. carotis interna oder der A. vertebralis auszuschließen.

Konventionell nicht stillbare **Epistaxis** ist eine Notfallindikation zur angiographisch gesteuerten Embolisation. Hierfür bieten sich Polyvinylalkohol-(PVA-)Partikel mit einer Größe von 150–250 μm bzw. 250–350 μm an (Ivalon- bzw. Contur-Partikel) an. PVA-Partikel besitzen die Eigenschaft, dass sie nach Injektion expandieren, eine Endothelläsion verursachen und so eine Thrombose induzieren. Der Einsatz von PVA-Partikeln hat sich sowohl in A. sphenopalatina und A. maxillaris als auch in A. facialis und A. lingualis bewährt.

▼ Zur angiographischen Versorgung einer Epistaxis muss die arterielle Versorgung der Nase berücksichtigt werden.

Es wird dabei zwischen einem ventrokranialen Gebiet, nämlich dem der A. carotis interna und der Aa. ethmoidales, und einem dorsokaudalen Versorgungsgebiet unterschieden, das von der A. sphenopalatina und der A. maxillaris versorgt wird, die aus der A. carotis externa entspringen. Ist bei Epistaxis oder aber auch bei Tumoren der Oberkieferregion und der Nase eine Embolisation der A. sphenopalatina und der A. palatina descendens nicht ausreichend, so bietet sich der Verschluss der A. maxillaris in ihrem pterygopalatinalen Segment mit *Mikrospiralen* an. Dies sind Drahtspiralen aus Wolfram oder Platin, die mit feinen Fäden aus Dacron oder Seide beschichtet sind. Ihre Größe ist sehr variabel und ihre Weite im aufgerollten Zustand variiert zwischen 2 mm und 20 mm. Spiralen induzieren ebenfalls Thrombosen und führen somit zu einem dauerhaften Gefäßverschluss. Neben der Indikation zur Embolisation der A. maxillaris bei Epistaxis oder bei Tumoren werden Spiralen zur Embolisation von Aneurysmen, insbesondere von falschen Aneurysmen nach Traumen, und von traumatischen Blutungen eingesetzt.

Für die **Embolisation von Angiomen** oder von arteriovenösen Malformationen hat sich der Einsatz von Ethibloc bewährt. Ethibloc besteht aus einem Gemisch aus Maisproteinen und hochprozentigem Alkohol. Durch den Zusatz unterschiedlicher Mengen von Lipiodol, eines fetthaltigen Kontrastmittels, kann die Viskosität des Embolisats gesteuert werden, und es ist dadurch bei der Durchleuchtung gut sichtbar. Auch ausgedehnte Tumoren, d.h. größere Zielvolumina, lassen sich mit diesem Material gut embolisieren. Bei Hämangiomen sind dagegen PVA-Partikel zu bevorzugen.

Perfusion mit Zytostatika

Die lokoregionäre Perfusion von ausgedehnten Plattenepithelkarzinomen (T3 und T4) der Gesichtsregion mit Chemotherapeutika ist ein weiteres Anwendungsgebiet der DSA. Zu diesem Zwecke wird ein 5-F-Katheter transfemoral eingebracht und bis in die A. carotis communis vorgeschoben. Von dort wird das Versorgungsgebiet der A. carotis externa und interna in zwei Ebenen selektiv dargestellt. Anschließend erfolgt eine selektive Katheterisierung der arteriellen Tumor versorgenden Gefäße mithilfe eines Mikrokatheters. Über diesen wird eine langsame Zytostatikainfusion durchgeführt. Eine superselektive, hoch dosierte, schnelle Chemoperfusion des Tumors kann mit einer lokalen, fraktionierten Strahlentherapie kombiniert werden.

Typische Befunde

Nase und Nasennebenhöhlen

Die pneumatisierten Nasennebenhöhlen stellen sich in der CT als luftgefüllte Hohlräume dar. Die normale Schleimhaut kann nicht abgegrenzt werden, wenn sie nicht verdickt ist.

Die akute **Sinusitis** lässt sich hingegen an deutlichen Schleimhautpolstern, welche die Nasennebenhöhlen vollständig verlegen können, und durch Spiegelbildungen leicht erkennen. Schleimhautpolster werden auch bei der chronischen Sinusitis gefunden, jedoch ist auch eine vollständige Schleimhautatrophie möglich. Bei Flüssigkeitsretention steigt die Dichte entsprechend des Proteingehalts an und beträgt zwischen 0 und 25 HU. Liegt ein eingedickter, sehr proteinreicher Verhalt vor, imponiert dieser als deutlich hyperdens. Hämorrhagisches Sekret zeigt Dichtewerte von 50–60 HU. Ein Pilzbefall kann ebenfalls zu einer deutlich erhöhten Dichte des Sekretverhalts führen.

Im Gegensatz zur CT ist die *MRT* für die Diagnostik der Sinusitis nicht geeignet. Bei einer vollständigen Verlegung der Nasennebenhöhlen kann in der nativen MRT nicht zwischen Schleimhautpolstern und einem Tumor unterschieden werden. Deshalb empfiehlt es sich in solchen Fällen immer, eine kontrastverstärkte Untersuchung anzuschließen, da Tumor und Schleimhautschwellung eine unterschiedliche Kontrastmittelaufnahme (Enhancement) zeigen können. Hilfreich ist auch eine Ausspielung der Untersuchung im Knochenfenster, da Mukozelen oder Polypen zu einer Druckatrophie mit Knochenausdünnung führen können, während maligne Tumoren eine unregelmäßige Knochenarrosion und infiltrative Destruktion verursachen.

Die MRT bietet in der **Tumordiagnostik** aufgrund ihres überlegenen Weichteilkontrastes deutliche Vorteile gegenüber der CT. Feine anatomische Strukturen, wie z.B. Gefäße, Nerven und Kompartimentgrenzen, lassen sich durch sie wesentlich besser abgrenzen.

Polypen sind benigne, umschriebene ödematöse und hyperplastische Schleimhautareale in der Nase und in den Nasennebenhöhlen. Im T1-gewichteten Bild haben sie eine niedrige, im T2-gewichteten Bild eine hohe Signalintensität, und nach intravenöser Kontrastmittelinjektion ist ein kräftiges Enhancement nachweisbar. Im Gegensatz dazu zeigen Zysten und Mukozelen kein Enhancement.

Tumoren der Gesichtsregion

Tumoren der Gesichtsregion fallen durch ihre raumfordernde Wirkung auf. Benigne Tumoren wachsen expansiv (Abb. 10.**72**), während maligne Tumoren zu einem infiltrativen Wachstum neigen (Abb. 10.**73** und 10.**74**). Das

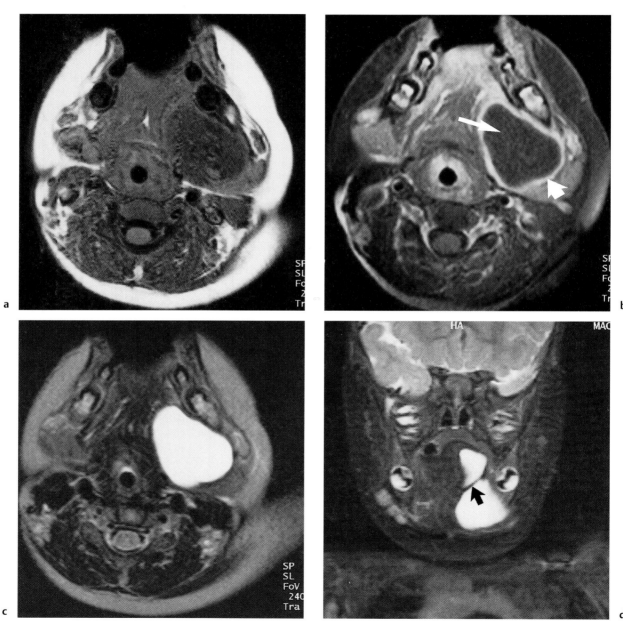

Abb. 10.72 Vierjähriger Patient mit einem Lymphangiom links parapharyngeal.
a u. **b** MRT, axial, T1-gewichtete Aufnahme, vor (**a**) und nach (**b**) i.v. Gadolinium-DTPA-Gabe. Medial der Mandibula und der Glandula parotidea ist eine glatt begrenzte, hypointense Raumforderung (langer Pfeil) mit randständigem Enhancement (kurzer Pfeil) erkennbar. **c** MRT, axial, T2-gewichtetes MRT. **d** Koronares, T2-gewichtetes Bild mit Fettsättigung. Das Lymphangiom ist als glattbegrenzte, septierte, hyperintense Raumforderung dargestellt.

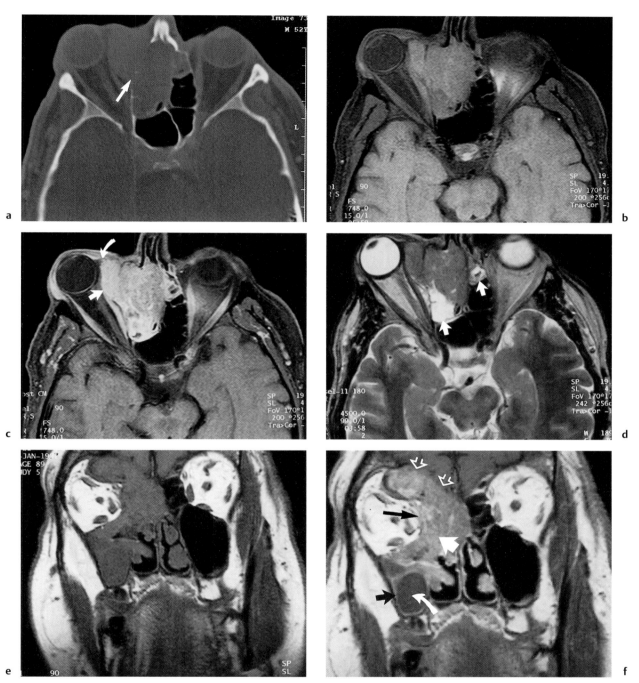

Abb. 10.**73** Patient mit einem vom rechten Siebbeinzellsystem ausgehenden Plattenepithelkarzinom.
a CT, axial, Knochenfenster. Die Siebbeinzellen sind überwiegend rechts infiltriert. Der Tumor dehnt sich in den rechten Orbita-
trichter aus und destruiert die rechte Lamina papyracea (Pfeil). Axiale, T1-gewichtete MR-Tomogramme mit Fettsättigung vor (**b**)
und nach (**c**) i.v. Gadolinium-DTPA-Gabe. Es kann eine hyperintense Raumforderung mit Enhancement abgrenzt werden, die das
Siebbeinzellsystem und die rechte Orbita infiltriert. Als Folge der orbitalen Raumforderung besteht eine Protrusio bulbi. Eine Infiltration des rechten M. rectus medialis (Pfeil) und der Trochlea des M. obliquus superior (gebogener Pfeil) liegt vor. **d** Axiales, T2-ge-
wichtetes MRT-Bild. Im Vergleich zur Muskulatur ist das Plattenepithelkarzinom hyperintens und im Vergleich zu Fettgewebe hypointens. Sekretretention und Schleimhautpolster der Siebbeinzellen sind deutlich hyperintens (Pfeile).
Koronares T1-gewichtetes MRT-Bild, vor (**e**) und nach i.v. Gadolinium-DTPA-Gabe (**f**). Das Plattenepithelkarzinom zeigt ein mäßiges Enhancement. Infiltration der rechten Orbita (langer schwarzer Pfeil), des rechten Sinus maxillaris (weißer Pfeil) und der rechten Frontobasis (offene weiße Pfeile). Die Sekretretentionen im rechten Sinus maxillaris sind hypointens (gebogener weißer Pfeil),
und die angrenzende Schleimhaut zeigt ein randständiges Enhancement (kurzer schwarzer Pfeil).

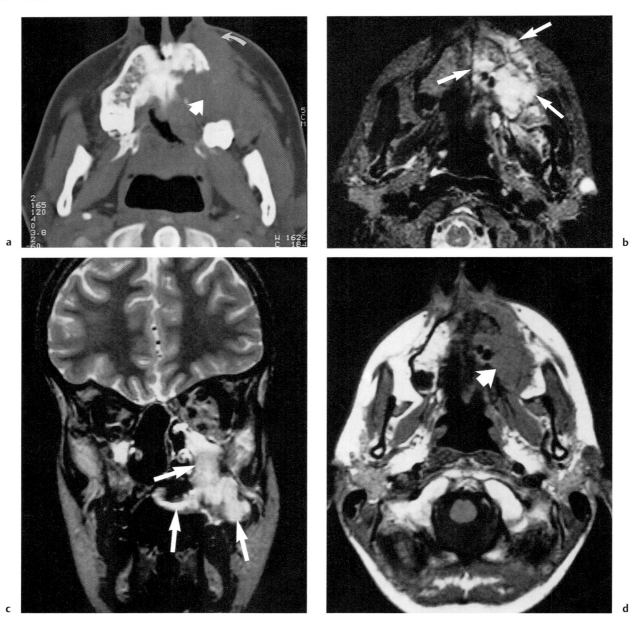

Abb. 10.**74** Achtjähriges Kind mit einem Rhabdomyosarkom des Sinus maxillaris und des Oberkiefers links.
a CT mit Ausspielung im Knochenfenster. Ausgedehnte Osteolyse des Oberkiefers (Pfeil). Die Raumforderung dehnt sich in die Gesichtsweichteile und insbesondere nach nasal aus. Das subkutane Fettgewebe ist von dem im Vergleich zum Fettgewebe hyperdensen Tumor infiltriert (gebogener Pfeil). Axiales (**b**) und koronares (**c**) MRT, T2-gewichtetes Bild mit Fettsättigung. Der Tumor ist als inhomogene, hyperintense Raumforderung abzugrenzen. Kieferhöhle, Oberkiefer und harter Gaumen sind linksseitig infiltriert (Pfeile). MRT, axial, T1-gewichtetes Bild vor (**d**) und nach i.v. Gadolinium-DTPA-Gabe (**e**). Der Tumor ist im nativen, T1-gewichteten Bild isointens zur Muskulatur (Pfeile) und zeigt ein deutliches Enhancement (Pfeile). **f** u. **g** Angiographie, a.-p. Strahlengang. Selektive Angiographie der arteriellen, Tumor versorgenden Gefäße aus der linken A. maxillaris. Der Tumor ist deutlich hypervaskularisiert (**f**) (Pfeil). Nach superselektiver Embolisation sind die Tumorgefäße okkludiert, und es ist keine Kontrastierung des Tumors mehr feststellbar (**g**). Der Angiographiekatheter liegt in der linken A. sphenopalatina (gebogener Pfeil).

Signalverhalten der Tumoren hängt von ihrer Zusammensetzung und ihrem Aufbau ab. Im T2-gewichteten Bild haben sie eine intermediäre bis leicht erhöhte Signalintensität.
Bestimmte Tumoren, wie Schwannome, Speicheldrüsentumoren und stark vaskularisierte Neoplasien, aber auch Hämangiome und Lymphome sind allerdings im T2-gewichteten Bild deutlich hyperintens. Bei stark vaskularisierten Tumoren (z.B. juveniles Nasenrachenfibrom, Glomustumor) können durch den schnellen Blutfluss in den Tumorgefäßen punktförmige Signalauslöschungen ein sog. Pfeffer-und-Salz-Muster ergeben. Im

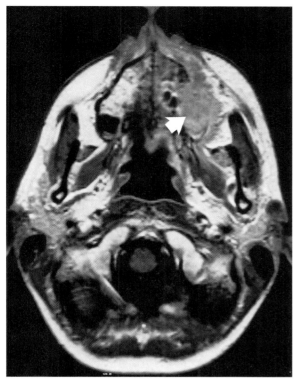

e

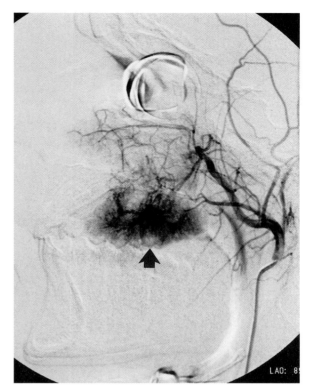

f

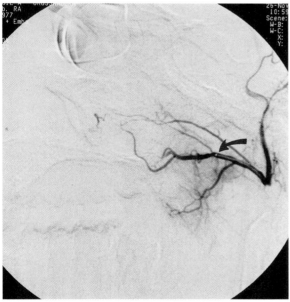

g

T1- und Protonen-gewichteten Bild haben die meisten Tumoren eine niedrige Signalintensität. Das Enhancement nach intravenöser Kontrastmittelinjektion ist unterschiedlich ausgeprägt. Insbesondere stark vaskularisierte und neurogene Tumoren zeigen ein besonders intensives Enhancement.

Subakute **Einblutungen** (d.h. 5 Tage bis mehrere Wochen alt) sind im nativen T1-gewichteten Bild hyperintens (paramagnetische Wirkung von Methämoglobin). Da nekrotische Tumoranteile nicht oder nur verzögert

Kontrastmittel aufnehmen, kann im kontrastverstärkten, T1-gewichteten Bild zwischen vitalen und nekrotischen Tumoranteilen unterschieden werden. Im Gegensatz dazu sind im T2-gewichteten und im STIR-Bild vitale und nekrotische Tumoranteile und das den Tumor häufig umgebende Ödem hyperintens und lassen sich nicht differenzieren.

Bei den meisten *Tumoren des Ösophagus* handelt es sich um Plattenepithelkarzinome. Dies sind rasch und infiltrativ wachsende Tumoren, die keine anatomischen Grenzen respektieren. Für die Therapie ist nicht nur die Tumorausdehnung in den Weichteilen entscheidend, sondern auch eine Infiltration angrenzender ossärer Strukturen, z.B. von Mandibula oder Maxilla. Auf eine **Tumorinfiltration** von Mandibula bzw. Maxilla kann mittels CT- und MRT-Aufnahmen nur geschlossen werden, wenn der Tumor direkten Kontakt zum Knochen hat. Dies gilt unabhängig von der primären Tumorgröße. Lässt sich jedoch eine noch so kleine (1–2 mm) Fettlamelle zwischen Tumor und Knochen nachweisen, so ist eine Tumorinfiltration auszuschließen.

Mit der MRT können *Arrosionen der Kortikalis* und *Infiltrationen des Knochenmarks* sehr viel genauer als mit der CT nachgewiesen oder ausgeschlossen werden. Dies hat mehrere Gründe:

- Auch kleine metallhaltige Versorgungen und Implantate verursachen in der CT ausgedehnte Artefakte, während in der MRT nur begrenzte Signalauslöschungen auftreten.
- Eine vorausgegangene Biopsie führt in der CT zu einer Obliteration der Gewebsschichten, sodass die eigent-

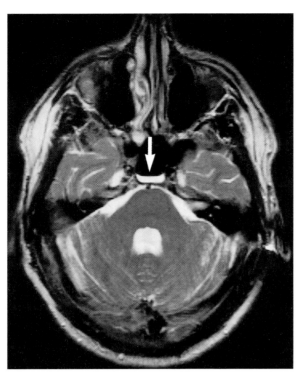
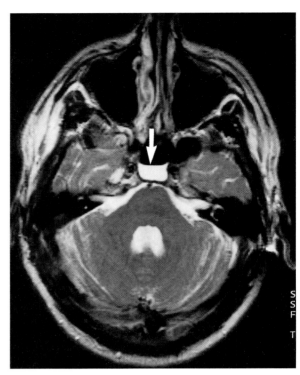

a　　　　　　　　　　　　　　　　　　　　　　　　　　　　b

Abb. 10.**75** Axiale, T2-gewichtete MRT-Bilder eines Patienten mit Rhinoliquorrhö aus dem linken Vestibulum nasi ca. 1 Jahr nach einer operativ versorgten, kombinierten Mittelgesichts- und Frontobasisfraktur.
a Im liegenden Zustand hat sich eine gewisse Menge Liquor im rechten Sinus sphenoidalis angesammelt (Pfeil).
b Nach ca. 5 min ist eine deutliche Zunahme des liquorintensen Flüssigkeitsspiegels festzustellen (Pfeil).
c Nachdem der Patient aufgestanden ist, hat sich Liquor aus dem linken Vestibulum nasi entleert. Bei der danach durchgeführten Untersuchung stellt sich im Sinus sphenoidalis beidseits jeweils ein kleiner, liquorintenser Flüssigkeitsspiegel dar (Pfeile). Mithilfe der MRT kann somit der rechte Sinus sphenoidalis als Ort der Liquorfistel nachgewiesen werden.

liche Tumorausdehnung nicht mehr bestimmt werden kann.
- Die MRT vermag Veränderungen des Knochenmarks wesentlich empfindlicher nachzuweisen als die CT.
- Es kommt an den Grenzflächen des Knochens in der CT zu Aufhärtungsartefakten, die die Beurteilung einer Tumorinfiltration unmöglich machen können.

In der MRT ist die Kortikalis des Knochens als eine lineare oder bandförmige signalfreie Zone abgrenzbar, die bei einer Arrosion durch einen Tumor unterbrochen ist. Die Infiltration des Knochenmarks führt im T1-gewichteten Bild zu einer Signalminderung, während in T2-gewichteten Bildern und insbesondere auf STIR-Aufnahmen eine deutliche Hyperintensität nachweisbar ist. Auf den kontrastverstärkten T1-gewichteten Bildern zeigt der Tumor ein Enhancement. Sekundäre Veränderungen des Knochens durch Zahnextraktionen, Entzündungen, strahleninduzierte Nekrosen oder Fibrosen können allerdings die Spezifität der MRT in der Beurteilung der Knochenarrosion oder -infiltration beeinträchtigen, ohne sich auf die Sensitivität auszuwirken.

Traumatologie

Die Bedeutung der MRT in der Traumatologie liegt in der Diagnostik posttraumatischer Residuen. So gelingt etwa der Nachweis von ossären Defekten bei Liquorrhö oder rezidivierenden Meningitiden. Neben einer CT-Zisternographie kann die MR-Zisternographie einen Defekt der Frontobasis regional eingrenzen (Abb. 10.**75**) und darüber hinaus Dehiszenzen der Dura oder herniertes Hirngewebe nachweisen.

▼ Die traumatologische Primärdiagnostik bleibt der CT
● vorbehalten.

Frakturen des Gesichtsschädels (Abb. 10.**76** bis 10.**79**) sollten durch koronare und axiale Schichten dargestellt werden, die im Knochenfenster ausgespielt werden. Spiegelbildungen in den Nasennebenhöhlen sind oft durch einen Hämatosinus bedingt, der auf eine Fraktur hinweist. Mithilfe der multiplanaren Rekonstruktion lassen sich koronare und sagittale Bilder aus primär axial akquirierten Schichten erzeugen. Somit können insbesondere bei intubierten Patienten feine Frakturen der Frontobasis nachgewiesen werden (Abb. 10.**79**), die in den axialen Bildern nicht zu erkennen wären. Die Oberflächenrekonstruktion erlaubt die plastische Wiedergabe traumatischer Deformierungen des Viszerokraniums (Abb. 10.**78 b**) und erleichtert somit die Operationsplanung.

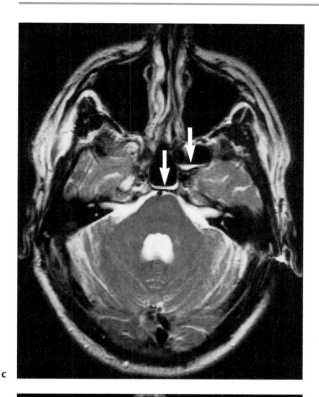

c

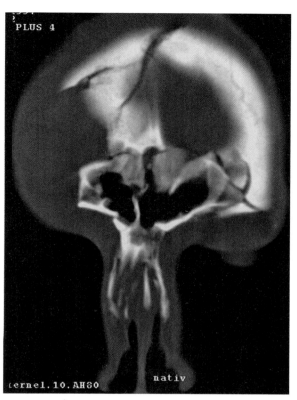

Abb. 10.**76** Koronare CT mit Darstellung im Knochenfenster. Frontobasisfraktur (Escher-I-Fraktur) mit Zertrümmerung der Stirnhöhlenvorder- und -hinterwände sowie Kalottenfraktur.

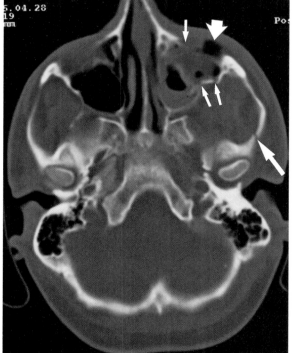

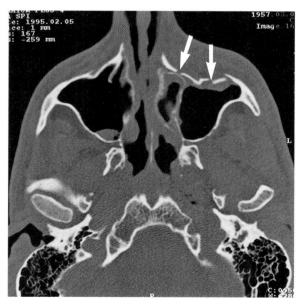

Abb. 10.**77** CT, axial, mit Ausspielung im Knochenfenster. Laterale Mittelgesichtsfraktur mit Fraktur der linken Kieferhöhlenvorderwand und der lateralen Kieferhöhlenwand (kurze dünne Pfeile) sowie des linken Jochbogens (langer Pfeil). Die linke Kieferhöhle ist aufgrund von Einblutungen subtotal verschattet. Die angrenzenden Gesichtsweichteile weisen als Zeichen einer Fraktur der Kieferhöhlenvorderwand ein Weichteilemphysem auf (kurzer dicker Pfeil).

Abb. 10.**78a** CT, axial, mit Ausspielung im Knochenfenster. Fraktur der linken Kieferhöhlenvorderwand (Pfeile) mit angrenzender Schleimhautschwellung. **b** Siehe nächste Seite.

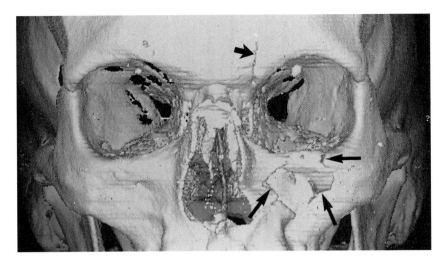

Abb. 10.**78 b** CT mit Ausspielung im Knochenfenster. Dreidimensionale Oberflächenrekonstruktion. Impressionsfraktur der linken Kieferhöhlenvorderwand mit Beteiligung des Orbitabodens (lange Pfeile). Fraktur der Vorderwand der linken Stirnhöhle (kurzer Pfeil).

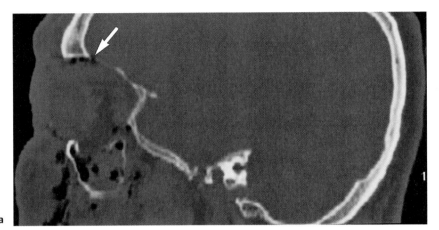

a

Abb. 10.**79**
a CT mit Ausspielung im Knochenfenster, digitale Rekonstruktion der Frontobasis. Fraktur des Orbitadaches mit Nachweis einer Pneumatozele im Frakturspalt (Pfeil). Frakturen der Kieferhöhlenwände mit Verschattung der Kieferhöhle und ausgedehntes Weichteilemphysem als Folge der Frakturen.
b CT mit Ausspielung im Knochenfenster, koronare Rekonstruktion. Ausgedehnte Mittelgesichts- und Frontobasisfrakturen. In der Fraktur des linken Orbitadachs stellt sich eine Pneumatozele dar (Pfeil).

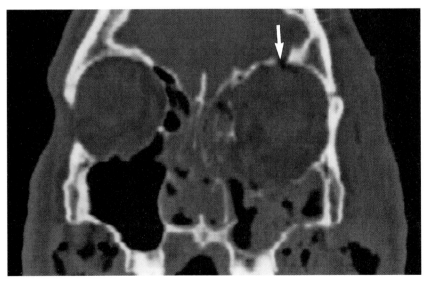

b

Zusammenfassung

Die diagnostische Radiologie ist ein wesentlicher Bestandteil der Diagnostik und der Therapie von Pathologien des Viszerokraniums. Mithilfe der Schnittbilddiagnostik (CT und MRT) lassen sich Anomalien, Frakturen, Entzündungen und Tumoren sicher erfassen. Dabei sind CT und MRT nicht konkurrierende, sondern sich ergänzende Untersuchungstechniken.

Mithilfe der CT wird die Notfalldiagnostik, z.B. in der Traumatologie und bei Abszessen, durchgeführt. Ein weiteres wichtiges Anwendungsgebiet der CT ist die Untersuchung von Ober- und Unterkiefer mittels Dental-CT zur Planung einer implantologischen Versorgung. Die MRT weist hingegen Vorteile in der Tumordiagnostik auf, insbesondere bei der Fragestellung von frühen ossären Tumorinfiltrationen. Zum Nachweis einer Rhinoliquorrhö ist sowohl die CT- als auch die MR-Zisternographie geeignet.

Neben der Diagnostik erlaubt die interventionelle Angiographie die Therapie von unstillbarem Nasenbluten. Weitere Anwendungsgebiete der Angiographie sind die Embolisation und die Chemoperfusion von Tumoren.

Weiterführende Literatur

Cardoza JD, Herfkens RJ. MRT-Basiskurs. Stuttgart: Thieme; 1999.

Helmberger R, Jäger L. Bildgebende Verfahren. In: Grevers G. Praktische Rhinologie. München: Urban & Schwarzenberg; 1998.

Hosten N, Liebig T. Computertomographie von Kopf und Wirbelsäule. (Referenzreihe Radiologische Diagnostik.) Stuttgart: Thieme; 2000.

Jäger L, Günther E, Gauger J, et al. Fluoroscopic MR of the pharynx in patients with obstructive sleep apnea. AJNR. 1998;19:1205–14.

Jäger L, Müller-Lisse GU, Guttmann R, et al. Erste Ergebnisse der MRT-gesteuerten laserinduzierten interstitiellen Thermotherapie von Kopf- und Halstumoren. Radiologe. 1996;36:236–44.

Kerber CW, Wong WH, Howell SB, et al. An organ-preserving selective arterial chemotherapy strategy for head and neck cancer. AJNR. 1998;19:935–41.

Korogi Y, Hirai T, Nishimura R, et al. Superselective intraarterial infusion of cisplatin for squamous cell carcinoma of the mouth: Preliminary clinical experience. AJR.1995;165:1269–1272.

Liermann D, Kirchner J. Angiographische Diagnostik und Therapie. Stuttgart: Thieme; 1997.

Som PM, Curtin HD. Head and neck imaging. vol. 1+2. 3rd ed. St. Louis: Mosby-Year Book;1996.

Widlitzek H, König S, Golin U. Die Bedeutung des Dental-CT für die Implantologie in der Mund-, Kiefer- und Gesichtschirurgie. Radiologe. 1996;36:229–35.

Nuklearmedizin

Roland Bares

▼ Die Nuklearmedizin beschäftigt sich mit der Anwen-
● dung offener radioaktiver Stoffe zur Funktionsbe-
urteilung von Organen, zum Nachweis bestimmter
Erkrankungen und in ausgewählten Fällen auch zu
deren Therapie.

Voraussetzung ist die Verfügbarkeit geeigneter *Radiopharmazeutika*, d.h. radioaktiver bzw. radioaktiv mar-
kierter Substanzen, deren Verteilung im Körper gemessen werden kann und einen Rückschluss auf die Organ-
funktion oder das Vorhandensein der jeweiligen Erkrankung zulässt. Die erhaltenen Informationen müssen
stets im Kontext mit Befunden der morphologischen
Diagnostik (klinische Untersuchung, Ultraschall, Computertomographie, Magnetresonanztomographie) bewertet werden, um eine topographisch-anatomisch exakte Zuordnung sicherzustellen.
Die *therapeutischen Anwendungen* radioaktiver Stoffe
konzentrieren sich bisher auf die Radioiodbehandlung
benigner und maligner Schilddrüsenerkrankungen. Zusätzlich sind Verfahren in Erprobung, bei denen durch
Kopplung von Radionukliden an tumorspezifische Substanzen in situ eine selektive Bestrahlung maligner Tumoren erreicht werden kann.

▼ Nuklearmedizinische Untersuchungsergebnisse soll-
● ten stets im Kontext mit morphologischen Befunden
(klinische Untersuchung, Sonographie, CT, MRT) in-
terpretiert werden.

Indikationen

Nuklearmedizinische Untersuchungsmethoden werden
eingesetzt:
- im Rahmen der Tumor- und Entzündungsdiagnostik
- bei traumatologischen oder postoperativen Komplikationen
- bei Osteopathien, Entwicklungsstörungen und Erkrankungen des Kiefergelenks.

Gesicherte Indikationen bestehen für:
- die Ausbreitungs- und Rezidivdiagnostik bei malignen
Tumoren des Mund-Kiefer-Gesichts-Bereichs (Ausschluss einer lokalen Infiltration bzw. ossären Fernmetastasierung)
- den Nachweis einer Knochenentzündung bzw. primären Weichteilentzündung
- die Beurteilung ossärer Umbauprozesse nach Trauma,
Operation oder bei Entwicklungsstörungen
- die Vitalitätsdiagnostik ossärer Transplantate.

Neue Entwicklungen. Neuere Studien weisen darüber
hinaus auf den Wert der Positronen-Emissions-Tomo-
graphie (PET) mit ^{18}F-markierter Fluordesoxyglucose
(FDG) für den Nachweis einer Lymphknotenmetastasie-
rung bei Plattenepithelkarzinomen im Mund-Kiefer-Gesichts-Bereich hin.
Tabelle 10.**15** gibt eine Übersicht über die derzeit anerkannten Indikationen für den Einsatz nuklearmedizini-
scher Untersuchungsverfahren.

Nuklearmedizinische Diagnostik

Messgeräte

 Die nuklearmedizinische Diagnostik basiert auf der Erstellung sog. Szintigramme (zweidimensionaler Bilder
der Radioaktivitätsverteilung im Körper) mithilfe einer
Gammakamera. Kernstück dieses Geräts ist ein Detektor,
in dem einfallende Strahlenquanten (Photonen) ihre
Energie in Form von Lichtblitzen (Szintillationen) abgeben. Diese werden durch eine nachgeschaltete Mess-
elektronik registriert und bezüglich ihres Entstehungs-
ortes analysiert. Die erreichbare Ortsauflösung beträgt

Tabelle 10.**15** Indikationen für nuklearmedizinische Untersuchungsverfahren im Mund-Kiefer-Gesichts-Bereich

Indikation	Methode
Tumoren des Mund-Kiefer-Gesichts-Bereich	
– Staging, Rezidivdiagnostik (ossäre Infiltration, Fern-metastasierung)	Skelettszintigraphie
– Staging, Rezidivdiagnostik (Lymphknoten-, Fern-metastasierung)	FDG-PET*
– Zweittumoren	FDG-PET*
Entzündungsdiagnostik	
– Knochenentzündungen	Skelettszintigraphie
– Weichteilentzündungen	Granulozytenszintigraphie
– Granulomatöse Entzündun-gen	Galliumszintigraphie
Traumatologische Diagnostik	
– Frakturnachweis	Skelettszintigraphie
– Pseudarthrosen	Skelettszintigraphie
– Osteonekrosen	Skelettszintigraphie
Transplantatbeurteilung	Skelettszintigraphie
Entwicklungsstörungen	Skelettszintigraphie
Arthrosen	Skelettszintigraphie

* Ergebnisse von Pilotstudien

hierbei geräteabhängig 10–20 mm. Durch Anwendung beweglicher Untersuchungsliegen und Detektorköpfe können Aufnahmen des gesamten Körpers (Ganzkörperszintigramme) bzw. Aufnahmen der Radioaktivitätsverteilung einzelner Körperschichten (Emissions-Computer-Tomographie, ECT) erstellt werden.

Ein Messgerät besonderer Art ist der *Positronen-Emissions-Tomograph (PET-Scanner)*. Er erfasst die beim Zusammenstoß („Zerstrahlung") eines Positrons mit einem Elektron entstehende Vernichtungsstrahlung: Zwei Photonen mit 511 keV („Gammaquanten") werden gleichzeitig in einem Winkel von 180° emittiert. Durch Ausnutzung dieser Koinzidenz sowie ringförmig angeordneter Detektoren erzielen moderne PET-Scanner eine räumliche Auflösung von bis zu 5 mm.

Radiopharmaka

 Das am häufigsten eingesetzte Radionuklid ist ^{99m}Tc (physikalische Halbwertszeit: 6 Stunden), das aus kommerziell erwerbbaren Generatorsystemen gewonnen wird. Mit ^{99m}Tc markierte Phosphatkomplexe werden in Abhängigkeit von der regionalen Durchblutung, dem Mineralisationsgrad sowie der osteoblastären oder osteoklastären Aktivität vom Knochen aufgenommen und erlauben im Rahmen der Skelettszintigraphie eine Beurteilung des regionalen Knochenstoffwechsels. Zum Nachweis florider entzündlicher Prozesse haben sich radioaktiv markierte Granulozyten bewährt. Die Markierung kann in vitro nach Separation und Inkubation der Granulozyten mit lipophilen Radiopharmaka (^{111}In-Oxin, ^{99m}Tc-markiertes HMPAO) erfolgen.

Häufiger wird jedoch eine In-vivo-Markierung mithilfe eines ^{99m}Tc-markierten monoklonalen Antikörpers gegen ein Oberflächenantigen neutrophiler Granulozyten durchgeführt. Zur Lokalisation chronischer Entzündungen ist ^{67}Ga-Citrat (Halbwertszeit: 78 Stunden) geeignet, das sich an das Transferrin und Lactoferrin von Makrophagen sowie an niedermolekulare Bakterienproteine bindet.

Im Rahmen klinischer Studien wird derzeit ^{18}F-markierte Fluordesoxyglucose (FDG) zum Tumornachweis eingesetzt. Im Gegensatz zu normaler Glucose wird FDG (Halbwertszeit: 108 min) nach Phosphorylierung nicht weiter verstoffwechselt, sodass es in den Zellen akkumuliert wird. Die regionale FDG-Aufnahme spiegelt somit die Intensität des Glucosestoffwechsels wider. Erste klinische Erfahrungen liegen auch mit ^{99m}Tc-markierten monoklonalen Antikörpern gegen Oberflächenepitope von Plattenepithelkarzinomen vor.

Bei nuklearmedizinischen Untersuchungen werden geringe Mengen kurzlebiger radioaktiver Stoffe eingesetzt. Die sich hieraus ergebende Strahlenbelastung für Patient und Umgebung ist nur minimal, spezielle Verhaltensregeln oder Schutzmaßnahmen sind daher nicht erforderlich. Eine Anwendung bei Schwangeren ist jedoch untersagt, bei Kindern und Jugendlichen sollte eine strenge Indikationsstellung erfolgen.

Untersuchungsmethodik

Knochen- oder Skelettszintigraphie. 2–4 Stunden nach Applikation des Radiopharmazeutikums werden je nach Fragestellung Teilkörper- oder Ganzkörperszintigramme, ggf. auch ein ECT einzelner Körperareale (z.B. Gesichtsschädel bei Kopf-Hals-Tumoren), angefertigt. Bei Entzündungsfragestellungen erfolgt die Untersuchung in 3-Phasen-Technik. Hierbei wird zusätzlich unmittelbar nach Injektion die arterielle Perfusion und anschließend das regionale Blutvolumen dargestellt.

Granulozytenszintigraphie. Die Radioaktivitätsverteilung in den vermuteten Entzündungsbereichen wird unmittelbar nach Injektion (Durchblutungsverhältnisse) sowie nach 4 und 24 Stunden aufgezeichnet. Leitsymptom für eine floride Entzündung ist die im Untersuchungsverlauf zunehmende Anreicherung im Herd.

Galliumszintigraphie. Anfertigung von Szintigrammen der vermuteten Entzündungsherde nach 24 und 48 Stunden (bei Bedarf auch bis zu 5 Tage nach Injektion). Auch hier belegt die fokale Anreicherung den aktiven Entzündungsprozess.

FDG-PET. Teilkörper- oder Ganzkörpermessungen 45–90 min nach Injektion. Bei geplanter quantitativer Auswertung müssen vor oder nach der Untersuchung Transmissionsmessungen zur Bestimmung der regionalen Schwächungskoeffizienten erfolgen. Sollen Transport- und Stoffwechselraten für FDG ermittelt werden, sind dynamische Messungen und sequenzielle Blutentnahmen durchzuführen. Insbesondere für die Planung operativer Maßnahmen sollte eine Überlagerung von PET-, CT- und MRT-Daten zur topographischen Zuordnung hypermetaboler Gewebeformationen angestrebt werden.

Tumor-Immunszintigraphie. Aufzeichnung von Teil- oder Ganzkörperszintigrammen 15 min (Durchblutungsverhältnisse) sowie 4 und 24 Stunden nach Injektion, ggf. ergänzt durch ECT. Der im zeitlichen Verlauf zunehmende Herdkontrast beweist die spezifische Antikörperbindung an das Zielantigen.

Tabelle 10.**16** gibt eine Übersicht über die verschiedenen nuklearmedizinischen Untersuchungstechniken bei Fragestellungen aus dem Bereich der Zahn-Mund-Kiefer-Heilkunde.

Klinische Ergebnisse

Entzündliche Erkrankungen

Entzündliche Affektionen haben in der Zahn-Mund-Kiefer-Heilkunde aufgrund der engen topographischen Nachbarschaftsverhältnisse zwischen Schleimhaut und Knochen eine erhebliche klinische Bedeutung. Die Skelettszintigraphie hat sich hier zum Nachweis einer **Knochenentzündung** (vgl. Kapitel 9) seit Jahren bewährt und erreicht bei Anwendung der 3-Phasen-Technik eine *Sensitivität von nahezu 100%* (Abb. 10.**80**). Falsch positive Ergebnisse sind jedoch möglich und werden bei Wurzelgranulomen, posttraumatischen oder postoperativen Zuständen beobachtet. (Näheres s. S. 200.)

Tabelle 10.**16** Nuklearmedizinische Untersuchungstechniken bei Fragestellungen im Bereich der Zahn-Mund-Kiefer-Heilkunde

Untersuchung	Methode	Tracer	HWZ[1] (Stunden)	Dauer[2] (min)	Strahlenexposition (mSv)
Skelett	Ganzkörper 3-Phasen ECT	Tc-Phosp	6	40 zzgl. 10 zzgl. 20–40[3]	3–5
Entzündung	Sequenz-Sz Sequenz-Sz	Tc-Granulo Ga	6 78	120 120	8–10 20
PET	statisch dynamisch	FDG	1,8	30–60 60–90	5–10
Tumor-Immunszintigraphie	Sequenz-Sz	Tc-Antikörper	6	120–180	5–10

[1] physikalische Halbwertszeit des verwendeten Radionuklids
[2] Gesamtdauer der erforderlichen Messungen
[3] abhängig von den technischen Eigenschaften des Messgeräts

Abkürzungen:
ECT	Emissions-Computer-Tomographie
FDG	^{18}F-markierte Fluordesoxyglucose
Ga	^{67}Ga-Citrat
Ganzkörper	Ganzkörperszintigraphie
Sequenz-Sz	sequenzielle Aufzeichnung von Szintigrammen zur Dokumentation der sich zeitlich ändernden Radioaktivitätsverteilung
Tc-Antikörper	^{99m}Tc-markierte Antikörper
Tc-Granulo	^{99m}Tc-markierte Granulozyten
Tc-Phosp	^{99m}Tc-markierte Phosphatkomplexe

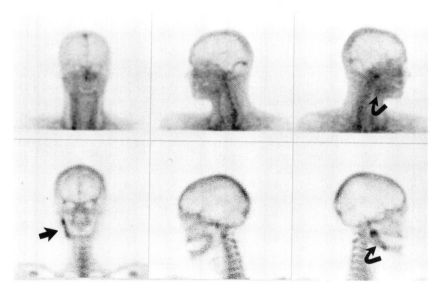

Abb. 10.**80** Skelettszintigraphie der Kopf-Hals-Region bei einem 32-jährigen Mann mit einer Knochenentzündung im rechten Unterkieferast 1,5 Jahre nach Zahnextraktion.
Die obere Bildreihe zeigt Blutpoolszintigramme, die eine asymmetrische Betonung im rechten Kieferwinkel erkennen lassen (gebogener Pfeil).
In der unteren Reihe finden sich Spätaufnahmen, in denen ein Defekt (Zustand nach Zahnextraktion; gebogener Pfeil) erkennbar ist, der von Arealen mit deutlich gesteigertem Knochenumbau umgeben ist (Knochenentzündung).

→ **Praxistipp** Um zu einer korrekten Deutung der szintigraphischen Befunde zu gelangen, müssen Anamnese (insbesondere kurz zurückliegende Eingriffe im Kieferbereich), klinische Symptomatik und Laborbefunde sorgfältig beachtet werden. Ein Vergleich mit aktuellen Röntgenaufnahmen ist vielfach hilfreich. Bei Überweisung eines Patienten zur Skelettszintigraphie sollten daher stets möglichst detaillierte klinische Angaben gemacht werden.

Besteht bei Vorliegen eines Weichteilinfekts der Verdacht auf eine ossäre Beteiligung, so kann diese bei negativem szintigraphischen Befund weitgehend ausgeschlossen werden (negativer prädiktiver Wert > 95%). Bei positivem Befund ergibt sich nicht selten das Problem der Differenzialdiagnose zwischen einer ossären Begleitreaktion und einer manifesten Entzündung des Knochens. Hier kann trotz exakter topographischer Analyse eine weiterführende Diagnostik erforderlich werden, zu der sich insbesondere bei technischen Problemen von CT und MRT infolge metallischer Implantate die Granulozyten- bzw. Galliumszintigraphie anbietet. Eine zunehmende Granulozytenakkumulation (Leukotaxis!) bzw. ausgedehnte Galliumanreicherung belegt das Vorliegen eines floriden Infekts.

▼ Ein negativer Befund der Skelettszintigraphie
● schließt eine entzündliche Knochenaffektion mit über 95%iger Sicherheit aus.

Maligne Tumoren

Ähnlich wie bei entzündlichen Affektionen stehen auch bei der Diagnostik maligner Tumoren im Zahn-Mund-Kiefer-Bereich lokale Fragestellungen im Vordergrund. So ist für die Planung des operativen Vorgehens der Nachweis einer tumorbedingten ossären Infiltration bzw. regionaler Lymphknotenmetastasen von hoher praktischer Relevanz. Weiterhin sollten eine *Fernmetastasierung* und das Vorliegen von *Zweittumoren* weitgehend ausgeschlossen werden.

Zum Nachweis einer Infiltration benachbarter Knochenstrukturen hat sich die Skelettszintigraphie in zahlreichen Studien bewährt. Mit einer Sensitivität von über 90% übertrifft sie alle morphologisch basierten Untersuchungsverfahren wie Sonographie, CT oder MRT. Als problematisch muss jedoch die Spezifität angesehen werden, da aufgrund der weitgehend gleichförmigen Symptomatik (Steigerung des Knochenstoffwechsels; Abb. 10.**81**) eine Differenzierung gegenüber anderen ossären Affektionen (entzündlich, posttraumatisch, reaktiv nach Zahnextraktion) nur eingeschränkt möglich ist. Dies erklärt die sehr niedrigen Spezifitäten (50–60%) in einigen prospektiven Studien.

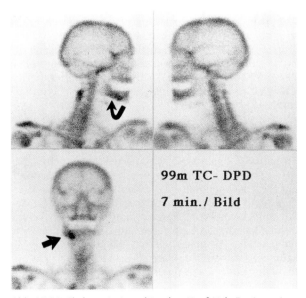

99m TC- DPD

7 min./ Bild

Abb. 10.81 Skelettszintigraphie der Kopf-Hals-Region einer 65-jährigen Frau mit Lokalrezidiv eines rechtsseitigen Zungenrandkarzinoms. Innerhalb der rechten Mandibulahälfte findet sich eine intensive, lokale Steigerung des Knochenstoffwechsels im Sinne einer tumorösen Infiltration des Knochens (Pfeile).

▼ Stehen zur Befundinterpretation alle klinischen Da-
● ten (insbesondere Zahnstatus und spezielle Anamnese) zur Verfügung, können nichttumorös bedingte Herdbefunde mit einer Treffsicherheit von über 80% korrekt identifiziert werden.

Der Nachweis von **Lymphknotenmetastasen** stützt sich üblicherweise auf die Beurteilung der Lymphknotenform und -größe. Dieses Vorgehen hat sich in der klinischen Routine zwar bewährt, besitzt jedoch grundsätzliche methodische Schwächen, da Metastasen in normal großen Lymphknoten nicht erkannt, unspezifische (z.B. entzündliche) Lymphknotenvergrößerungen jedoch als Tumorbefall gewertet werden. Eine verbesserte Lymphknotendiagnostik muss daher in der Lage sein, einerseits kleine Metastasen (Durchmesser unter 10 mm) zu identifizieren, andererseits maligne von sonstigen Lymphknotenvergrößerungen zu differenzieren.

Die *FDG-PET* erreichte in bioptisch kontrollierten Pilotstudien eine Sensitivität von 85–95% bei gleichzeitig hoher Spezifität von 80–95% (Abb. 10.**82**). Zwar ist ein fokal gesteigerter Glucosestoffwechsel nicht tumorspezifisch. Herdbefunde vergleichbarer Intensität wurden bisher aber nur bei granulomatösen oder einschmelzenden Entzündungen beobachtet, die aufgrund ihrer typischen klinischen Symptomatik in der Regel jedoch richtig gedeutet werden können.

Auch von der *Immunszintigraphie* sind aufgrund ihres Anreicherungsmechanismus spezifische Befunde zu erwarten (s.o.). Dies wird durch Ergebnisse erster Pilotstudien bestätigt. Als problematisch ist jedoch der nur mäßige Tumorkontrast anzusehen, der in Zusammenhang mit der limitierten räumlichen Auflösung konventioneller Gammakamerasysteme (10–20 mm in Abhängigkeit von der gewählten Akquisitionstechnik und dem zu messenden Radionuklid) den Nachweis kleiner Metastasen (< 10 mm) beeinträchtigt.

Knochenmetastasen lassen sich durch die Skelettszintigraphie mit hoher Sensitivität nachweisen. Auch hier kann ein positiver Befund zwar nicht als tumorspezifisch gewertet werden (s.o.), eine unauffällige Szintigraphie schließt eine Skelettbeteiligung jedoch weitgehend aus. Auch die PET ist prinzipiell zum Metastasennachweis geeignet, systematische Untersuchungen zur Treffsicherheit stehen hier jedoch aus. Demgegenüber deuten Pilotstudien zur Lokalisationsdiagnostik unbekannter plattenepithelialer Primärtumoren an, dass mithilfe der FDG-PET in 20–30% der Fälle positive Ergebnisse erhoben werden können, die eine spätere Tumorresektion zulassen. Auch zum Nachweis metachroner Zweittumoren und lokaler Tumorrezidive hat sich die PET als geeignet erwiesen. Die als Komplikation einer perkutanen Bestrahlung gelegentlich beobachteten Osteoradionekrosen führen bei der Skelettszintigraphie zu massiven Herdbefunden, die eine zuverlässige Diagnose zulassen.

▼ Ein negativer skelettszintigraphischer Befund
● schließt Skelettmetastasen bzw. eine ossäre Tumorinfiltration mit über 90%iger Sicherheit aus.

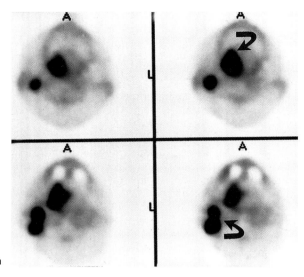

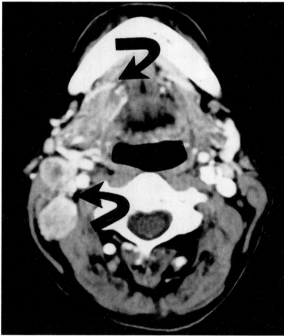

Abb. 10.82a FDG-PET (transversale Schnitte) und **b** CT bei einem 73-jährigen Mann mit rechtsseitigem Zungenrandkarzinom und lokalen Lymphknotenmetastasen rechts-zervikal (Pfeile). Konkordanter Tumornachweis durch PET und CT bei jedoch deutlich höherem Tumorkontrast der FDG-PET.

Traumatologie

Ossäre Verletzungen führen zu einer massiven Steigerung des Knochenstoffwechsels, die sich in Abhängigkeit von ihrer Lokalisation szintigraphisch bereits nach wenigen Stunden bis Tagen darstellen lässt. Insbesondere bei unklarem klinischen bzw. radiologischen Befund (z.B. Polytrauma) eignet sich daher die Skelettszintigraphie dazu, Frakturen nachzuweisen oder sicher auszuschließen. Auch Komplikationen (z.B. Entzündung, Pseud-

arthrose) sowie postoperative Folgezustände lassen sich szintigraphisch erfassen und in ihrem Verlauf nach therapeutischer Intervention beurteilen.

Entwicklungsstörungen

Im Gesichtsschädel können verschiedene Entwicklungsstörungen auftreten, die einer plastisch-chirurgischen Behandlung zugänglich sind. Um einen dauerhaften Erfolg zu garantieren, sollte diese jedoch erst dann erfolgen, wenn das Knochenwachstum abgeschlossen ist. Dies kann einfach und zuverlässig durch die Skelettszintigraphie überprüft werden, da aktive Wachstumszonen durch einen gesteigerten Knochenstoffwechsel gekennzeichnet sind.

Knochentransplantate

Im Rahmen der operativen Therapie von ausgedehnten Frakturen bzw. Malignomen im Mund-Kiefer-Gesichts-Bereich werden in zunehmendem Maße Knochentransplantate verwendet. Diese müssen in der Folgezeit bezüglich Einheilung, Funktion und Vitalität beurteilt werden. Mithilfe der 3-Phasen-Skelettszintigraphie lassen sich Durchblutung und Stoffwechsel von Knochentransplantaten einschätzen. Auch Instabilitäten können anhand persistierend gesteigerter Umbauvorgänge nachgewiesen werden. Im Falle einer vermuteten Entzündung ist die Granulozytenszintigraphie zu bevorzugen, um falsch positive Befunde aufgrund postoperativer Umbauvorgänge zu vermeiden.

Postoperative Folgezustände

Operative Eingriffe am Knochen führen ähnlich wie Frakturen zu einem pathologisch gesteigerten Stoffwechsel, der sich bei unkomplizierter Heilung im Verlauf von 3–4 Monaten normalisiert. Bei Störungen (z.B. Infekt, Instabilität) kommt es zu einem Fortbestehen der Umbauprozesse, die sich skelettszintigraphisch nachweisen und topographisch exakt lokalisieren lassen.

Arthropathien des Kiefergelenks

Primäre wie sekundäre Asymmetrien des Gesichtsschädels können bei längerem Bestehen zu Arthropathien der Kiefergelenke führen. Die Skelettszintigraphie kann dies durch Nachweis asymmetrisch verstärkter Umbauvorgänge bereits vor Auftreten morphologischer Veränderungen erfassen und somit die Grundlage für eine rechtzeitige Therapie liefern (Abb. 10.**83**). Weiterhin kann bei ätiologisch unklaren Beschwerden der Zusammenhang mit einer Kiefergelenkpathologie wahrscheinlich gemacht werden.

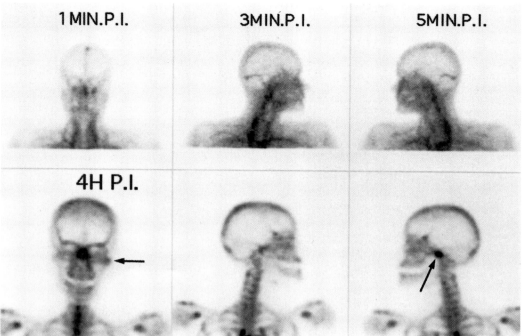

Abb. 10.**83** Skelettszintigraphie der Kopf-Hals-Region bei einer 38-jährigen Frau mit Hyperplasie des linken Kondylus und Unterkieferastes. Die obere Bildreihe zeigt unauffällige Blutpoolszintigramme, in der unteren Reihe finden sich Spätaufnahmen, in denen eine intensive Mehranreicherung im Bereich des linken Kondylus als Ausdruck einer Arthropathie erkennbar ist (Pfeile). (P. I., post injectionem.)

Nuklearmedizinische Therapieansätze

Geeignete Radiopharmaka zur Behandlung maligner Tumoren des Zahn-Mund-Kiefer-Bereichs stehen derzeit noch nicht routinemäßig zur Verfügung. Die Entwicklungen auf dem Gebiet der Immunszintigraphie deuten jedoch an, dass zukünftig *radioaktiv markierte Antikörperpräparate* zur systemischen oder interstitiellen Applikation in palliativer oder adjuvanter Zielsetzung angewendet werden können.

Zusammenfassung

Nuklearmedizinische Untersuchungsmethoden bedienen sich radioaktiver Substanzen (sog. Radiopharmazeutika) zum Nachweis einer Funktionsstörung von Organen bzw. Organsystemen. So erlaubt die Skelettszintigraphie die Beurteilung des regionalen Knochenstoffwechsels, der bei entzündlichen, neoplastischen, jedoch auch bei posttraumatischen und postoperativen Situationen gesteigert ist. Empfindlicher als durch die Bewertung morphologischer Veränderungen kann auf diese Weise eine Knochenpathologie nachgewiesen werden, die dann ätiologisch weiter zugeordnet werden muss. Die Skelettszintigraphie eignet sich daher besonders zum Ausschluss einer Knochenerkrankung, während bei pathologischem Ergebnis weitere Untersuchungsverfahren zur Deutung des Befundes herangezogen werden müssen. Typische Indikationen sind Nachweis oder Ausschluss einer lokalen Knochenbeteiligung bzw. Skelettmetasta-

sierung bei malignen Tumoren des Zahn-Mund-Kiefer-Bereichs sowie Nachweis oder Ausschluss einer entzündlichen Skelettbeteiligung.

Mit der FDG-PET steht seit kurzem ein Verfahren zur Verfügung, das eine Beurteilung des regionalen Glucosestoffwechsels zulässt. Erste Ergebnisse deuten an, dass durch die PET eine verbesserte Lymphknotenbeurteilung bei malignen Tumoren des Zahn-Mund-Kiefer-Bereichs erreicht werden kann und auch eine Lokalisation bislang unentdeckter Primärtumoren möglich wird.

Weiterführende Literatur

Adams S, Baum RP, Stuckensen T, Bitter K, Hör G. Prospective evaluation of FDG-PET with conventional imaging modalities (CT, MRI, US) in lymph node staging of head and neck cancer. Eur J Nucl Med. 1998;25:1255–60.

Bachmann G, Rossler R, Klett R, Rau WS, Bauer R. The role of magnetic resonance imaging and scintigraphy in the diagnosis of pathologic changes of the mandible after irradiation therapy. Int J Oral Maxillofac Surg. 1996;25:189–95.

Benchaou M, Lehmann W, Slosman DO, et al. The role of FDG-PET in the preoperative assessment of N-staging in head and neck cancer. Acta Otolaryngol. 1996;116:332–5.

Braams JW, Pruim J, Freling NJ et al. Detection of lymph node metastases of squamous-cell cancer of the head and neck with FDG-PET and MRI. J Nucl Med. 1995;36:211–6.

Braams JW, Pruim J, Kole AC, et al. Detection of unknown primary head and neck tumors by positron emission tomography. Int J Oral Maxillofac Surg. 1997;26:112–5.

Büll U, Schicha H, Biersack H-J, Knapp WH, Reiners C, Schober O, Hrsg. Nuklearmedizin. 3. Aufl. Stuttgart: Thieme; 1999.

Högerle S, Nitzsche E, Bonnaire F, Otte A, Kuner EH, Moser E. Indikationen zur nuklearmedizinischen Diagnostik in der Unfallchirurgie. Unfallchirurgie. 1997;23:252–61.

Kalavrezos ND, Gratz KW, Sailer HF, Stahel WA. Correlation of imaging and clinical features in the assessment of mandibular invasion of oral carcinomas. Int J Oral Maxillofac Surg. 1996;25:439–45.

Laubenbacher C, Saumweber D, Wagner-Manslau C, et al. Comparison of fluorine-18-fluorodeoxyglucose PET, MRI and endoscopy for staging head and neck squamous-cell carcinomas. J Nucl Med. 1995;36:1747–57.

Quak J, van Dongen G. Current perspectives in the use of monoclonal antibodies for detection and treatment of head and neck tumors. Eur Arch Otorhinolaryngol. 1994;251:1–5.

Rege S, Maass A, Chaiken L, et al. Use of positron emission tomography with fluorodeoxyglucose in patients with extracranial head and neck cancers. Cancer. 1994;73:3047–58.

Schümichen C. Szintigraphische Diagnostik entzündlicher Knochen- und Gelenkerkrankungen. Nuklearmediziner. 1997; 20:231–42.

Smeele LE, Hoekstra OS, Winters HA, Leemans CR. Clinical effectiveness of 99m-Tc diphosphonate scintigraphy of revascularized iliac crest flaps. Int J Oral Maxillofac Surg. 1996;25:366–9.

Soderholm AL, Lindqvist C, Hietanen J, Lukinmaa PL. Bone scanning for evaluating mandibular bone extension of oral squamous cell carcinoma. J Oral Maxillofac Surg. 1990;48:252–7.

Sonographie

Burghard Norer

Physikalische Grundlagen

Ultraschall

Schallwellen benötigen für ihre Entstehung und Ausbreitung Materie. Trifft eine Schallwelle auf eine Grenzfläche zwischen zwei Medien, so wird ein Teil der Welle reflektiert, während der restliche Teil in das zweite Medium eintritt. Durch den piezoelektrischen Effekt werden *Ultraschallwellen* erzeugt, die sich als Longitudinalwellen durch die Weichteile ausbreiten. Kompressibilität und Dichte des durchschallten Mediums bestimmen die Schallgeschwindigkeit. Menschliches Weichgewebe (Muskulatur, Fettgewebe, Blut, Gehirn, Auge usw.) verhält sich ähnlich wie Flüssigkeiten. Die *Schallgeschwindigkeit* in menschlichen Weichteilen beträgt zwischen 1476 und 1610 m/s.
Schallintensität. Bei Durchtritt eines Wellenzuges von einem Medium in ein anderes ändert sich nicht nur die Schallgeschwindigkeit, sondern auch die Schallintensität. Diese wird in W/m² angegeben.

▼ Unter der akustischen Impedanz versteht man das
● Produkt aus Dichte und Schallgeschwindigkeit des
durchschallten Mediums.

Die **akustische Impedanz** beeinflusst sehr wesentlich die Schallintensität im jeweiligen Medium. Das Verhältnis der reflektierten Intensität zur einfallenden Intensität wird als *Reflexionsfaktor* bezeichnet, der neben dem Winkel, in dem der Ultraschallstrahl auf eine Grenzfläche im Weichgewebe auftritt, wesentlich die Intensität des reflektierten Echos bestimmt.
Die Ultraschalldiagnostik nutzt das Prinzip der **Echolotung**. Im sog. Impulsverfahren wird eine Ultraschallwelle von etwa 1 μs (1 Millionstel Sekunde) Dauer abgegeben. Die Schallwellen werden beim Durchgang durch das Gewebe abgeschwächt. Diese Abschwächung wird bewirkt durch:
● Absorption
● Reflexion und
● Streuung.

Charakteristisch für jedes Gewebe ist die sog. **Halbwertsschicht**.

▼ Unter der Halbwertsschicht versteht man jene
● Schichtstärke eines Gewebes, in dem die Schallintensität bei Durchschallung auf die Hälfte ihres Ausgangswertes vermindert wird.

Je höher die Frequenz des Schalls ist, umso größer wird der Absorptionskoeffizient, umso weniger tief dringt eine Schallwelle in das Gewebe ein. Die *Absorption* steht dabei im menschlichen Gewebe in einem linearen Verhältnis zur *Frequenz*.
Nur die Zunge zeigt ein unterschiedliches Verhalten je nachdem, ob die Zungenmuskulatur quer oder längs durchschallt wird. Die Halbwertsschicht bei Längsdurchschallung der Zunge ist etwa doppelt so groß wie bei quer durch die Zungenmuskulatur verlaufender Schallausbreitung. Dies wird als *Anisotropie* der Zunge bezeichnet.

Schallkopf

Herzstück eines Schallkopfes ist der Schwinger. Von ihm gehen einzelne Ultraschallimpulse (Wellenzüge) aus. Je kürzer die Wellenzüge sind, desto besser ist das Tiefenauslösungsvermögen des Gerätes. Der Schallkopf dient gleichzeitig auch als Empfänger, sodass der Schwinger möglichst rasch zur Ruhe kommen muss. Nachschwingungen lassen sich durch Dämpfungskörper vermeiden. Von oberflächlichen Gewebegrenzen können daher Echos bereits zum Kristall zurückkehren, wenn der Kristall noch nicht zur Ruhe gekommen ist. In diesem Fall ist der Kristall nicht in der Lage, die Echos zu verarbeiten. Diese Überlagerungszone wird als tote Zone bezeichnet. Während in früheren Jahren die tote Zone durch sog. Wasservorlaufstrecken überwunden wurde, stehen heute *elektronisch gesteuerte Schallköpfe* zur Verfügung, die die tote Zone ausblenden, damit ab der Haut ein verwertbares Ultraschallbild zur Verfügung steht.

Hinsichtlich des **Schallkopfaufbaus** sind zwei Scannertypen zu unterscheiden:

- *Linear-Array-Technik:* In einem geraden oder konvex geformten Schallkopf werden 60–200 Kristalle nebeneinander geschaltet. Ein Kristall gibt ein Schallfeld in einer Breite von 0,5–1 mm ab.
- *Sektorscanner:* Durch einen oszillierenden oder rotierenden Kristall entsteht ein sektorartiges Schallfeld. Die Kleinheit der Sonde sowie die sektorartige Erfassung bestimmter Strukturen ermöglichen Anwendungen wie in der intraoralen Sonographie oder zur Erfassung des Schluckaktes in mediansagittaler Ankopplungsrichtung am Mundboden.

Bilddarstellung

Das reflektierte Echo wird vom Schwinger aufgenommen und am Monitor als Helligkeitspunkt oder Amplitudenausschlag dargestellt. Durch die Schallabsorption des Gewebes werden Echos, die aus tieferen Gewebsschichten stammen, nur sehr schwach an den Schwinger gelangen. Eine Ultraschalldarstellung sollte aber sicherstellen, dass gleiche Impedanzsprünge an Grenzflächen zwischen zwei Medien mit gleich großen Amplituden oder Helligkeitspunkten am Bildschirm dargestellt werden. Der sog. *Tiefenausgleich* sorgt dafür, dass gleich hohe Impedanzsprünge auch als gleich helle Impulse am Bildschirm erscheinen.

Auflösungsvermögen

Unter dem Auflösungsvermögen versteht man die Fähigkeit von Schallwellen, zwei nebeneinander liegende Strukturen zu unterscheiden.

Tiefenauflösungsvermögen. Das *axiale* Auflösungsvermögen hängt von der Länge des ausgesandten Wellenzuges ab: je höher die Frequenz, desto kürzer der Wellenzug.

Seitenauflösungsvermögen. Das *laterale* Auflösungsvermögen ist abhängig von der Schmalheit des Ultraschallbündels. Durch technische Einrichtungen (konkave Schwinger, Linse, Spiegelsystem) kann das Seitenauflösungsvermögen optimiert werden.

Sonographische Systeme

Wir unterscheiden drei sonographische Systeme:

- *Eindimensionales Ultraschallverfahren* (A-Scan = Amplitudendarstellung). Dies entspricht dem Echolotprinzip. Die Stärke der reflektierten Welle an einer Grenzfläche zwischen zwei Medien wird in der Höhe einer Amplitudenzacke am Bildschirm wiedergegeben. Die Entfernung zweier Amplitudenzacken entspricht dem Abstand zweier Grenzflächen.
- *Zweidimensionales Ultraschallbild* (B-Scan = Brightness-Scan). Beim zweidimensionalen B-Bild werden die reflektierten Echos als Helligkeitspunkte am Bildschirm dargestellt. Dabei werden gleichzeitig mehrere Ultraschallbündel nebeneinander in das Gewebe aus-

gesandt, sodass die auf der Bildschirmmatrix aufscheinenden Helligkeitspunkte in der Y-Achse dem gleichen Schallfeld angehören, die in der X-Achse in der gleichen Zeile aufscheinenden Helligkeitspunkte (sog. Pixel) nebeneinander liegenden Schallfeldern zuzuordnen sind. Durch die digitale Datenverarbeitung werden die Echodaten der Helligkeitspunkte in Grauwerten am Bildschirm dargestellt. Moderne Hochleistungscomputer in den Sonographiegeräten sind in der Lage, nicht nur die quantitative Größe des reflektierten Wellenzuges als Helligkeitspunkt darzustellen, sondern berechnen zusätzlich den Winkelanstieg der reflektierten Welle, wodurch ein noch differenzierteres und plastischeres Ultraschallbild am Monitor entsteht. Bei der B-Scan-Sonographie handelt es sich also um ein Schnittbildverfahren.

- *3D-Sonographie:* Die dreidimensionale Sonographie ist die dreidimensionale Darstellung von nebeneinander aufgenommen B-Scan-Bildern, wobei unter Berücksichtigung der Schallrichtung des B-Bildes kontinuierlich ein Gewebe in der Z-Achse abgetastet wird und sämtliche aufgenommenen B-Bilder entlang der Z-Achse zu einem dreidimensionalen Bild vereinigt werden.

Real-Time-Verfahren. Durch die schnelle elektronische Ansteuerung von 60–200 Kristallen in einem Schallkopf können die einzelnen Schnittbilder in rascher Folge aufgebaut werden. Dadurch sind Bildfolgefrequenzen von 10–45 Bildern pro Sekunde möglich. Damit erscheint das Ultraschallschnittbild dem menschlichen Auge wie ein ablaufender Film (Real-Time-Verfahren). Zudem lassen sich einzelne Kristalle im Schallkopf mit unterschiedlichen Frequenzen ansteuern, sodass dadurch im Schallbild mehrere Foci gelegt werden können.

Unter einem **Fokus** versteht man jene Ebene im Schallfeld, in der in Richtung der Schallabstrahlung das letzte Intensitätsmaximum auftritt. In der Fokusebene besteht das beste Auflösungsvermögen. Die Fokusebene trennt im Schallfeld die Nahzone von der Fernzone. Durch Beugungseffekte in der Nahzone entstehen Intensitätsmaxima und -minima, die für die Bilddarstellung nicht herangezogen werden. Das Nahfeld wird elektronisch ausgeblendet.

Biologische Wirkung von Ultraschall

Bei menschlichem Gewebe unterscheiden wir drei Arten der Wirkung von Ultraschallwellen: mechanische, thermische und chemische.

Mechanische Wirkung

Durch das Eintreten von Schallwellen in das Gewebe entstehen in der Longitudinalwelle Teilchenbeschleunigungen. Diese führen zur Zerrung und Kompression des Gewebes und damit zu Druckanstieg und Druckgefälle in den Zellen. Bei entsprechender Schallintensität kann der Zelltod durch Platzen der Zellkerne herbeigeführt werden. Durch Strudelbildungen im Zytoplasma entstehen Hohlräume (Kavitation), sodass die Zellmembran reißt.

Thermische Wirkung

Im Rahmen der Schallabsorption wird die kinetische Energie in Wärmeenergie umgewandelt. Diese ist umso größer, je ausgeprägter Schallintensität, Absorption und Impedanzsprung sind.

Chemische Wirkung

Durch Ultraschall beeinflusste chemische Reaktionen werden durch die *Dissoziation des Wassermoleküls* in reinen Wasserstoff und die Hydroxylgruppe hervorgerufen. Dabei kommt es zu einer Ionisation wässriger Lösungen. Diese Ionisation führt zu einem Lumineszenzleuchten der beschallten Flüssigkeit. Die Spaltung von Polysacchariden und Desoxyribonucleinsäure (DNA) ist wahrscheinlich eine Folge der mechanischen Überlastung der Moleküle.

Als Grenzwert, ab dem die Schallintensität Schäden hervorruft, gelten $2–3 \text{ W/cm}^2$. Die Transducer der diagnostischen Sonographie liegen hinsichtlich der abgegebenen Energie bis zu 1000fach niedriger.

Indikation der Sonographie

Allgemeine Indikation

Die Sonographie leistet durch die Differenzierung der Strukturen einen Beitrag zur Diagnostik eines krankhaften Substrates am Patienten. Überall dort, wo Veränderungen an Knochenoberflächen und gut einsehbaren Weichteilstrukturen dokumentiert werden sollen, wird man die Sonographie als primäres Medium einsetzen. Überall dort, wo Luft oder Knochen den Einblick behindern, wird die Sonographie nur eingeschränkt zum Einsatz kommen.

Spezielle Indikationen in der Zahn-Mund-Kiefer-Heilkunde

Folgende spezielle Indikationen zur Ultraschalldiagnostik bestehen:

Sonographie der Nasennebenhöhlen. Sie wurde früher mit dem A-Scan-Verfahren durchgeführt. Seit der Einführung von B-Scan-Geräten werden diese nun verbreitet eingesetzt. Bei beiden Verfahren besteht an der dünnen fazialen Knochenlamelle eine Totalreflexion, wenn sich hinter der Knochenwandung und der dünnen Schleimhaut Luft befindet. Dabei ist gleichgültig, ob es sich nur um eine dünne faziale Luftsichel oder um eine vollständig belüftete, gesunde Nasennebenhöhle handelt.

Ein nach dorsal abgeflossener Erguss, nicht der Vorderwand anliegende Zysten, Mukozelen oder gar solider Nasennebenhöhleninhalt können nur dann dargestellt werden, wenn es durch Kopfverlagerung gelingt, eine gute Ankoppelung des pathologischen Inhalts der Nebenhöhle mit der fazialen Wandung zu erreichen. Durch ihre gute Ankoppelung sind *Kieferhöhle* und *Stirnhöhle* gut zu erreichen, die teilweise dicke Knochenschicht des Os frontale schränkt aber die Interpre-

tation oft ein. Die vorderen *Siebbeinzellen* sind nur von der Seite über die Orbita teilweise einsehbar, hintere Siebbeinzellen und die *Keilbeinhöhle* sind sonographisch nicht zugänglich.

> → **Praxistipp** Bei der B-Scan-Sonographie ist darauf zu achten, dass Schallköpfe mit kleiner Auflagefläche verwendet werden, um eine gute Ankoppelung an die konkaven Oberflächenstrukturen zwischen Wange, seitlicher Nase und Orbita zu ermöglichen.

▼ Bei odontogenen Kieferhöhlenerkrankungen ist eine Röntgenuntersuchung zwingend erforderlich; sie kann durch eine Sonographie nicht ersetzt werden.

Sonographie der Mundhöhle und des Halses. Durch Verwendung kleiner Schallköpfe, die sich dem Oberflächenrelief der Haut und der Schleimhaut anpassen, kann eine gute Ankoppelung am Gewebe erreicht werden. Der Einblick in das Gewebe wird durch Knochenstrukturen wie Mandibula, Mittelgesichtsknochen, knöcherne Strukturen des Processus styloideus, des Os hyoideum, der Cartilagines thyroidea und cricoidea sowie der Wirbelkörper und ihrer Fortsätze eingeschränkt. Zudem können lufthaltige Nischen des Oropharynx sowie des Larynx die Interpretation der Strukturen erschweren. Von *standardisierten Schnittebenen* ausgehend, wird der Untersucher mithilfe der transkutanen und intraoralen Sonographie einen guten Überblick über gesunde und pathologische Strukturen gewinnen können.

So ist die Indikation zur Abklärung folgender Diagnosen primär eine Aufgabe der Sonographie:
- Raumforderungen der Zunge und des Mundbodens
- entzündliche und tumoröse Veränderungen der Weichteile des Gesichtes
- pathologische Strukturen an den großen und kleinen Speicheldrüsen
- Weichteilzysten
- angeborene Anomalien im Bereich des Ductus thyroglossus
- Lymphknotendiagnostik.

Sonographie der Knochenoberflächen. Die totale Schallreflexion an glatten Knochenoberflächen lässt sich für Fragen der Unterbrechung der Kortikalisstruktur sehr gut nützen. Im Rahmen der *Traumatologie* lassen sich sowohl Frakturen am Collum mandibulae als auch an den Rändern und Wänden der knöchernen Orbita gut nachweisen. Die Verwendung kleiner, gut ankoppelbarer Schallköpfe ermöglicht eine annähernd vertikale Führung des Schallkegels, sodass klare Impedanzunterschiede zwischen der geschlossenen Kortikalislamelle und der frakturbedingten oder osteolytischen Unterbrechung sichtbar werden (Abb. 10.**84**).

Durch die technische Möglichkeit der *Kallusdistraktion* in Mittelgesicht und Unterkiefer stellt sich hier neuerdings die Frage der ausreichenden Knochenneubildung am Ende der Retentionsphase. Da diese vom Calcium- und Phosphatstoffwechsel wesentlich beeinflusst wird, schwankt die Retentionsphase nach Kallusdistraktion zwischen 6 Wochen und mehr als 9 Monaten. Mittels So-

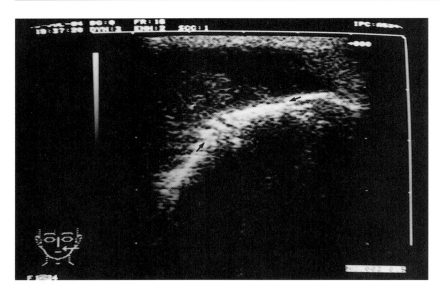

Abb. 10.**84** Eine extrem echoarme Raumforderung (Ewing-Sarkom) reicht unmittelbar im Bereich der Apertura piriformis an die Knochenoberfläche der Maxilla. Die Osteodestruktion ist an der deutlich aufgelockerten Grenze des Knochens zu sehen (zwischen den Pfeilen).

nographie kann der optimale Zeitpunkt der Entfernung des Distraktors individuell festgelegt werden.

Interventionelle Sonographie. Da die B-Scan-Sonographie ein Schnittbildverfahren ist, bietet sich die *ultraschallkontrollierte Feinnadelpunktion* an. Dabei wird die Nadelspitze sonographisch verfolgt, bis sie in die zur Punktion vorgesehene Struktur vorgedrungen ist. Probleme der Hygiene, die für den Patienten unangenehme Punktion in tiefen Schichten sowie letztlich der unsichere negative zytologische Befund haben dazu geführt, dass sich die ultraschallgesteuerte Feinnadelpunktion bisher nicht recht durchsetzen konnte. Eine weitere Indikation ist die B-Scan-sonographisch gesteuerte extrakorporale Stoßwellenlithotripsie bei Sialolithiasis.

Doppler-Sonographie. Unter Anwendung des Doppler-Effektes zur Erfassung des Blutflusses können Strömungsverhältnisse in den großen *Halsgefäßen* akustisch oder quantitativ erfasst werden. Indem man das Ausmaß des Doppler-Effektes farblich kodiert und diese Signale in ein B-Scan-Bild des Gefäßes projiziert, gelingt die farbkodierte Doppler-Sonographie.

Schwierig ist die Darstellung langsamer Blutflüsse im sog. Power Mode, da Mikrobewegungen der den Transducer führenden Hand Störartefakte verursachen können. Das ermittelte Ausmaß der Blutversorgung von Lymphknoten und Raumforderungen soll die Frage einer eventuellen malignen Entartung oder Besiedelung klären helfen. Auch die erhöhte Durchblutung der Kiefergelenkkapsel kann im Power Mode Doppler-sonographisch nachgewiesen werden, wodurch sich das diagnostische Spektrum bei der Abklärung arthritischer Veränderungen im Kiefergelenk erweitert.

Interpretation der Echostruktur

Echomuster

Die physikalischen Phänomene Reflexion, Transmission, Brechung, Streuung und Absorption führen zu Echomustern, die für das durchschallte Gewebe charakteristisch

sind. Dabei spielt die Stärke der Impedanzsprünge an Gewebegrenzen und Bindegewebssepten eine entscheidende Rolle.

> ❗ Die sonographische Echotextur der Gewebe entspricht einer Bindegewebsanatomie.

Im Rahmen der Diagnostik ist auf folgende Interpretationskriterien einzugehen:
- Größe und Ausdehnung einer Struktur
- Lage und Abgrenzung zur Umgebung
- Binnenmusterung.

Gewebecharakteristika

> ❗ Größe und Ausdehnung einer Struktur können nur durch Darstellung des Gewebes in mindestens zwei, besser aber in drei Raumrichtungen erfasst werden.

Voraussetzung ist eine genaue Kenntnis anatomischer Details im sonographischen *Schnittbild.* Lage und Abgrenzung eines Organs werden durch die Stärke des Impedanzsprunges geprägt; die Oberflächenbeschaffenheit – rau, gelappt, glatt oder höckrig – kann unter Zuhilfenahme physikalischer Phänomene beschrieben werden.

So ist es differenzialdiagnostisch von Bedeutung, in welchem räumlichen Zusammenhang ein pathologischer Prozess zur Umgebung steht. Im Schnittbild lässt sich aufgrund der Lage und der Beziehung einer Schall auslösenden Struktur, beispielsweise zu einer Speicheldrüse, differenzieren, ob es sich um eine Konkrementbildung innerhalb der Speicheldrüse oder um eine Verkalkung eines Lymphknotens handelt.

> ❗ Bei der Beurteilung der Binnenechostruktur ist auf Dichte, Zusammensetzung sowie Beschaffenheit der Bindegewebsechos zu achten. Binnenechos können echoleer, echoarm, echogen, echoreich sowie komplex sein.

Hilfreich ist die genaue Kenntnis eines bestimmten **Organechomusters** im gesunden Zustand. Voraussetzung für die exakte Interpretation der Echostrukturen ist die richtige Einstellung der Signalverstärkung, um bei zu kräftiger Intensivierung der elektronischen Verstärkung ein Übersteuern zu vermeiden.

> → **Praxistipp** Die Justierung des Schallgerätes sollte an einer gesunden Drüsenstruktur des Patienten vorgenommen werden. Deren homogenes Signalmuster eignet sich besonders gut, die Signalverstärkung am Bildschirm bezüglich der Grauwerte für die Untersuchung optimal einzustellen.

- *Echoleere* tritt bei Flüssigkeiten auf: in Gefäßen, Zysten, dünnflüssigen Abszesshohlräumen, Aneurysmen, Hämatomen und bei Speichelretentionen.
- *Echoarmut* ist für bindegewebsarme Organe kennzeichnend. Der überwiegende Teil der Muskulatur, ödematös gequollene Gewebe, schnell wachsende Tumoren, Baufett, flüssigkeitsgestaute Speicheldrüsen, bindegewebsarme Lipome und parallel zum Schallfeld strukturiertes Bindegewebe sind Beispiele für echoarme Strukturen.
- *Echogene* Musterungen bestehen aus kleinsten, nur wenigen Pixel großen, echoleeren Arealen, umgeben von mittelgrauwertigen Pixelstrukturen, die entfernt einer Honigwabenstruktur ähneln. Sie sind typisch für Drüsen. Derartige homogene Drüsenmuster finden sich bei gesunden Speicheldrüsen und der Schilddrüse. Normale Lymphknoten weisen homogene, etwas echoärmere Binnenmuster auf.
- *Echoreich* sind bindegewebsreiche Organe, wie subkutanes Speicherfett, Sehnenspiegel, manche Muskelstrukturen, wie die Zungenbinnenmuskulatur quer zur Schallfeldausbreitung, und unstrukturiertes Narbengewebe. Auch zytostatisch und strahlentherapeutisch vorbehandeltes Gewebe, zirrhöse Karzinome, langsam wachsende Tumoren wie Fibrome, manche Lipome und chronische Entzündungsbezirke, die durch ihre Infiltration geprägt sind, wirken eher echoreich.
- Als *komplex* werden Binnenmuster dann bezeichnet, wenn sich in einem Organ zystische, echoarme und echoreiche Abschnitte abwechseln. Solche Veränderungen findet man meist in nekrotisch eingeschmolzenen Abszesshöhlen und Lymphknoten sowie Zystenarealen, aber auch typischerweise in großen, langsam gewachsenen pleomorphen Adenomen.

Artefakte

Als Artefakte bezeichnet man Aspekte des Ultraschallbildes, die sich nicht mit den anatomischen Gegebenheiten decken. Artefakte können die Interpretation von Ultraschallbildern erschweren, aber auch Hinweise auf die Beschaffenheit eines krankhaften Prozesses geben. Daher ist ihre Kenntnis von besonderer Bedeutung. Man unterscheidet:

- Teilvolumeneffekt („partial volume effect", Schichtdickenartefakt)

- Shadow Sign (Schattenzeichen; Beugung und seitliche Brechung)
- dorsale Schallverstärkung (Rückwandverstärkung)
- relative Verkürzung und
- Schallschatten.

Der **Teilvolumeneffekt** hängt damit zusammen, dass ein dreidimensionaler Signalraum zweidimensional abgebildet wird. An der Grenze einer Struktur werden Schallwellen durch Brechung abgelenkt, sodass eine Nachbargrenze erreicht wird. Damit wird der durch diese Nachbarstruktur reflektierte Wellenzug über einem Nachbarschallfeld reflektiert, wodurch es zur Verstärkung des Nachbarschallstrahles kommt. Die Folge ist die Verzerrung der Abbildungsgeometrie im Sinne einer seitlichen Saumbildung an der Strukturgrenze. Dies ist am ehesten mit der Saumbildung des Vollmondes bei leicht eingetrübtem Himmel zu vergleichen.

Shadow Sign. An glatten Oberflächen wird ein Teil der Energie eines Wellenzuges durch Brechung abgelenkt, wenn er schräg auf die glatte Grenzfläche trifft. Der abgelenkte Wellenzug behält die schräge Schallrichtung bei und wird daher in der Folge von benachbarten Strukturen reflektiert, sodass andere Kristalle die Reflexionsmuster aufnehmen. Die keilförmige Schattenzone, beginnend mit dem Brechungshorizont, entspricht dem Brechungswinkel.

Dorsale Schallverstärkung. Durch die Schallabsorption kommt es mit zunehmender Tiefe zu einer Abschwächung des rücklaufenden Echos aus dem Gewebe. Durch den elektronischen Tiefenausgleich werden nach Durchschnittswerten die aus der Tiefe zurückkommenden, reflektierten Wellenzüge derart verstärkt, dass gleiche Impedanzsprünge gleichen Grauwerten der Pixel am Bildschirm entsprechen. Durchdringt nun ein Schallstrahl eine Gewebestruktur, in der kaum Absorption auftritt, wird die reflektierte Welle aufgrund der dieser Gewebetiefe zugeordneten Schallverstärkung über das weichteiloptimierte Maß der Nachbarstrukturen hinaus angehoben. So findet sich hinter *flüssigkeitsgefüllten Hohlräumen*, aber auch hinter schnell wachsendem Gewebe eine dorsale Schallverstärkung. Da der Glaskörper des Auges eine dorsale Schallverstärkung induziert, kann dies für die Interpretation von Frakturen der Orbitawandungen gut genutzt werden.

Relative Verkürzung. Darunter versteht man das Phänomen, dass Strukturen scheinbar schallkopfnäher dargestellt werden als gleich tief liegendes Nachbargewebe. Wenn einzelne Wellenzüge durch signifikant schneller leitendes Gewebe wie etwa Knorpel verlaufen, erreichen diese Wellenzüge im Vergleich zu den Nachbarschallwellen eine Organoberfläche früher. Da die reflektierte Welle neuerlich durch das schneller leitende Material reflektiert wird, resultiert eine deutliche Lauflängenverkürzung. Auf dem Bildschirm täuscht dies eine Annäherung der reflektierenden Struktur in Richtung der Y-Achse an den Transducer vor (Buckelbildung).

Schatten. Trifft die Schallkeule auf eine Grenzfläche (Luft oder Festkörperstrukturen), so kommt es fast zur vollständigen Reflexion bzw. Absorption, weshalb dorsal dieser Gewebegrenze ein Schlagschatten in Richtung der

Schallausbreitung imponiert. Außer den Strukturen der Gesichtsknochen verursachen Kalkablagerungen in Lymphknoten und Gefäßen sowie in den Knorpelstrukturen des Larynx, aber auch Speichelsteine Schallschatten. Das Auftreten von Doppelechos an Grenzflächen ist demnach beweisend für Luft.

Erst die detailreiche Kenntnis der Sonoanatomie und die richtige Interpretation der physikalischen Erscheinungen sowie die Kenntnis der Binnenstrukturen ermöglichen eine Beschreibung des Organzustandes und der Eigenschaften von Lage und Beziehung von pathologischen Prozessen zur Umgebung.

▼ Die Sonographie ersetzt nie die Histologie.

Vom erfahrenen Untersucher kann unter Berücksichtigung der diagnostischen Echocharakteristika eine Verdachtsdiagnose gestellt werden, die im Einzelfall bereits zur Einleitung einer Therapie ausreicht oder den Einsatz weiterer diagnostischer bildgebender Verfahren sinnvoll erscheinen lässt.

Transkutane Sonographie

Dokumentationsstandards

Gerade in der Sonographie wird die Erreichung eines hohen Qualitätsstandards gefordert.

▼ Die Sonographie ist sehr untersucherabhängig, da nur geringe Ausschnitte in einem statischen Dokumentationsstandard (Thermoprinterdokumentation) zur Darstellung gelangen.

Außerdem fließt das Wissen um die Anamnese und den klinischen Befund in die sonographische Diagnostik ein. Um ein Mindestmaß an Nachvollziehbarkeit der sonographisch gestellten Diagnose zu ermöglichen, ist es einerseits erforderlich, eine *strenge Systematik* einzuhalten, um sämtliche Areale einer sonographischen Untersuchung zuzuführen und nichts zu übersehen. Andererseits müssen die Sonogramme ein Mindestmaß an *anatomischen Leitstrukturen* aufweisen, um die dokumentierten Bilder auch nachvollziehbar zu machen. Dabei wird der besondere Vorteil der freien Wählbarkeit der Schnittebene im Rahmen der Untersuchung nicht eingeschränkt; zur übersichtlichen und nachvollziehbaren Dokumentation sind jedoch *standardisierte Schnittebenen* (Tabelle 10.**17**) erforderlich.

⇒ **Praxistipp** Luft und Knochen schränken im Bereich des Mundbodens, der Wange und des Halses immer wieder das transkutane Blickfeld ein, sodass transkutan nicht erfassbare Regionen fallweise durch die intraorale Sonographie ergänzt werden können.

Allen Dokumentationen gemeinsam ist, dass transducernahe Objekte am Bildschirm am Oberrand des Bildes, tiefe Strukturen am Unterrand zur Darstellung gelangen. In der *Frontalebene* sowie in der *Sagittalebene* wird der-

art dokumentiert, als würde der Patient dem Untersucher gegenüber stehen. In der Sagittalebene bedeutet dies, dass ventrale Gewebeabschnitte der rechten Körperhälfte am rechten Bildrand, solche der linken Körperhälfte am linken Bildrand abgebildet werden. Vertikale Schnitte, also die *Longitudinalebene*, werden derart dokumentiert, dass kraniale Strukturen auf der linken Bildschirmseite zu liegen kommen.

Schnittebenensystematik

▼ Entscheidend für eine gute Bilddokumentation ist die optimale Ankoppelung des Schallkopfes an die Haut.

Die Oberflächenstruktur zwischen Gesicht und Hals wird entscheidend durch die Mandibula geprägt. Der Transducer wird sich nach der Lage des Unterkieferknochens auszurichten haben. Durch schräge Schnittebenen gelingt es, auch Weichteilstrukturen im Schallschatten von Knochen und Luft zu erreichen. Deshalb orientiert sich der Großteil der Schnittebenen nicht nach den Körperhauptebenen, sodass teilweise überraschende und unübliche anatomische Schnittbilder entstehen, die von der bekannten topographischen Anatomie abweichen. Tabelle 10.**17** zeigt die Systematik der acht Schnittebenen im Gesichts- und Halsbereich.

Anatomische Leitstrukturen

Mediansagittaler Schnitt durch den Mundboden

Zwischen dem Schallschatten des Hyoids und des Unterkiefers in der Kinnregion verlaufen schichtartig übereinander M. genioglossus, M. geniohyoideus, M. mylohyoideus und subkutanes submentales Fettgewebe. Platysma und M. digastricus fehlen meist median-sagittal.

Frontale Schnittebenen durch den Mundboden

Die sich gegenseitig durchdringenden Fasern der Binnenmuskulatur der Zunge fächern die echoreichen Strukturen in typischer Weise auf. Zeltdachartig spannen sich unter die kranial gelegenen, echoarmen Muskelbündel der Mm. geniohyoidei die fast echoleeren Mm. mylohyoidei zwischen die Schallschatten des Corpus mandibulae. Nach kaudal finden sich die beiden Muskelbündel der vorderen Bäuche der Mm. digastrici im Querschnitt, überspannt von den echoarmen „rallyestreifenartigen" Strukturen des Platysma unmittelbar subkutan.

Ramusparallele Schnitte des dorsalen Mundbodens

Die Schnittebenen verlaufen parallel zum Hinterrand des Ramus mandibulae und damit ca. 9° kranial-exzentrisch von der Frontalebene. Leitstruktur ist die V-förmige Relation der Muskelbänder des M. mylohyoideus und des M. hyoglossus. An der „V-Spitze" setzen diese Muskeln am Os hyoideum an, welches das Blickfeld nach kaudal durch seinen Schallschatten begrenzt. Der kaudale Schenkel der V-Formation (M. mylohyoideus) verläuft in den Schallschatten des Unterkiefers. Der kraniale Schenkel (M. hyoglossus) umfasst bogenförmig die Zungenmuskulatur und trennt so den dorsalen Mund-

Tabelle 10.**17** Systematik der acht Schnittebenen und ihre Definition

Schnittebene(n)	Definition
Mediansagittaler Mundbodenschnitt (msg)	im rechten Winkel zur Frontal- und Transversalebene
Frontale Mundbodenschnitte (ft)	im rechten Winkel zur Frankfurter Horizontalen
Ramusparallele Mundbodenschnitte (rp)	parallel zum Hinterrand des Ramus mandibulae, ca. 9° nach dorsal-kranial geneigte Frontalebene
Paramandibuläre Schnittebenen (pm) – Mundboden	parallel zur Unterkieferbasis verlaufend ventral: ca. 20° nach dorsal-lateral abweichender Sagittalschnitt dorsal: ca. 12° nach dorsal-lateral abweichender Sagittalschnitt
– steile pm-Ebene	pm-Ebene 10° zur Vertikalen geneigt, nach kaudal 10° offener Winkel zur Vertikalen
– schräge pm-Ebene	pm-Ebene 40° zur Vertikalen geneigt, nach kaudal 40° offener Winkel zur Vertikalen
Korpusbasisparallele Halsschnitte (cbp)	Schnitte parallel zur Unterkieferbasis, Ebene mit 27° nach dorsal-kranial offenem Winkel zur Transversalebene
Karotisparallele Halsschnitte (cp)	Schnitte parallel zum Verlauf der A. carotis, Ebene mit 15° nach dorsal-kranial offenem Winkel zur Vertikalen
Ramusparallele Wangenschnitte (rp)	Schnitte parallel zum Hinterrand des Ramus mandibulae, Ebene mit 9° nach dorsal-kranial offenem Winkel zur Vertikalen
Transversalachsen-Fächerschnitte der Wange (taf)	Ebenen fächerförmig mit zwischen 0 und 27° nach kaudal-ventral offenem Winkel zur Frankfurter Horizontalen
– taf-Schnitt in Okklusionsebene	Ebene mit 10° nach kaudal-ventral offenem Winkel zur Frankfurter Horizontalen

boden von der Zungenbinnenmuskulatur. Durchmustert man bei paralleler Transducerführung den dorsalen Mundboden, wird der freie Hinterrand des M. mylohyoideus erreicht, und die Glandula submandibularis wird an seiner Stelle sichtbar.

Paramandibuläre Schnitte durch den Mundboden

Wird der Schallkopf in mesial-distaler Schnittrichtung parallel zur Unterkieferbasis geführt, kann ein guter Überblick über die Strukturen des Mundbodens gewonnen werden. Ventral ist das Untersuchungsbild vom Schallschatten des Unterkiefers in der Kinnregion begrenzt. Im lateralen Mundbodenabschnitt kommt der echoarme, spindelförmige ventrale Muskelbauch des M. digastricus zur Darstellung. Das kranial davon gelegene echoleere Band des M. mylohyoideus endet nach dorsal in der Glandula submandibularis, wobei sich dieser Muskel wie ein Finger in die Drüse hineinstülpt. Pa-

rallel und kranial dazu verläuft, durch ein kräftiges Grenzecho getrennt, die seitliche Zungenbänderung (M. hyoglossus dorsal und M. styloglossus ventral), die den Mundboden von den Zungenstrukturen trennt. Die kranial des M. mylohyoideus und kaudal der Zungenmuskulatur gelegenen Speicheldrüsen sind dorsal der Processus uncinatus, ventral die Läppchen der Glandula sublingualis.

Karotisparallele Schnitte am Hals

Die Untersuchung am Hals orientiert sich nach dem Verlauf der A. carotis. Im Längsschnitt verläuft diese etwa 15° nach kranial-dorsal gegenüber der Frontalebene gekippt, sodass auch der Transducer derart eingestellt werden sollte. Bei lateralem Abgang der A. carotis externa von der A. carotis interna imponiert eine gabelartige Aufteilung. Durch den Valsalva-Versuch lässt sich die Lage der V. jugularis interna bestimmen. Der Vorderrand des M. sternocleidomastoideus überdeckt die Gefäßloge. Mediodorsal der Karotiden verlaufen echoreiche Muskelstränge, welche die Loge zwischen Wirbelkörper und Processus transversi als Mm. longus colli und capitis ausfüllen. Über die Wirbelquerfortsätze ballen sich die echoreichen, durch kräftige Sehnenspiegel und Bindegewebsstrukturen durchsetzten Mm. scaleni. Die genaue detailreiche Kenntnis dieser Muskelstrukturen im Verhältnis zum Ansatz des M. sternocleidomastoideus am Processus mastoideus, die topographische Lage des dorsalen Bauches des M. digastricus und seine Relation zur Styloidmuskulatur und zum kaudalen Pol der Glandula parotidea sind Voraussetzung für die Beurteilung des Zustandes der Lymphknoten jugulodigastrisch sowie submandibulär-dorsal.

Korpusbasisparallele Schnitte am Hals

Der geradeaus blickende Mensch weist eine ca. 27° nach ventral-kaudal von der Transversalebene abweichende Lage der Unterkieferbasis auf. Damit werden die Karotiden bei Ausrichtung des Schallkopfes nach dem Unterkiefer schräg quer getroffen. Wieder kann mit dem Valsalva-Versuch die V. jugularis interna geortet werden. Da der Vorderrand des M. sternocleidomastoideus in stärkerem Maße als die A. carotis communis zum Ursprung der Pars sternalis zum Jugulum hinzieht, wird bei paralleler Durchmusterung die Gefäßloge nach kaudal zunehmend vom M. sternocleidomastoideus überdeckt. Im kaudalen Halsabschnitt beeinträchtigen ventral die Strukturen der Cartilagines thyroidea und cricoidea den Einblick in den Larynx. Die Glandula thyroidea umschließt den Schallschatten der Trachealspangen und der Trachea und ist durch ihre typische Drüsenbinnenmuster klar abzugrenzen.

Ramusparallele Schnitte der Wange

Der Transducer wird nach dem Hinterrand des Ramus mandibulae ausgerichtet. Unmittelbar ventral des Tragus lässt sich die Glandula parotidea in ihrer Längsrichtung durchmustern. Über dem Ramus mandibulae schiebt sich von dorsal die Glandula parotidea auf den M. masseter auf. Die Muskulatur zeigt ein zwiebelschalenartiges Bindegewebsmuster in einer echoarmen Gewebestruktur, die sich über den Vorderrand des Ramus mandibulae in die Wange vorwölbt. Damit kann eine oberflächliche und eine tiefe Schicht des M. masseter unterschieden werden. Ventral davon erstreckt sich das Corpus adiposum buccae, das aufgrund weniger Bindegewebssepten sehr echoarm imponiert. Die feinen echoarmen Strukturen der mimischen Muskulatur treffen sich in einem mäßig echoarmen Muskelverbund, dem Nodus muscularis. Die parallel hierzu angeordneten Bindegewebssepten verraten den muskulären Verlauf. Der Ausführungsgang der Glandula parotidea ist wegen seiner geringen Größe normalerweise im Ultraschallbild nicht zu erkennen.

Transversalachsen-Fächerschnitte der Wange

Die Wange wird kranial von Jochbein und Jochbogen, nach kaudal vom Unterkieferrand begrenzt. Die Divergenz dieser Strukturen schließt einen nach ventral offenen Winkel von ca. 27° ein. Dieses Areal sollte daher fächerförmig mit dem Schallkopf abgefahren werden. Im dorsalen Abschnitt wird die Eindringtiefe durch den Ramus mandibulae begrenzt, ventral durch die Grenzfläche der Schleimhaut des Planum buccale. Der typische zwiebelschalenartige Aufbau des M. masseter trägt im dorsalen Bereich der Wange wesentlich zur Orientierung bei. Durch den Bindegewebsreichtum des M. buccinator sowie die multiplen Septen zwischen den mimischen Muskeln, insbesondere des M. zygomaticus major, kann die anatomische Zuordnung der Echostrukturen Schwierigkeiten bereiten.

Intraorale Sonographie

Wegen der Schallschattenbildung, die durch Luft in Schleimhautbuchten oder durch Knochen hervorgerufen wird, sind über die transkutane Sonographie nicht sämtliche Weichteilstrukturen einsehbar. So können harter und weicher Gaumen, die seitliche Zunge, Mundbodenstrukturen im Schallschatten von Linea mylohyoidea und Spina mentalis sowie Wangenabschnitte medial des Ramus mandibulae nur durch die intraorale Sonographie erreicht werden.

Prinzip. Voraussetzung ist der Einsatz kleiner hoch auflösender Schallköpfe, die auch bei eingeschränkter Mundöffnung noch zum Einsatz kommen können. Die heute zur Verfügung stehenden miniaturisierten Transducer lassen hauptsächlich sagittale Schallrichtungen zu. Da die Schleimhautstrukturen und submukösen Gewebestrukturen transducernah abgebildet werden, zeichnet sich die intraorale Sonographie durch besseres Auflösungsvermögen in fokusnahen Abschnitten aus.

Indikation. Der Einbruch eines Tumors durch das Periost an der lingualen Seite des Unterkiefers kann sonographisch beispielsweise nur mit der intraoralen Technik eindeutig geklärt werden. Veränderungen und pathologische Prozesse am *Zungenrand* und am *Zungenrücken* werden mithilfe der intraoralen Sonographie in ihrer Ausdehnung exakt quantifiziert. Die intraorale Sonographie ermöglicht, *Raumforderungen am Gaumen* in ihrer Ausdehnung, Auswirkung auf den Knochen und in einem eventuellen Übergreifen auf die nächste Etage (Nasen- und Kieferhöhlenraum) darzustellen. Auch die *Gingiva propria* in Ober- und Unterkiefer liegt im Schallschatten der transkutanen Sonographie. Die Indikation zur Spangenresektion bei Durchbruch eines tumorösen

malignen Prozesses durch das Periost oder zur Kontinuitätsresektion bei Einbruch des Malignoms in den Knochen kann an der Mandibula sonographisch nur mithilfe der intraoralen Technik diagnostisch einwandfrei gestellt werden. Die parallele Durchmusterung gestattet dem Untersucher, die erhobenen Schnittbilder geistig zu einem dreidimensionalen Vorstellungsbild von der Ausdehnung und den Nachbarkontakten des pathologischen Prozesses zu fusionieren.

> ⚡ Die intraorale Sonographie ist im Einzelfall eine wertvolle Ergänzung zur herkömmlichen transkutanen Sonographie.

Klinische Anwendung

Entzündungsprozesse

Echte phlegmonöse Prozesse sind dank der früh einsetzenden Antibiotikatherapie heute eher selten. Die meisten Entzündungsprozesse sind lokal, wobei der typische Ablauf einer Entzündung mit einem *initialen Ödem* beginnt. In dieser Phase zeigen sich die anatomischen Strukturen sonographisch echoarm, sind erhalten, aber gequollen. Mit der Entstehung des *Infiltrats* treten Infiltratzellen wie Makrophagen und Granulozyten in den interstitiellen Raum, was sonographisch als „Schneegestöber" unterschiedlichen Ausmaßes in einem echoarmen Areal imponiert (Abb. 10.**85**).

Der Entzündungsprozess wird durch die Konzentration des Infiltrats weiter fortschreiten und in eine *Abszedierung* übergehen. Die Abszessbildung kann örtlich begrenzt sein, wenn durch einwandernde Histiozyten ein Granulationswall entsteht. Der Abszess kann sich aber auch diffus im Gewebe ausbreiten, wobei Eiter- und Entzündungsstraßen eine Logenausbreitung des Entzündungsprozesses verraten. Der *Granulationswall* selbst ist als echoreiche Struktur gut zu erkennen und umschließt mehr oder weniger einen echoarmen Bezirk.

Die Abgrenzung zwischen Infiltrat und Abszess kann dann schwierig werden, wenn die Abszesshöhle komplett durch Nekrosebrocken ausgefüllt ist, die durch ein echoreiches Muster eher an einen soliden Prozess denken lassen. Fehlen sonographische Hinweise eines echoreichen Abgrenzungswalles, so wäre an eine putride oder serös-nekrotische phlegmonöse Entwicklung zu denken; differenzialdiagnostisch käme auch ein initiales Ödem in Frage, wenn die anatomischen Strukturen im Detail erhalten sind. Die klinisch exakte Anamnese wird aber Hinweise geben, in welchem Stadium sich die Entzündung befindet. Für die sonographische Interpretation von Entzündungsprozessen ist daher die exakte Kenntnis der pathologischen Prozesse und Abläufe von Entzündungen essenziell erforderlich. Da die meisten Entzündungen im Mund-Kiefer-Gesichts-Bereich dentogen sind, ist ein detailreiches Wissen um Entstehung, Entwicklung und Ausbreitung insbesondere dentogener Entzündungen Voraussetzung für die aussagekräftige sonographische Diagnostik.

Abb. 10.**85** Beginnender phleg-
monöser Prozess submental; para-
mandibulär-ventraler Schnitt
durch den Mundboden. Die kaudalen Abschnitte unterhalb der Haut
sind echoarm mit teilweise erhaltenen Strukturen des Platysma
und des subkutanen Fettgewebes;
echoarme bis echoleere Abschnitte mit Verlust der Strukturierung
im Bereich der Glandula sublingualis, echoreiche Areale als Zeichen
des Infiltrates in der Zungenmuskulatur. Hier bildet sich ein Granulationswall gegenüber den kaudal
gelegenen Abszessarealen.

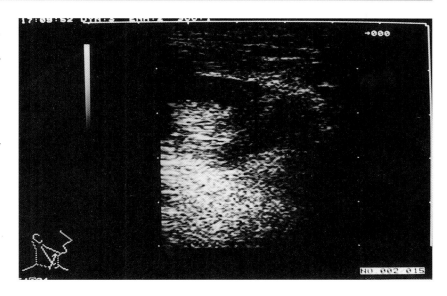

Tumoren

Nach Anamnese, Inspektion und Palpation einer tumor-
verdächtigen Struktur sollte vor Durchführung einer
Biopsie zur histologischen Sicherung eine Quantifizierung des Tumors durch ein bildgebendes Verfahren vorgenommen werden. Zusammen mit Computertomographie und Magnetresonanztomographie ist die Sonographie als bildgebendes Verfahren etabliert. Dabei geht es
in erster Linie darum, *Ausdehnung* und *Infiltration* des
tumorösen Geschehens zu bestimmen, um die Therapie
festzulegen. (Speicheldrüsentumoren werden auf S. 297
abgehandelt.)
Echomuster. Maligne Raumforderungen sind meist
echoarm, bei zentraler Einschmelzung können auch
komplexe Strukturen erscheinen. Da auch das peritumo-
rale Ödem echoarm ist, besteht bei der sonographischen
Diagnostik eher die Tendenz, das Tumorgeschehen als
etwas zu groß zu klassifizieren (Abb. 10.**86** u. 10.**89**).

Tumorausdehnung. Kleine Tumoren im Bereich des
vorderen Zungendrittels, im Bereich der Zungenränder
sowie im Schallschatten der Mandibula können durch
die transkutane Sonographie nicht erreicht werden, lassen sich aber durch die intraorale Sonographie gut abgrenzen. Bei großen Tumoren über 4 cm gelingt es nicht
mehr, im Rahmen der transkutanen Sonographie den
Gesamttumor auf einem Bild festzuhalten. Dem Vorstel-
lungsvermögen des Untersuchers obliegt es, sich ein Bild
von der Ausdehnung des Tumorgeschehens zu machen,
da jeweils nur einzelne Abschnitte des Tumors im Bild
differenziert dargestellt werden können.
In der **Tumornachsorge** ist die Sonographie in der Hand
des nachsorgenden Mund-Kiefer-Gesichtschirurgen ein
ideales bildgebendes Instrument, um die durch Strahlentherapie und Operation oft brettharten Strukturen
des Mundbodens und des oberen Halses einer effizienten Nachuntersuchung zu unterziehen. Sollten unklare
Strukturen zur Darstellung gelangen, kann durch kurz-

Abb. 10.**86** Frontalschnitt durch
den Mundboden im Bereich der
rechten Unterkieferprämolaren.
Der Tumor (Histologie: Plattenepithelkarzinom) breitet sich vom
Mundboden bis unterhalb des An-
satzes des M. mylohyoideus aus
und infiltriert seitlich bereits die
Zunge. Zapfenförmige Infiltration
an der Tumorfront (Pfeile).

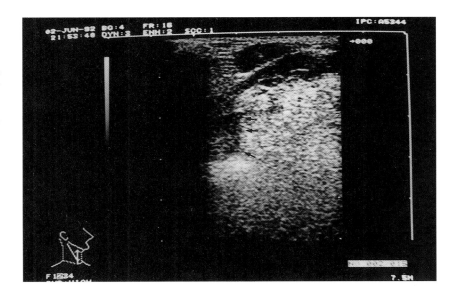

fristig (14 Tage) durchgeführte sonographische Nachkontrolle ein Größenvergleich vorgenommen werden, um frühzeitig Rezidive im Initialstadium zu entdecken.
Benigne Tumoren zeichnen sich durch scharfe Begrenzung, manchmal Verschieblichkeit in den umgebenden Grenzen sowie homogene Binnenmusterung aus. *Lipome* besitzen ein typisches homogenes, echoarmes, geschichtetes Muster, Fibrome sind meist echoreicher. *Hämangiome* sind echoarm, wobei unter Verwendung von Farbduplexsonographiegeräten, die auch niedrigste Blutflüsse erfassen können, die Frage der intratumoralen Strömungsverhältnisse in günstigen Fällen geklärt werden kann.

Traumatologie

▼ Die komplette Reflexion an einer Knochenoberfläche
● lässt Rückschlüsse auf den Zustand eines Knochens zu. So können Knochenresorptionen (Tumoren) und durch Traumen bedingte Unterbrechungen der Knochenoberfläche sonographisch dargestellt werden.

Röntgenologisch schlecht dokumentierbare, gut zugängliche *Bruchlokalisationen* sind durch die Sonographie abklärbar. In erster Linie betrifft dies Frakturen des Collum mandibulae, des Jochbogens und der Orbitawandungen. Bei der Beurteilung von Frakturen der Orbitawandungen ist die Sonographie sehr treffsicher (Abb. 10.**87** und 10.**88**).
Bewährt hat sich die *intraoperative Nutzung* der Sonographie als rasch verfügbares Verfahren zur Beurteilung des operativen Eingriffes bei Jochbogenfrakturen.

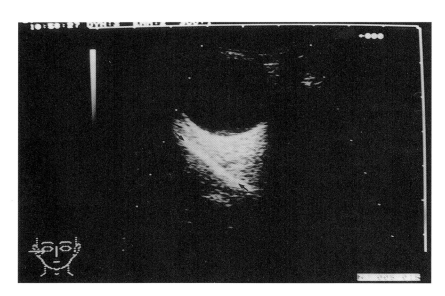

Abb. 10.**87** Sonographie über das Oberlid in Richtung Orbitaboden, der Bulbus wird als Wasservorlaufstrecke zur Darstellung des peribulbären Gewebes verwendet. Rechtsseitige Orbita mit unauffälligem Orbitaboden (zwischen den Pfeilen).

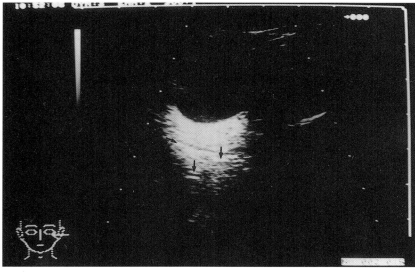

Abb. 10.**88** Linksseitige Orbita mit Unterbrechung des Orbitabodens, Dislokation von Fragmenten und Schwellung der Kieferhöhlenschleimhaut (Pfeile).

Auch der Erfolg konservativer Behandlungsmaßnahmen durch Aktivator und Hypermochlion bei *Kollumfrakturen* (Luxationsfrakturen) lässt sich sonographisch überprüfen.

Unterkieferfrakturen im Kindesalter können sonographisch diagnostiziert werden. Allerdings muss der Frakturspalt eine Breite von 1 mm und eine Fragmentverkippung von 5° aufweisen, um sonographisch erfassbar zu sein. Es sollten daher kleine Schallköpfe verwendet werden, mit denen in allen Richtungen möglichst senkrecht auf die Knochenoberfläche geschallt werden kann.

Im Bereich der *Orbita* spielt auch die Ankoppelungsmöglichkeit am geschlossenen Oberlid eine wesentliche Rolle, um den Winkel des Schallfeldes auf die Knochenwandungen möglichst senkrecht zu gestalten. *Intraorbitale Hämatombildungen* können durch den Bulbus als natürliche Wasservorlaufstrecke und durch seine Eigenschaft der dorsalen Schallverstärkung gut und rasch dargestellt und abgegrenzt werden.

In der *Traumatologienachsorge* lassen sich insbesondere der Verlauf und das Resorptionsverhalten von Hämatomen sonographisch kontrollieren, um rechtzeitig Punktionen oder operative Maßnahmen einzuleiten.

Speicheldrüsenerkrankungen

Die Speicheldrüsen sind transkutan meistens gut zu schallen, sodass bereits sehr früh die Sonographie zur Abklärung von Speicheldrüsenerkrankungen, hauptsächlich an der Glandula parotidea, eingesetzt wurde.

▌ Heute ist die Sonographie der Speicheldrüsen eines der wichtigsten bildgebenden Verfahren, um Erkrankungen der Speicheldrüsen abzuklären.

Bei **akuten Entzündungen** treten meist Stauungen der Drüse auf, sodass durch die Speichelretention die kaudalen Drüsenabschnitte echoärmer sind. Die Azini wirken nicht homogen, sondern weisen unterschiedliche Größen auf. Insgesamt imponiert ein streifiges Muster, wobei echoarme mit echoreichen Abschnitten wie geschichtet abwechseln. Im Übrigen gilt für den akuten Abszess hinsichtlich Abgrenzung, Einschmelzung und Ausdehnung das Gleiche, was bereits in Kapitel 7 dargelegt wurde.

Die **chronische Sialadenitis** ist mit einem deutlich höheren Bindegewebsanteil vergesellschaftet. Durch die oft jahrelange chronische Entzündung entwickeln sich verstärkt Bindegewebssepten, die einen echoreichen Drüseneindruck vermitteln, wobei die Azini wiederum unregelmäßig und in unterschiedlichem Maße mit Speichel gefüllt imponieren. *Speichelsteine* verraten sich durch kräftige Grenzechos, die von einem dorsalen Schallschatten begleitet werden. Dadurch sind bei genauer Musterung selbst Steine mit einer Größe von 1–2 mm gut zu erkennen. Da die Sonographie ein Schnittbildverfahren ist, kann aufgrund der anatomischen Umgebungsstrukturen genau erkannt werden, ob der Stein im Drüsenparenchym oder in einem Ausführungsgang situiert ist. Auch die Differenzialdiagnose Speichelstein versus verkalkter Lymphknoten lässt sich

durch die unterschiedlichen Strukturen der Umgebung sonographisch leicht klären. Die sonst kaum sichtbaren Ausführungsgänge der Speicheldrüsen (Glandula parotidea, Glandula submandibularis) stellen sich bereits bei geringfügigen Stauungen gut dar.

Bei einer **Sialadenose** bestehen unauffällige Binnenstrukturen bei vergrößerter Drüse, aber auch eine verminderte Binnenechogenität ist beschrieben worden.

Als 100% sensitiv zeigt sich die Sonographie in der Dokumentation von **Speicheldrüsentumoren**. Glatte Begrenzung sowie eher homogen wirkendes Binnenmuster sprechen für benigne Prozesse. Die Treffsicherheit bei der Beurteilung von Malignomen der Speicheldrüsen wird mit 57–80% recht unterschiedlich angegeben. *Zystadenolymphome* sind meist glatt begrenzt und besitzen ein feines, spinnenartiges Binnenmuster mit fast echoleeren Arealen. Adenome zeigen ein homogenes, echoarmes, bei alten, großen Adenomen teilweise ein zystisches Binnenmuster. Kräftige Einzelechos mit dorsaler Schallauslöschung weisen auf Verkalkungen in pleomorphen Adenomen hin. Somit imponiert in diesen Fällen eine komplexe Echotextur.

Speicheldrüsenkarzinome sind eher echoreich, unscharf begrenzt und polyzyklisch strukturiert, während sich die seltenen *Sarkome* extrem echoarm darstellen und eine kräftige dorsale Schallverstärkung erkennen lassen. Die irreguläre Begrenzung bei fehlendem Shadow Sign sollte an ein Sarkom denken lassen. Bei sonographisch nachweisbaren Kapseldurchbrüchen könnte auch die maligne Entartung eines Adenoms bei bestehender homogener Binnenmusterung vorliegen (Abb. 10.**89**).

Lymphknotendiagnostik

In engem Zusammenhang mit der Frage von Tumoren im Mundboden-, Wangen- und Halsbereich steht der Lymphknotenstatus. So ist das **Lymphknotenstaging** im Rahmen einer Tumorerstdiagnostik, aber auch in der Tumornachsorge wesentliche Aufgaben der Sonographie.

Für die Beurteilung der Lymphknoten ist eine detailgenaue Kenntnis der Anatomie erforderlich. Nur dann gelingt es, Lymphknoten mit einer Größe von 2–3 mm sonographisch aufzufinden.

→ **Praxistipp** Die Lokalisationen der Lymphknoten submandibulär ventral, intermediär, dorsal, jugulodigastrisch, in Höhe der Karotisbifurkation, kaudal entlang der V. jugularis interna und A. carotis communis sowie im lateralen Halsdreieck müssen mit dem Transducer gezielt abgefahren werden.

Zur **Beurteilung** sollten herangezogen werden (Abb. 10.**90**):
- Lage und Beziehung zur Umgebung
- Größe, besonders das Verhältnis von Längs- zu Querdurchmesser
- Ausprägung eines Hiluszeichens
- Intensität von Shadow Sign und Teilvolumeneffekt
- Homogenität des Binnenmusters und
- Kontinuität der Begrenzung.

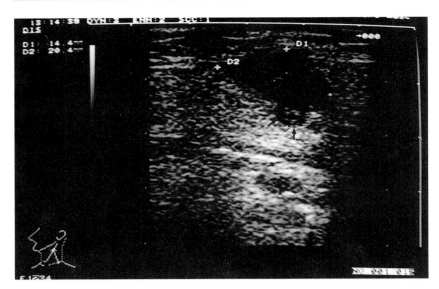

Abb. 10.**89** Paramandibuläre Schnittebene dorsal. Eine echoarme Raumforderung mit spinnennetzartigem Binnenmuster füllt die Glandula submandibularis. Während der Rand allseits glatt ist, zeigt sich nach kranial eine buckelförmige Ausbuchtung als Zeichen eines Tumordurchbruches durch die Kapsel (Pfeile). Die Histologie ergab karzinomatöse Entartung eines pleomorphen Adenoms.

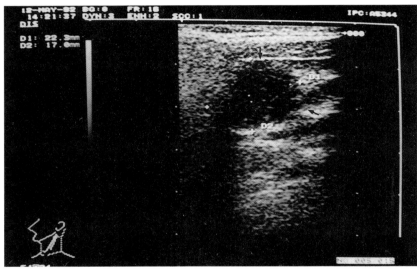

Abb. 10.**90** Raumforderung am kaudalen Pol der Glandula parotidea unmittelbar am Kieferwinkel. Das Verhältnis Längs- zu Querdurchmesser (22:17 mm), das fehlende Hiluszeichen, die transparenzartige Echoarmut sowie die Kapselruptur (Pfeile) bei fast vollständig fehlendem Shadow Sign sind beweisend für eine Lymphknotenmetastase.

Die *Sensitivität* der Sonographie bezüglich Lymphknoten am Hals wird mit 97% bewertet.

❗ Die routinemäßige Halslymphknotensonographie ist eine wesentliche Voraussetzung für die Festlegung von Form und Umfang der Halslymphknotenausräumung anlässlich einer Malignomexstirpation im Kopf-Hals-Bereich sowie für die Tumornachsorge (Abb. 10.**91**).

📖 Nach eigenen Erfahrungen beträgt die *Spezifität* durchschnittlich 84%, wobei größenabhängig der erhebliche Anteil falsch positiver Lymphknoten die Treffsicherheit hinsichtlich der Frage der Besiedelung wesentlich beeinflusst. Logischerweise ist im Sinne einer Qualitätssteigerung in der Tumornachsorge zu fordern, dass routinemäßig eine Mundboden-, Wangen- und Halssonographie vorgenommen wird, um eine möglichst frühzeitige Entdeckung von Lymphknotenmetastasen

außerhalb und innerhalb des ehemaligen Operationsgebietes zu gewährleisten. Im Rahmen der Tumornachsorge sind Metastasen ausschließlich sonographisch entdeckt worden, bevor palpatorisch oder anamnestisch Hinweise zu finden waren.

In den letzten Jahren ist versucht worden, mithilfe der farbkodierten Duplexsonographie (FKDS) die Spezifität der Beurteilung von Lymphknoten (unspezifisch oder spezifisch entzündlich verändert, virale Genese der Lymphadenitis, metastatischer Befall, maligne Lymphombildung) weiter zu verbessern.

Stellenwert innerhalb der bildgebenden Verfahren

Zur Untersuchung der Weichteile der Mundhöhle, des Oropharynx, der Wange und des Halses stehen neben transkutaner und intraoraler Sonographie Computerto-

Abb. 10.**91** Farbkodierte Duplexsonographie einer Lymphknotenmetastase kranial der Bifurkation
der A. carotis. Die A. carotis interna wird in die Tiefe verdrängt, die
A. carotis externa wird von der
Lymphknotenmetastase durchsetzt.

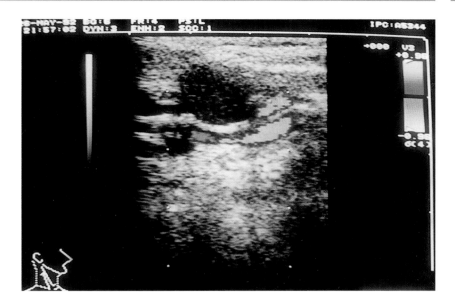

mographie, Szintigraphie und Magnetresonanztomographie zur Verfügung. Die konventionelle Röntgenologie hat einen zu geringen Weichteilkontrast und wird
daher nur in speziellen Indikationen (Fernröntgen, Na-
sennebenhöhlenaufnahmen) eine eng begrenzte Aussagekraft bezüglich des Weichteilverhaltens haben.

▼ Überall dort, wo Knochen und Luft den Einblick in
● das Gewebe beeinträchtigen, ist die Sonographie
gegenüber Computer- und Magnetresonanztomographie im Nachteil.

Durch das hohe Auflösungsvermögen (0,5–1 mm) bei
Verwendung von 7,5-Mhz-Schallköpfen zeigt die Sonographie einen Detailreichtum, der von Computer- und
Magnetresonanztomographie nicht erreicht wird. Die
filmartige „Real-Time-Sonographie" erleichtert die sub-
jektive Untersuchung, die frei wählbaren Schnittebenen
sind in der Hand des geübten Untersuchers ein besonderer Vorteil in der Sonographie. Nachteil ist die Subjektivität der Untersuchung.
Voraussetzung für den Einsatz bildgebender Verfahren
und ihre optimale diagnostische Auswertung ist die genaue klinische und anamnestische Befundung. Im Anschluss daran sollte bei Weichteilveränderungen die Sonographie eingesetzt werden. Die Ultraschalluntersu-
chung erbringt nur in der Hand des Arztes, der Anamnese und Befund selbst erhoben hat, optimale Ergebnisse.
Im Sinne einer rationellen Stufendiagnostik ist jeweils
zu entscheiden, ob Computer- und/oder Magnetresonanztomographie zusätzlich zum Einsatz kommen.
Die sonographischen Charakteristika einer Raumforderung (Artefakte, Binnenmusterung) kann die Entscheidung erleichtern, im Rahmen einer interventionellen
Sonographie Ultraschallkontrastmittel und sonogra-
phiegestützte Punktion einzusetzen oder transducerge-
stützte Probeexzisionen vorzunehmen.
Mit der Entwicklung der 3D-Sonographie nimmt zwar
der Aufwand bei der Datenverarbeitung deutlich zu, das

Ausmaß der Subjektivität der Untersuchung wird aber
reduziert. Volumetrische Beurteilungen werden dadurch genauer. Rechnergestützte mathematische Verfahren werden in Zukunft eine Verbesserung der diagnostischen Aussagekraft in Abhängigkeit vom Auflösungsvermögen des eingesetzten bildgebenden Verfahrens
bringen.

Zusammenfassung

Mit der Entwicklung hoch auflösender Schallköpfe zu
Beginn der 80-er Jahre fand die Sonographie auch Einzug
in die Weichteildiagnostik im Kopf-Hals-Bereich. Voraussetzung für eine aussagekräftige Ultraschalldiagnostik ist die genaue Kenntnis der Echotextur einzelner
Organe und Strukturabschnitte. Daneben muss der Untersucher die topographisch-anatomischen Details der
Kopf-Hals-Region in ihren Einzelheiten und Variationen
kennen, um den Vorteil des hervorragenden Auflösungs-
vermögens dieser Untersuchungstechnik nützen zu
können.
Die Dokumentation in bestimmten Schnittebenen mit
anatomischen Leitstrukturen erleichtert die topographische Zuordnung von pathologischen Veränderungen
und macht gleichzeitig die Bilddokumentation für einen
weiteren Betrachter nachvollziehbar.
Durch Schallkopfapplikation intraoral und transkutan
kann die Schallschattenbildung durch Luft und Knochen
umgangen werden. Die intraorale Untersuchung ergänzt
die transkutane Schalluntersuchung.
Hauptindikationsgebiete sind die Speicheldrüsen- und
Lymphknotendiagnostik. Die Ausdehnung von pathologischen Prozessen und Tumoren ist insbesondere im
Mundboden-, Wangen- und Pharynxbereich sonographisch ausreichend gut zu beurteilen. Daneben wird die
Sonographie zunehmend in der Frakturdiagnostik im
Mittelgesicht eingesetzt, um gerade bei Verlaufskontrol-
len post- und intraoperativ flexibel und Strahlen sparend
den Behandlungsverlauf dokumentieren zu können.

Die farbkodierte Duplexsonographie bei langsamen Blutflüssen, die hoch auflösende Sonographie sowie die 3D-Sonographie eröffnen in Zukunft weitere Möglichkeiten, der bildgebenden Diagnostik mittels Ultraschall eine noch größere Treffsicherheit zu verleihen.

Weiterführende Literatur

Bergmann L. Der Ultraschall. 6. Aufl. Stuttgart: Hirzel; 1954.

Carpenter DA. Standardization. In: De Vlieger M. Handbook of clinical ultrasound. New York: Wiley; 1978.

Heß S. Über die physikalischen Grundlagen der Ultraschalldiagnostik. Wiss Z Humboldt-Univ. 1965; Math-nat R.; 14:7–10.

Lutz H, Meudt R. Ultraschallfibel. Berlin: Springer; 1981.

Mann W, Welkoborsky H-J, Maurer J. Kompendium. Ultraschall im Kopf-Hals-Bereich. Stuttgart: Thieme; 1997.

Mende U. Indikationen und Möglichkeiten der Sonographie bei Skelettmetastasen. Radiologe. 1995; 35:28–38.

Norer B. B-Scan-Sonographie des Mundbodens, der Wange und des oberen Halses. Grundlagen und klinische Anwendung. Stuttgart: Thieme; 1990.

Norer B, Puelacher W, Waldhart E. Zur Differentialdiagnose Infiltrat-Abszeß mit Hilfe der Sonographie im Kiefer-Gesichtsbereich. Acta Chir Aust. 1987; 19:204–5.

Norer B, Strobl V. Die Lymphknotenbeurteilung bei der Erstuntersuchung von Malignomen – vergleichende prospektive Studie zwischen Palpation und Sonographie. Z Stomatol. 1991; 88:231–41.

Obraz J. Schallköpfe von Ultraschallgeräten und ihre Eigenschaften. Wiss Z Humboldt-Univ. 1965; Math-nat R. 14:121–7.

Reinert S. Sonographische Klassifikation vergrößerter Halslymphknoten durch rechnergestützte B-Scan-Texturanalyse und Farbdoppler-Bildanalyse [Habilitation]. Düsseldorf: Heinrich-Heine-Universität; 1993.

Sader R, Zeilhofer H-F, Deppe H, Horch H-H, Nuber B, Hornung B. Geräte- und transducerunabhängige 3D-Sonographie im Mund-Kiefer-Gesichtsbereich. Ultraschall Med. 1995; 16:269–74.

Wells PNT. Physical principles of ultrasonic diagnosis. London: Academic Press; 1969.

Wiedau E, Röher O. Ultraschall in der Medizin. Dresden: Steinkopff; 1963.

11 Notfallmedizin

Uwe Kreimeier, Andreas Schwartz, Klaus Peter

Definitionen. Notfälle und Notfallsituationen konfrontieren den behandelnden Arzt oder Zahnarzt immer mit dem Zustand einer akuten Gefährdung für Leben und Gesundheit des Patienten.

▼ Der Notfall ist ein plötzlich eintretendes Ereignis, das
● zu einer unmittelbaren Gefährdung des Lebens oder der Gesundheit des Patienten führt und sofortiges, zielgerichtetes Eingreifen erfordert.

Präklinische und klinische *Notfälle* und *Notfallsituationen* können ihre Ursache in einer Vielzahl von Traumamechanismen und akuten Erkrankungen haben, wobei internistische Krankheitsbilder den Hauptanteil darstellen.
Als *Notfallmedizin* bezeichnet man eine schnell zu leistende präklinische Medizin zur Abwendung einer unmittelbaren Lebensgefahr oder zur Verhinderung schwerer gesundheitlicher Schäden mit den Mitteln der Intensivmedizin direkt am Notfallort.
Durch die infolge struktureller und organisatorischer Maßnahmen verbesserte präklinische Notfallmedizin sieht sich der klinisch tätige Arzt häufig mit kranken oder schwer kranken Patienten konfrontiert, die einer stationären Behandlung bedürfen. Andererseits wächst der Anteil älterer Patienten, die im Rahmen ihres statio-

nären Aufenthaltes infolge von Begleiterkrankungen, insbesondere des Herz-Kreislauf-Systems und der Atemwege, einer sofortigen Notfallversorgung bedürfen. Auch wenn hierbei eine interdisziplinäre Zusammenarbeit aller Fachgebiete die Voraussetzung für eine erfolgreiche Therapie darstellt, ist in der frühen Phase der (erst-)behandelnde Arzt oder Zahnarzt gefordert, im Rahmen von *Sofortmaßnahmen* eine akute Lebensbedrohung abzuwenden.
Dieses Kapitel soll in Kürze neben den Grundlagen, mit denen jeder Mediziner vertraut sein sollte, auch die wichtigsten Notfallsituationen behandeln, mit denen der in Zahnheilkunde oder Mund-Kiefer-Gesichts-Chirurgie tätige Kliniker konfrontiert werden kann.

Grundlagen und allgemeine Notfallsituationen

Elementare Notfalldiagnostik und Therapie

▼ Das Ziel der *Erstuntersuchung* eines Notfallpatienten
● ist die rasche Erfassung schwerwiegender Störungen lebenswichtiger Organe bzw. Organsysteme, die einer weiteren Therapie bedürfen.

Hierbei ist eine definitive Diagnosefindung am Notfallort unter dem Zeitdruck und bei eingeschränkter apparativer Diagnostik sehr schwierig. Einen besonders hohen Stellenwert nimmt die *Anamnese* von Vor- und Begleiterkrankungen und die Erhebung von *Begleitumständen*, die zur Alarmierung geführt haben, ein.

✎ Während die Anamnese zu ca. 85% an der Erstellung der Erstdiagnose beteiligt ist, tragen die klinische Untersuchung lediglich mit 10% und die apparativen Hilfsmaßnahmen nur mit weiteren 5% zur Diagnosefindung bei.

Für die Therapie am Notfallort ist andererseits primär nicht von Bedeutung, ob z.B. der Verdachtsdiagnose „akutes Abdomen" ein blutendes Magenulkus oder eine Ösophagusvarizenblutung zugrunde liegt. Im Vordergrund steht hier zunächst die schockbedingte hämodynamische Instabilität des Patienten. Die *Therapieentscheidung* erfolgt durch Bestimmung einfach zu erhebender, zentraler Parameter wie Bewusstseinsstatus, Atem- und Kreislauffunktion.

Erfassen der Vitalfunktionen

Der im Notfall fast immer deutlich eingeschränkten Möglichkeit zu apparativer Diagnostik wird durch eine *elementare Notfalldiagnostik* Rechnung getragen, die einen orientierenden Überblick über die vitale Gefährdung des Patienten gibt (Tabelle 11.1). Eventuell wird hierbei schon eine sofortige Intervention erforderlich (z.B. bei Herz-Kreislauf-Stillstand).

Diagnosefindung

Nachdem die vitale Bedrohung des Patienten ausgeschlossen oder behoben ist, kann eine erweiterte Diagnoseermittlung beginnen. Hierbei wird eine *symptomorientierte ausführliche Anamnese* unter Einbeziehung der Begleitumstände erhoben, es folgt die körperliche Untersuchung und die apparative Diagnostik.
Das Erfassen der *Begleitumstände* ist in der frühen Phase der Notfalltherapie von besonderer Bedeutung, da vor Ort wichtige und für die weitere Therapie vielleicht entscheidende Teilaspekte erhoben werden können (z.B. Hergang des Unfalls, Zeugenschilderung).

Körperliche Untersuchung

Prinzipiell unterscheidet sich die körperliche Untersuchung eines Notfallpatienten nicht von der routinemäßigen Aufnahmeuntersuchung in der Klinik: Inspektion, Auskultation und Palpation sind die wesentlichen Bestandteile.
Eine sorgfältige **Inspektion** muss erfolgen, damit wichtige diagnostische Hinweise auf Verletzungen oder vorbestehende Leiden nicht übersehen werden (z.B. Thoraxform, Frakturen, Einstichstellen oder Operationsnarben).
Die **Auskultation** sollte im Notfall zumindest Thorax und Herz umfassen sowie bei Hinweisen auf ein intraabdominelles Geschehen auf das Abdomen ausgedehnt werden. Die Auskultation wird häufig durch den Geräuschpegel in einer Notfallsituation erschwert.

 Daher muss man sich zumeist auf wesentliche Befunde beschränken, die therapeutische Konsequenzen nach sich ziehen, beispielsweise auf das Legen einer Thoraxdrainage bei einem kreislaufinstabilen Patienten mit aufgehobenem Atemgeräusch und hypersonorem

Klopfschall unter dem Verdacht eines Spannungspneumothorax.

Die **Palpation** im Rahmen der Basisdiagnostik sollte eine Aussage über die Stabilität des knöchernen Schädels sowie des Gesichtsschädels, des Thorax, der Wirbelsäule und der Extremitäten erlauben. Des Weiteren sollte das Abdomen orientierend auf Druckschmerz, Resistenzen, Abwehrspannung und möglichen Loslass-Schmerz untersucht werden.
Auch die Erhebung des **Neurostatus** muss sich im Notfall auf das Wesentliche beschränken. Unerlässlich zur Beurteilung des neurologischen Zustandes eines Patienten ist die Einschätzung des **Bewusstseinsstatus** bzw. der Tiefe der Bewusstlosigkeit, der motorischen Reaktion auf Reize und des Vorhandenseins von pathologischen Reflexen. Wegen der guten Praktikabilität und einer gewissen prognostischen Aussagekraft hat sich die Glasgow-Komaskala etabliert (s. S. 311).

Apparative Diagnostik

Neben den zur Notfalldiagnostik essentiellen fünf Sinnen des Untersuchers sollten Bludruckmanschette, Stethoskop und Pupillenleuchte zur Verfügung stehen, darüber hinaus Pulsoxymeter und EKG-Monitor zur apparativen Diagnostik.

Pulsoxymetrie

Die Pulsoxymetrie erlaubt die kontinuierliche noninvasive Messung der partiellen **Sauerstoffsättigung** des arteriellen Blutes (SaO_2), zudem wird die Pulsfrequenz angezeigt.

 Das Messprinzip macht sich das unterschiedliche Extinktionsverhalten von oxygeniertem und desoxygeniertem Hämoglobin zunutze. Bei verminderter peripherer Durchblutung (z.B. infolge eines Schocks mit ausgeprägter Zentralisation, bei Kälte) ist die Aussagekraft der Pulsoxymetrie eingeschränkt. Der Normalwert der Sauerstoffsättigung liegt bei > 95%. Bei der Behand-

Tabelle 11.**1** Elementare Notfalldiagnostik (nach Lehmann u. Schmucker 1999)

Zu untersuchende Vitalfunktion	Durchzuführende Maßnahmen	Benötigte Hilfsmittel
Bewusstsein	Feststellen, ob Patient ansprechbar und orientiert ist Bewertung der motorischen und verbalen Reaktion sowie des Öffnens der Augen (Glasgow-Komaskala) Pupillenmotorik	einfache Lampe
Hämodynamik	Palpation von zentralem und peripherem Puls Blutdruckmessung Bestimmung von Herzfrequenz und -rhythmus Ausschluss Massivblutung	Blutdruckmanschette
Atmung	Spontanatmung – ja oder nein? Dyspnoe, Zyanose? Atemfrequenz und -rhythmus Atemgeräusche Nebengeräusche	Stethoskop

lung des Notfallpatienten wird eine Sättigung über 90% angestrebt: Diese korreliert normalerweise mit einem Sauerstoffpartialdruck im arteriellen Blut (p_aO_2) von 60 mmHg.

EKG-Monitor mit Defibrillatoreinheit

Ein Notfall-EKG-Monitor besteht vielerorts aus einer Monitor- und einer Defibrillatoreinheit, sodass die Möglichkeit besteht, ohne Zeitverlust umgehend zu defibrillieren. Im Gegensatz zu den im klinischen Alltag verwendeten 12-Kanal-Monitoren ist die diagnostische Aussagekraft eines 3-Kanal-Notfallmonitors eingeschränkt.

→ **Praxistipp** Bei der Interpretation eines Notfall-EKG muss man sich stets vor Augen halten, dass Artefakte durch Muskelzittern, lockere oder brüchige Kabelverbindungen oder schlechte Elektrodenhaftung das EKG-Bild verändern können.

Bei der **Beurteilung eines Notfall-EKG** sollte auf folgende Punkte geachtet werden:
- Defibrillationswürdiger Rhythmus: ja / nein?
- QRS-Komplex-Muster (Rhythmus / Frequenz)
- QRS-Komplex-Aussehen (Deformierung)
- Bezug P-Welle zum QRS-Komplex
- Beurteilung der ST-Strecke (Ischämiezeichen)
- Schrittmacherimpulse.

Die häufigsten EKG-Veränderungen im Notfall sind in Abb. 11.**1** dargestellt und werden im Folgenden näher erläutert.

Sinusbradykardie

Definition: Sinusrhythmus mit einer Frequenz von unter 60/min (identische Vorhof- und Kammerfrequenz), normale P-Wellen und QRS-Komplexe.
Klinische Überlegungen: Herzfrequenzen unter 40/min geben Hinweise auf eine organische Dysfunktion (z.B. Sick-Sinus-Syndrom, Hypoxämie). Die Indikation zur Therapie ist von der Kreislaufstabilität und der adäquaten peripheren Perfusion abhängig.
Management: wenn druckstabil und Herzfrequenz > 50/min: weitere Überwachung; wenn druckinstabil oder Hinweis auf eine Minderperfusion vorliegt: *Atropin*

Abb. 11.**1** Häufige EKG-Veränderungen bei Notfallpatienten.
a Sinusbradykardie,
b polymorphe ventrikuläre Extrasystolen,
c Kammertachykardie,
d Kammerflimmern,
e Asystolie.

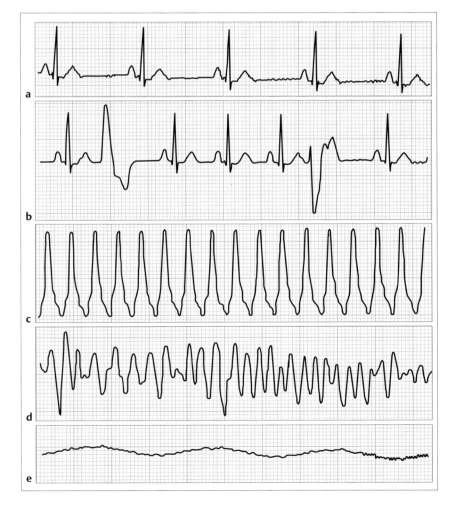

(0,5–1,0 mg i.v.), ggf. *Dopamin* 1 mg i.v., ggf. *Effortil* 5–10 mg fraktioniert i.v.

Polymorphe ventrikuläre Extrasystolen

Definition: Arrhythmie, keine P-Wellen, verbreiterte Kammerkomplexe, schenkelblockartige Deformation, kompensatorische Pause.
Klinische Überlegung: Gefahr des Übergangs in Kammerflimmern, falls gehäuftes Auftreten oder falls in ventrikuläre Repolarisationsphase einfallend (vulnerable Phase).
Management: *Lidocain* (1,5 mg/kg KG i.v.) evtl. eine Repetitivdosis, dann Lidocainperfusor (1–4 mg/min).

Kammertachykardie

Definition: Herzfrequenz 100–220/min, regelmäßiger oder unregelmäßiger Rhythmus. Keine P-Wellen vorhanden (falls doch vorhanden, kein zeitlicher Zusammenhang mit den Kammerkomplexen), verbreiterte Kammerkomplexe, schenkelblockartige Deformation.
Klinische Überlegung: meist mit dramatischem Abfall des Blutdruckes und der Herzfrequenz verbunden.
Management: bei tastbarem Puls und stabilem Blutdruck: *Ajmalin* (50 mg i.v.) oder *Lidocain* (1,5 mg/kg KG i.v.).
Bei tastbarem Puls und instabilem Blutdruck: Kardioversion. Bei Pulslosigkeit sofortiger Beginn der kardiopulmonalen Reanimation (s. unten).

Kammerflimmern

Definition: unkoordinierte elektrische Aktionen, kein Rhythmus erkennbar, keine P-Wellen erkennbar, unregelmäßige Undulationen um die Neutrallinie.
Klinische Überlegungen: unkoordinierte Muskelkontraktionen ohne Auswurfleistung.
Management: sofortiger Beginn der kardiopulmonalen Reanimation.

Asystolie

Definition: Es ist weder ventrikuläre noch elektrische Aktivität erkennbar.
Klinische Überlegungen: keine myokardiale Auswurfleistung, Ausschluss eines defibrillationswürdigen Rhythmus!
Management: sofortiger Beginn der kardiopulmonalen Reanimation.

> ! Zur Diagnose einer Asystolie sollten immer zwei Ableitungen herangezogen werden!

Gefäßzugänge

Applikationswege

Da in der Notfallmedizin vorwiegend hochpotente Pharmaka eingesetzt werden und ein rascher Wirkungsein-

tritt sowie eine kalkulierbare Wirkung erforderlich sind, ist grundsätzlich die **intravenöse Applikation** zu fordern. Subkutane und intramuskuläre Injektionen haben neben dem grundsätzlich verzögerten Wirkungseintritt, der bei Notfallpatienten durch eine möglicherweise schlechte Gewebeperfusion potenziert wird, auch eine nicht vorhersehbare Wirkstärke.

> ! Der intramuskuläre Weg verbietet sich bei Patienten mit Verdacht auf einen Myokardinfarkt, die im weiteren Verlauf möglicherweise lysiert werden sollen (Gefahr eines großflächigen Hämatoms).

Grundsätzlich sollte, wann immer möglich, ein **peripherer Zugang** gewählt werden, da der zentrale Zugangsweg (Punktion der V. subclavia, V. jugularis interna) – im Besonderen in der Notfallsituation – mit der Gefahr der Fehlpunktion und entsprechenden Komplikationen (z.B. Pneumothorax) sowie einer erhöhten Infektionsgefahr verbunden ist. In der Notfallsituation können einige Medikamente auch über einen liegenden Tubus appliziert werden (Tabelle 11.**4**).

Symptomorientiertes Erkennen und Behandeln von akuten und lebensbedrohlichen Zuständen

Herz-Kreislauf-Stillstand

Erkrankungen des Herz-Kreislauf-Systems stellen in den westlichen Ländern die Haupttodesursache im Erwachsenenalter dar. Die wichtigste spezifische Todesursache ist dabei der akute Myokardinfarkt auf der Grundlage einer vorbestehenden **koronaren Herzerkrankung** (KHK, KHE). Die koronare Herzerkrankung manifestiert sich klinisch vor allem als:

- Angina pectoris
- Myokardinfarkt
- Herzrhythmusstörung
- Linksherzinsuffizienz nach Infarkt
- plötzlicher Herztod.

Der **plötzliche Herztod** wird nach WHO als Tod innerhalb von 24 Stunden nach Beginn der Erkrankung oder Schädigung definiert, wobei Arrhythmien und thrombembolische Geschehen die überwiegend zugrunde liegenden Störungen darstellen. In über 80% der Fälle liegt zunächst ein Kammerflimmern vor.

> ! Der **Herz-Kreislauf-Stillstand** ist definiert als ein plötzliches Sistieren der Blutzirkulation mit Bewusstlosigkeit, Pulslosigkeit, Schnappatmung oder Apnoe.

Als **Ursache** kommen primär kardiale, primär respiratorische, metabolische, toxische oder reflektorische Prozesse (z.B. bei starker Unterkühlung) infrage (Abb. 11.**2**). Beim *primären Kreislaufstillstand* erlischt innerhalb weniger Sekunden das Bewusstsein, nach 30–60 s sistiert

Abb. 11.**2** Faktoren, die einen Herz-Kreislauf-Stillstand auslösen können (nach Dick u. Schuster 1992).

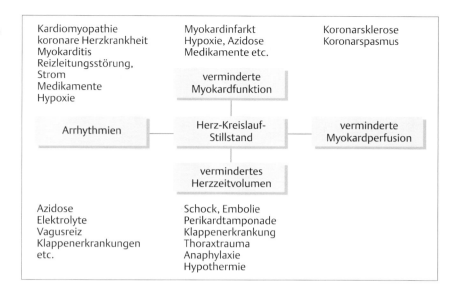

die Atmung. Beim *primären Atemstillstand* versagt zunächst die Atmung, und erst sekundär tritt nach etwa 3–10 min ein Herz-Kreislauf-Stillstand infolge myokardialer Hypoxie ein.

▼ Mit der Feststellung des unvorhergesehenen Atem-
● oder Kreislaufstillstandes ist die **Indikation zur kardiopulmonalen Reanimation** (CPR) gegeben. Hierunter werden alle Bemühungen verstanden, durch aktives Handeln Spontanatmung und Kreislaufverhältnisse wiederherzustellen.

Ziel der Reanimationsmaßnahmen ist die Wiederherstellung einer uneingeschränkten zerebralen Funktion. Die *Überlebenszeit des Gehirns* bei Herz-Kreislauf-Stillstand beträgt 6–8 min unter Normothermie. Danach entstehen irreversible Schäden. Grundsätzlich unterscheidet man den primären vom sekundären Reanimationserfolg.
Unter *primärem Reanimationserfolg* versteht man die Wiederherstellung der Vitalfunktionen, unter *sekundärem Reanimationserfolg* die Entlassung des Patienten ohne wesentliche neurologische und neuropsychologische Defizite. Die sekundäre Reanimationserfolgsrate liegt bei etwa 15%. Wesentlichen Einfluss auf das Ergebnis einer Reanimation hat die dem Herz-Kreislauf-Stillstand zugrunde liegende Ursache (Abb. 11.**2**).

▼ Im Erwachsenenalter überwiegt das primäre Kreis-
● laufversagen kardialer Genese, im Kindes- und Säuglingsalter das primäre Atemversagen aufgrund einer Atemwegsverlegung oder einer zentralen Atemregulationsstörung.

Die Reanimationsaussichten sind beim primären Kreislaufstillstand zumeist besser als beim sekundären Kreislaufstillstand.

Prognostische Faktoren, die das Ergebnis einer Reanimation beeinflussen, sind:
● Allgemeinzustand und Begleiterkrankungen (nicht das Alter per se)
● Latenzzeit bis zum Einsetzen der Reanimationsmaßnahmen (Anoxiezeit)
● Latenzzeit vom Eintritt des Ereignisses bis zum Beginn erweiterter Reanimationsmaßnahmen (Defibrillation, Pharmakotherapie, Intubation)
● Art des Herz-Kreislauf-Stillstandes (primäres Kammerflimmern günstiger als primäre Asystolie)
● Dauer der Reanimationsmaßnahmen bis zum Wiedereinsetzen einer spontanen Zirkulation (ROSC).

Symptomatik

Formen des Herz-Kreislauf-Stillstandes und somit Indikationen zur kardiopulmonalen Reanimation sind:
● Kammerflimmern
● pulslose ventrikuläre Tachykardie
● Asystolie
● pulslose elektrische Aktivität (PEA).

▼ Das *Kammerflimmern* ist definiert als unkoordinierte
● Muskelkontraktionen des Myokards ohne erkennbare Auswurfleistung.
Bei der *pulslosen ventrikulären Tachykardie* liegen schnelle ventrikuläre Myokardkontraktionen ohne erkennbare Auswurfleistung vor.

Die *Asystolie* beschreibt einen Zustand ohne messbare elektrische Aktivität und mechanische Auswurfleistung. Bei *pulsloser elektrischer Aktivität* sind schwache, arrhythmische elektrische Aktivitäten zu erkennen, allerdings ohne Myokardkontraktionen und damit Auswurfleistung.

Kardiopulmonale Reanimation

Basismaßnahmen: Basic Live Support (BLS)

Der sog. *diagnostische Block* lässt innerhalb kürzester Zeit eine Aussage über Bewusstseinslage, Atmung und Kreislauf zu (Tabelle 11.**2**).

Die Überprüfung der Bewusstseinslage erfolgt durch Ansprechen des Patienten und sanftes Rütteln an den Schultern. Zum Feststellen eines Atemstillstandes ist auf Thoraxexkursionen zu achten; ein ausreichender Luftstrom sowie Atemgeräusche werden visuell und manuell beurteilt. Bei der Inspektion des Mund-Rachen-Raumes müssen Fremdkörper oder auch ggf. Er-brochenes ausgeräumt und lockere Gebisse oder Gebissreste entfernt werden. Zum Freimachen der Atemwege wird nach Inspektion des Oropharynx zum Anheben des Zungengrundes der Kopf leicht überstreckt, das Kinn angehoben und der Unterkiefer nach vorn geschoben (Abb. 11.**3**). Bei Verdacht auf ein Schädel-Hirn-Trauma sollte der Kopf nicht überstreckt werden.

Niemals vor Inspektion des Oropharynx Kopf überstrecken, da sonst Aspirationsgefahr!

Bei der Diagnose Herz-Kreislauf-Stillstand muss sofort mit der kardiopulmonalen Reanimation begonnen werden.

Tabelle 11.**2** Diagnostischer Block

Maßnahme	Durchführung
Lagerung	Rückenlage harte Unterlage
Platz schaffen	Patienten schnell aus beengter Umgebung bringen störende Gegenstände schnell beseitigen
Bewusstseinslage überprüfen	Ansprechen Anfassen definierten Schmerzreiz setzen
Atmung überprüfen	Atemwege freimachen Kopf überstrecken Atemkontrolle (sehen, hören, fühlen)
Puls prüfen	A. carotis (beide Seiten nacheinander, nicht länger als 5 s pro Seite)

Technik der Herzdruckmassage

Nach initialen zwei Beatmungshüben wird unmittelbar mit der Herzdruckmassage begonnen. Der richtige Druckpunkt befindet sich am Übergang vom mittleren zum unteren Drittel des Sternums (Intermamillarlinie) (Abb. 11.**4**).

Durch externe Herzdruckmassage ist es möglich, einen ausreichenden *systolischen Blutdruck* zur Durchblutung der lebenswichtigen Organe (insbesondere des Gehirns) aufzubauen. Aufgrund des unter Herzdruckmassage niedrigen *diastolischen Blutdruckes* wird allerdings nur ein gegenüber dem Normwert deutlich erniedrigter koronarer Perfusionsdruck und ein reduziertes Herzzeit-volumen erzielt.

Um einen adäquaten Druckgradienten aufzubauen, ist es wichtig, eine Frequenz von 80–100 Kompressionen pro Minute aufrechtzuerhalten. Die Drucktiefe beträgt etwa

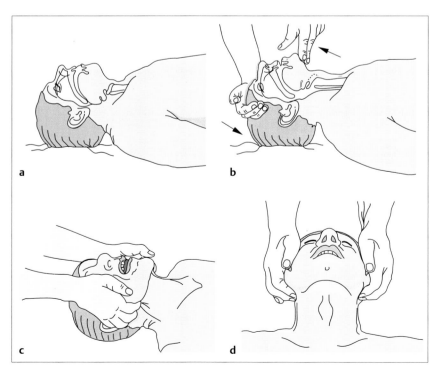

a

b

c

d

Abb. 11.**3** Atemwegsmanagement (nach Bossaert 1998).
a Verlegung der oberen Atemwege durch Zurückfallen des Zungengrundes.
b Überstrecken des Kopfes hebt die Zunge von der hinteren Pharynxwand und die Epiglottis von der Kehlkopföffnung durch Streckung des vorderen Halsgewebes.
c und **d** Das Vorschieben des Kiefers verschiebt den Unterkiefer nach vorn, indem die Zeigefinger direkt proximal hinter den Kinnwinkel gelegt werden. Die Daumen zeigen nach vorn und drücken auf die Kinnspitze, um den Mund leicht zu öffnen (Esmarch-Handgriff, vgl. Abb. 6.**1**, S. 104).

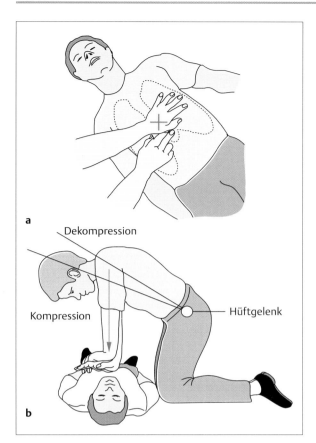

a

Dekompression

Kompression

Hüftgelenk

b

Abb. 11.**4** Durchführung der Herzdruckmassage.
a Aufsuchen des Druckpunktes: Tasten des unteren Randes des Brustbeins bzw. des Xiphoids. Zwei Querfinger oberhalb wird der Ballen der anderen Hand auf das Sternum gelegt.
b Kompression des Thorax: Die Arme werden gestreckt und das Sternum wird senkrecht in Richtung auf die Wirbelsäule niedergedrückt (nach Ziegenfuß 1996).

ein Drittel des Thoraxdurchmessers (3–5 cm). Es ist darauf zu achten, dass mit der Kraft des Oberkörpers und mit im Ellenbogengelenk durchgestreckten Armen komprimiert wird und der Druck senkrecht auf den Thorax wirkt.
Die Zeitdauer der Kompressions- und Dekompressionsphasen ist gleichzuhalten. Das **Verhältnis von Herzdruckmassage zu Beatmung** beträgt:

- bei der *1-Helfer-Methode* 15:2 (Pulskontrolle nach 4 Zyklen, d.h. nach ca. 1 min)
- bei der *2-Helfer-Methode* 5:1 (Pulskontrolle nach 10 Zyklen, d.h. nach ca. 1 min).

Da durch Erhöhung der inspiratorischen Sauerstofffraktion der Sauerstoffgehalt des arteriellen Blutes erhöht werden kann, sollte die Ventilation mit einer möglichst hohen Sauerstoffkonzentration durchgeführt werden (Tabelle 11.**3**).
Im Rahmen der mechanischen Reanimation ist beim nicht nüchternen Notfallpatienten zur Minimierung des **Aspirationsrisikos** auf das Abstimmen von Thorax-

Tabelle 11.**3** Höhe der bei der jeweiligen Beatmungstechnik erreichbaren inspiratorischen Sauerstoffkonzentration

Beatmungstechnik	O_2-Konzentration (%)
Mund-Nase-Beatmung	17
Beutelbeatmung	21
Beutel + 10 l O_2/min	35
Beutel + Reservoir + 15 l O_2/min	90
Beutel + Demand-Ventil	97

kompression und Ventilation zu achten. Es empfiehlt sich daher, möglichst rasch eine *endotracheale Intubation* anzustreben (vgl. S. 105 f), um bei korrekt liegendem Endotrachealtubus und damit minimalem Aspirationsrisiko beide Maßnahmen simultan durchführen zu können.
Durch gleichzeitige Thoraxkompressions- und Ventilationszyklen wird der mittlere systemische und insbesondere der Perfusionsdruck im Stromgebiet der A. carotis signifikant erhöht. Trotz Anstiegs des intrakraniellen Druckes (erhöhter intrathorakaler Druck!) nimmt auch die zerebrale Perfusion zu.

Die wichtigsten Gefahren der Herzdruckmassage sind:
- Magenentleerung und Aspiration beim nicht nüchternen, nicht intubierten Patienten
- Rippenfrakturen
- Lungen- und Pleuraperforation
- Perikardtamponade
- Leber- und Milzverletzungen.

Erweiterte Reanimationsmaßnahmen: Advanced Cardiac Live Support (ACLS)

Mit der mechanischen kardiopulmonalen Reanimation ohne den Einsatz erweiterter Maßnahmen wird nur in den seltensten Fällen ein stabiler Zustand des Patienten erreicht. Der zerebrale Blutfluss sinkt kontinuierlich, bis er nach etwa 10 min nahezu vollständig zum Erliegen kommt. Daher sollten so schnell wie möglich erweiterte Maßnahmen eingeleitet werden. Diese beinhalten die *Elektrotherapie* (Defibrillation) und die *Pharmakotherapie*.
Da bei Kammerflimmern ein hoher myokardialer Sauerstoffbedarf ohne Auswurfleistung den energetisch schlechtesten Zustand repräsentiert und die **Defibrillation** die einzige „kausale" Therapie des Kammerflimmerns darstellt, hat diese Maßnahme Priorität vor allen anderen. Um die Effektivität der Defibrillation zu erhöhen, ist darauf zu achten, dass möglichst viel Herzmuskelmasse im Energiefeld liegt und der thorakale elektrische Widerstand durch Verwendung von Elektrodengel, hohem Anpressdruck und die Durchführung der Defibrillation in der Exspirationsphase möglichst niedrig gehalten wird.
Die **Pharmakotherapie** der kardiopulmonalen Reanimation beschränkt sich im Wesentlichen auf die Medikamente Adrenalin, Atropin und Lidocain (Tabelle 11.**4**). Sie können *intravenös* und ggf. auch *endobronchial* (e.b.)

Tabelle 11.**4** Endobronchial wirksame Medikamente („NADEL")

Naloxon
Atropin
Diazepam
Epinephrin (Adrenalin)
Lidocain

über einen Absaugkatheter bzw. nach endotrachealer Intubation über den Tubus in das Bronchialsystem appliziert werden. Dabei ist zu beachten, dass die Bioverfügbarkeit bei der endobronchialen Gabe geringer ist und gegenüber der i.v. Gabe etwa die 2- bis 3fache Dosis in größerem Volumen (10 ml) verwendet werden muss. Durch die große Oberfläche des Bronchialsystems wird das Pharmakon mit einem Depoteffekt gleichmäßig freigesetzt. Zur besseren Verteilung im Bronchialsystem sollte vor Wiederaufnahme der Herzdruckmassage einige Male mit großen Tidalvolumina (Atemzugvolumina) beatmet werden.

Der in Abb. 11.**5** dargestellte modulare Algorithmus gibt einen Überblick über die Praxis der erweiterten Maßnahmen bei der kardiopulmonalen Reanimation.

Schock

Die Ursachen des Schocks lassen sich nahezu immer auf das Versagen mindestens einer der drei Regelgrößen der Hämodynamik – Blutvolumen, Gefäßtonus, Herzleistung – zurückführen.

Klinisch relevant ist die **Klassifikation** des Schocks entsprechend seiner Ätiologie. Man unterscheidet:

- hypovolämischen Schock
- traumatisch-hämorrhagischen Schock
- septischen Schock
- kardiogenen Schock
- anaphylaktischen Schock.

▼ Der Schock stellt eine akute, nicht oder nur kurzfristig kompensierbare Störung des Gleichgewichts zwischen Sauerstoffangebot und -verwertung sowie aktuellem Sauerstoffbedarf auf zellulärer Ebene dar.

Dies hat frühzeitig funktionelle, später schockspezifische strukturelle Veränderungen zur Folge. Ursache ist eine *inadäquate kapilläre Perfusion* und damit ein ungenügendes Sauerstoffangebot auf zellulärer Ebene.

Diagnostik und Therapie müssen sich am klinischen Zustandsbild orientieren: Richtungweisend ist die Anamnese, woran sich Differenzialdiagnose und Therapie des Schocks anschließen. Die häufigste Schockform und damit von besonderer klinischer Relevanz ist der hypovolämische Schock.

Hypovolämie und Schock

Entstehung eines Volumenmangels

Die durch akuten oder protrahierten **massiven Blutverlust** induzierte hämorrhagische Hypovolämie ist von der unkontrollierten, lebensbedrohlichen Hypovolämie infolge Plasma-, Wasser- und Elektrolytverlust zu unterscheiden.

Ursächlich für den rein *hämorrhagischen Schock* (vgl. S. 310) sind massive äußere und/oder innere Blutungen. Diese können entstehen durch unfallbedingte traumatische Amputationen an den Gliedmaßen, Gefäßdurchtrennungen, große Blutverluste bei operativen Eingriffen, durch Gefäßeröffnungen oder -rupturen (z.B. gedeckt oder offen rupturiertes Aortenaneurysma), eine Extrauteringravidität oder infolge von Verletzungen parenchymatöser Organe (Leber-, Milz-, Nierenruptur).

✎ In der internistischen Praxis sind die akute Ösophagus- oder Gastrointestinalblutung der häufigste Grund für einen hämorrhagischen Schock; eine erosive Blutung bei Magenulkus oder -karzinom, bei Dickdarmkarzinom oder gestielten Polypen, eine hämorrhagische Gastritis oder Pankreatitis oder ein Mallory-Weiss-Syndrom kommen u.a. ursächlich infrage. Hinzu kommen iatrogene Komplikationen bei Überdosierung von Antikoagulanzien bzw. Thrombolytika, die Nieren- und Gastrointestinalblutungen hervorrufen können.

Ein **massiver Flüssigkeits- und Elektrolytverlust** entsteht als Folge einer Extravasation in den Intestinaltrakt (z.B. Ileus), durch die Transsudation von Flüssigkeit und Plasmaeiweiß bei Peritonitis und bei Verbrennungen sowie bei Polyurie renaler (chronische Pyelonephritis, akutes Nierenversagen) oder extrarenaler (zentraler Diabetes insipidus) Genese. Ursächlich sind ferner profuses Erbrechen oder Diarrhö sowie anhaltend hoher Flüssigkeitsverlust über Sonden, Drainagen oder Fisteln, und extrem gesteigerte Schweißproduktion (z.B. bei hohem Fieber, körperlicher Arbeit und unter Hitzeeinwirkung). Sie können in verhältnismäßig kurzer Zeit eine bedrohliche *Exsikkose* bis hin zum hypovolämischen Schock hervorrufen. Im Unterschied zum reinen Blutverlust entsteht hierbei sehr rasch eine Hämokonzentration mit Verschlechterung der Fließeigenschaften (Fluidität) des Blutes, welche die Bildung von Mikrothromben und die eine nachfolgende Verminderung der für den Gas- und Substrataustausch zur Verfügung stehenden Kapillaroberfläche begünstigt.

✎ Ein Sonderfall liegt beim sog. *Vena-cava-Kompressionssyndrom* in der Spätschwangerschaft vor. Der gravide Uterus komprimiert in Rückenlage die V. cava inferior, gelegentlich auch die Aorta abdominalis (*Aortokavales Kompressionssyndrom*). Der venöse Rückstrom zum Herzen wird vermindert, es kann zur kritischen Herabsetzung des Herzzeitvolumens trotz fehlender absoluter Hypovolämie kommen.

Die **Abschätzung des Flüssigkeitsdefizits** erfolgt anamnestisch (z.B. Unfallhergang) und anhand der betroffenen Körperregionen (Verletzungsmuster). Insbesondere bei Verletzungen im Bereich des Beckenringes und der großen Röhrenknochen ist von erheblichen Blutverlusten (> 1,5 l) auszugehen.

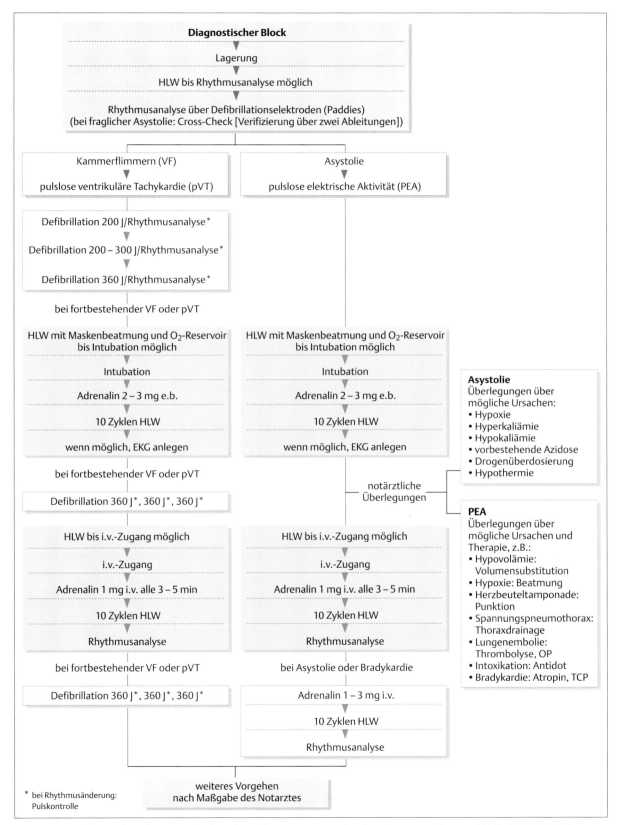

Abb. 11.5 Modularer Algorithmus zur kardiopulmonalen Reanimation (nach Lackner u. Kerkmann 1998). HLW = Herz-Lungen-Wiederbelebung, e.b. = endobronchial, PEA = pulslose elektrische Aktivität, TCP = transthorakale kardiale Pacerstimulation.

Leitsymptome bei Hypovolämie und Schock

▼ Die physiologische Reaktion des Organismus auf ei-
● nen akuten Blutverlust besteht in einer Vasokonstriktion. Beim wachen Patienten wird so bis zu einem Blutverlust von ca. 20% der *systemische Blutdruck konstant* gehalten.

Dieser Vorgang wird als **Zentralisation** bezeichnet. Er
führt zu einer Umverteilung des Blutflusses mit Abnahme der Durchblutung in Haut, Muskulatur, Splanchni-
kusgebiet und Nieren. Bei Bewusstlosigkeit und bei Anwendung von Analgetika/Anästhetika – z.B. im Rahmen
der präklinischen Notfalltherapie – sind diese Kompen-
sationsmechanismen eingeschränkt.
Leitsymptome des hypovolämischen Schocks sind:
• Tachykardie
• Hypotonie (oft Spätsymptom!)
• auffällige Hautblässe
• kalter Schweiß
• schwach tastbarer Puls
• sichtbare Blutungen
• Tachypnoe und Dyspnoe
• Angst, motorische Unruhe
• Oligurie bis Anurie.

Charakteristisch sind die Zentralisation des Kreislaufs
und die schockspezifische Mikrozirkulationsstörung, die
zu einer Dissoziation der Kapillarperfusion und Verminderung der nutritiven Organdurchblutung mit nachfolgenden Organfunktionsstörungen führen.

Monitoring

Notwendige Überwachungsparameter bei Patienten mit
Volumenmangelschock sind:
• Pulsfrequenz und -qualität
• systemischer Blutdruck
• Bewusstseinszustand
• Sauerstoffsättigung im peripheren Blut
  (Pulsoxymetrie)
• EKG-Veränderungen
• Urinproduktion
• Körper(kern)temperatur.

Ein **erweitertes, invasives Monitoring** umfasst:
• den zentralen Venendruck (ZVD)
• den systemischen Druck (Kanülierung der A. radialis
  oder A. femoralis)
• die arterielle Blutgasanalyse (BGA)
• laborchemische Parameter (z.B. Serumlactatkonzen-
  tration).

Therapie

Bei allen Schockformen umfassen die initialen Basismaßnahmen die **Lagerung des Patienten**:
• Schocklagerung bei Volumenmangelschock, septischem oder anaphylaktischem Schock
• Oberkörperhochlagerung bei kardiogenem Schock.

Hinzu kommt die **Sicherung der Atemwege**: Freimachen und Freihalten der Atemwege, Sauerstoffgabe, ggf.
Intubation und Beatmung.
Die Aufrechterhaltung der Zirkulation mit einer ausreichenden Perfusion der lebenswichtigen Organe durch
Volumensubstitution und **Catecholamintherapie** ist
von besonderer Bedeutung für die Prävention von typischerweise nach Schock im weiteren Verlauf auftretenden Organfunktionsstörungen, die insbesondere Niere,
Lunge, Leber und das Gerinnungssystem betreffen.

Grundlagen der Volumentherapie

▼ Die Primärtherapie bei Hypovolämie und Schock hat
● eine Aufrechterhaltung der Kreislauffunktionen und
Sicherstellung eines ausreichenden Sauerstofftrans-
portes in die Gewebe zum Ziel.

Neben *Kristalloiden* und *künstlichen Kolloiden* werden
zur Therapie des hämorrhagischen Schocks Blutkompo-
nenten (Erythrozyten- oder Thrombozytenkonzentrate,
Frischplasma) eingesetzt. Die Indikation ist anhand von
Laborkontrollen (Hb-Wert, Thrombozytenzahl, Quick,
PTT) unter Einbeziehung der klinischen Situation (diffuse Blutung bzw. Blutungstendenz) zu stellen.
Für *Humanalbumin* gelten generell sehr restriktive Indikationen (Hypalbuminämie), zum reinen Volumener-
satz ist es beim Erwachsenen nicht indiziert.
Vasoaktive Substanzen werden zur Optimierung des
Herzzeitvolumens und der Perfusionsdrücke im großen
und kleinen Kreislauf eingesetzt.
Entscheidend für die Prognose des Patienten ist das
schnelle Erkennen der drohenden oder manifesten Hypovolämie und das unverzügliche Einleiten einer Kau-
saltherapie: Je länger der Schockzustand anhält, desto
größer sind die Veränderungen in der Gefäßstrombahn
und damit letztendlich das Risiko für die Entstehung von
Organschäden bis hin zum Organversagen.

Charakteristika weiterer Schockformen

Traumatisch-hämorrhagischer Schock

Unfälle und mit schweren Verletzungen einhergehende
große *Blutverluste* (vgl. S.308) stellen die häufigste Todesursache bei Patienten unter 45 Jahren dar. Der
Grund für die hohe Gesamtletalität nach Trauma liegt
in einer sich Tage oder Wochen nach dem Ereignis ent-
wickelnden Funktionseinschränkung verschiedenster
Organsysteme bis hin zur multiplen Organdysfunktion
(MODS) und zum multiplen Organversagen (MOV).
Selbst kurze Perioden mit Hypoperfusion im Splanch-
nikusgebiet führen zu Läsionen der Darmmukosa und
können durch die Störung der intestinalen Mukosabar-
riere einen Übertritt von Bakterien und Endotoxinen in
die systemische Zirkulation verursachen (*Transloka-
tion*).
Primärtherapie: Blutstillung, Kopftieflagerung (Schocklagerung), Volumensubstitution, Sauerstoffgabe.
Grundlagen des weiteren Vorgehens: operative Versorgung.

Septischer Schock

Klinische Symptome des septischen Schocks sind Fieber (oder Hypothermie), Tachypnoe, Schüttelfrost, Unruhe, Verwirrtheit, Tachykardie, Hypotonie, Oligurie, trockene, warme Haut (!) sowie eine Blutungsneigung. Der septische Schock verursacht eine ausgeprägte Störung der Mikrozirkulation, bestehend aus einer mediatoreninduzierten Vasodilatation, Verlust der Autoregulation, Ausbildung arteriovenöser Shunts, Gewebe-Ischämie und einer erhöhten Kapillarpermeabilität.

Typische *Laborbefunde* sind: Leukozytose/Leukopenie, arterielle Hypoxämie, Hypokapnie, Lactatazidose, erniedrigte arteriovenöse Sauerstoffgehaltdifferenz (avDO$_2$), abnorme Gerinnungsparameter und häufig Thrombozytopenie.

Primärtherapie: Volumentherapie, Sauerstoffgabe, frühzeitige Indikation zur endotrachealen Intubation und Beatmung, Kreislaufunterstützung durch Catecholamine (vasoaktive Substanzen).

Grundlagen des weiteren Vorgehens: Antibiotische Therapie (möglichst nach Abnahme von Blutkulturen), Fokussuche und -elimination, Organersatztherapie (Beatmung, Hämofiltration, Dialyse), Verhinderung des mit dieser Schockform am häufigsten assoziierten Auftretens eines multiplen Organversagens (MOV).

Kardiogener Schock

Im Gegensatz zu den genannten Schockformen wird der kardiogene Schock primär durch ein myokardiales Pumpversagen ausgelöst. Störungen von Kontraktilität, Herzrhythmus oder -frequenz sind ursächlich zu unterscheiden. An erster Stelle in der Ätiologie steht der Myokardinfarkt (5–15%). Tachykarde oder bradykarde Herzrhythmusstörungen, Herzklappenfehler, Ventrikelseptumdefekt, Myokarditis und eine Kardiomyopathie haben allesamt eine akute Beeinträchtigung der Förderleistung des Herzens zur Folge. Dagegen führen Lungenembolie, Herzbeuteltamponade oder ein Rechtsherzinfarkt zu einer akuten Behinderung der Füllung des Herzens.

Primärtherapie: Oberkörperhochlagerung (!), bei starker Hypotonie (selten) Flachlagerung, Sauerstoffgabe, Applikation von Nitroglycerin (Spray, Kapsel sublingual) bei Verdacht auf Angina-pectoris-Symptomatik, im Falle von Rhythmusstörungen antiarrhythmische Therapie, Kreislaufunterstützung durch Catecholamine und vorsichtige Volumengabe, analgetische Therapie (Morphin).

⚡ Bei kardiogenem Schock keine intramuskulären Injektionen vornehmen, da sonst keine Lysetherapie möglich ist!

Grundlagen des weiteren Vorgehens: Schnellstmögliche Diagnostik der zugrunde liegenden Störung. Interventionelle Kardiologie bei Verdacht auf Herzinfarkt infolge Koronararterienverschluss, Lysetherapie.

Anaphylaktischer Schock

Der anaphylaktische Schock wird durch eine Immunreaktion ausgelöst, bei der Immunogene (Protein, Fremdserum, Insektengift, Allergenlösungen zur Desensibilisierung) oder Haptene (Arzneimittel) mit spezifischen oder kreuzreaktiven Antikörpern reagieren.

Der Häufigkeit ihrer Beteiligung an der Entstehung einer anaphylaktischen/anaphylaktoiden Reaktion nach sind folgende auslösende Agenzien von Bedeutung:
- Antibiotika (insbesondere Penicilline)
- Röntgenkontrastmittel
- Anästhetika
- kolloidale Infusionslösungen
- Analgetika
- präklinisch vor allem Insektenstiche.

Klinische Symptome betreffen
- die Haut (Juckreiz, Flush, Urtikaria)
- das Herz-Kreislauf-System (Hypotonie, Tachykardie, Herzrhythmusstörungen)
- den Respirationstrakt (Rhinitis, Glottis- oder Larynxödem, Dyspnoe, Bronchospasmus)
- den Gastrointestinaltrakt (Übelkeit, Erbrechen, Koliken, Diarrhö)
- das Bewusstsein.

Die medikamenteninduzierte anaphylaktoide Reaktion wird in vier Schweregrade unterteilt (Tabelle 11.**5**).

Primärtherapie: Stoppen der Antigenzufuhr! Volumensubstitution. Gabe von Antihistaminika (*Clemastin* 2 mg i.v.; *Cimetidin* 200 mg i.v.), ggf. Adrenalin 0,05–0,2 mg i.v., ggf. Kortikoide (Prednisolon 1000 mg i.v.). Rechtzeitige Indikation zur endotrachealen Intubation und Beatmung.

Grundlagen des weiteren Vorgehens: Identifikation und Vermeidung des auslösenden Agens (Allergiepass ausstellen).

Akute Bewusstlosigkeit – Koma

Die Bewusstlosigkeit stellt eine Symptomatik dar, der Dysfunktionen unterschiedlicher Organsysteme zugrunde liegen können. Neben der Suche nach der kausa-

Tabelle 11.**5** Ausprägungen anaphylaktoider Reaktionen

Ausprägung	Klinische Symptomatik
Grad I	Hauterscheinungen (Flush, Urtikaria) und/oder leichtes Fieber, Rhinitis, Konjunktivitis, Juckreiz, Unruhe, Schwindel, Tremor
Grad II	– deutliche, aber nicht lebensbedrohende hämodynamische Reaktion (Tachykardie bzw. Pulsanstieg > 20 Schläge/min, Hypotension bzw. Blutdruckabfall > 20 mmHg) – gastrointestinale Störungen (Nausea, Erbrechen, Durchfall) – Dyspnoe
Grad III	Schock, Bronchospasmus, Quincke-Ödem, Larynxödem, Krämpfe
Grad IV	Herz-Kreislauf- und/oder Atemstillstand

len Störung gilt es, die vitale Bedrohung des Patienten symptomorientiert zu behandeln. Die Bewusstseinsstörung kann durch primär intrakraniale Prozesse hervorgerufen werden, andererseits als Folge von respiratorischen, kardiovaskulären, metabolischen, hepatischen und endokrinen Dysregulationen oder einer Intoxikation auftreten (Tabelle 11.**6**).

Symptomatik. Auf Schädigungen unterschiedlicher Genese (z.B. Blutung, Tumor, Ödem, Vasoparalyse, Liquorabflussbehinderung) reagiert das Gehirn relativ gleichförmig mit einem **Anstieg des Hirndruckes**. Richtungweisend und als „Alarmsignale" zu wertende Symptome hierfür sind:

- Kopfschmerz
- Übelkeit
- Erbrechen
- Benommenheit
- Sehstörungen
- Meningismus
- fokale oder generalisierte Krampfanfälle.

Formen der Bewusstlosigkeit und Ätiologie

Beim Auffinden einer „bewusstlosen" Person ist es wichtig, die Ausprägung der Bewusstseinstrübung zu definieren. Häufig kommt es vor, dass nach Auffinden einer nicht ansprechbaren Person und Alarmierung der herbeigerufene Arzt einen bereits wieder wachen bzw. ansprechbaren Patienten vorfindet. Das Bewusstsein kann hierbei sowohl qualitativ als auch quantitativ beeinträchtigt sein:

Qualitative Störungen des Bewusstseins umfassen Wahrnehmung, Orientierung, Merk- und Denkfähigkeit.
Quantitativ unterscheidet man Benommenheit, Somnolenz, Sopor und das Koma (Stadium I–IV). Die Übergänge zwischen den Stadien sind oft fließend und die Definitionen teilweise ungenau.

> ▼ Im Notfall empfiehlt sich die Klassifikation der Bewusstseinslage in: bewusstseinsklar, bewusstseinsgetrübt oder bewusstlos.

Bei der Quantifizierung der Bewusstseinsstörung anhand der **Glasgow-Komaskala** werden das Öffnen der Augen, die sprachliche (verbale) Reaktion und die motorische Reaktion unabhängig voneinander bewertet (Tabelle 11.**7**). Die Ausprägung reicht von spontaner Reaktion bzw. Reaktion auf Aufforderung bis hin zur völligen Reaktionslosigkeit.

Einer kurzen Bewusstlosigkeit liegt in den meisten Fällen eine kardiovaskuläre Synkope zugrunde. Diese kann Folge einer vasovagalen Reaktion, arterieller Hypotonie, eines bradykarden oder tachykarden Adams-Stokes-Anfalls sein und kann belastungsinduziert oder situationsbedingt auftreten. Weit weniger häufig sind zerebrovaskuläre Ursachen (transitorisch-ischämische Attacke, Subarachnoidalblutung) oder medikamentös-metabolische Ursachen (Hypoxie, Hypokapnie, Alkohol/Drogen, Medikamente).

> ⇒ Praxistipp Die Beurteilung der Pupillenweite kann bei Intoxikationen von differenzialdiagnostischer Bedeutung sein:
> – *Miosis*: Hemmstoffe der Acetylcholinesterase (u.a. bei Insektizidvergiftung), Opiatintoxikation
> – *Mydriasis*: Antidepressiva, Neuroleptika, Antihistaminika.

Diagnostisches Vorgehen bei akuter Bewusstlosigkeit

Die *Anamnese* gibt Aufschluss über Vorerkrankungen und vorbestehende Medikation, bekannten Alkohol- oder Drogenabusus.

Bei der *körperlichen Untersuchung* sind neben der Art der Atmung und dem Geruch der Ausatemluft (Alkohol, Alkylphosphate, Ketoazidose, Urämie usw.), Hautkolorit und Temperatur von Bedeutung. Gezielt zu suchen ist nach Verletzungszeichen (Frakturzeichen). Die Erhebung eines thorakalen und abdominalen Befundstatus gehört ebenso zur körperlichen Untersuchung wie die Beurteilung einer evtl. vorliegenden Nackensteifigkeit, z.B. bei Meningitis.

Tabelle 11.**6** Klinische Differenzialdiagnose von Komata

Komaform	Symptom	Mögliche Ursache
Zerebrale Komaformen	Lähmung, Meningismus, Augensymptome, pathologische Atmungstypen	Verletzung, Anfallsleiden, Blutung, Infarkt, Tumor
Respiratorisch-kardiovaskuläre Komaformen	Zyanose, Tachypnoe, Herzrhythmusstörungen, kardiale Stauungszeichen, Schock	zerebrale Hypoxie infolge Infarkt, Schock, Rhythmusstörungen
Metabolische Komaformen	Kußmaul-Atmung, Acetongeruch, Dehydratation Zuckungen, Krämpfe	Diabetes mellitus
	Hautfarbe grau-bräunlich, Foetor uraemicus	Urämie
Hepatische Komaformen	Ikterus, Lebergeruch, Aszites, Hepatomegalie	Leberinsuffizienz
Intoxikationen	Auffindesituation, Miosis, Mydriasis	Suizid, akzidentelle Intoxikation, Drogenabusus
Endokrines Koma	Anamnese, Hypothermie, Hypotonie	Hyperthyreose, Myxödem, Addison-Krise, Hyperkalzämie

Tabelle 11.**7** Glasgow-Komaskala (GCS). Je höher die Punktsumme, desto besser der Zustand des Patienten. Bei weniger als 8 Punkten liegt ein schweres Schädel-Hirn-Trauma vor

Kriterium	Beobachtete Reaktion	Punkte
Augen öffnen	spontan	4
	auf Aufforderung	3
	auf Schmerzreiz	2
	kein Augenöffnen	1
Beste sprachliche Antwort	vollorientiert	5
	desorientiert	4
	inadäquate Äußerung	3
	unverständliche Laute	2
	keine	1
Beste motorische Reaktion	adäquat auf Aufforderung	6
	gezielte Abwehr auf Schmerz	5
	ungezielte Abwehr auf Schmerz	4
	Beugesynergismen	3
	Strecksynergismen	2
	keine	1

Die *neurologische Untersuchung* schließt Lage und Muskeltonus, Komatiefe, Atmungstyp, Kopf- und Augenstellung, Pupillenfunktion, Motorik und sensorische Funktionen mit ein.

Die *weitere Diagnostik* beinhaltet apparative Diagnostik (EKG), Laboranalysen blutchemischer Parameter (Entzündungszeichen: Leukozyten und C-reaktives Protein; Herzenzyme bei Verdacht auf eine kardiale Genese), toxikologische Untersuchungen im Blut und Urin (Medikamenten- oder Drogenintoxikation) sowie eine Computertomographie (CCT).

⇒ **Praxistipp** Nach der obligaten Basisuntersuchung, die bei jedem Notfallpatienten durchzuführen ist, sollte bei Vorliegen einer unklaren Bewusstlosigkeit immer der Blutzucker bestimmt werden

Durch die Verfärbung eine Teststreifens, der mit einem Tropfen Blut aus der Vene oder Fingerbeere des Patienten benetzt wird, kann nach 1 min der Blutglucosegehalt anhand einer Farbvergleichsskala oder mit einem porta-blen Glucosemessgerät abgelesen werden. Als *Hypoglykämie* wird ein Blutzuckermesswert unter 50 mg/dl bezeichnet.

▼ Eine akut aufgetretene Bewusstseinsstörung ist eine medizinische Notfallsituation, die sofortiges diagnostisches und therapeutisches Handeln erfordert.

Therapie

Bei der Therapie einer akuten Bewusstseinsstörung steht die Stabilisierung der Vitalfunktionen im Vordergrund (Abb. 11.**6**). Die **stabile Seitenlagerung** ist die Standardmaßnahme bei bewusstlosen oder bewusstseinsgetrübten Patienten mit ausreichender Spontanatmung. Durch Überstreckung des Kopfes mit freiem Abfluss aus der Mundhöhle können die zuvor gesäuberten Atemwege freigehalten und einer Aspiration vorgebeugt werden. Die weitere Therapie erfolgt auf der Grundlage der Anamnese, des erhobenen Befundstatus sowie anhand des Ergebnisses weiterführender Untersuchungen.

Akuter Thoraxschmerz und Atemnot

Der akute Thoraxschmerz und die Atemnot stellen häufige Notfallsituationen dar, die potenziell lebensbedrohlich sind und somit einer raschen Intervention bedürfen. Es kann sich hierbei sowohl um neu aufgetretene Symptome oder um die Aggravierung einer bereits bekannten und oftmals vorbehandelten Erkrankung handeln. Aufgrund der akuten vitalen Bedrohung des Patienten ist hier ein schneller Therapiebeginn oft schon vor der definitiven Diagnosestellung erforderlich.

Akuter Thoraxschmerz

Ätiologie

- Brustschmerzen treten am häufigsten mit *kardialer Ursache* auf. Neben der koronaren Herzerkrankung kommen die symptomatische Aortenstenose, eine hypertrophische Kardiomyopathie und Perikarditis in Betracht.

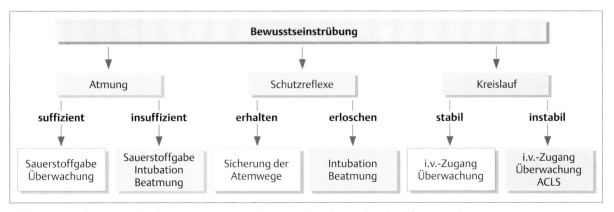

Abb. 11.**6** Vorgehensweise bei akuter Bewusstseinsstörung. ACLS, „advanced cardiac life support".

- *Vaskuläre Ursachen* sind Aortendissektion bei Aortenaneurysma und akute Lungenembolie.
- *Pulmonale Ursachen* stellen Pleuritis, Pneumonie, Tracheobronchitis und Pneumothorax dar.

Nicht selten liegt der Grund für den Brustschmerz, gerade bei chronisch-gehäuftem Auftreten, extrathorakal:
- *Gastrointestinale Ursachen* sind Refluxösophagitis, Hiatushernie, Mallory-Weiss-Syndrom, Ulkuskrankheit, Cholezystitis oder Pankreatitis.
- Seltener sind *neuromuskuläre* (degenerative Veränderungen der Wirbelsäule, Interkostalneuralgien), *funktionelle* oder *psychiatrische Veränderungen* (hyperkinetisches Herzsyndrom, Angstneurose, Herzphobie) zu nennen.

Diagnostisches Vorgehen

Zur Diagnosefindung ist es erforderlich, folgende Punkte mit einzubeziehen:
- Anamnese
- Gesamtstatus
- Thoraxbefund
- kardialer Status
- pulmonaler Status.

Anamnese: Wann ist der Schmerz aufgetreten? Besteht er in Ruhe, tritt er bei Belastung oder nach Kälteexposition auf? Bestehen Begleitbeschwerden? Wie ist der Schmerzcharakter und die Lokalisation, strahlt der Schmerz aus?
Problemorientierter Gesamtstatus: Ist der Patient dyspnoisch, besteht eine Zyanose oder Blässe? Wie ist die Atemfrequenz? Besteht Fieber, oder ist der Patient kaltschweißig?
Thoraxbefund: Ist die Atmung seitengleich? Besteht ein Rippendruckschmerz?
Kardialer Status: Pulsstatus: Frequenz zentral (A. carotis, A. femoralis) und peripher (A. radialis, A. brachialis), Pulsdefizit? Seitendifferenz? Auskultation der Herztöne, Beurteilung von Herzrhythmus, Blutdruck und kardialen Stauungszeichen (gestaute Halsvenen?).
Pulmonaler Status: Atemfrequenz und Atem-(Thorax-)exkursion, Perkussion der Atemgrenzen (Atemverschieblichkeit? Seitendifferenz? Dämpfungen?). Ist die Lunge seitengleich ventiliert? Es folgt die Auskultation mit Beurteilung des Atemgeräusches. Dabei ist auf Qualitäten wie Bronchialatmen, Rasselgeräusche, Spastik oder Pleurareiben zu achten.

Therapie

Die primäre Therapie kann je nach Dramatik der Situation zunächst unabhängig von der definitiven Diagnose begonnen werden. Ziel der Therapie ist primär die Wiederherstellung und Aufrechterhaltung einer suffizienten Oxygenierung des Organismus (Abb. 11.**7**).

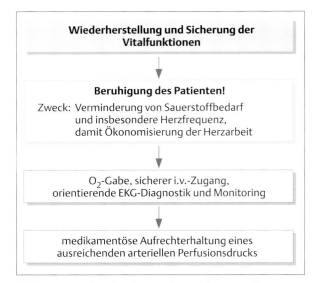

Abb. 11.**7** Vorgehen bei akutem Thoraxschmerz und Atemnot.

Akute Atemnot

Dyspnoe ist eine subjektiv empfundene Wahrnehmung, die sich in dem Gefühl von Atemnot oder Lufthunger äußert. Pathophysiologisch liegt ein Missverhältnis zwischen erforderlichem Gasaustausch und der dazu notwendigen Leistung der Atemmuskulatur vor. Ursächlich kommen Erkrankungen des Herzens, der oberen und unteren Luftwege, des Lungenparenchyms, der Atemmuskulatur sowie nervale Atmungsstörungen infrage.

Diagnostisches Vorgehen und Differenzialdiagnose

Nicht selten hat die akute Atemnot **kardiale Ursachen**. Deshalb ist bei der körperlichen Untersuchung auf Zeichen der Rechtsherzinsuffizienz zu achten, wie periphere Zyanose, gestaute Halsvenen, Aszites und Beinödeme. Wichtige Zeichen bei der Auskultation des Herzens sind ein 3. Herzton bei Mitral- und Trikuspidalinsuffizienz sowie ein Systolikum mit Fortleitung in die A. carotis bei Aortenstenose. Neben der Qualität des Atemgeräusches (Seitenvergleich!) ist auf Rasselgeräusche (trocken – feucht) und auf Dämpfungen (z.B. bei Pleuraerguss) zu achten.
Häufige Ursachen für die Dyspnoe können ferner sein:
- Mechanische Verlegung der Atemwege (Fremdkörper, Schwellung im Oropharynxbereich)
- zentrale oder periphere Atemlähmung (Barbituratintoxikation, Schädel-Hirn-Trauma, Myasthenie, postoperativer Muskelrelaxanzienüberhang)
- Störung des Gasaustausches („chronic obstructive pulmonary disease" [COPD], Asthma bronchiale, Pneumonie, Lungenödem).

Hinzu kommt die Störung der Gewebeoxygenierung durch ein erniedrigtes Herzzeitvolumen, z.B. infolge Myokardinfarkt oder Schock.

Therapie

Häufig lässt sich eine Verdachtsdiagnose für die der Dyspnoe zugrunde liegende Störung über die Anamnese und die im Vordergrund stehenden Leitsymptome ermitteln: in- und expiratorischer Stridor, Spastik, Rasselgeräusche, atemabhängiger Schmerz, Tachypnoe, Bradypnoe, Kußmaul-Atmung.

Atemwegsmanagement

Die Sicherung der Atemwege dient der Vermeidung oder Beseitigung von Hypoxie und Hyperkapnie, der Verhinderung der Aspiration (vor allem von Erbrochenem), der Beseitigung einer Atemwegsverlegung und der Möglichkeit zur Beatmung.
Selbst **ohne Hilfsmittel** durchzuführen sind:
* Seitenlagerung
* Reklination des Kopfes
* Anheben des Unterkiefers, Esmarch-Handgriff (Abb. 11.**3c** u. **d** sowie Abb. 6.**1**, S. 104).

Das Vorgehen beim Atemwegsmanagement, prädisponierende Faktoren und die Vorgehensweise bei einer schwierigen Intubation sowie die verschiedenen Techniken zur Beatmung und endotrachealen Intubation werden in Kapitel 6 abgehandelt.

Fachspezifische Notfallsituationen

Akute lebensbedrohliche Zustände bei Gesichtsschädelverletzungen

Bei Verletzungen des Gesichtsschädels besteht primär eine akute Interventionspflicht, wenn die oberen Atemwege durch Knochenfragmente, Blutung oder Schwellung betroffen oder die Schutzreflexe aufgrund einer Bewusstseinstrübung eingeschränkt sind. Eine derartige akute vitale Bedrohung des Patienten bedarf einer sofor
tigen Intervention. Die Sicherung der anatomisch oft veränderten oberen Atemwege kann sich dann technisch teilweise äußerst schwierig gestalten und erfordert eine Zusammenarbeit mit dem Mund-Kiefer-Gesichtschirurgen (s. Kapitel 10 in Bd. 2: Spezielle Chirurgie).

Mechanische Atemwegsverlegung

Eine mechanische Atemwegsverlegung kann beispielsweise durch eine Blutung, ein Trauma, Entzündungen (Infiltrat, Abszess), Fremdkörper (z.B. Knochenfragmente, Gebissteile, Kronen, Instrumente), Raumforderungen (z.B. Tumor), bei allergischen Reaktionen und nach Reizgasinhalation auftreten.
Nicht selten gelangen **extrahierte Zähne**, **Kronen** oder **Prothesenteile** in den Hypopharynx und werden entweder verschluckt oder dislozieren in die Trachea. Kleine Teile werden aspiriert und gelangen zumeist in den rechten Hauptbronchus. Größere Teile verlegen die proximalen Atemwege. Ein *Hustenreiz* deutet auf eine Aspiration, z.B. einer Krone, hin.
Verschluckte Gegenstände gehen in der Regel per vias naturales ab, aspirierte müssen endoskopisch entfernt werden.

Symptomatik und Therapie

Leitsymptom der verlegten Atemwege ist der Stridor (Abb. 11.**8**). Atemwegsmanagement und Intubation werden in Kapitel 6 ausführlich besprochen. Die Sicherung der Vitalfunktionen und das Monitoring erfolgen in üblicher Weise (vgl. S. 301 ff).

Aspiration

Definition. Unter Aspiration versteht man das Eindringen von Fremdkörpern, Erbrochenem, Blut, Magensaft o.ä. in den Tracheobronchialbaum, verbunden mit des-

Abb. 11.**8** Leitsymptome und Anamnese der Dyspnoe, Diagnose und Therapie im Notfall.

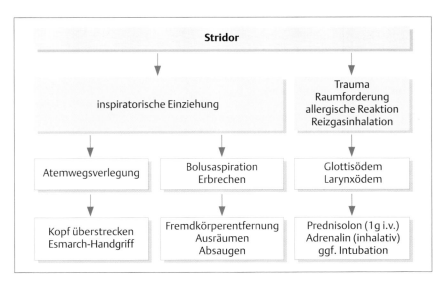

Stridor		
inspiratorische Einziehung		Trauma Raumforderung allergische Reaktion Reizgasinhalation
Atemwegsverlegung	Bolusaspiration Erbrechen	Glottisödem Larynxödem
Kopf überstrecken Esmarch-Handgriff	Fremdkörperentfernung Ausräumen Absaugen	Prednisolon (1g i.v.) Adrenalin (inhalativ) ggf. Intubation

sen konsekutiver Verlegung und Schädigung des Bronchoalveolarsystems.

Ätiologie und Pathogenese

Durch den sauren Magensaft wird das Bronchoalveolarsystem chemisch geschädigt. Dabei sind Menge und pH-Wert von Bedeutung: Je größer das aspirierte Volumen und je niedriger der pH-Wert, umso ausgeprägter die Schädigung; ein Aspirat mit einem pH-Wert von unter 2,5 und einem Volumen von über 0,4 ml/kg KG führt zu einer raschen alveolokapillären Schädigung (Mendelson-Syndrom).
Folgende Risikofaktoren sind von Bedeutung:
- Nahrungsaufnahme innerhalb der letzten 6 Stunden
- Trauma (verzögerte Magenentleerung)
- Blutungen im Pharynxbereich
- gastrointestinale Blutungen
- abgeschwächte/erloschene Schutzreflexe
- intraabdominelle Druckerhöhung (Adipositas, Gravidität)
- Reflux, Hiatushernien, Stenosierungen
- Ileus
- Nausea/Emesis.

Therapie

- Kopftieflage, Seitenlage
- pharyngeales Absaugen
- Intubation, endotracheales Absaugen
- Beatmung mit erhöhter inspiratorischer Sauerstofffraktion (FiO_2) und positiv endexpiratorischem Druck (PEEP) (5–10 mmHg)
- bei Bronchospasmus: β_2-Mimetika (inhalativ, i.v.), Theophyllin.

Akute Blutung

Blutungen können aus arteriellen oder venösen Gefäßen in Form von intra- und postoperativen Blutungen auftreten. Sie können durch exogenes oder iatrogenes Trauma oder durch Tumorarrosion bedingt sein.

 Akute Gefahren der Blutung sind:
– hämorrhagischer Schock
– Aspirationsgefahr bei Sickerblutungen
– Obstruktion der Atemwege bei Blutungen mit submuköser Hämatombildung.

Äußere Blutungen sind durch Kompression meist gut zu beherrschen, wogegen sich bei Blutungen aus dem Mittelgesicht und der Schädelbasis die Blutungsquelle häufig schwer lokalisieren lässt und initial nur durch indirekte (blinde) Kompression beherrschbar ist. Stärkste Blutungen können durch Läsionen der A. maxillaris (meist Abscherverletzung zwischen Processus pterygoideus und Kieferhöhlenhinterwand) oder durch Verletzungen durch Knochenfragmente bei Mittelgesichtsfraktur (meist Blutungsquelle in der Fossa pterygopalatina) verursacht werden.

Therapie

Bellocq-Tamponade mit intranasaler Gegentamponade (gleichzeitige Stillung intranasaler Blutungen): Erleichtert wird das Platzieren der Tamponade durch einen zuvor nasal vorsichtig eingeführten endotrachealen Absaugkatheter, der dann von intraoral mit einer Magill-Zange gefasst wird. An die Katheterenden können die Zügel der Tamponade geknotet und beim Ziehen der Katheter aus der Nase herausgeführt und dort fixiert werden.

Akuter und chronischer Alkoholabusus

Aufgrund der erhöhten Inzidenz tumoröser Erkrankungen bei Alkoholabusus ist der Anteil alkoholkranker Patienten in der Mund-Kiefer-Gesichts-Chirurgie ebenfalls erhöht. Per definitionem versteht man unter Alkoholmissbrauch Alkoholkonsum, der zu körperlicher und/oder psychosozialer Schädigung führt. Etwa 5% der Bevölkerung sind vom Alkoholismus betroffen, das Verhältnis Männer zu Frauen liegt bei etwa 3:1, wobei von einer hohen Dunkelziffer ausgegangen werden muss.
Bei einer **akuten Intoxikation** wird durch Inhibition polysynaptischer Funktionen das zentrale Nervensystem unterdrückt. Diese Inhibition manifestiert sich in motorischer, sensorischer, psychomotorischer und kognitiver Dysfunktion. Die scheinbar exzitatorische und stimulierende Wirkung des Alkohols beruht offenbar auf dem Prinzip der Disinhibition, d.h. der Unterdrückung inhibitorischer Bahnen.
Eine *Blutalkoholkonzentration* von 4–5 Promille gilt allgemein als lebensbedrohlich. Die akute vitale Gefährdung besteht zum einem in den Folgen der Bewusstseinstrübung mit z.B. Verlegung der Atemwege und Aspiration, zum anderen in der zentralen Atemdepression und dem Hypothermierisiko.
Chronischer Abusus ist mit Störungen der peripheren Nervenfunktion (alkoholinduzierte Neuropathie) und neuropsychiatrischen Funktionsstörungen vergesellschaftet. Einige davon, z.B. das Korsakoff-Syndrom, sind auf alimentäre Defizite zurückzuführen.
Vielfach ist eine Leberzirrhose mit eingeschränkter Syntheseleistung (Blutungsneigung) und Druckerhöhung im portalen Kreislauf, die zu Ösophagusvarizen führt, vorhanden.
Das Alkoholentzugssyndrom gilt als Zeichen körperlicher Abhängigkeit und kann sich mit oder ohne Delir manifestieren. Nach Alkoholkarenz entwickeln sich die Symptome mit einer Latenz von bis zu 48 Stunden.

Alkoholentzugssyndrom ohne Delir

Folgende Symptome können auftreten:
- Herz/Kreislauf: Tachykardie, Hypertonie
- Gastrointestinaltrakt: Motilitätsstörungen (z.B. Nausea, Emesis)
- ZNS: Schwitzen, Fieber, Schlafstörungen, Tremor, Artikulationsstörungen, Krampfanfälle
- Psyche: Unruhe, Angstzustände, Halluzinationen.

Alkoholentzugssyndrom mit Delir

Die Letalität des Alkoholentzugsdelirs liegt unbehandelt bei etwa 20%. Im Vordergrund steht neben den oben beschriebenen Symptomen die Bewusstseinstrübung mit Störungen der Atemfunktion, des Wasser- und Elektrolythaushaltes sowie des Glucosestoffwechsels.

Therapie

Eine stationäre Behandlung ist angezeigt. Es gilt primär, die Vitalfunktionen zu sichern; bei vollständigem Erlöschen der Schutzreflexe und bestehender Atemdepression wird eine Intubation und Beatmung erforderlich.
Die Akuttherapie des Entzugssyndroms umfasst die Behandlung vital bedrohlicher Manifestationen wie Arrhythmien, hypertensiver Krisen, Hypovolämien oder zerebraler Krampfanfälle.

Zusammenfassung

Der Notfall ist ein plötzlich eintretendes Ereignis, das zu einer unmittelbaren Gefährdung des Lebens oder der Gesundheit des Patienten führt und sofortiges, zielgerichtetes Eingreifen erfordert.
Ziel der Erstuntersuchung eines Notfallpatienten ist die rasche Erfassung schwerwiegender Störungen lebenswichtiger Organe bzw. Organsysteme. Hierzu gehören die Anamnese, die körperliche Untersuchung und die apparative Erstdiagnostik mittels Pulsoxymetrie und EKG-Monitor mit Defibrillatoreinheit.
Das zentrale Nervensystem ist das empfindlichste Organsystem für Ischämie und Hypoxie in Zusammenhang mit dem Herz-Kreislauf-Stillstand. Ziel der Reanimationsmaßnahmen ist daher die Wiederherstellung einer uneingeschränkten zerebralen Funktion. Hierzu dient die kardiopulmonale Reanimation. Unterschieden werden Basismaßnahmen (Basic Life Support – BLS) und erweiterte Reanimationsmaßnahmen (Advanced Cardiac Life Support – ACLS). Bei den Basismaßnahmen steht die Sicherung der Atemwege und die Herzdruckmassage im Mittelpunkt. Sie ist ohne technische Hilfsmittel und deshalb auch von Laien durchführbar. Zu den erweiterten Reanimationsmaßnahmen gehört die Defibrillation, spezifische Pharmakotherapie sowie die endotracheale Intubation.
Die verschiedenen Schockformen stellen unmittelbar eine vitale Gefährdung für den Patienten dar. Am häufigsten anzutreffen ist der hypovolämische Schock, bei dem der akute Blutverlust (z.B. infolge starker postoperativer Blutung) vom Plasma- und Elektrolytverlust (z.B. infolge starken Schwitzens, bei Infektionen) unterschieden werden muss.

Bei der Therapie der akut aufgetretenen Bewusstseinsstörung steht die Stabilisierung der Vitalfunktionen im Vordergrund. Die stabile Seitenlagerung ist die Standardmaßnahme bei bewusstlosen oder bewusstseinsgetrübten Patienten mit ausreichender Spontanatmung.
Der akute Thoraxschmerz tritt am häufigsten aus kardialer Ursache auf, daneben kommen vaskuläre, pulmonale, gastrointestinale, neuromuskuläre und funktionelle oder psychiatrische Veränderungen in Betracht. Bei der akuten Atemnot bzw. Dyspnoe ist an eine mechanische Verlegung der Atemwege, eine zentrale oder periphere Atemlähmung sowie eine Störung des Gasaustausches zu denken. Bei beiden Symptomkomplexen steht die Stabilisierung der Vitalfunktionen im Mittelpunkt der Primärtherapie. Diese beinhaltet die Stabilisierung der Kreislauffunktion, die Sicherung der Atemwege und die Sicherstellung eines suffizienten pulmonalen Gasaustausches zur Vermeidung einer Hypoxämie.

Weiterführende Literatur

Ahnefeld FW, Barth J, Dick W, et al. Akuttherapie anaphylaktoider Reaktionen. Ergebnisse einer interdisziplinären Consensuskonferenz. Anaesthesist 1994;43:211–22.
Bossaert L. The 1998 ERC guidelines for the management of the airway and ventilation during resuscitation. European resuscitation guidelines for resuscitation. Amsterdam: Elsevier; 1998:129–67.
Classen M, Diehl V, Koch KM, Kochsiek K, Pongratz D, Scriba PC. Differentialdiagnose Innere Medizin. München: Urban & Schwarzenberg; 1998.
Dick WF, Ahnefeld FW, Knuth P. Logbuch der Notfallmedizin. Algorithmen und Checklisten. Berlin: Springer; 1997.
Erdmann E, Riecker G. Klinische Kardiologie. Krankheiten des Herzens, des Kreislaufs und der Gefäße. 4. Aufl. Berlin: Springer; 1996.
Hempelmann G, Adams HA, Sefrin P, Hrsg. Notfallmedizin. (Bd. 3 der Reihe: AINS. Hempelmann G, Krier C, Schulte am Esch J, Hrsg.) Stuttgart: Thieme; 1999.
Kloeck W, Cummins RO, Chamberlain D, et al. The universal advanced life support algorithm. An advisory statement form from the Advanced Life Support Working Group of the International Liaison Committee on Resuscitation. Resuscitation. 1997;34:109–11.
Kloeck W, Cummins RO, Chamberlain D, et al. Early defibrillation. An advisory statement form from the Advanced Life Support Working Group of the International Liaison Committee on Resuscitation. Circulation. 1997;95:2183–4.
Kreimeier U, Peter K. Schock. In: Lawin P, van Aken H, Brüssel T, Prien T, Hrsg. Praxis der Intensivbehandlung. Stuttgart: Thieme; 1993;658–701.
Lackner Ch, Kerkmann R. Notfallmedizin. Notfallkurs I – Referenzmanual. 2. Aufl. München: Arbeitskreis Notfallmedizin und Rettungswesen; 1998.
Madler C, Jauch KW, Werdan K. Das NAW-Buch. München: Urban & Schwarzenberg; 1999.
Robertson C, Steen P, Adgey J, et al. The 1998 ERC guidelines for adult advanced life support: A statement from the Working Group on Advanced Life Support, and approved by the executive committee. Resuscitation. 1998;37:81–90.
Ziegenfuß T: Notfallmedizin. Berlin: Springer; 1996.

Sachverzeichnis